Kunstglieder
und
orthopädische Hilfsmittel

Bearbeitet von

Dr. Aloys Ansprenger, Berlin · Ober-Regierungs-Medizinalrat
Dr. Oscar Engelke, Berlin · Dr. med. habil. Erwin Schrader,
Kassel · Professor Dr. Max zur Verth, Hamburg

Herausgegeben von

Professor Dr. Max zur Verth

Hon. Professor an der Hansischen Universität Hamburg

Mit 254 Abbildungen

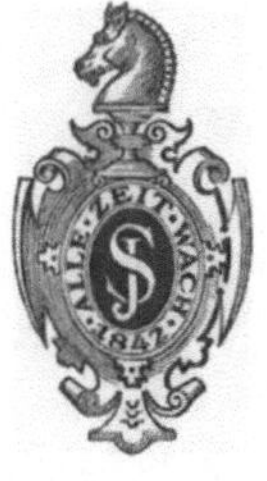

Berlin

Verlag von Julius Springer

1941

ISBN-13: 978-3-642-89138-0 e-ISBN-13: 978-3-642-90994-8
DOI: 10.1007/978-3-642-90994-8

Vorwort.

Die Neubearbeitung der orthopädischen Behelfe ist reif. Der Weltkrieg, der gesteigerte Einsatz an Arbeit und Verkehr, die Zunahme motorisierter Arbeitsmaschinen und motorisierter Verkehrsmittel, endlich der neue Krieg ließen die Zahlen der orthopädischer Hilfsmittel bedürftigen Verletzten ungeahnt ansteigen. Die orthopädische Wissenschaft hat sich ihrer Pflicht der erneuten Durcharbeitung aller mit diesen Hilfsmitteln zusammenhängenden Fragen nach dem Weltkrieg mit besonderem Eifer unterzogen. Nach mancherlei ausgezeichneten Vorarbeiten — ich nenne HOEFTMANN, DOLLINGER, HANAUSEK — entstand SCHEDES für die Versorgung der unteren Gliedmaßen grundlegendes Werk: Theoretische Grundlagen für den Bau von Kunstbeinen (1919). GÖRLACH und ZUR VERTH bauten die SCHEDEschen Untersuchungen weiter aus und übertrugen sie auf die Werkstatt.

Für die Versorgung der oberen Gliedmaßen ließ die praktische Erfahrung die kunstvollen, leider oft sehr schweren Konstruktionen, als deren Prototyp ich den Carnes-Arm anführe, mehr zurücktreten zugunsten einfacher, leichter Behelfe. Besonders ANSPRENGER machte sich praktisch verdient.

Im Bau der orthopädischen Hilfsapparate wurde die Praxis theoretisch unterbaut. An die Namen HOHMANN und SCHRADER sind diese Fortschritte besonders geknüpft.

In der jüngeren Generation der Orthopäden, besonders bei ENGELKE, fanden neben bemerkenswerten Leistungen in der Hauptfrage so manche Nebenfragen dieses Gebietes maßgebende Bearbeitung. Vier von den aufgeführten Autoren haben sich zusammengetan, um einheitlich alle Fragen der orthopädischen Behelfe im Sinne dieser Fortschritte zu beleuchten. Wir wollen unser Teil beitragen, den unvermeidlichen Opfern jeden menschlichen Fortschritts, jeder Umwälzung, jeden Krieges ihr Los so leicht zu gestalten, wie Wissenschaft und Technik es vermögen.

Wir lassen die rein technisch-mechanischen Gesichtspunkte zurücktreten; wir wollen keine Einzelanweisung geben für die Technik. Im Vordergrund stehen ärztliche Gesichtspunkte der orthopädischen Konstruktion und Behandlung, die zugleich der Indikation dienen und die Grenzen der Möglichkeiten orthopädischer Apparate bestimmen. Unsere Arbeit hat die konstruktiven Grundlagen im Auge. Sie geht überall aus von der physiologischen und pathologischen Mechanik. Wir setzen nur voraus mathematisches Gefühl und physikalisches Verständnis. Ohne diese Kategorien kommt der Orthopäde nirgends aus.

Unsere Ausführungen wenden sich an den Orthopäden. Nicht weniger nützlich werden sie sein für den angehenden Orthopäden und für den nicht rein handwerksmäßig arbeitenden Orthopädiemechaniker. Ein besonderer Erfolg unserer Bemühungen aber würde es sein, wenn der Chirurg und Unfallchirurg von ihnen gründlich Kenntnis nehmen würde und die Nutzanwendung aus ihnen ziehen würde. Es ist ein unmöglicher Zustand, daß der eine die schweren Schäden des Stützsystems chirurgisch behandelt ohne gründliche Kenntnis der Nützlichkeit mechanischer Versorgung, der andere die Restzustände mechanisch versorgt ohne Einfluß auf ihre Behandlung.

Wir widmen dieses Buch den Gebrechlichen und Verstümmelten, deren Heil es dienen soll.

Hamburg, im April 1941.

ZUR VERTH.

Inhaltsverzeichnis.

A. Allgemeines[1].

Von Prof. Dr. zur Verth, Hamburg.

Schrifttum.

Zusammenfassende Werke über Kunstgliedbau und über orthopädische Hilfsapparate *nach der Zeit des Erscheinens* geordnet:

Kunstglieder.

Karpinski: Studien über künstliche Glieder mit Atlas. Berlin: Mittler & Sohn 1881. — Gesammelte Arbeiten über Prothesenbau. Z. orthop. Chir. 37 (1917). — Gocht: Orthop. Technik. 2. Aufl. Stuttgart: Ferd. Enke 1917. — Ersatzglieder und Arbeitshilfen. Berlin: Julius Springer 1919. — Gocht-Radicke-Schede: Künstliche Glieder. 2. Aufl. Stuttgart: Ferd. Enke 1920. — Martin: Verstümmelungen und Ersatzglieder. Genf: Internat. Arbeitsamt 1924. — *Die orthopädische Versorgung.* Böhm: Das Kunstbein, Böhm: Der Kunstarm, Göcke: Krankenfahrzeuge. Berlin: Reimar Hobbing 1926. — Hohmann: Künstliche Glieder, in Fritz Lange: Lehrb. d. Orthopädie. 3. Aufl. Jena: Gustav Fischer 1928. — v. Baeyer: Grundlagen der orthopädischen Mechanik. Berlin: Julius Springer 1935. — zur Verth: Kunstglieder in den Tropen. Festschr. f. Nocht. Hamburg 1937.

Orthop. Apparate.

Schanz: Praktische Orthopädie. Berlin: Julius Springer 1928. — zur Verth: Orthopädische Hilfsapparate, in König-Magnus: Handb. d. ges. Unfallheilkunde. Stuttgart: Ferd. Enke 1931. — Hohmann: Orthopädische Apparate und Bandagen. 2. Aufl. Stuttgart: Ferd. Enke 1938.

1. Statistik.

Die Zahlen der Gebrechlichen innerhalb Deutschlands, die der Körperersatzstücke oder orthopädischer Apparate bedürfen, lassen sich schätzungsweise feststellen.

Die große *Gebrechlichenzählung* im Deutschen Reich des Jahres 1925/26 unterteilt in Blinde, Taubstumme, Ertaubte, Körperlich-Schwergebrechliche, Körperlich-Leichtgebrechliche, Geistig-Gebrechliche, Mehrfach-Gebrechliche. Sie zählt in Deutschland ohne Baden 685085 Gebrechliche, davon 435099 Männer und 249986 Frauen. Es kommt also auf etwa 100 Deutsche ein Gebrechlicher. Insgesamt 276467 waren körperlich schwergebrechlich, 116974 körperlich leichtgebrechlich, im ganzen 393441 körperlich gebrechlich. Damit waren mehr als die Hälfte der Gesamtzahl der Gebrechlichen körperlich gebrechlich.

Es kam somit auf 200 Deutsche etwas mehr als 1 körperlich Gebrechlicher.

Auf eine körperlich schwer gebrechliche Frau kamen $3^1/_5$ schwergebrechliche Männer (85972 Frauen auf 276467 Männer), auf eine körperlich leichtgebrechliche Frau $3^1/_3$ körperlich leichtgebrechliche Männer (27190 Frauen auf 89784 Männer).

Unter „körperlich schwergebrechlich“ sind zusammengefaßt Fehlen von Gliedmaßen, Versteifungen oder Verrenkungen, Schlottergelenke oder falsche Gelenke, starke Verkür-

---

[1] Ich freue mich, Herrn Orthopädie-Mechaniker Hermann Elsner (Hamburg) für manche Unterstützung danken zu dürfen.

zungen, hochgradige Verkrümmungen, Lähmungen und mehrfache leichte körperliche Gebrechen. Die größten Zahlen unter den schwer Gebrechlichen stellen die Amputierten mit insgesamt 72243 (davon 64836 Männer und 7407 Frauen). Leider ist unter den Amputierten eine Teilung vorgenommen, insofern als den Schwergebrechlichen an den oberen Gliedmaßen das Fehlen der Hand und des Armes, an den unteren Gliedmaßen das Fehlen eines Unterschenkels einschließlich des Kniegelenks zugezählt werden, so daß unter die Leichtgebrechlichen die Unterschenkel- und Fußamputierten neben die an der Hand Amputierten eingeordnet werden.

Unter den „körperlich Leichtgebrechlichen" sind die geringen Grade der Schädigung zusammengefaßt, nämlich Fehlen von Teilen der Hand oder des Unterschenkels, Versteifung oder Verrenkung, erhebliche Verkrümmungen, sonstige Verunstaltungen, Lähmungen, an Teilen eines Armes oder Beines. Von den Amputierten finden sich also unter ihnen die an der Hand, am Unterschenkel und am Fuß Amputierten, sofern nicht wegen Stumpfbeschwerden Neurombildung usw. praktisch ein körperlich schweres Gebrechen vorlag; dabei sind an Zehen- und Fingern Amputierte nicht mitgezählt.

Auch unter den 116974 Leichtgebrechlichen beanspruchen die Verluste an Gliedmaßenteilen mit 21072 (davon 18558 Männer und 2514 Frauen) den größten Anteil.

Insgesamt zählte also 1925/26 das Deutsche Altreich ohne Baden, abgesehen von Finger- und Zehenamputationen, 93315 Amputierte, davon 83394 Männer und 9921 Frauen. Es ist also im Altreich mit rund 100000 Amputierten zu rechnen, und zwar kommen auf 1 amputierte Frau rund 9 amputierte Männer. Amputationen sind also bei Frauen im Verhältnis zum Mann noch seltener als sonstige körperliche Gebrechen (s. oben).

An den oberen Gliedmaßen sind 34142, an den unteren 54646 amputiert, 4527 sind doppelt amputiert, davon am meisten (2903) doppel-beinamputiert. Auf einen Armamputierten kommen 1,6 Beinamputierte, auf einen mehrfach Amputierten kommen 7,5 Armamputierte und 12,1 Beinamputierte.

Nach Eindrücken und Zählungen in Kliniken und in orthopädischen Werkstätten sind die Amputationszahlen an den oberen Gliedmaßen, im Verhältnis zu den Beinamputierten, niedriger als die Gebrechlichenzählung angibt. Im Weltkrieg kamen auf einen Armamputierten etwas mehr als 2 Beinamputierte (rund 21000 zu 44000). Die Ursache für diese hohen Zahlen für die oberen Gliedmaßen bei der Gebrechlichenzählung liegt in dem Einschluß von Fingeramputationen, sofern dadurch der Gebrauch der Hand *wesentlich* beeinträchtigt wird (s. Bemerkung zu 1. auf der Zählkarte C für Körperlich-Gebrechliche, Statistik des Deutschen Reiches Bd. 419 die Gebrechlichen im Deutschen Reich nach der Zählung von 1925/26).

Das Alter der Amputierten ist insofern von besonderer Bedeutung, als die Kunstgliedversorgung dem jugendlichen Alter größere Möglichkeiten wieder verschafft und in ihrer technischen Einrichtung der größeren Gewandtheit und Anpassungsfähigkeit Rechnung tragen darf.

Bei weitem am meisten Amputierte finden sich in den beiden Jahrzehnten zwischen dem 20. und dem 40. Lebensjahr.

Die folgende Tabelle ist auf Grund der Ergebnisse der Gebrechlichenzählung aufgestellt.

Lebensalter der Amputierten bei der Gebrechlichenzählung 1925/26.

	bis 20 Jahre		20—40 Jahre		40 Jahre und mehr	
	♂	♀	♂	♀	♂	♀
Schweramputierte	1890	882	35756	2194	27190	4331
Leichtamputierte	818	302	9402	796	8338	1416
Summe	**2708**	**1184**	**45158**	**2990**	**35528**	**5747**

Rund 60000 sind kriegsamputiert. Ein großer Teil der übrigen geht auf Verkehrsunfälle zurück. Die Mehrzahl dieser 40000 steht in berufsgenossenschaftlicher Versorgung.

Über die Veranlassung zur Friedensamputation in den verschiedenen Lebensaltern gibt die nebenstehende, 1935 gewonnene, aus der Baseler Klinik (HENSCHEN) stammende Kurve von WILMANNS Auskunft. Die Ursachen der Verletzungen waren:

Auto- und Motorradunfälle	10
Eisenbahnunfälle	24
Wagenunfälle	8
Landwirtschaftliche Betriebsunfälle	5
Unfälle in Fabrikbetrieben	15
Spreng- und Explosionsunfälle	8
Elektrische Verbrennungen	3
Kriegsverletzungen	3
Schußverletzungen	2
Erfrierungen	1
Verletzungen anderen und unbekannten Ursprungs	22
	101

Die Erkrankungen, die eine Amputation erforderlich machten, waren folgende:

Tuberkulose	70
Arteriosklerotische Gangrän	33
Diabetische Gangrän	34
Embolische Gangrän	16
Arthritis purulenta, Osteomyelitis, Phlegmonen	14
Geschwülste	22
Andere Erkrankungen	7
	196

Unfälle als Amputationsursache überwiegen im jugendlichen Alter, Krankheiten im höheren Alter.

Der erste Gipfel der *Unfallkurve* ist im wesentlichen auf *Autounfälle* kleiner Kinder zurückzuführen. Im Alter von 15—20 Jahren steigt die inzwischen etwas gesunkene Kurve stark an bis zum Höhepunkt bei 25 Jahren, bedingt im wesentlichen durch *Fabrikunfälle, Sprengunfälle* und ähnliche Verletzungen. Von 30 Jahren ab häufen sich die *Eisenbahnunfälle* der Rangiermeister und Weichenwärter, die am meisten zu der Höhe der Kurve bis zu 50 Jahren beitragen. Von 50 Jahren ab sinkt die Unfallkurve langsam, um nur noch einmal zwischen 60 und 65 Jahren einen kleinen Gipfel zu erreichen, der wohl durch *Straßenunfälle* älterer Leute zu erklären ist.

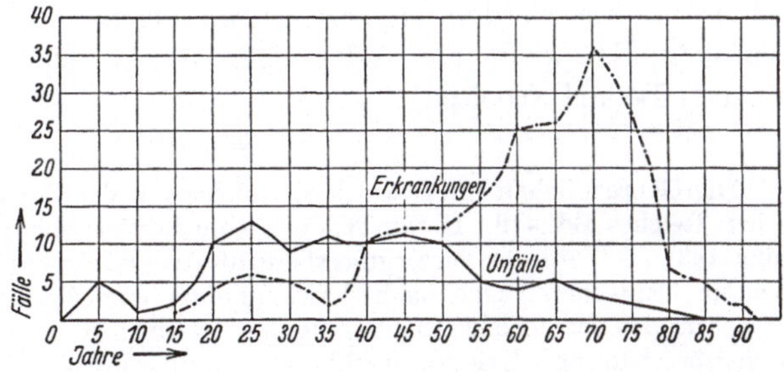

Abb. 1. Altersaufbau der Amputierten nach RUTH WILMANNS.

Die Kurve der *Erkrankungen* beginnt zwischen 10 und 15 Jahren, zeigt den ersten Gipfel zwischen 20 und 25 Jahren, der besonders durch *Sarkome* bedingt wird. Zwischen 30 und 35 Jahren sinkt die Kurve ganz ab, um dann von 35 Jahren ab erheblich anzusteigen. Die größte Rolle spielt die *Tuberkulose* durch das ganze mittlere Lebensalter hindurch bis zu 75 Jahren, zwischen 55 und 60 Jahren ist der Brand bei Zuckerharnruhr ebenso häufig. Von 55 Jahren ab beginnt die *Arteriosklerose* häufig zu werden, von 75 Jahren ab kommt sie öfter vor als Tuberkulose. Der Höhepunkt der Amputationen wegen Erkrankungen der Extremitäten liegt zwischen 65 und 70 Jahren.

Aus der Zählung der Erkrankungen geht hervor, daß die Tuberkulose bei einer besonders hohen Zahl von Fällen 36% zugrunde lag, während arteriosklerotische Gangrän und diabetische Gangrän mit je 17%, maligne Geschwülste mit 11% beteiligt sind.

Das möge eine Übersicht geben über die Amputationszahlen und Ursachen, wie sie sich in einer Industriestadt ziemlich erheblicher Größe ereignen.

Die Amputationen häufen sich im Kriege. Die Zahlen der großen Mächte, von denen Statistiken über den Großen Krieg vorliegen, ergeben ziemlich übereinstimmend, daß etwa zwei Drittel aller Kriegsverletzungen die Gliedmaßen treffen, und zwar rund ein Drittel die oberen und ein Drittel die unteren Gliedmaßen.

Im deutschen Heere mit insgesamt rund $5^1/_2$ Millionen Verletzungen betrafen also rund $3^1/_2$ Millionen Verletzungen die Gliedmaßen. Es wurden in Deutschland rund 60000 Kriegsamputierte gezählt. Der Hundertsatz der Amputierten läßt sich also auf sämtliche Verletzten mit rund 1%, auf die Verletzungen der Gliedmaßen mit rund 1,6% berechnen.

Wohl sämtliche Beinamputierten fallen dauernd orthopädischer Versorgung anheim, während von den Armamputierten höchstens die Hälfte dauernd versorgt wird.

Erheblich geringer ist die Zahl der falschen Gelenke und Schlottergelenke mit 2607, der starken Verkürzungen am Bein mit 25561 (Arm 1375), der hochgradigen Verkrümmungen der Wirbelsäule mit 9000 — bei denen als Einzelerscheinung die Zahl der Frauen mit 5060 höher ist als die der Männer mit 3940 —, während die Zahl der Lähmungen mit 83412, zu denen noch 16000 mit anderen Schäden kombinierte Lähmungen und nahezu ebensoviel leichtere Lähmungen kommen, die Zahl der Amputierten noch etwas übertrifft.

Ein großer Teil dieser Gebrechlichen ist auf ständige orthopädische Versorgung angewiesen.

Dazu kommt das Heer der Plattfüßigen, das zu zählen oder auch nur zu schätzen müßig erscheint.

Die Versorgung dieser Zahlen fällt in erster Linie den selbständigen Handwerksmeistern zu. Im Reichsinnungsverband des Bandagisten- und Orthopädie-Mechaniker-Handwerkes sind zur Zeit rund 1200, in der Reichsfachgruppe der orthopädischen Schuhmachermeister rund 2800 Fachgeschäfte zusammengeschlossen. Sie werden ergänzt durch eigene Werkstätten der orthopädischen Kliniken, Krüppelheime und einiger Orthopäden, die indes vorwiegend für den eigenen Bedarf arbeiten.

Schrifttum.

Die Gebrechlichen im Deutschen Reich nach der Zählung 1925/26. Statistik des Deutschen Reiches Bd. 419. Herausgegeben vom Statistischen Reichsamt. Berlin: Reimar Hobbing 1931. — Zahl der versorgungsberechtigten Kriegsbeschädigten und Kriegshinterbliebenen im Deutschen Reich nach der Erhebung vom 5. Oktober 1924. Vierteljahrshefte zur Statistik des Deutschen Reiches Jg. **34**. Berlin: Reimar Hobbing 1925. — Deutschlands Kriegsbeschädigte, Kriegshinterbliebene und sonstige Versorgungsberechtigte, Stand im Oktober 1924, bearbeitet im Reichsarbeitsministerium nach der Zählung des Statistischen Reichsamts. — WILMANNS: Wie findet sich der Mensch mit der Amputation eines Gliedes ab? Klin. Wschr. **1935**, 1760.

2. Gesetzliche Bestimmungen über die Gewährung orthopädischer Hilfsmittel.

Kriegsbeschädigtenversorgung.

Die staatliche Lieferung orthopädischer Hilfsmittel scheint zuerst von den Amerikanern für die sehr zahlreichen Amputierten des Sezessionskrieges im Jahre 1865 organisiert zu sein.

Preußen verkündete 1866 nach dem Österreichischen Kriege den Grundsatz der Ausstattung von Amputierten mit künstlichen Gliedern (Erlaß des Militär-Ökonomie-Departements vom 31. Juli 1866), an dem bei den späteren Kriegen Preußens und Deutschlands festgehalten wurde.

Der Krieg 1870/71 brachte auf deutscher Seite 3031 Amputierte. Die sehr zahlreichen Amputierten und Verstümmelten des Weltkrieges (Zahlen s. oben) machten Einzelbestimmungen für die Gewährung orthopädischer Hilfsmittel erforderlich.

Das Reichsversorgungsgesetz vom 12. Mai 1920 gewährt den Kriegsbeschädigten Heilbehandlung (§ 4 RVG.). Die Heilbehandlung umfaßt neben anderem, die *Ausstattung mit Körperersatzstücken, orthopädischen und anderen Hilfsmitteln*, die erforderlich sind, um den Erfolg der Heilbehandlung zu sichern und die Folgen der Dienstbeschädigung zu erleichtern (§ 5 RVG.). Diese Hilfsmittel sind in der *erforderlichen Anzahl* zu gewähren und müssen den persönlichen und beruflichen Bedürfnissen angepaßt sein. Der Beschädigte hat Anspruch auf *Instandsetzung* und *Ersatz der Hilfsmittel* (§ 7 RVG.).

Nähere Angaben über die Art, Zahl, Beschaffung und Instandhaltung der Hilfsmittel enthält die Verordnung der Reichsregierung zu § 7, die nach § 114 Gesetzeskraft besitzt, also auch für die Rechtsprechung bindend ist, sowie die nach demselben Paragraphen vom Arbeitsminister zu erlassenden Ausführungsbestimmungen und die Ergänzungsbestimmungen, die nur für die Verwaltung als bindende Anweisung gelten.

In ihrer ersten Fassung vom 3. Juli 1922 brachte diese Verordnung der Reichsregierung *zum erstenmal für die ganze soziale Versicherung ins einzelne gehende Regeln und Leitsätze für die Lieferung von Kunstgliedern und orthopädischen Hilfsmitteln.* Ihre Fortentwicklung nach den Erfahrungen der nun folgenden 6 Jahre fanden diese Leitsätze in der zweiten Fassung dieser Verordnung vom 8. Mai 1929.

Die „erste" Verordnung zur Durchführung des § 7 des RVG. vom 3. Juli 1922 zählt in ihrer zweiten Fassung vom 8. Mai 1929 als orthopädische Hilfsmittel neben anderen auf: künstliche Glieder mit Zubehör, Gesichtsersatzstücke, Kieferschienen, Stützapparate, orthopädisches Schuhwerk, Bruchbänder, Suspensorien, Plattfußeinlagen, Krampfaderbinden, Gummistrümpfe, Krücken, Krankenstöcke und dazu erforderliche Gummikapseln, Krankenfahrstühle, Selbstfahrer, Kopfschutzkappen, Narbenschützer.

Künstliche Glieder mit Bandagen und zugehörigen Handschuhen werden das erstemal in doppelter Anzahl kostenfrei in dauerhafter, den Bedürfnissen des Beschädigten angepaßter Ausführung und Ausstattung geliefert. Daß das zweite Stück erst nach genügender Erprobung der ersten geliefert werden darf, findet sich in den Ausführungsverordnungen des Arbeitsministers (besonders erwähnt für orthopädische Schuhe und orthopädische Hilfsapparate). Bei der ersten Ausstattung wird zu jedem Kunstbein ein Paar Schuhe mitgeliefert. Die Hilfsmittel werden instand gesetzt oder ersetzt, wenn sie durch natürliche Abnutzung schadhaft oder unbrauchbar geworden sind. Der Arbeitsminister wird ermächtigt, Mindesttragzeiten für bestimmte Hilfsmittel festzusetzen.

Diese Festsetzung ist für Kunstglieder in den Ergänzungsbestimmungen zur Verordnung vom 8. Mai 1929 zur Durchführung des § 7 RVG. erfolgt. Grundsätzlich darf ein unbrauchbar gewordenes Stück erst ersetzt werden, wenn sich eine Instandsetzung nicht mehr lohnt.

Als *Mindesttragzeit* wird nach den bisherigen Erfahrungen vorläufig festgesetzt: Ober- und Unterschenkelprothesen aus Holz oder anderem starren Werkstoff 6 Jahre, aus Leder 4 Jahre, Ober- und Unterarmprothese 5 Jahre, Prothesenhandschuhe 3 Monate.

Die Tragzeit für den orthopädischen Schuh beträgt 2 Jahre; es wird also in jedem Jahr nach Feststellung der Unbrauchbarkeit ein Schuhpaar ersetzt.

Die Hilfsmittel werden in dauerhafter, den Bedürfnissen des Beschädigten angepaßter Ausführung und Ausstattung gewährt. Stützapparate und orthopädische Schuhe werden in doppelter Anzahl gewährt und instand gesetzt oder ersetzt, wenn sie durch natürliche Abnutzung schadhaft geworden sind.

Im allgemeinen kann der Ersatz nur gegen Abgabe oder Vorlage unter *Kenntlichmachung* der unbrauchbaren Stücke gewährt werden. Monat und Jahr der Lieferung sind ersichtlich zu machen.

„Für die Entscheidung über die Notwendigkeit von Neubeschaffungen und Instandsetzungen, für die technische Art der Herstellung sowie für die Wahl des zu gewährenden Systems und der mit der Lieferung zu beauftragenden Firma ist das Urteil des zuständigen beamteten Arztes oder Facharztes maßgebend. Wünschen des Beschädigten ... ist nach Möglichkeit zu entsprechen, sofern nicht der Facharzt ... gewichtige Bedenken hat."

Für außergewöhnlichen Kleider- und Leibwäscheverschleiß kann *bedürftigen* Beschädigten in Ausnahmefällen Entschädigung gewährt werden.

Auf *Selbstfahrer* und *Krankenfahrstühle* besteht kein Anspruch, wenn mit Hilfe von Körperersatzstücken, orthopädischen und anderen Hilfsmitteln eine den Bedürfnissen entsprechende Gehfähigkeit erzielt werden kann. Die Gewährung von Selbstfahrern setzt die Gebrauchsfähigkeit mindestens *eines* Armes voraus.

Die Durchführung der Versorgung der Kriegsbeschädigten mit orthopädischen Hilfsmitteln liegt den Orthopädischen Versorgungsstellen ob. Es handelt sich um örtliche, mit orthopädischen Fachärzten besetzte Dienststellen des Reiches, deren zur Zeit 36 zur Betreuung von rund 260000 orthopädisch zu versorgenden Kriegsbeschädigten ihres Amtes walten (die Beschädigten des neuen Krieges sind nicht berücksichtigt).

Zusammengefaßt sind alle diese Bestimmungen und Verordnungen im „Handbuch der Reichsversorgung", Reichsarbeitsministerium 1932.

Unfallversicherung.

Die Erfahrungen in der orthopädischen Kriegsbeschädigtenversorgung sind auch für die Unfallversicherung maßgebend geworden.

Auch der gesetzgeberische Rahmen entspricht der für die Kriegsbeschädigtenversorgung sich ergebenden Teilung der Anordnungen.

Das dritte Buch der Reichsversicherungsordnung (RVO.) sichert in seiner Neufassung vom 14. Juli 1925 dem Unfallverletzten im Rahmen der Krankenbehandlung die Ausstattung mit Körperersatzstücken und mit orthopädischen und anderen Hilfsmitteln zu, die erforderlich sind, um den Erfolg der Heilbehandlung zu sichern oder die Folgen der Verletzung zu erleichtern (§ 558 b). Nach § 558g kann der Arbeitsminister nähere Vorschriften mit Zustimmung des Reichsrats erlassen. Diese Verordnung ist erfolgt am 14. November 1928 und besitzt Gesetzeskraft. Sie wird ergänzt durch die sehr beachtlichen berufsgenossenschaftlichen „Richtlinien für die Gewährung von Hilfsmitteln" vom Februar 1930[1], die allerdings der Gesetzeskraft und auch der bindenden Geltung im Verwaltungsverfahren ermangeln.

Materiell ergeben sich einige Unterschiede gegen die Bestimmungen in der Kriegsbeschädigtenversorgung, auf die besonders hingewiesen werden soll.

Die Hilfsmittel werden instand gesetzt oder ersetzt, wenn sie schadhaft oder unbrauchbar geworden oder verlorengegangen sind. Wird durch den Gebrauch von Hilfsmitteln ein nicht nur unerheblicher Mehrverschleiß an Kleidern, Wäsche oder Schuhwerk verursacht, so ist dieser Schaden angemessen zu ersetzen.

Für *Armersatzstücke* hat die Reichsregierung keine Anweisungen gegeben. Ihre Lieferung kann indes die Erwerbsminderung herabsetzen, liegt also im Belange des Versicherungsträgers, oder kann als kosmetisches Hilfsmittel die Folgen der Verletzung erleichtern. Im

[1] Alle diese Anweisungen finden sich zusammengefaßt in dem kleinen Heft von L. Richter: Krankenbehandlung und Berufsfürsorge in der Unfallversicherung. 2. Aufl. München: Reichs- und Wirtschaftsverlag.

einzelnen ist nach den berufsgenossenschaftlichen Richtlinien von der Gewährung von Oberarmersatzstücken „namentlich bei kurzen Stümpfen im allgemeinen abzusehen", während „Kunstarme für Unterarmamputierte in der Regel zu liefern" sind. „Die Beschaffung von künstlichen Armen in doppelter Zahl erscheint überflüssig."

Als *Mindesttragzeiten* können wiederum nach den berufsgenossenschaftlichen Richtlinien gelten für Ober- und Unterschenkelprothesen aus Holz und anderem starren Material 6 Jahre, aus Leder 4 Jahre, für Ober- und Unterarmprothesen 5 Jahre.

Orthopädische Schuhe werden wie Beinersatzstücke in doppelter Anzahl gewährt, Stützapparate in einfacher Stückzahl. *Krankenfahrstühle und Selbstfahrer* werden gewährt, wenn auf andere Art infolge der Verletzung auf die Dauer eine genügende Gehfähigkeit nicht erreicht werden kann. Die Hilfsmittel werden instand gesetzt oder ersetzt, wenn sie schadhaft oder unbrauchbar geworden oder verlorengegangen sind. Als Mindesttragezeiten sind festgesetzt für orthopädisches Schuhwerk — wenn zwei Schuhe im Wechsel getragen werden — zusammen 3 Jahre; für Krankenfahrstühle und Selbstfahrer 10 Jahre, Selbstfahrer für berufstätige Beschädigte 6 Jahre; für Regenmäntel aus Gummistoff 3 Jahre, für solche aus anderem Stoff 4 Jahre.

In der

Krankenversicherung

werden nach § 182 der RVO. als Krankenhilfe gewährt neben Brillen auch Bruchbänder und andere kleinere Heilmittel.

Die Lieferung von Körperersatzstücken liegt der Krankenversicherung nach der Struktur der deutschen Sozialversicherung zunächst nicht ob. Indes kann ihre Satzung, die sie nach ihrer finanziellen Leistungsfähigkeit aufstellt und zur Genehmigung dem Reichsversicherungsamt unterbreiten muß, nach § 187 RVO. als Mehrleistung Hilfsmittel gegen Verunstaltung und Verkrüppelung zubilligen, die nach beendetem Heilverfahren nötig sind, um die Arbeitsfähigkeit herzustellen oder zu erhalten. Dazu gehören auch künstliche Gliedmaßen. Vielfach setzt die Satzung einen höchsten Kostenbetrag fest, der als Beihilfe nicht überschritten werden darf. Die Gewährung schließt die Pflicht zu ihrer Erneuerung und Instandhaltung ein.

Die Träger der

Invalidenversicherung

können (in nicht ständiger Heilbehandlung) Körperersatzstücke und orthopädische Hilfsmittel gewähren, um die infolge einer Erkrankung drohende Invalidität eines Versicherten oder einer Witwe abzuwenden und um den zum Bezug einer Invaliden-, Witwen- oder Witwerrente Berechtigten wieder erwerbsfähig zu machen (§ 1310 RVO.). Es handelt sich um freiwillige Leistungen, die nicht von einem Antrag abhängig sind, aber nicht durch Rechtsmittel oder durch Beschwerden erzwungen werden können.

Die Reichsversicherungsanstalt für Angestellte kann zu den Körperersatzstücken, welche die Berufsfähigkeit erhalten oder wiederherstellen, einen angemessenen Zuschuß gewähren (§ 51 AVG.). Kosten für laufende Instandsetzungen werden nicht übernommen. Für die Behandlung von Unfallfolgen tritt die RfA. nur ein, wenn von anderer Seite eine Verpflichtung zur Kostenübernahme nicht besteht.

In der

Privaten Versicherung

hängt die Gewährung von Körperersatzstücken von den Versicherungsbedingungen ab. Die allgemein gültigen „Allgemeinen Versicherungsbedingungen für Unfallversicherung" sehen eine Versorgung mit Körperersatzstücken nicht vor.

Schrifttum.

Reichsversicherungsordnung. — Reichsversorgungsgesetz vom 12. Mai 1920. — Wehrmacht-Fürsorge und Versorgungsgesetz vom 1. Oktober 1938. — ENGELKE: Die orthopädische Fürsorge im Wehrmachtfürsorge- und Versorgungsgesetz. Dtsch. Mil.arzt **1940**, 19. — HAGLUND: Die Prothesenversorgung in der sozialen Unfallversicherung in Schweden. Z. orthop. Chir. **61**, 3. H. (1934). — Lebensdauer der künstlichen Beine. Ärztl. Mschr. **1924**, 344. — RICHTER: Krankenbehandlung und Berufsfürsorge in der Unfallversicherung. 2. Aufl. München: Reichs- und Wirtschaftsverlag. — RÜHE: Das Wehrmachtfürsorge- und Versorgungsgesetz. Dtsch. Mil.arzt **1938**, 442. — WETTE: Ersparnismöglichkeiten bei der orthopädischen Versorgung. Z. ärztl.-soz. Versorggswes. **3**, 309.

3. Werkstoffe[1].

Wegleitend für die Auswahl des Werkstoffes ist in erster Linie seine Eignung. Die Wohlfeilheit und Gewinnung oder Herstellung im eigenen Lande — Devisenfreiheit — spielen dabei eine beachtliche, in vielen Fällen sogar ausschlaggebende Rolle.

Es kann sich hier nur darum handeln, die Anforderung an den Werkstoff festzustellen und an der Hand dieser Anforderungen den geeigneten Stoff ausfindig zu machen, sowie kurz die Eigenschaften dieses Stoffes zu skizzieren.

Für die Beurteilung des Werkstoffs ist die praktische Erfahrung jahrzehntelang Wegweiser gewesen. In neuerer Zeit ist die Erfahrung maßgebend ergänzt durch technische Untersuchungsverfahren.

Für die verschiedenen Arten orthopädischer Hilfsmittel sind die Anforderungen durchaus verschieden. Doch lassen sich gewisse *allgemeine* Anforderungen aufstellen.

An der Spitze dieser Anforderungen steht das niedrige Gewicht, das in glücklicher Art meist auch eine geringe Wärmeleitung bedeutet. Dazu werden gefordert erhebliche Festigkeit gegen statische und dynamische Beanspruchung sowie gegen chemische Einflüsse, Elastizität, die sich im Wiedergewinn der Eigenform nach Beanspruchung dartut, in gewissen Fällen Formbarkeit, Härte, Dehnbarkeit und Zähigkeit. Werkstoffe, die wesentliche Anforderungen vermissen lassen, müssen durch andere Werkstoffe ergänzt werden, so daß sich die Verwendung mehrerer Werkstoffe nicht immer vermeiden läßt.

Mit PRIES sind somit leichte Formbarkeit, Haltbarkeit (Widerstand gegen Belastung und schädliche Einflüsse) und geringes spez. Gewicht als Hauptanforderungen an den Kunstgliedwerkstoff zu bezeichnen.

Holz.

Bei den Hölzern divergieren leider die Eigenschaften in unerwünschtem Maße. — Je leichter das Holz, desto geringer ist seine Festigkeit, je fester, desto schwieriger im allgemeinen seine Bearbeitung, desto höher sein Gewicht.

Die tropischen Leichthölzer, von denen das Balsaholz im spez. Gewicht 0,12 den Kork mit 0,2 spez. Gew. nach unten noch überflügelt, das Gabun- und Abachiholz noch erheblich gegen die leichtesten deutschen Hölzer mit 0,34 und 0,38 spez. Gew. zurückbleibt, sind zum Kunstgliedbau im allgemeinen wenig fest, wenn sich auch aus Abachiholz trotz seines

---

[1] Eine bis auf die historischen und Prioritätsfragen ausgezeichnete Darstellung der Werkstoffe gibt HANS PRIES: Die Werkstoffe in der Orthopädie. Arb. u. Gesdh. H. 11. Leipzig: Georg Thieme 1938, der ich hier vielfach folge.

unangenehmen Geruchs schon brauchbare Trichter fertigen lassen. Sie finden wie der Kork vor allem im Verkürzungsschuh oder Verkürzungsapparat nützliche Verwendung.

Das bevorzugte Holz für den Kunstgliedbau ist kanadisches und deutsches Pappelholz, spez. Gew. etwa 0,43, Tulpenbaumholz (white wood mit 0,42 spez. Gew.) sowie die etwas schwerere Weide, Salweide (0,56 spez. Gew.).

Die Harthölzer, Teakholz (spez. Gew. 0,65), Akazie (spez. Gew. 0,74), Buchsbaum (spez. Gew. 0,93) und Pockholz (mit einem spez. Gewicht schwerer als Wasser 1,20) dienen vorwiegend als Achsenlager, Anschläge und Laufflächen. Esche (spez. Gew. 0,73), Eiche (spez. Gew. 0,67), Hickory (spez. Gew. 0,84), Buche (spez. Gew. 0,73) sind die geeigneten Hölzer für Stelzen, Krücken und Krankenstöcke. Auch die Kastanie wird zu Stöcken gern verwendet.

Für das Pirogoff-Kunstglied, für das früher ein zähes und festes Holz bevorzugt wurde, wie es im Eschenholz gegeben ist, wird nunmehr das Pappelholz vorwiegend gebraucht.

Nur astlose Hölzer entsprechen den Anforderungen.

Die Hölzer müssen gut getrocknet sein, so daß sie nicht mehr „arbeiten“ Auch bei im Walde nach der Fällung ausgetrockneten Hölzern beträgt der Wassergehalt noch etwas mehr als ein Drittel, etwa 35%. Nicht genügend getrocknete Hölzer schwinden und quellen, je nach dem Feuchtigkeitsgehalt der Luft. Sie werfen sich und können reißen.

Die Lufttrocknung der Hölzer fordert 6—8 Jahre; die künstliche Trocknung beschleunigt die Austrocknung erheblich. Indes scheint künstlich getrocknetes Holz hinter den auf natürliche Art getrockneten Hölzern in seiner Güte zurückzubleiben.

Leder.

Leder ist die mittels Gerbstoffen haltbar und geschmeidig gemachte mittlere Schicht der tierischen Haut (Lederhaut).

Voraussetzung der Gerbung ist die Entfernung der Unterhautschicht und der Oberhaut mit ihren Anhängseln. Sie wird nach Weichung und Kälkung mittels Schabeisen oder maschinell vorgenommen.

Zum Gerben werden 1. natürliche Pflanzengerbstoffe — Lohgerbung — oder synthetische organische Verbindungen, 2. Mineralstoffe: Alaun und in neuer Zeit vorwiegend Chrom, 3. trocknende Fette und Öle, besonders Tran-Sämischgerbung — vorwiegend für die Felle kleiner Tiere (Schaf, Ziege, Hirsch, Reh usw.) — benutzt. Zur Erzielung besonderer Eigenschaften werden die Verfahren kombiniert.

Für die weitere „Zurichtung“ des gegerbten Leders ist bei vielen Lederarten das *Fetten* das wichtigste Verfahren. Es gibt dem Leder Geschmeidigkeit und eine gewisse Wasserbeständigkeit.

In der Orthopädie finden vorwiegend die Walk- und Blankleder Verwendung. Die Walkleder stammen von süd- oder mitteldeutschen Rindern. Sie sind eichenlohegegerbt. Der Gerbprozeß wird nicht völlig durchgeführt, so daß in der Mitte noch rohe Haut erhalten bleibt. Walkleder wird nicht gefettet.

Die besondere Eigenschaft des Walkleders ist seine Formbarkeit nach Anfeuchtung und Formbeständigkeit nach Trocknung.

Die Einweichung wird in lauwarmem Wasser vorgenommen. Die zugeschnittenen Walklederteile werden dem Formstück auf das innigste angepaßt, „aufgewalkt“, und auf das Formstück mit Messingnägeln befestigt. Die Trocknung erfolgt am besten an der Luft oder in der Sonne oder auch in nicht zu sehr (etwa 25° C) künstlich erwärmter Luft. Zur Trocknung werden 2—3 Tage benötigt.

Das widerstandsfähige, aber schmiegsamere Blankleder, das, aus lohgarer Gerbung mittlerer Rindshäute hervorgegangen, 4—8% Fett enthält, wird besonders für die Oberschenkelmanschette des Unterschenkelbeines verwendet.

Neben dem Walk- und Blankleder finden in der Orthopädie vorwiegend chromgegerbte Leder zu Riemen und Schnüren, wie zu Streckbandagen des Oberschenkelbeins sowie fettgegerbte Leder als Sämischleder zum Auspolstern Verwendung.

Orthopädiestahl.

Leicht formbare Werkstoffe entbehren meist der nötigen Festigkeit bei Beanspruchung auf Zug und Druck. Sie müssen durch möglichst leichte, feste, bruchsichere Stoffe ergänzt werden. Als solche stehen Eisen und Stahl zur Verfügung. Stahl ist schmiedbares Eisen (hoher Kohlenstoffgehalt).

Seine Vorzüge sind seine Preiswürdigkeit und Festigkeit, seine Nachteile das hohe spez. Gewicht und die chemische Unbeständigkeit seiner Oberfläche.

Als Orthopädiestahl brauchbar sind Stahlsorten, die mechanische Festigkeit und Zähigkeit mit mittlerer federnder Härte und hoher Oberflächensicherheit verbinden. Zu harter Stahl federt zu wenig und ist der Bruchgefahr ausgesetzt, zu weicher Stahl verbiegt sich zu leicht und unterliegt besonders an den Gelenken zu großem Verschleiß. Orthopädiestahl ist Maschinenbaustahl von hoher Güte. Es handelt sich um unlegierten Siemens-Martin-Stahl mit etwa 50 kg/mm^2 Festigkeit.

Leichtmetall.

Als Leichtmetalle kommen Aluminium und in seltenen Fällen Elektronmetall in Betracht.

Aluminium ist ein durch Schmelzelektrolyse aus reiner Tonerde gewonnenes, an sich wenig zugfestes, leicht formbares, relativ chemisch beständiges, sehr leichtes Metall von spez. Gew. 2,71.

Die ausländischen Rohstoffe zur Aluminiumgewinnung, vor allem das Bauxit mit einem Gehalt von 40—80% reiner Tonerde, werden zunehmend durch die schwieriger rein darzustellenden deutschen Rohstoffe ersetzt.

Das Aluminium geht leicht Legierungen mit anderen Metallen ein. Seine Eigenschaften erfahren dadurch erhebliche Änderungen. Die Kenntnis der Aluminiumlegierungen ist zu einer Wissenschaft für sich geworden, aus der hier nur wenige für die Orthopädiemechanik wichtige Grundlagen mitgeteilt werden sollen.

Die Festigkeit des reinen Aluminiums (Zugfestigkeit 6 kg/mm^2 bei 3% Dehnung, nach Walzen und Glühen 8—10 kg/mm^2 mit 30—50% Dehnung) langt nicht für die Zwecke des Kunstgliedbaues. Durch Zusätze sehr geringer Mengen (weniger Prozente) an Kupfer, Magnesium, Mangan, Silicium läßt sich die Festigkeit erheblich erhöhen (auf 35—40 kg/mm^2). Leider erhöhen diese Zusätze auch die chemische Angreifbarkeit. Zu diesen erheblich festeren Legierungen gehört das *Duraluminium*, das neben sehr geringen Mengen anderer Zusätze 3,5—5,5% Kupfer und bis zu 2% Magnesium enthält.

Es ist erfolgreich versucht worden, durch Oberflächenschutzverfahren die Haltbarkeit der Legierungen zu erhöhen. Neben einem Überzug mit reinem Aluminium hat sich die Verstärkung der natürlich sich bildenden Oxydschicht auf elektrolytischem Wege (Eloxal-Verfahren Siemens & Halske) in der Technik bewährt. Auch organische Schutzüberzüge, wie Lacke und Farben, die indes erst nach besonderen Maßnahmen genügend haften, leisten gute Dienste.

Eines der *gefährlichsten Gifte* für das Aluminium ist neben dem Seewasser der *menschliche Schweiß*, unter dessen Einwirkung dicke Duraluminiumbleche schnell angefressen werden und zerfallen. Die Korrosionswirkung des Schweißes ist bei verschiedenen Menschen verschieden, auch beim selben Menschen nicht stets gleichmäßig. Sie setzt der Verwendbarkeit des Duraluminiums und verwandter Kupferlegierungen des Aluminiums in der Orthopädie enge Grenzen.

Als weit korrosionsfester haben sich nach neuen Ergebnissen die reinen *Magnesiumlegierungen*, besonders mit geringen Zusätzen von Mangan und Antimon, erwiesen.

Meist verwendet für den Kunstbeinbau werden bis dahin Knetlegierungen mit einem Aluminiumgehalt von ungefähr 99% (Al 99).

Elektronmetall wird ebenfalls auf dem Wege der Schmelzelektrolyse aus magnesiumhaltigen Rohstoffen gewonnen, die in Deutschland in sehr großer Menge zur Verfügung stehen. Verwendung hat es in der Orthopädie nur als Werkstoff einiger Kunstarme gefunden.

Bänder und Gurte.

An die Festigkeit von Bändern und Gurten, die besonders als Traggurte für Kunstglieder in der Orthopädiemechanik Verwendung finden, werden hohe Anforderungen gestellt. Diese Festigkeit wird erreicht durch besonders reißfeste Spinnstoffe und durch besondere Webart. Als Spinnfäden werden meist Baumwollfäden verwendet. Die Webart sieht Doppelgewebe vor, in deren Zwischenraum Einlagefäden („Stempel“) verarbeitet und durch „Bindungsfäden“, die die Oberseite mit der Unterseite verbinden, festgehalten werden.

Für elastische Gurte werden statt der baumwollenen Einlagefäden Gummifäden verwendet, die beim Weben auf die dreifache Länge ausgedehnt werden.

Die Gurte werden für das Kunstbein in 45 mm Breite, für den Arm in 25 mm Breite verwendet. Die Reißfestigkeit des breiten Gurtes von 45 mm Breite wurde von Pries auf über 200 kg bestimmt, bei einer Dehnung von 13% des leichten 40 g das Meter wiegenden Gurtes und von 9% des schweren 55 g das Meter wiegenden Gurtes, die Reißfestigkeit des schmalen 25 mm breiten, 23,5 g wiegenden Gurtes auf 158 kg bei einer Dehnung von 13,2%.

Die Reißfestigkeit eines 45 mm breiten *Gummi*gurtes betrug bei einem Gewicht von 70 g für das Meter bei 125% Dehnung 188 kg.

Filz.

Die Verfilzung der wollenen Wäsche ist bekannt und gefürchtet. Neben der Einwirkung des Körperschweißes und wechselnden Druckes kommt für sie unzweckmäßige Waschart besonders mit alkalischen Waschmitteln in Betracht.

Bei der Herstellung des Filzes wird dieser natürliche Vorgang der Faserverschlingung künstlich gefördert oder hervorgerufen. Zu diesem Zweck werden entfettete und gereinigte und je nach der Zweckbestimmung des Filzes sortierte tierische Haare meist unter Einwirkung von Alkalien und heißem Wasser unter Stößen und Stauchungen gewalkt und dann getrocknet.

Die „feinsten“ Filze werden aus reiner Schafwolle hergestellt: „Wollfilze“; die Haare von Ziege, Kuh, Kalb, Hasen, Kanin werden zu „groben Haarfilzen“; Mischungen mit Schafwolle zu „mittelfeinen“ Wollhaarfilzen verarbeitet.

Je nach Dauer und Art des Walkens sowie der Zusätze werden hartgewalkte *Blockfilze* oder weichgewalkte *Polsterfilze* gewonnen. Mit der Dauer des Walkprozesses wird der Rauminhalt des Werkstückes bei gleichbleibendem Gesamtgewicht kleiner, Raumeinheitsgewicht und Dichte werden größer. Das Raumeinheitsgewicht beläuft sich bei den weichsten Arten auf 0,08, bei den härtesten auf 0,68.

Filz ist äußerst elastisch. Der ohne künstliche Bindemittel hergestellte Filz unterscheidet sich dadurch vorteilhaft vom Kautschuk, daß er seine Elastizität durch Alterung, Gebrauch und Nässe weit weniger einbüßt als Kautschuk.

In der Orthopädie findet der Blockfilz besonders Verwendung zur Anfertigung oder Belegung von künstlichen Füßen und Händen und zu Filzanschlägen besonders am Kunstfuß und -Knie, eine besondere Art auch zur Einlageherstellung.

Zum Polstern kommt der hochwertige Sattelfilz (Wollfilz) oder der geringerwertige Polsterfilz (Wollhaar- oder Haarfilz) in Betracht.

Künstliche Bindemittel dürfen für alle diese Filze nicht verwendet werden.

Kunststoffe.

Im Gegensatz zu den natürlich gewachsenen Werkstoffen sind die Kunststoffe Erzeugnisse einer chemischen Umwandlung. Sie lassen sich also unabhängig von Vegetationsperioden bei genügendem Anfall ihrer Ursprungsstoffe je nach Bedarf in genügender Menge herstellen und in ihren Eigenschaften nach Bedürfnis beeinflussen.

Kunststoffe sind meist chemisch indifferent; meist haben sie ein geringes spez. Gewicht; viele Kunststoffe, die Preßstoffe, lassen sich erwärmt nach Belieben verformen, um beim Erkalten in der neuen Form zu erhärten.

Die Kunststoffe gehören dem Bereich der organischen Chemie an. Sie sind ausgezeichnet durch einen hochmolekularen Aufbau. Nach diesem Aufbau ergeben sich zwei Gruppen der Kunststoffe. Zur ersten Gruppe zählen die Kunststoffe, die durch chemische Abwandlung hochmolekularer Naturstoffe als Ausgangsstoff entstehen, der zweiten Gruppe solche Kunststoffe, bei denen die hochmolekulare Zusammensetzung aus niedrigmolekularen, meist weitverbreiteten Ausgangsstoffen auf synthetischem Wege erreicht wird.

Von der ersten Gruppe, den

chemisch abgewandelten Naturstoffen,

kommen für den Bau orthopädischer Hilfsmittel besonders die Cellulosederivate in Betracht.

Als Lacke und Klebstoffe werden sie vielfach gebraucht. In der Form des leider leicht brennbaren Celluloid finden sie zu Celluloidhülsen und mit Stahldraht zu den Einlagen nach LANGE Verwendung. Im Vordergrund steht die Benutzung in Form der

Vulkanfiber.

Fiber (Vulkanfiber) ist ein aus Papiermasse (Cellulose) durch Quellung mit Chlorzink hergestellter geschichteter, plastischer, durch Festigkeit und Zähigkeit ausgezeichneter Kunststoff. Die Fiber ist gegen Chemikalien sehr widerstandsfähig, verträgt hohe Temperaturen und gestattet äußere Formgebung. Sie ist mit Werkzeugen aller Art leicht zu bearbeiten. Mit Wasser durchtränkt ist sie schmiegsam. Mitte des 19. Jahrhunderts in den Vereinigten Staaten von Taylor erfunden, wurde die Fiber erst am Anfang des 20. Jahrhunderts in Deutschland hergestellt. Die deutsche Fiber steht der amerikanischen nicht mehr nach.

Als Handelsform sind bis $^1/_2$ cm dicke Platten, Rundstäbe und Röhren üblich. Verwendet wird die Fiber in der Orthopädiemechanik besonders als Baustoff für Hülsen und Trichter, als Buchse zur Lagerung von Stahlachsen und als Kappe für Kunstfüße. Die Formbarkeit der fertigen Platte wird durch Tauchen in kaltes Wasser durch 24 Stunden erreicht. Leichte Erwärmung beschleunigt die Erweichung. Die Form wird ähnlich wie beim Walken durch Anheften an den Formblock gegeben. Das Gipsmodell reicht in seiner Festigkeit gemeinhin zur Formregelung für Fiber nicht aus, so daß Formblöcke aus Holz benutzt werden müssen.

In diesem Mangel, der die individuelle Anfertigung des Trichters sehr erschwert, sowie in der Schwierigkeit den fertigen Trichter nachzuformen, liegt ein erheblicher Nachteil der Fiber als Hülsenwerkstoff.

Die Folge dieses Mangels ist, daß in großem Umfang auf die Formgebung des Fiberköchers im einzelnen verzichtet wird und der Stumpfform durch den Ledereinsatztrichter oder die sehr unerwünschte Polsterung Genüge zu tun versucht wird.

Das weit bessere, aber sehr umständliche Verfahren ist die Anpassung im einzelnen auf dem Wege über das sorgfältig angefertigte Gipsmodell. Ein Innentrichter aus Walkleder wird zwischen Stumpf und Fiberhülse zwischengelagert. Aber auch dieser besseren Fiberkunstgliedform ist die sehr umständliche Nachpassung und Änderung eigen. Das sind erhebliche Nachteile.

Die synthetischen Kunststoffe.

Die zweite Gruppe der Kunststoffe entsteht durch Kondensation oder Polymerisation. Zu den Kondensationskunststoffen — die Kondensation vereinigt mehrere Molekule zu einem einzigen meist unter Wasseraustritt — rechnen die Phenolharze, hergestellt aus Phenol und Formaldehyd unter Zusatz von Kontaktmitteln und die ihnen nahestehenden durch hellste zarteste Farbengebung gekennzeichneten Carbamidharze, hergestellt aus Carbamid (Harnstoff) und Formaldehyd.

Die *Kunstharze*, die ihren Namen Bakelite 1907 nach dem Amerikaner Leo H. Baekeland führen, erhärten unter gewissen Bedingungen, bleiben zum Teil in der Hitze formbar und werden unschmelzbar und unlösbar. Sie haben in der neueren Technik als „Stoff der tausend Möglichkeiten“ eine gewaltige Verbreitung gefunden. Sie kommen rein oder je nach Bedürfnis mit den verschiedensten Füllstoffen gemengt zur Verwendung (Preßstoffe). Kunstharze können unter Zwischenlagerung von Papierlagen oder Textilgewebebahnen oder Holzfurnieren zu Schichtstoffplatten gepreßt werden. Diese *Schichtstoffplatten* haben zur Achsenlagerung im Kunstgliedbau und zu Schuheinlagen aussichtsreiche Verwendung gefunden (Resitex, Arcophor T, Pedifix Bakelite, Ratgeber Schichteneinlagen u. a. m.).

Einlagen aus Schichtstoffen bleiben unter hoher Erwärmung, die über der Gasflamme erzielt werden kann, formbar.

Die Polymerisate, die neueste Gruppe der Kunststoffe — Polymere haben bei verschiedener Molekulargröße gleiche Atomverhältnisse — werden durch eine eigenartige Molekularvergrößerung „Kettenreaktion“ künstlich erzeugt.

Ausgangsstoff für einen großen Teil der Polymerisate ist Acetylen, das auf Kalk, Kohle und Wasser zurückgeht, also unbeschränkt zur Verfügung steht. Die Produkte sind je nach dem Verfahren und der Mischung weiche oder harte Erzeugnisse.

Von den harten Erzeugnissen hat das *Plexiglas*, das besonders im Flugzeugbau und Automobilbau Verwendung findet, auch für die Orthopädie Bedeutung erlangt. Dieses organische Glas ist glasklar durchsichtig, im Gegensatz zum Glas aber schwer zerbrechlich und nicht splitterfähig. Es ist in Wärmeschränken auf 150° erhitzt über Gipsmodell verformbar. Der durchsichtige Werkstoff ist von Schweiß, Harn und Wasser unangreifbar. Plexiglas eignet sich daher besonders für Nachtschienen und Lagerungsapparate für Kinder sowie für manche Schiene anderer Art und für Schuheinlagen (München, Orthop. Universitätsklinik, Prof. Bragard, s. bei Marquardt). Besonders für Einlagen und Fingerschienen fallen die Vorteile des durchsichtigen unauffälligen Werkstoffes ins Auge.

Die Möglichkeiten der Kunststoffe sind nicht erschöpft. Die kommende Zeit wird sie in großem Maßstabe auch für die Orthopädie ausschöpfen müssen.

Schrifttum.

Bakelite, seine Herstellung und Verarbeitung. Bakelite Ges. m. b. H., Erkner bei Berlin. — *Deutsche Werkstoffe*. Reichsausschuß für Volkswirtschaftliche Aufklärung. — Grasser: Häute, Felle und Leder. Bd. 5. Erster Halbband von Grafe: Handb. d. organ. Warenkunde. Stuttgart: Poerchel. — Marquardt: Die Akrylharze „Plexiglas" und „Plexigum" in der orthopädischen Technik. Z. Orthop. **69**, 380 (1939). — Priess: Die Werkstoffe in der Orthopädie. Leipzig: Georg Thieme 1938.

4. Die orthopädische Werkstatt[1].

Die orthopädische Werkstatt verbindet Mechanikerarbeit in Metall und Holz mit Bandagistentätigkeit. Sie muß ausreichend mit Licht und Luft versorgt werden. Sie muß, mit den öffentlichen Verkehrsmitteln erreichbar, Hilfesuchenden würdigen Aufenthalt bieten. Stufen und Treppen sind für die Wege der Hilfesuchenden möglichst zu vermeiden.

Bandagisten, Mechaniker und Holzbearbeitung beanspruchen getrennte Räume.

Für die Bandagistenwerkstatt hält sich die maschinelle Ausrüstung in mäßigem Umfang. Sie besteht im wesentlichen aus Stepp- und Nähmaschinen.

Größere maschinelle Zurichtung verlangen die Mechanikerwerkstätten mit ihren Drehbänken, Bohrmaschinen, Schleifmaschinen, Polierbänken, Hebelblechscheren und Vernicklungsanlagen und gegebenenfalls auch Farbspritzen, und die Holzbearbeitung mit ihren Bandsägen, Holzfräsmaschinen, Abrichten und Holzschleifmaschinen.

Für den Orthopädiemechaniker steht im Mittelpunkt die Mechanikerwerkstatt, die dem Bandagistenarbeitsraum eng benachbart sein muß. Auf der anderen Seite muß der Holzmaschinenraum in unmittelbarer Verbindung mit dem Mechanikerraum stehen, ohne daß der sehr reichliche, von den Holzbearbeitungsmaschinen erzeugte Staub in der Mechanikerwerkstatt stört. Trotz bester Abzugsvorrichtungen läßt sich der Staub nicht völlig vermeiden. Wegen der Ver-

[1] Unter Benutzung eines Aufsatzes von zur Verth u. Elsner aus Medizinmech. **1940**.

schmutzung ist die Schmiede, in der auch die Schleiferei untergebracht wird, von den obenerwähnten Räumen abzutrennen.

Ein kleiner Raum muß irgendwo, leicht zugänglich vom Warteraum, als Gipsraum gewonnen werden. Die Gipsmodelle werden im Obergeschoß aufgehoben.

Lager- sowie Gemeinschaftsraum für die Gefolgschaft können im Obergeschoß untergebracht werden.

Von allen Werkstatträumen sowie vom Eingang leicht erreichbar sind Anproberäume, getrennt für Männer und Frauen, vorzusehen. Eine Gehbahn ist erforderlich.

Nahe dem Eingang liegt das Büro, das den Verkehr kontrollieren kann.

Die Bedürfnisräume, von allen Seiten erreichbar, am besten getrennt für Gefolgschaft und Kundschaft, müssen leicht zugänglich sein.

Am meisten Platz beansprucht die Mechanikerwerkstatt. Sie muß bei einer Gefolgschaft von etwa 10 Mann für etwa 6 Schraubstöcke und 2 Bildhauerstöcke, eine Drehbank, eine Bohrmaschine, eine Tischbohrmaschine, eine Blechschere und einen großen Arbeitstisch Raum haben. Eine Größe von etwa $6^1/_2 \times 8$ m erscheint ausreichend. Die Einteilung ergibt sich aus den Plänen (Abb. 2 u. 3).

Im Holzmaschinenraum muß eine Bandsäge, eine Holzfräsmaschine, eine Abrichte- und eine Holzschleifmaschine unterkommen. Bei einer Raumgröße von 4×5 m erscheint die Anordnung zweckmäßig, wie die Pläne sie darstellen.

Die Einteilung der Schmiede mit Schleif- und Poliermaschine und der gut abgedeckten Vernicklungsanlage macht kein Kopfzerbrechen. Sie ist in derselben Größe wie der Holzmaschinenraum mit 4×5 m vorgesehen.

Für ein sonnenarmes Klima empfiehlt sich eine Südorientierung der Werkstätten. In anderen sonnenreichen Gegenden mag die Nordorientierung vorzuziehen sein. Ein zur Sonne gelegener Hof- oder Gartenraum zum Naturtrocknen der Gipse und gewalkten Hülsen ist nützlich.

Die Unterbringung der orthopädischen Werkstatt richtet sich gemeinhin nach den zufällig vorgefundenen Räumen. Die Werkstatt beginnt meist mit kleinen Anfängen und wächst mit den Erfolgen des Inhabers. Eine durchaus zielbewußte Raumordnung ist auf diese Weise meist nicht zu erreichen.

Die mittelgroße Werkstatt, wie sie oben umrissen wurde, ist meist auf ein schon stehendes Haus angewiesen. Die meisten Häuser aber haben rechteckigen Grundriß.

In Zusammenarbeit mit dem Architekten Herrn Herm. Höger wurde zunächst eine Raumanordnung in einem vorgefundenen rechteckigen Haus mit einem Grundriß von 13×24 m für eine Gefolgschaft von etwa 10 Mitgliedern aufgestellt (s. Abb. 2a und b).

Für diesen schon vorgefundenen rechteckigen Bau ließ es sich nicht vermeiden, daß der Flur in die Mitte des Hauses in seine Längsrichtung gelegt wird. Tageslicht erhält er nur an einer Stirnseite und indirekt durch den Warteraum von der zweiten Stirnseite. Ein Teil des Flures muß gleichzeitig als Gehbahn dienen. Die Werkstätten selbst und die Anproberäume lassen sich einigermaßen günstig unterbringen.

Die Benutzung des Flurs zur Gehbahn sowie die ungenügende Beleuchtung des Flurs sind die großen Nachteile dieses Planes.

Sie lassen sich ausschalten durch eine Flügelanordnung, die allerdings im allgemeinen wohl einen Neubau voraussetzt. Ein derartiger Plan (Abb. 3 a u. b) wurde wiederum unter Mitarbeit von Herrn HERM. HÖGER gewonnen.

Die Flurseite ist nach Norden, die Werkstattseite nach Süden ausgerichtet. Der Eintretende findet gleich rechts Büro und Anmeldung, links den Flur mit Zugängen zu den Werkstätten, während in grader Richtung vor ihm die

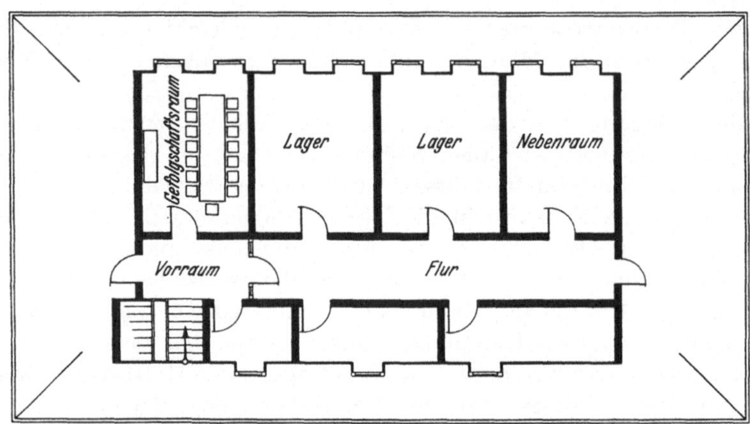

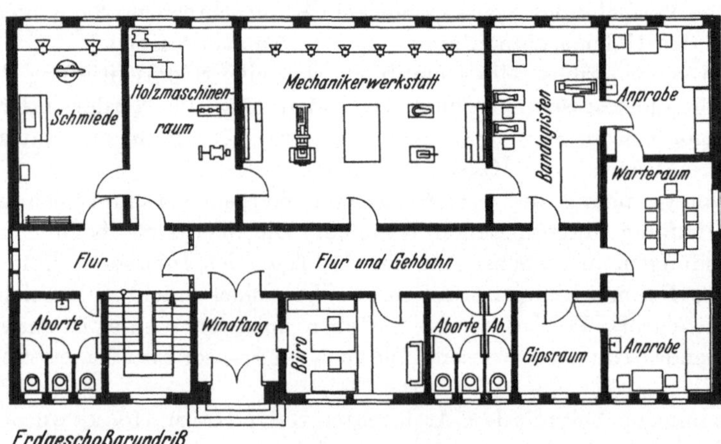

Abb. 2. Mittelgroße Werkstatt, untergebracht in einem alten Haus mit rechteckigem Grundriß. (Architekt HERMANN HÖGER in Gemeinschaft mit Prof. Dr. ZUR VERTH. Maßstab s. Abb. 3.)

gut erleuchtete Gehbahn, gegen Sicht geschützt durch einen Vorhang, sich ausdehnt. Warteräume, Anproberäume, Gipsraum und Bedürfnisraum für die Kundschaft, nach Geschlechtern getrennt, sind von der Gehbahn unmittelbar aus zugänglich. Der Verkehr ist auf die Gehbahn nur in Ausnahmefällen angewiesen. Er kann, wenn eine Trennung nach Geschlechtern erforderlich wird, durch die Folge der Anpaß- und Warteräume gelenkt werden. Vom Flur aus sind alle Werkstätten unmittelbar erreichbar. Am weitesten abgetrennt liegt die schmutzigste Werkstatt, die Schmiede mit der Schleiferei.

Kleine Umstellungen wird mancher nach individuellen Bedürfnissen leicht vornehmen können. Es kann z. B. zweckmäßig erscheinen, die beiden Anproberäume umzutauschen, so daß der größere Anproberaum, der für Männer gedacht ist, dem Eingang am nächsten liegt. Immerhin bietet die Anordnung, wie sie in Abb. 3 getroffen ist, für Frauen einen unmittelbaren Zugang vom Warteraum zum Anproberaum.

Für größere Werkstätten lassen sich die Pläne entsprechend erweitern.

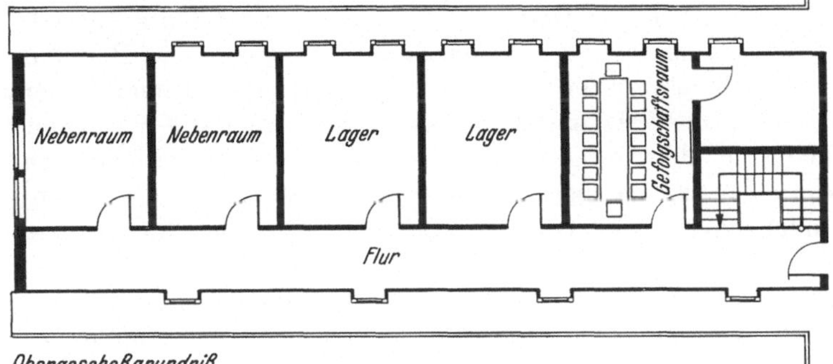

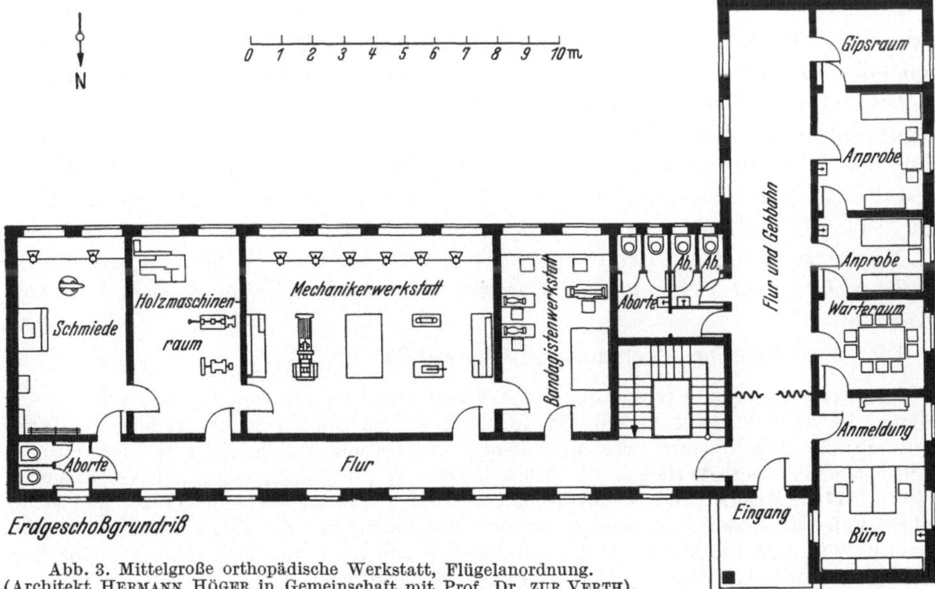

Abb. 3. Mittelgroße orthopädische Werkstatt, Flügelanordnung. (Architekt HERMANN HÖGER in Gemeinschaft mit Prof. Dr. ZUR VERTH).

Schrifttum.

GLASEWALD: Gemeinsame Stätte für Amt und Werk. Arch. orthop. Chir. **23**, 212 (1924). — ZUR VERTH u. H. ELSNER: Aufbau der orthopädischen Werkstatt. Medizinmech. **1940**, Nr 33.

5. Physiologische Mechanik.

Für den Ersatz des verlorenen Gliedes das erhaltene Glied auch im einzelnen zum Muster zu nehmen, ist ein durchaus natürlicher Gedanke; und doch kann dieses Verfahren einen Irrweg bedeuten.

Gewiß muß Form und Länge des Ersatzgliedes nach dem erhaltenen Glied sich richten. Für die Einzelkonstruktion aber sind andere Richtlinien maßgebend.

Obwohl die physikalischen Haltungs- und Bewegungsgesetze die gleichen sind wie beim leblosen Körper, *ist die Mechanik der Lebewesen grundsätzlich anders als die der Maschine. Die Mechanik der Lebewesen gehört einer höheren Ordnung an.* Die Bewegungsleistungen der Maschine sind durch den Bauplan in bestimmten und sehr beschränkten Grenzen festgelegt. Die Mechanik der Lebewesen ist zur biologischen Dynamik erhoben. Sie trägt die Fähigkeit in sich, im Ablauf ihrer Bewegungen auch atypischen Anforderungen zu folgen, neuen Ansprüchen zu genügen (SARASON). Das bedingt aber abweichend von der unlebendigen Konstruktion andere Kraftquellen und andere Kraftwege.

Die *menschlichen Gliedmaßen sind nach einem folgerichtigen Konstruktionsprinzip aufgebaut. Jeder Teil paßt sich als Sinngefüge dem Konstruktionsgedanken an* (H. PETERSEN). *Jeder Teil ist in seiner Anordnung und Arbeitsart vom andern abhängig.* Geht ein Teil unwiderbringlich verloren, so entspricht der erhaltene Teil in seiner Anordnung und Arbeitsart nicht mehr dem Sinngefüge. Es ist im allgemeinen nicht möglich, mechanische Konstruktionen funktionell den biologischen Kraftquellen anzufügen. Enthält der verlorene Teil wesentliche Funktionsteile, so treten für seinen Ersatz neue Unterlagen auf.

Mit der Gliedabsetzung gehen neben den Endorganen und Teilen der Bewegungshebel die biologischen Kraftquellen verloren. Diese Kraftquellen sind künstlich durchweg nicht zu ersetzen. Damit entfällt die Berechtigung für die Gestaltung des passiven Teiles des künstlichen Gliedes für das Traggerüst und seine Gelenke, die natürlichen Knochen und die natürlichen Gelenke als Muster zu nehmen. *Der konstruktive Ersatz, bei dem die biologischen Kraftquellen fehlen, hat sich nur den Gesetzen der physiologischen Mechanik unterzuordnen.*

Die physiologische Mechanik ist angewandte Physik.

Ihre Eroberung setzte sehr mühsame Arbeiten und Versuche voraus. Einer der ersten Pioniere war O. FISCHER, der 1906 seine „Grundlagen für eine Mechanik der lebenden Körper" mitteilte. Die exakte, weit umfassende Bearbeitung stammt von R. FICK (1911): „Allgemeine und spezielle Gelenk- und Muskelmechanik". Es folgen neben anderen STRASSER (1908—1917): „Muskel- und Gelenkmechanik", und v. RECKLINGHAUSEN (1920), der seine Lehren unter dem Namen „Gliedermechanik" zusammenfaßt. Für den Kunstbeinbau sehr beachtliche Gebiete hat SCHEDE (1919) durchforscht und zur Darstellung gebracht. Einzelne meist sprechende Aphorismen hat v. BAEYER 1935 gesammelt.

Die physiologische Mechanik beschäftigt sich im wesentlichen mit der allgemeinen Lehre von der Bewegung und Kraft (Mechanik), insbesondere mit der Lehre vom Schwerpunkt, vom Gleichgewicht und von der Standfestigkeit der Körper, ferner mit den Hebelgesetzen und Pendelgesetzen, endlich auch bezieht sie die Lehre vom spez. Gewicht mit ein.

Es ist hier nicht der Ort, die Gesetze der physiologischen Mechanik abzuleiten und darzustellen, doch sollen einzelne für den Bau orthopädischer Hilfsmittel grundlegende Gesetze angeführt werden.

Voran stehen die *Gleichgewichtsgesetze:*

Die Wirkung der Schwerkraft auf einen Körper äußert sich gerade so, wie wenn seine Masse in einem einzigen Punkt, dem Schwerpunkt, enthalten wäre und nur dieser Punkt von der Schwerkraft angegriffen würde.

Ein Körper befindet sich im stabilen Gleichgewicht, wenn das Lot aus seinem Schwerpunkt seine Unterstützungsfläche trifft.

Die Standfestigkeit eines Körpers ist um so größer, je tiefer der Schwerpunkt liegt und je größer die Standfläche ist.

Gelenkig verbundene Stäbe lassen sich nur belasten, wenn die Gelenke entsprechend gesperrt sind.

Eine in der Längsachse belastete, durch ein einseitig bewegliches Scharnier unterbrochene Strebe ist sicher, wenn ihre Achse an der Unterbrechungsstelle überstreckt ist. Die mechanische Achse des Kniegelenks muß daher bei jeder Belastung überstreckt bleiben. Unabhängig von der mechanischen Überstreckung kann die anatomische Form gebeugt sein.

Von den *Hebelgesetzen* seien folgende erwähnt:

Am Hebel herrscht Gleichgewicht, wenn Kraft mal Kraftarm gleich Last mal Lastarm ist.

Je länger daher der Kraft-Hebelarm ist, desto kleiner kann die Kraft sein, um der am kürzeren Hebelarm angreifenden Last das Gleichgewicht zu halten.

Die mechanische Kraftübertragung eines Stabes ist unabhängig von seiner Form (v. Baeyer). *Es kommt nur auf die Lage der Stellen an, an dem Kraft und Last angreifen, in der Orthopädiemechanik meist seiner Endpunkte.*

Von den *Pendelgesetzen* haben folgende in der Orthopädiemechanik Bedeutung:

Die Schwingungsdauer eines mathematischen Pendels wächst mit der Länge des Pendels.

Die Schwingungsdauer des mathematischen Pendels ist unabhängig von der Größe des Pendelgewichts. Beim physischen Pendel bestimmt die Entfernung des Schwerpunkts des Pendels von seinen Drehpunkt die Länge des Pendels und damit die Schwingungsdauer.

Beim gegliederten Pendel kommt je nach Art der gelenkigen Gliederung und je nach dem Gewicht der einzelnen Pendelglieder jedem Glied Selbständigkeit zu.

Schrifttum.

v. Baeyer: Grundlagen der orthopädischen Mechanik. Berlin: Julius Springer 1935. — Engelke: Kunstbeinbau und Pendelgesetze. Medizinmech. **1937**, 477. — Fick, R.: Handb. d. Anat. u. Mech. d. Gelenke. 1911. Erschienen im Rahmen von K. v. Bardeleben: Handb. d. Anat. d. Menschen. — Fischer, O.: Grundlagen für eine Mechanik der lebenden Körper. Leipzig 1906. Kinematik organischer Gelenke. Braunschweig 1907. — v. Recklinghausen: Gliedermechanik und Lähmungsprothesen. Bd. 2. Berlin: Julius Springer 1920. — du Bois-Reymond, R.: Spezielle Muskelphysiologie oder Bewegungslehre. 1903. — Physiologie des Armes und des Beines in Ersatzglieder und Arbeitshilfen. Berlin: Julius Springer 1919. — Schede: Theoretische Grundlagen für den Bau von Kunstbeinen. Stuttgart: Ferd. Enke 1919. — Strasser, H.: Lehrb. d. Muskel- u. Gelenkmechanik. 4 Bde. Berlin: Julius Springer 1908—1917.

6. Der kunstgliedgerechte Stumpf.

Das Kunstglied ist eine konstruktiv aufgebaute Maschine. Es folgt somit mechanischen Gesetzen. Seine Leistung ist von gewissen Voraussetzungen abhängig. Je zwangloser und ungehemmter innerhalb physiologischer Steuerung die Kraft angreifen kann, desto höher ist ihr Wirkungsgrad. Je geeigneter die Vorrichtungen für die Aufnahme der Kraft und die Vorkehrungen zu ihrer Übertragung gestaltet werden, desto besser ist ihre Ausnutzung.

Das gilt für das Kunstbein wie für den Kunstarm. Der Kunstarm, sofern er nicht als Schmuckarm aufgefaßt wird, ist mehr ein technisches Problem. Jedes Kunstglied indes ist in Art und Aufbau abhängig von Länge und Art des Stumpfes. *Das Kunstglied stellt somit Anforderungen an den Stumpf.*

Dem geschickten Orthopädiemechaniker gelingt es gewiß, für jeden Stumpf, wie er auch aussehe und wie er auch in der Leistung behindert sei, einen Kunstersatz der verlorenen Teile zu schaffen. Allein bei ungünstigen Stumpfverhältnissen sind diese Ersatzbauten wenig leistungsfähig, sehr kompliziert und empfindlich. Sie fordern erhebliche Mittel, ohne diese höher aufgewandten Mittel irgendwie zu lohnen.

Eine kurze Darstellung der Stumpffrage läßt sich nicht umgehen.

Für den Chirurgen ist die Unterwerfung seines Vorgehens unter die Forderungen des Kunstersatzes nichts Neues. Die alte Amputationschirurgie kannte für den Unterschenkel nur den kurzen Stumpf, der in rechtwinkliger Beugung auf dem Knieruhbein eingebettet wurde.

Erst die Einführung der allgemeinen Schmerzbetäubung in der Mitte des 19. Jahrhunderts und der Einzug der Antisepsis und Asepsis im letzten Drittel des 19. Jahrhunderts befreite die chirurgische Amputation aus engen Fesseln und brachte ihr die volle Freiheit der Entwicklung, die nunmehr in der Hand chirurgischer Meister zu wohldurchdachtem, für die damalige Zeit unerhört kunstvollem Amputationsverfahren führten.

Es entstanden mit dem Ziele tragfähige Stümpfe zu schaffen unter der Einwirkung des der Antisepsis weit vorausgehenden Verfahrens von Pirogoff (1852) die plastischen Amputationen. Die Furcht vor der Amputation im dicken Muskelabschnitt — „jeder Zoll dem Leben näher" — war überwunden. Technische Fortschritte im Kunstgliedbau versprachen eine brauchbare Lösung der Ersatzgliedfragen für Stümpfe jeder Länge.

Die Freiheit im Amputationsverfahren kannte keine Grenzen. Im Mittelpunkt der technischen Bemühungen stand die Tragfähigkeit des Stumpfendes. Für den Ort der Absetzung blieb äußerste Sparsamkeit maßgebend. Sie fand den beredsten Ausdruck in Petersens Vorschlag: „Seitdem die Technik es gelernt hat, auch an anderen Stellen unsere Wünsche, unter Überwindung aller Schwierigkeiten, zu erfüllen, werden wir nirgends dem Bandagisten zuliebe auch nur einen Zentimeter opfern." (1907)

Die Jahre nach dem großen Kriege brachten die Umkehr. Das Bestreben nach Tragfähigkeit der Stümpfe sowie die Sparsamkeit in der Absetzung mußten sich erhebliche Abstriche gefallen lassen (zur Verth 1923). Die kunstvollen umständlichen plastischen Verfahren traten zurück. Die *Einfachheit des Verfahrens wurde erster Gesichtspunkt.*

Tragfähigkeit.

Die Tragfähigkeit des *Schaft*stumpfes ist auf der einen Seite chirurgisch nicht zu erzielen, auf der anderen Seite für die Kunstgliedversorgung nicht von ausschlaggebendem Vorteil.

Wenn die Ärmlichkeit der Stumpfbedeckung beim Schaftstumpf mit der kunstvollen natürlichen Ausstattung der Fußsohlenhaut: schärfste Dreischichtung der Haut, Unterhaut-Fettmatratze, Nerven- und Gefäßversorgung, Sehnenführung und Knochengestaltung verglichen wird und die erhebliche Stützflächenabnahme des Schaftstumpfes gegen die Fußsohle in Erwägung gezogen wird, so erscheint die Tragfähigkeit des Schaftstumpfes von vornherein kaum erzielbar. Aber auch die günstiger gestellten Epiphysenstümpfe, insbesondere die Stümpfe nach Pirogoff und nach Gritti, fallen trotz zunächst schmerzloser und ausgiebig vorgenommener Belastung nicht so selten nach 4—8 Jahren der Atrophie anheim und büßen dabei ihre Belastungsfähigkeit ein.

Aber das Kunstglied verlangt auch gar keine Sohlenbelastung. Bei den zahlreichen Schwellstümpfen sowie dem Wechsel des Stumpfumfanges mit dem Körpergewicht ist die Erzielung gleichmäßiger voller Stumpfbelastung nicht erreichbar. Zur Vermeidung der Abwinklung müssen die Seitenteile des Stumpfes vom Köcher fest gefaßt werden. Volle Stumpfbelastung sowie feste Fassung der Seitenteile schließen sich aber bei wechselndem Stumpfumfang aus. Die volle Stumpfbelastung ist das weniger Wesentliche.

Gewiß soll sich die Stumpfsohle am Tragen beteiligen. Sie soll daher mit Rücksicht auf das Kunstglied so gestaltet werden, daß Druck nicht schmerzhaft empfunden wird. Insbesondere soll die Absetzungsnarbe der Haut das Knochenende nicht kreuzen, eine meist ebenso einfach zu erfüllende wie oft vernachlässigte Forderung.

Auch die Versuche, auf osteoplastischem Wege eine fußähnliche Verbreiterung des Stumpfendes zu schaffen, sind einmal überflüssig, auf der anderen Seite schädlich. Sie verlangen schnürbare Trichter. Der schnürbare Trichter gibt aber dem in ständigem Rhythmus erheblicher Belastung ausgesetzten Beinstumpf auf die Dauer nicht den nötigen Halt.

Je weniger folgerichtig der Aufbau des Kunstgliedes durchgeführt ist, desto mehr wird der Stumpf beansprucht, desto mehr muß auch die Stumpfsohle leisten.

Die Hilfstragflächen, denen die Mitbelastung mit dem Körpergewicht zufällt, müssen ebenso narben- und schmerzfrei gehalten werden wie die Stumpfsohle. Erfahrungsgemäß sind am Stumpf neben den Hilfstragflächen auch andere Stellen der Stumpfseiten erheblichem Druck ausgesetzt; am Unterschenkel sind das die Schienbeinnase und die Gegend des Wadenbeinköpfchens, am Oberschenkelstumpf die Dammgegend oben innen und die Gegend unten außen oberhalb der Stumpfsohle. Besonders an diesen Stellen sind schmerzhafte Narben zu vermeiden.

Die Entfernung des Wadenbeinrestes mit dem Köpfchen hinterläßt auf die Dauer einen allzu dürftigen Stumpf. Die *Abflachung* des Wadenbeinköpfchens (zur Verth) hat sich besser bewährt.

Besonders dringend muß vor dem hinteren Lappen bei der Unterschenkelamputation gewarnt werden. Der hintere Lappen sinkt der Schwere nach herab. In septischen Fällen ist er schwer oder nie zur Heilung zu bringen. Stets gibt er einen sehr ungünstigen Narbensitz.

Es ergibt sich somit, daß von seiten des Kunstgliedes am Schaftstumpf eine Veranlassung für künstliche Verfahren zwecks Erzielung von Tragfähigkeit nicht vorliegt. Die künstlichen Verfahren der Osteoplastik verlieren damit am Schaftstumpf ihre Berechtigung. An ihre Stelle getreten ist die *Einfachheit* des operativen Vorgehens als oberster Gesichtspunkt (zur Verth). Sie ist um so dringender, als ja in den meisten Fällen bei der Amputation septische Verhältnisse vorliegen.

Für den Epiphysenstumpf gelten diese Erwägungen nicht. *Der Epiphysenstumpf ist dazu verurteilt, zu tragen.* Für die Einbettung als Hängestumpf fehlt der Platz. Die Operationen nach Pirogoff und Gritti bleiben erwünschte Verfahren. Daß diese Stümpfe indes kurz gestaltet werden müssen, darauf komme ich zurück.

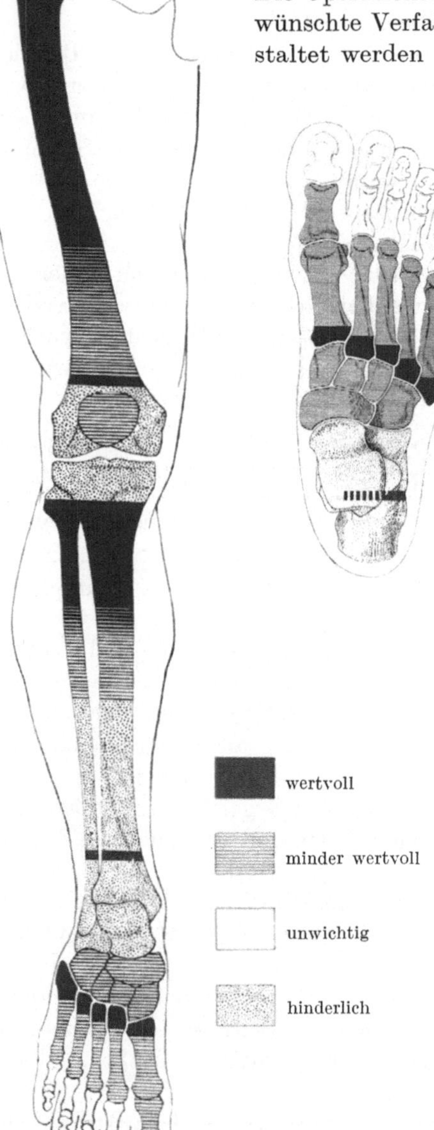

Abb. 4. Amputationsschema unterer Gliedmaßen.

Ort der Absetzung.

Bestimmend für den Ort ist das die Absetzung indizierende Leiden. Die Indikation genügender Wegnahme muß erfüllt werden. Bei der bösartigen Geschwulst liegt die Indikation anders als bei der schweren Eiterung. Stets aber war bis in die jüngste Zeit die erste Forderung, soviel zu erhalten, wie die Amputationsindikation zuließ. „Jeder Zoll dem Leben näher", ist eine Regel, die überkommen aus der vor-antiseptischen Zeit, unter Hinzutritt neuer Begründungen fortwirkte.

Erst die Zeit der Durcharbeitung all dieser Fragen nach dem großen Kriege brachte neue Anschauungen (zur Verth).

Das Kunstglied ist eine kunstvolle Maschine, ein nach physikalischen Regeln konstruiertes Werk. Es ist nicht in der Lage, ganz kurze Stummel zu fassen und nützlich zu verwenden. Weiterhin zwingen überlange Stümpfe, die gegen die natürliche Länge des Gliedanteiles gar nicht oder nur wenige Zentimeter zurückbleiben, das künstliche Gelenk nach distal zu verlegen. Das künstliche Gelenk gebraucht nach beiden Seiten Platz, der ihm körperwärts nur auf Kosten der Stumpflänge geschaffen werden kann. Die Verlegung des künstlichen Gelenks nach distalwärts bringt aber erhebliche Nachteile, auf die ich im einzelnen zurückkomme.

Es ergeben sich somit Gliedanteile, die im Belange des Kunstgliedes geopfert werden müssen. Aber auch die übrigen Teile sind durchaus nicht gleichwertig. Am Arm steht die Bewegung im Vordergrund, am Bein die Tragfunktion. Am Arm ist es somit wichtig, an langen Hebelarmen festzuhalten, am Bein hingegen tritt die Hebellänge gegen Narbenfreiheit und Unempfindlichkeit gegen Druck zurück. Die biologische Wertigkeit wird am Unterschenkel bestimmend. Ausgehend von diesen Forderungen habe ich wertvolle, minder wertvolle, unwichtige und hinderliche Zonen an den Gliedmaßen unterschieden (s. Abb. 4 und 5a u. b).

Wenn ich unter Berücksichtigung dieser Forderungen die großen Gliedabschnitte durchgehe, so ergeben sich am *Bein* als günstige Absetzungsstelle alle Stümpfe, die noch mit einem Schuh versorgt werden können: die *Absetzung im Mittelfuß* und auch mit gewissen Einschränkungen der *Lisfranc* (Absetzung im Fußwurzel-Mittelfußgelenk (s. Abb. 25).

Kürzere Fußstümpfe, besonders der *Chopart* (Absetzung im Zwischenfußwurzelgelenk), ebenfalls der *lange Pirogoff* und der *Syme*, verlangen meist ein Kunstglied. Bei ihnen fehlt der Platz für das Knöchelgelenk. Das amputierte Bein wird durch die Kunstgliedausrüstung länger. Wenn man ungleiche Länge der Beine vermeiden will — und ungleiche Beinlänge bringt auf die Dauer erhebliche Nachteile —, bleibt nur der unerwünschte Ausweg, den gesunden Fuß mit einem Verlängerungsschuh auszurüsten. Der *kurze Pirogoff* ist ein ausgezeichneter, meist lange Zeit tragfähiger Stumpf (s. Abb. 26).

Der Stumpf nach Pirogoff ist dem Syme-Stumpf prothesentechnisch vorzuziehen. Beide unterliegen mit der Zeit der beim Gebrauch oft schmerzhaften Atrophie. Der Pirogoff-Stumpf aber läßt sich kurz gestalten, nach dem Gesagten ein erheblicher Vorteil. Den Syme-Stumpf zeichnet die volle Länge des Unterschenkels aus. Er entspricht darin dem völlig zu verwerfenden langen Pirogoff. Wird der Syme kürzer gestaltet, so wird er zur langen Unterschenkelamputation. Sie gibt — darüber wird gleich gesprochen — einen ungünstigen Stumpf.

Der *lange Unterschenkelstumpf* ist aus biologischen Gründen unerwünscht. Stauung, kalter Schweiß, Ekzeme und Geschwüre sind seine Begleiterscheinung. Die günstigste Unterschenkelstumpflänge beginnt mit der *Mitte des Unterschenkels* und reicht nicht ganz bis zum Schienbeinknorren (Tuberositas tibiae). Das ist eine wesentliche Zone, in der, je kürzer der Stumpf wird, desto vorsichtiger mit jedem Zoll gespart werden muß. Stummel oberhalb des Schienbeinknorrens sind meist eine Last und müssen geopfert werden. Die *Auslösung im Kniegelenk* und die *Amputation innerhalb der Oberschenkelknorren* hinterlassen keulenförmige Stümpfe. Der Trichter wird kolbig und klobig, auch bekleidet auffällig und unschön. Er ist nur als Schnürtrichter zu bauen, daß der Schnürtrichter aber am Beinstumpf nicht langt, darauf wurde hingewiesen. Der Ausweg, das künstliche Kniegelenk tiefer zu verlegen, hat noch ungünstigere Folgen. Am störendsten ist der durch die Verkürzung des Unterschenkels hervorgerufene trippelnde Gang. Das Kniegelenk ragt beim Sitzen weiter vor und führt besonders beim Sitz in den öffentlichen Verkehrsmitteln zu mancherlei Störungen. Der künstliche Unterschenkel hängt ohne Fußunterstützung beim Aufsitz herab. Das Kunstglied schließt die Verwendung von Paßteilen aus; es wird in der Herstellung teuer und empfindlicher. Gut ist der *kurze Gritti*, indes kommt der unterlegten Kniescheibe nicht derselbe Wert zu wie beim Pirogoff dem Fersenbeinrest. Am unteren *Ende des Oberschenkelschaftes* beginnt wieder die wesentliche Zone, in der nach oben zunehmend gespart werden muß. Aber auch *Stümpfe in Höhe und oberhalb des kleinen Drehhöckers* (Trochanter minor) sind, wenn ihnen der Knochenkern erhalten bleibt, fester und daher besser mit einem Kunstglied auszurüsten. Nur bei unglücklichem Narbensitz kann es zweckmäßig sein, den Knochenkern zu opfern. Auf Abb. 4 sind diese Lehren für das Bein dargestellt.

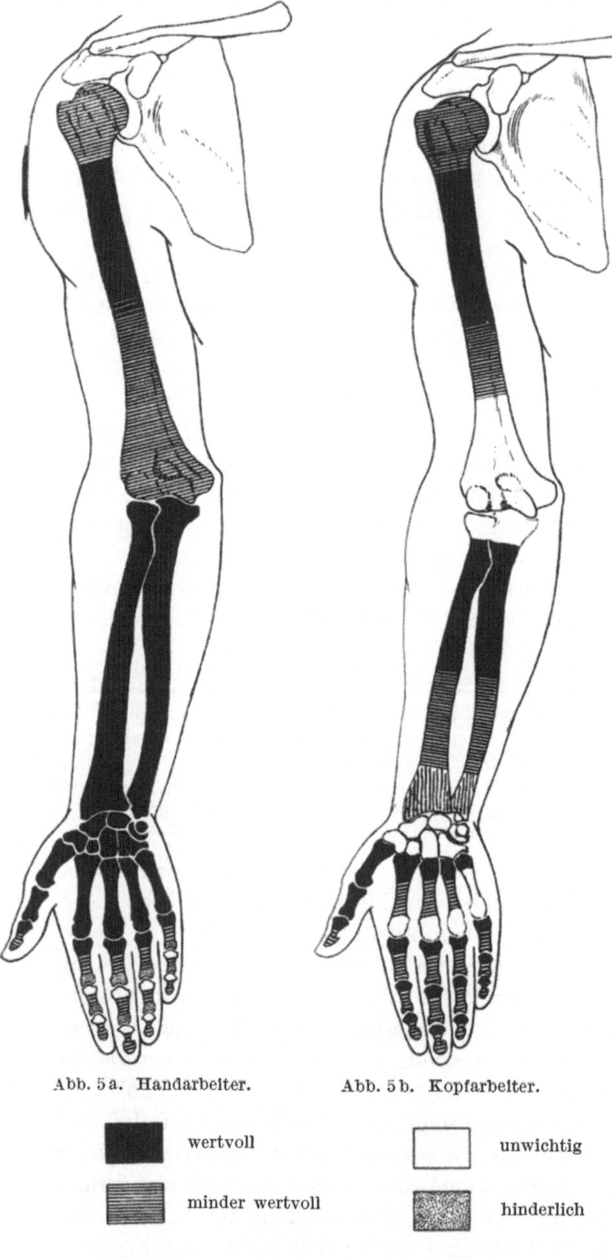

Abb. 5a. Handarbeiter. Abb. 5b. Kopfarbeiter.

Bei der *einseitigen Stütz- und Fortbewegungsfunktion des Beines sind diese Regeln verbindlich*, bedeutet ein Verstoß gegen sie einen oft nicht wieder gutzumachenden Fehler.

Anders am *Arm:* die Ausnutzung des Armes ist je nach Veranlagung, nach Beruf und Lebensstellung ungeheuer verschieden. Gefühl und Funktion des natürlichen Armes sind durch ein Kunstglied nicht zu erreichen. Mancher Armstumpf ist ohne Kunstglied besser brauchbar als mit Kunstglied bewaffnet. Der Einfluß des Kunstgliedes auf die Stumpfgestaltung ist also am Arm weniger bestimmend als am Bein. Von anderer Seite wurde am Arm jede vom Kunstglied abgeleitete Regel für den Ort der Absetzung zugunsten individuellen Vorgehens abgelehnt. Gewiß muß am Arm individuellen Forderungen Rechnung getragen werden, aber schematische Regeln sind eine erhebliche Hilfe. Von ihnen in geeigneter Weise abzuweichen, ist die Kunst des Arztes. Einheitlich wie am Bein lassen sie sich nicht aufstellen. Sie lassen sich aber durchaus brauchbar gewinnen für die beiden großen Gruppen des Handarbeiters und des Kopfarbeiters.

Für den *Handarbeiter* gilt für den *ganzen Arm* das *Gesetz der Sparsamkeit* (s. Abb. 5a). Auch am Ellenbogen ist gegen die Auslösung im Gelenk nichts einzuwenden. Der Schnürtrichter hat am Arm nicht die für das Bein begründeten Nachteile. Die Ausladung am unteren Ende des Oberarmbeines gibt im Gegenteil hier und da Gelegenheit zur einfachen Befestigung der Stumpfhülse.

Für den *Kopfarbeiter* sind andere im wesentlichen kosmetische Gesichtspunkte leitend (s. Abb. 5b). An der Mittelhand ist möglichst viel zu erhalten. Handwurzelstümpfe sind für die Versorgung mit einer gelenkig verbundenen Hand hinderlich. Verzichtet man auf das künstliche Handgelenk, so läßt sich eine Versorgung ohne Verlängerung des Unterarmes durchführen. Auch das distale Ende der Unterarmknochen ist nicht grundsätzlich zu opfern. Es behält für den Unterarm den Wert guter Führung der Umwendbewegung. Bei Versorgung mit einer gelenklosen Walklederhand einteilig mit Walklederhülse für den Unterarm wird das distale, etwas verbreiterte und verdickte Unterarmende ein kosmetischer Nachteil, der sich durch operative Resektion des Speichendornes unter Verschmälerung der distalen Speichenepiphyse ausschalten läßt. Am Unterarmschaft wird zunehmend zum Ellbogen jede Spanne wesentlicher. Ein kritischer Punkt ist der Ansatz des Pronator teres, mit dessen Wegnahme die Umwendbewegung des Unterarmes verlorengeht. Der kurze Unterarmstummel ist zwar nicht leicht zu fassen kann aber vom geschickten Mechaniker meist mit Vorteil verwendet werden. Besonders wenn eine kineplastische Versorgung nach Sauerbruch in Frage kommt, muß er erhalten werden. Das distale Oberarmende birgt wiederum dieselben Nachteile der unschönen Verlängerung des künstlichen Oberarmes. Am Oberarm nimmt die Wertigkeit körperwärts zu. Auch für die obere Epiphyse empfiehlt sich die Erhaltung. Sie vermeidet das ungünstig scharfe Vorstehen der Schulterhöhe (Akromion), erleichtert die Anfügung des Ersatzarmes und füllt auch den Schulterteil des Konfektionsanzuges aus.

Das sind die Anforderungen, die das Kunstglied an Art und Ort der Absetzung großer Gliedmaßen stellt. Von besonderer Bedeutung ist das Kunstglied aber auch für die Nachbehandlung der frischen Amputation.

Nachbehandlung.

Der kontrakte oder überempfindliche Stumpf ist mit einem funktionell ausnutzbarem Kunstglied nicht zu versorgen, sogar eine Attrappe zur Verdeckung des Verlustes macht Schwierigkeiten; dem ödematös geschwollenem Stumpf paßt das Kunstglied nur einige Stunden. Dann ist das Ödem weggedrückt und der Köcher schlottert.

Frühe aktive Bewegung der Stumpfgelenke, Vermeidung der Gewohnheitshaltung schon kurz nach der Amputation, Sorgen für schnelle Wundheilung, Abhärtung der Stumpfhaut nach der Wundheilung durch Freiluft, Besonnung, Wechselbäder und Abklatschungen, stundenweise Hochlagerungen und feste Wicklungen zur Verdrängung des Ödems, sowie Massage der nicht dem Verkümmern ausgesetzten Muskulatur sind die unbedingt erforderlichen Maßnahmen, die endlich die überkommene Klopfbehandlung der Stumpfsohle oder den so häufigen Mangel jeder Nachbehandlung ersetzen sollten.

Schrifttum.

Hohmann: Stumpfpflege, Behelfsprothese usw. Verh. dtsch. Ges. Chir., 62. Tagung 1938. — Thomsen: Über Stumpfmassage. Chirurg **1936**, 486. — zur Verth: Zweckmäßige Amputationshöhen an den unteren Gliedmaßen. Münch. med. Wschr. **1923**, H. 10, 298. — Zweckmäßige Amputationsformen an den oberen Gliedmaßen. Münch. med. Wschr. **1923**, H. 50, 1480. — Absetzung und Kunstglied. Z. orthop. Chir. **45**, 216 (1924). — Allgemeine Gesetze für die Absetzung von Gliedmaßen. Zbl. Chir. **1924**, 266. — Absetzung und Auslösung an den Gliedmaßen vom funktionellen Standpunkt. Berl. Klin. H. **365** (1926). — Nachbehandlung des Stumpfes nach Gliedabsetzung. Zbl. Chir. **1932**, 515. — Absetzung und Kunstersatz der unteren Gliedmaßen. Erg. Chir. **27**, 191 (1934). — Allgemeine Anforderungen an den Stumpf großer Gliedmaßen. Zbl. Chir. **1939**, 1616. — Amputationsfragen. Chirurg **1939**, H. 21, 743. — Die körperliche Schulung des Beinamputierten, insbesondere die Gehschule. Z. Orthop. **71**, 107 (1940). — Welche Gesichtspunkte sind bei der Absetzung großer Gliedmaßen in bezug auf das Ersatzglied zu berücksichtigen? Z. ärztl. Fortbildg **1940**, 469.

7. Das stumpfgerechte Kunstglied. Anforderungen an das Kunstglied. Gesamtwert des Kunstgliedes.

Bevor die Probleme des Kunstgliedbaues aufgerollt werden, muß Klarheit herrschen über die Anforderungen, denen das Kunstglied gerecht werden muß.

Die erste Forderung, die an das Ersatzglied gestellt wird, ist das *Verdecken des Verlustes.* Ich stelle diese Forderung bewußt der Forderung funktionellen Ersatzes voraus. Sie liegt dem Amputierten am meisten am Herzen. Sie läßt sich am Bein im allgemeinen leicht, am Arm bis zu einem gewissen Grade durchführen — unmöglich ist es, der Hand neben dem Gefühl das Spiel der Finger wieder zu verleihen. Sie entspringt einer vielfach beobachteten, dem Gesunden zunächst oft nicht verständlichen Empfindlichkeit des Amputierten gegen alles, was mit dem Verlust des Gliedes zusammenhängt. Dahin gehört auch die Geräuschlosigkeit besonders in der Betätigung der Gelenke des Kunstersatzes. In der Tat wird durch das bei jedem Schritt wiederholte Knarren und Knacken auch die Umgebung aufmerksam.

Die zweite Forderung verlangt den *funktionellen Ersatz.* Bei der Einseitigkeit der Beinfunktion ist er für das Kunstbein leichter zu erreichen als für den Kunstarm.

Das Kunstbein muß ebensosehr dem Stand wie dem Gang dienen, wenn sich auch entsprechend der vorwiegenden Bestimmung gewisse Modifikationen ergeben. Es darf beim Sitzen nicht stören.

Beim Verlust der oberen Gliedmaßen ist das für die Hand so wesentliche Gefühl nicht zu ersetzen. Von den vielseitigen Funktionen des Armes lassen sich zwar einige einseitig gerichtete Verrichtungen und Haltungen künstlich wieder ermöglichen, so daß der Kunstarm etwa bei immer gleichmäßig wiederholten gewerblichen Handgriffen ausgezeichnete Dienste leistet. Die Mannigfaltigkeit der Bewegung und Haltung ist indes nicht wieder zu erreichen.

Das Kunstglied muß *mühelos arbeiten.* Zu den einfachsten menschlichen Funktionen will der Amputierte besondere Mühe und Arbeit nicht aufbringen.

Einfache klare Konstruktionen sind zu diesem Zweck erforderlich. Der Einbau von Sonderapparaten oder Sondermechanismen ist meist kein Vorteil. Vielfach werden Sondereinbauten nur vorgenommen, um mangelhafte technische Durcharbeitung zu verdecken.

Neben leichter Betätigung ist auf *leichtes Gewicht* zu achten. Das natürliche Bein wiegt etwa 8,9 kg, der natürliche Arm 2,7 kg. Das Gewicht des Ersatzstückes darf höchstens einen Bruchteil des natürlichen Gewichtes betragen (siehe Kap. 9). Besonders für die Auswahl des Werkstoffs ist das Gewicht von Bedeutung. Indes erscheint das gut angepaßte und gut durchkonstruierte Kunstglied auch bei höherem Gewicht leichter als das ungenügend durchgearbeitete Kunstglied auch bei geringerem Gewicht.

Die *Haltbarkeit* des Kunstgliedes und aller seiner Einzelteile ist eine ökonomische Notwendigkeit. Dem Amputierten können unmöglich unnütze Gänge zur Werkstatt mit Transportschwierigkeiten, Lohn- und Arbeitsausfall usw. zugemutet werden. *Alle Polsterungen in Kunstgliedköchern sollten vermieden werden.*

Schließlich muß der *Preis* des Kunstgliedes im Verhältnis zu seinem Nutzen stehen und ökonomisch erschwingbar sein. Besonders in dieser Frage ist vom Arbeitsministerium im Verein mit dem Reichsinnungsverband des Bandagisten- und des Orthopädiemechaniker-Handwerks ausgezeichnete Arbeit geleistet worden. Als Ergebnis dieser Arbeit liegt uns die Reichsliste für orthopädische Hilfsmittel vor. In Kapitel 10 finden diese Fragen ihre besondere Würdigung.

Bau und Einrichtung des Kunstgliedes müssen zusätzlichen *Wäsche- und Kleiderverschleiß* möglichst vermeiden. Vorspringende und scharfe Konstruktionsteile müssen zurückverlagert und mit Schutzleder bedeckt werden. Bei Holzkunstgliedern müssen die Gelenkschienen dem Holz eingefügt werden. Dem ständigen Druck beim Sitzen ausgesetzte Holzoberschenkelköcher müssen mit Polster bedeckt werden. Der hohe und oft unnütze Wäsche- und Kleiderverschleiß gehört zu den immer wiederholten Klagen der Kunstgliedträger.

Auch das *gefällige Aussehen und die exakte Arbeit* des Kunstgliedes ist keine überflüssige Forderung. Dem Amputierten ist das Kunstglied der ständige Begleiter, sein vertrautestes Werkzeug. Er hat Anspruch darauf, daß es sich ihm in möglichst einwandfreier Form darbietet.

Die Forderung, daß der dem Körper anliegende Teil des Kunstgliedes, der Kunstgliedtrichter, *paßt und den Stumpf richtig einbettet,* ist fast überflüssig zu betonen. Das geht in erster Linie den Orthopädiemechaniker an. Besonders die Stumpfeinbettung ist aber auch für den Aufbau des Kunstgliedes von Bedeutung.

Aus der Abstimmung aller dieser den Nutzungswert eines Kunstgliedes darstellenden Forderungen gegen den Gestehungs- und Erhaltungspreis entsteht der Begriff des *Gesamtwertes* eines Kunstgliedes. Die *Gestehungs- und Erhaltungskosten* setzen sich zusammen aus dem Beschaffungspreis, über den im Kapitel 10 (ENGELKE) die Rede ist, aus den Instandsetzungskosten einschließlich Fahrgeld und Zeitversäumnis mit Lohnausfall, aus den Erneuerungskosten — über die Tragezeiten s. Kapitel 2 —, aus den Ausfallkosten infolge der durch Kunstgliedeinwirkung erzeugten Stumpfkrankheiten, insbesondere Druckgeschwüre, Entzündungen, Randknoten usw., endlich aus den Verwaltungskosten des Versicherungsträgers.

Für den *Nutzungswert* sind die vorerwähnten Anforderungen an das Kunstglied bestimmend. Das Kunstglied soll der Diener des Amputierten sein, nicht sein Herr. Indes stimmt der objektive Nutzungswert nicht immer mit der subjektiven Einschätzung des Amputierten überein. Sache des Orthopäden ist es dann, den Amputierten zu belehren, am einfachsten durch Hinweis auf günstige Erfahrungen.

Es hat erhebliche Gefahren, dem Amputierten die Auswahl des Kunstgliedes und der anfertigenden Werkstatt völlig anheimzustellen. Gewiß ruft eine schroffe Leitung leicht Widerstand und Unzufriedenheit hervor. Wird aber die Führung durch überzeugende Darstellung und Beispiele belegt, so ist sie der freien Wahl von seiten des Amputierten vorzuziehen. Nur auf diese Art gelang es mir, in weiten Teilen Deutschlands das Leder-Stahlschienenbein durch das im Gesamtwert höherstehende Holzbein zu ersetzen.

Wenn alle diese Umstände in Betracht gezogen werden, zeigt es sich, daß der Beschaffungspreis für den Gesamtwert nicht ausschlaggebend ist. Dem Nutzungswert kommt die größte Bedeutung zu. Das Kunstglied hat den *höchsten Gesamtwert,* das mit dem größten Nutzungswert den niedrigsten Gestehungs- und Erhaltungswert vereint.

Schrifttum

(geordnet nach der Zeit des Erscheinens).

Bei ZUR VERTH: Absetzung und Kunstersatz der unteren Gliedmaßen. (Erg. Chir. **27**, 191) ist die Literatur bis 1934 zusammengestellt. — ZUR VERTH: Das zweckmäßige Kunstbein. Chirurg **1934**, H. 1, 1. — ENGELKE: Das stumpfgerechte Kunstbein. Chirurg **1934**, H. 24. — ZUR VERTH: Das stumpfgerechte Kunstbein. Chirurg **1934**, H. 24. — ENGELKE: Prothesengerechte Amputation und stumpfgerechte Kunstgliedversorgung. Dtsch. Mil.arzt **1936**, 197. — Das Orthopädiehandwerk im Dienst der Wehrmacht. Chirurg **1940**, H. 1, 12.

8. Kunstglieder und orthopädische Hilfsmittel in den Tropen.

Die Zahl der in heißen Ländern lebenden Amputierten und orthopädischer Hilfsmittel Bedürftigen hat sich seit dem großen Kriege erheblich vermehrt. Die heißen Länder stellen an das orthopädische Hilfsmittel ganz bestimmte Anforderungen. Dem Vorwiegen der Beinamputierten entsprechend, wird dabei hier besondere Aufmerksamkeit dem Kunst*bein* gewidmet. Die Grundsätze der Versorgung gelten indes ebenso für alle anderen orthopädischen Hilfsmittel.

Heiße Länder zeichnen sich nicht nur durch höhere Wärmegrade, sondern auch durch erhöhte Luftfeuchtigkeit und durch eine Unzahl kleiner schmarotzender Lebewesen aus.

Zunächst machen daher heiße Gegenden jede *Polsterung an orthopädischen Hilfsmitteln untunlich,* noch untunlicher als zu Hause. Einmal durchtränkt sich das Polster schnell und immer wieder mit Schweiß, neigt zur Fäulnis und zu unangenehmen Gerüchen, gibt Veranlassung zum Wundscheuern; auf der anderen Seite bietet es Insekten jeder Art willkommenen Unterschlupf. Es empfiehlt sich also, als Werkstoff Materialien zu wählen, die ohne Polsterung dem Stumpf angepaßt werden und diese Anpassung peinlichst durchzuführen. Die Weite ist dabei etwas reichlicher zu wählen als in gemäßigten Strichen. Die starke Durchblutung der Haut in den Tropen erhöht die Umfänge meßbar. Der Köcher ist mit zahlreichen Ventilationsöffnungen zu versehen. Sie mildern Wärme und Schweiß.

Das *Leichtgewicht* des Hilfsmittels ist in heißen Gegenden noch wesentlicher als in den gemäßigten Zonen. Schwere Kunstglieder sind in den Tropen unter keiner Bedingung brauchbar.

Komplizierte Herstellungsarten sind für heiße Länder *ungeeignet.* Es finden sich in den Tropen nur vereinzelte Werkstätten, die vergängliche, komplizierte Mechanismen wiederherzustellen in der Lage sind. Der *Aufbau* muß besonders beim Kunstbein mit sicherer Hand durchgeführt werden. Folgerichtiger Aufbau gibt das Gefühl sicherer Beherrschung und leichten Gewichtes und macht verwickelte Mechanismen überflüssig.

Bindemittel, insbesondere Leime, dürfen nicht wärme- und feuchtigkeitsempfindlich sein. Normaler Tischlerleim und Kaltleime sind daher nicht brauchbar. Sie müssen durch flüssiges Celluloid oder Cellon ersetzt werden.

Die Stahlachsen müssen in rostfreien Bronze- oder Lederbuchsen laufen. Kugellager sind an allen Gelenken zu verwenden. In den Achsen müssen Selbstöler angebracht werden.

Diese Hauptanforderungen bestimmen weitgehend die Bauart und das Werkmaterial, das für orthopädische Hilfsmittel in den Tropen in Betracht kommt.

Zunächst ist das besonders in Deutschland noch viel gebrauchte *Schienenledererersatzglied* für heiße Länder ungeeignet. Am Schienenlederkunstglied ist ausgiebige Polsterung erforderlich. Auf die Nachteile der Polster wurde oben hingewiesen. Aber auch das Walkleder selbst durchtränkt sich mit Schweiß und fällt der Verrottung schnell anheim. Schienen und Nieten verrosten oder vergehen rasch. Der Rost zermürbt die Anheftungsstellen an der Walklederhülse und zerstört schnell die Festigkeit der Verbindung. Das Schienenledergerät übertrifft an Gewicht alle anderen. Es ist also schon durch sein schweres Gewicht für tropische Zonen ungeeignet.

Als geeignetes Ersatzglied für heiße Länder hat sich das *Holzkunstglied* bewährt. Der zweckmäßige Aufbau des Kunstbeins ist beim Holzkunstbein am leichtesten durchzuführen und den Belangen des Geschädigten entsprechend zu gestalten. Das Holzkunstglied läßt eine vorzügliche und beständige Anpassung an den Stumpf, seine Eigentümlichkeiten und Schmerzpunkte zu. Es wiegt etwa zwei Drittel eines entsprechenden Lederschienenbeines. Es läßt sich leichter sauber und geruchfrei halten als das Lederbein. Beim gut aufgebauten, aus besten Werkstoffen gefertigten und sorgfältig durchkonstruierten Holzbein sind die Anforderungen an Instandsetzungsarbeiten gering.

Die Außenwand des Trichters wird pergamentiert wie in der Heimat. Das Pergament wird mit wasserdichtem Cellonüberzug lackiert, die Innenwand zur Verhütung der Schweißdurchtränkung mit Cellonlack versehen oder mit Öl durchtränkt.

Als Stumpfstrümpfe sind auch in den Tropen dünne leichte Merino-Wollstrümpfe den allzu empfindlichen und dünnen Seidenstrümpfen vorzuziehen. Sehr häufiger Wechsel, gegebenenfalls mehrfach am Tage, empfiehlt sich.

Als Werkstoff ist die leicht zu bearbeitende und genügend widerstandsfähige kanadische Pappel oder das sog. White-wood-Holz (Tulpenbaum) besonders geeignet. Sie muß durch 5—6 Jahre natürlich getrocknet, schlank gewachsen und astfrei sein. Für die Riementeile kommt chromgegerbtes oder fettgares Leder in Betracht.

Die ganz leichten tropischen Hölzer (Abachi, Balsa u. ä.) gestatten zwar, das Gewicht des Kunstgliedes noch erheblich herabzusetzen, ermangeln aber besonders für tropische Verhältnisse der nötigen Haltbarkeit. Bei einigen tropischen Hölzern stört auch der unangenehme, faulige Geruch.

Besonders leicht sind die *Leichtmetallersatzglieder*. Sie werden daher in den Tropen vielfach verwendet.

Der große Vorteil des Leichtmetallbeins ist neben dem geringen Gewicht seine Haltbarkeit, Formbeständigkeit und vorzügliche Ventilationsfähigkeit. Polster lassen sich bei hochstehender Technik vermeiden. Der Zahl und Größe der Ventilationslöcher im Köcher sind kaum Grenzen gesetzt. Die Haltbarkeit findet ihr Ende im Zerfall des Leichtmetalls unter der Schweißwirkung, der zwar nur eine geringe Minderzahl, aber immer noch einen beachtlichen Teil der Leichtmetallbeine befällt.

Alle Fortschritte der Neuzeit haben es nicht vermocht, ein sicher schweißbeständiges Leichtmetall oder sicher schützende Überzüge über das Leichtmetall zu schaffen. Am besten scheinen sich die Magnesiumlegierungen des Aluminiums zu bewähren. Reines Aluminium ist zu weich. Zink- und Kupferlegierungen sind chemisch leichter angreifbar (s. Kap. 3).

Bei verschiedenen Menschen und zu verschiedenen Zeiten ist die Schweißeinwirkung verschieden. Der schädliche Bestandteil des Schweißes scheint sich erst bei seiner Zersetzung zu bilden. Sorgfältige Hautpflege, wie sie in den Tropen allgemein getrieben wird, ist daher dringend erforderlich. Doch ist der Prozentsatz der „Giftschwitzer" auch bei sorgfältigster Auswahl der Legierung und peinlicher Hautpflege noch beachtlich.

Die Zerfallstellen liegen bei Beinamputierten besonders in der Dammgegend, in der eine Zersetzung des Schweißes wohl am ersten gegeben ist.

Schienenhülsenapparate sind an die Verwendung von Schienen und Walkleder gebunden. Schienen werden zweckmäßig aus dünnem rostfreien Stahl hergestellt. Nieten dürfen ebenfalls der Rosteinwirkung nicht unterliegen. Die Lüftung der großen Hautteile bedeckenden, eng anliegenden Hülsen hat frühe Grenzen. Wo es geht, sollten daher statt Schienenhülsen- Schienenschellenapparate verwendet werden.

Im gut aufgebauten, sorgfältig angepaßten, aus bestem Werkstoff gefertigten Holzkunstbein sehe ich ein sehr brauchbares Ersatzbein in den Tropen. Wo indes die Technik des Leichtmetallbeins beherrscht wird, ist das Leichtmetallbein in der Lage, das Holzbein zu verdrängen.

9. Bestellung, Lieferung, Abnahme, Instandhaltung und Pflege.

Die Bestellung des Hilfsmittels ist Sache des Kostenträgers. Sie soll grundsätzlich schriftlich unter genauer Bezeichnung des Bestellungsgegenstandes erfolgen. Die Positionsnummer der Reichsliste dabei anzugeben, kann zweckmäßig sein.

Für den öffentlichen Versicherungsträger erübrigt sich im allgemeinen die Einreichung eines Kostenanschlages. Der Orthopädiemechaniker ist ihm gegenüber für seine Preisstellung an die „Reichsliste für orthopädische Hilfsmittel" 1937 gebunden (s. Kap. 10).

Es ist auch für den öffentlichen Versicherungsträger zweckmäßig, sich in der Bestellung des Kunstgliedes nach Vorbild des Reiches, das sich in den Orthopädischen Versorgungsstellen großzügig organisierte, von orthopädischen Fachärzten geleitete Dienststellen für die Versorgung mit orthopädischen Hilfsmitteln geschaffen hat, der orthopädischen Fachärzte zu bedienen.

Ihnen fällt die Feststellung des jeweils geeigneten Hilfsmittels, die Zeit seiner Beschaffung, die Beurteilung seiner Instandsetzungs- und Erneuerungsnotwendigkeit (Tragezeiten s. Kap. 2) und die Auswahl der orthopädischen Werkstatt zu (s. Kap. 7).

Es ist Sache des Reichsinnungsverbandes des Bandagisten- und Orthopädiemechaniker-Handwerks für eine allseitige Ausbildung und Fortbildung der Mechaniker und für einen hohen Stand ihrer Technik zu sorgen. Neben den Gewerbeschulen haben sich einige größere einschlägige Industriewerkstätten, die insbesondere Halbfabrikate herstellen, durch Lehrgänge um die Fortbildung der Orthopädiemechaniker große Verdienste erworben.

Daß die orthopädischen Werkstätten nicht gleichwertig arbeiten können, liegt auf der Hand. In großen Städten ist es durchaus zweckmäßig, Spezialwerkstätten für bestimmte Zweige der Orthopädiemechanik herauszubilden und die jeweils geeignetste Werkstatt heranzuziehen.

Auch während der Herstellung des Hilfsmittels wird eine Zusammenarbeit der Orthopäden mit dem Mechaniker in vielen Fällen fruchtbar sein.

Für die Lieferung in der orthopädischen Versorgung Kriegsbeschädigter hat das Reich „*Lieferungsbedingungen*“ aufgestellt. Sie sind an der Spitze der schon erwähnten „Reichsliste für orthopädische Hilfsmittel“ mitgeteilt. Danach beträgt die Lieferfrist bei Neuanfertigungen 6 Wochen, bei Instandsetzungen 4 Wochen. Neu angefertigte Stücke sind durch eine dauerhaft angebrachte Namensbezeichnung der Lieferfirma, sowie des Lieferungs- — die Reichsliste schreibt Abnahme- — Monats und -Jahres (bei Kriegsbeschädigten auch der Karteinummer des Beschädigten) zu kennzeichnen. Ist ein Beschädigter unvermutet gezwungen, sein orthopädisches Hilfsmittel sogleich instand setzen zu lassen, so darf die Lieferfirma für den Gebrauch des Stückes unumgängliche notwendige Arbeiten, soweit ihr Listenpreis 8 RM. nicht übersteigt, ohne vorherige Zuteilung eines Auftrages von seiten der Orthopädischen Versorgungsstelle zu Lasten des Reiches ausführen. Den Empfang jedes neuen oder instandgesetzten Hilfsmittels hat der Beschädigte dem Lieferer schriftlich zu bestätigen. Diese Bestätigung sowie der Bestellschein sind der Rechnung beizufügen. Die Haftung des Lieferers bei neu gelieferten größeren Hilfsmitteln währt 6 Monate, bei Instandsetzungen 6 Wochen vom Tage der Abnahme an gerechnet. Verpackungs- und Versandkosten trägt innerhalb einer Stadt stets die Lieferfirma, nach draußen für Neulieferungen die Lieferfirma, bei Instandsetzungen der Kostenträger (für Kriegsbeschädigte das Reich).

Die *Abnahme* des Hilfsmittels soll grundsätzlich am Körper des Geschädigten erfolgen. Leider scheitert diese Forderung nicht so selten an technischen Unmöglichkeiten. Das ist insofern zu verschmerzen, als Mängel in der Paßform meist schon vom Amputierten selbst gerügt werden und Mängel in der Anordnung oder im Aufbau sich ohne die Gegenwart des Amputierten nachweisen lassen.

An erster Stelle steht die Prüfung der Paßform, beim Kunstglied besonders des Köchers. Betastung und Besichtigung der Stumpfbedeckung nach kurzer Belastung im Kunstglied verraten Stellen zu starken Druckes. Auge und Gefühl vermitteln zu starke Belastung. Da die Druckspuren am Körper sich bald verwischen, ist schnelle Arbeit erforderlich. Die Wahrnehmungen werden ergänzt durch subjektive Angaben des Versorgten.

Der zweite Teil des Abnahmevorganges prüft Aufbau, Mechanismen und Gewicht des Ersatzstückes. Beim Kunstbein vermag gewiß das geübte Auge beim Gang und Stand auch ohne Hilfsmittel den Aufbau zu beurteilen. Die Länge des Kunstbeins im Verhältnis zum natürlichen Bein zeigt neben der Messung die Kreuzbeinwaage und der seitliche Ausschlag der Lendenwirbelsäule an. Die richtige Lage der Gelenke zueinander sowie die Zweckmäßigkeit des Sperrungswinkels am Knöchelgelenk kommt beim Stehen und Gehen zum Vorschein. Besser noch ist die Gelenklage meist bei abgelegtem Kunstbein zu beurteilen. Sicherheit jedoch gibt erst die Wasserwaage und das Lot.

Ich habe mit ANSPRENGER zusammen einen einfachen Apparat aufgebaut, der bei mittels Wasserwaage horizontal eingestellter Grundplatte die Befestigung des Kunstbeins an der Knieachse und die Auslotung von allen Seiten bequem ermöglicht (s. Abb. 6). In Abb. 7a, b und c sind Lotungsergebnisse niedergelegt.

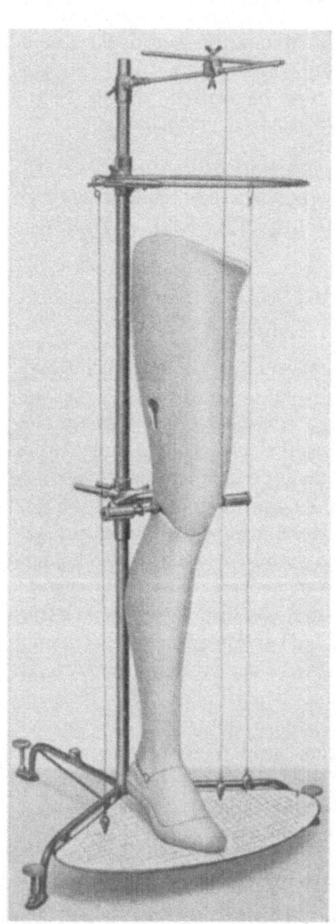

Abb. 6. Lotapparat zur Prüfung des Kunstbeinaufbaues nach ANSPRENGER-ZUR VERTH.

Das *Gewicht* des nackten Kunstbeins beträgt beim Lederbein etwa 4—5 kg, beim Holzbein etwa $2^1/_2$—3 kg, beim Leichtmetallbein etwa 2—$2^1/_2$ kg, das Gewicht des nackten leichten Kunstarmes 650 bis 700 g, jedenfalls sollte es 1000 g nicht überschreiten.

Der letzte nicht unwichtigste Vorgang bei der Abnahme ist die *Preisprüfung*. Für die Höhe des Preises sind die Abmachungen des Versicherungsträgers oder des Amputierten mit dem Orthopädiemechaniker maßgebend. Der öffentliche Versicherungsträger legt in Deutschland meist die Abmachungen des Arbeitsministeriums mit dem Reichsinnungsverband des Bandagisten und Orthopädiemechaniker-Handwerks für die Versorgung der Kriegsbeschädigten zugrunde. Sie sind, wie bereits erwähnt, enthalten in der ,,Reichsliste für orthopädische Hilfsmittel im Bereich der Reichsversorgung'' 1937. Kenntnis der orthopädischen Hilfsmittel und ihrer Bezeichnung sowie der orthopädischen Werkstoffe ist zur Preisprüfung erforderlich (s. Kap. 10).

Die Abnahme des Kunstgliedes bürdet dem Arzt eine hohe Verantwortung auf. Es zeigt sich nicht selten im Gebrauch noch ein Mangel, der sich zunächst der Nachweisung entzog. Der gewissenhafte Orthopädiemechaniker wird derartige Mängel ohne Zögern abstellen. Der Wert verständnisvoller Zusammenarbeit des Orthopäden mit dem Mechaniker tritt bei solchen Gelegenheiten besonders zutage.

Die *Einarbeitung* des Geschädigten in den Gebrauch seines Hilfsmittels vollzieht sich im allgemeinen schnell und spielend leicht. Insbesondere geht der Einbeiner mit gut gestaltetem Stumpf und richtig aufgebautem Kunstbein nach Fertigstellung seines Ersatzbeines von dannen und zeigt sich freiwillig nicht wieder. Aber gut gestaltete Stümpfe und richtig aufgebaute Kunstbeine sind noch nicht die Regel. Dazu kommen konstitutionelle Körperfehler, Schädigungen oder Verlust auch anderer Glieder, hohes Alter und mancherlei andere Indikationen, die für eine systematische Anleitung sprechen. Die Schulung des Einbeiners und Ohnbeiners wird in Kapitel 19 erörtert.

Die ungewohnten Ansprüche, die Druck und Reiben des orthopädischen Hilfsmittels oder des Kunstgliedköchers an die vielfach unter Einwirkung des schweren Leidens in ihrer Lebensfähigkeit geschädigten Körperhaut stellen, machen eine besondere *Pflege der vom Apparat bedeckten Haut* erforderlich. Zu reichlichem Schweiß, besonders an schwülen Tagen, gesellen sich der Staub und der Einfluß des Werkstoffes. Regelmäßige Bäder, am besten in Form der Wechselbäder, das warme etwa 3 Minuten so heiß wie möglich (40—42° C), das kalte etwa 3 Sekunden etwa 10° warm, dreimal gewechselt, sind das beste Reinigungsmittel, das zugleich die Durchblutung des geschädigten Körperteils anregt. Den

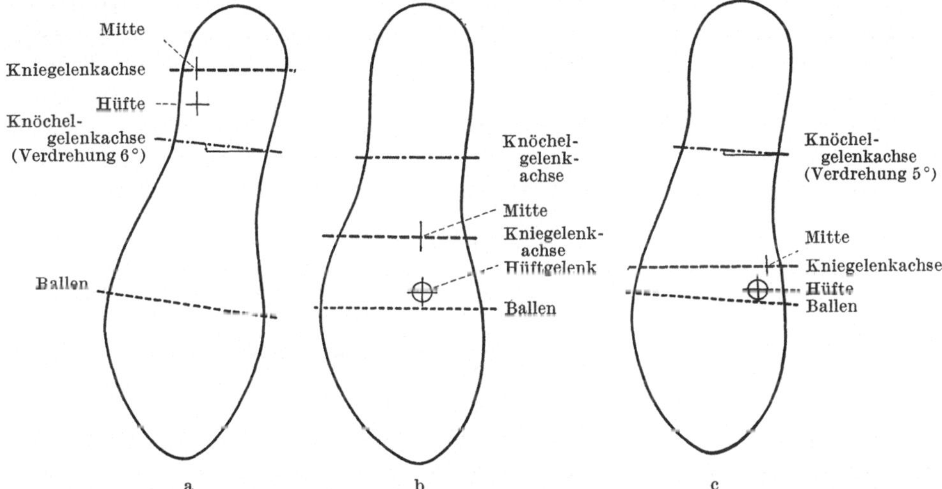

Abb. 7 a, b u. c. Lotschemata bei einer Absatzhöhe von 3 cm; rechter Fuß; gewonnen mit dem Lotapparat (Abb. 6). + Projektion des Hüftgelenks; | Mitte Kniegelenkachse; — — — Kniegelenkachse; —•—•— Knöchelachse; - - - - - - Ballenachse.

a) *Angstform.* Kniegelenk weit zurück verlagert, Fuß gegen Hüfte weit vorgezogen. b) *Mittelform.* Knöchelgelenk steht hinter der Knieachse; Knieachse noch erheblich hinter dem Ballen. Der Fuß ist gegen Lote aus der Hüfte nach hinten gerückt. c) *Bereitschaftsform.* Der Ballen ist nach hinten gerückt nahe an die Knieachse. (Beachte auch die Wanderung des Fußes gegen die Hüfte nach außen.)

Schluß der Wechselbäder bildet die Frottierung mit dem rauhen Tuch oder die Abreibung mit Alkohol und die Einpuderung der Haut. Das heiße Wasser löst die Verschlußschicht der Haarbalgdrüsen. Es beugt der Entwicklung der lästigen Hornfollikel und der sich daraus entwickelnden, schwer störenden Köcherrandknoten vor.

Zwischen Haut und Apparat empfiehlt es sich, eine aus Wolle hergestellte Hülle einzuschalten. Diese Hülle, meist gebraucht in Form des *Stumpfstrumpfes*, muß sauber und an dem Belastungsstellen ohne zu rauhe Stopfunebenheiten gehalten werden. Häufiger Wechsel dieses Hautschutzes, besonders des Strumpfes, ist erforderlich. Kleine Scheuerstellen der Haut werden mit Paste leicht eingefettet und geschont. Ernste Scheuerstellen werden dem Arzt vorgeführt.

Der Pflege des Stumpfes muß eine ebenso sorgfältige *Pflege des orthopädischen Hilfsmittels, insbesondere des Kunstgliedes*, entsprechen. Der Gebrechliche soll seinen Kunstapparat etwa wöchentlich einmal einer Allgemeinsäuberung und Überholung unterziehen. Kleine Schäden, wie Lockerungen an Schrauben, kann er selbst beseitigen. Vor übermäßiger Hitze und Feuchtigkeit muß das orthopädische Hilfsmittel bewahrt werden. Ist es feucht geworden, so wird es von Kleidern, Schuhen und Strümpfen befreit und im trockenen Raum — nicht an Ofen oder Heizung — getrocknet. Insbesonders muß etwaige Polsterung vor erneutem Anlegen an den Körper trocken sein. Feuchte Gelenke des Apparates werden sparsam mit Petroleum gereinigt und noch sparsamer geölt. Bei starker Schweißabsonderung der Haut soll der Kunstapparat nach dem Ablegen für die Nacht stets von allen bedeckenden Kleidern und Schuhen befreit werden. Ohne Strumpf und Schuh darf ein Kunstbein nicht benutzt werden. Der Schuh muß über den Kunstfuß gut passen, heil sein, keine Feuchtigkeit durchlassen und darf an der Innenseite der Sohle keine Nadelspitzen aufweisen. Es empfiehlt sich, in doppelter Anzahl zur Verfügung stehende Hilfsapparate (die sozialen und die Versorgungsgesetze sehen im allgemeinen eine Ausrüstung des Amputierten mit *zwei* Ersatzgliedern vor; s. Kap. 2, Gesetzliche Bestimmungen) stets beide gebrauchsfertig zu halten und wechselweise zu tragen. Größere Nachschau, Auseinanderschrauben der Gelenke sowie alle Instandsetzungen sollen nur in der Werkstatt vorgenommen werden. Instandsetzungen sollen nicht zu lange aufgeschoben werden. Kleine Schäden werden beim Aufschub ihrer Behebung nur zu leicht zu großen Fehlern.

Schrifttum.

Handbuch der Reichsversorgung. Berlin: Reichsarbeitsministerium 1932. — zur Verth: Absetzung großer Gliedmaßen, Stumpfpflege und Kunstglied. Dtsch. Schwest. **1939**, H. 4.

10. Grundlagen der Preisgestaltung.

Von O.-Reg.-Med.-Rat Dr. O. Engelke, Berlin.

Wer ein Haus bauen lassen will, fordert einen oder mehrere Architekten zu Kostenanschlägen auf, unter denen er den am günstigsten erscheinenden auswählt. Der Architekt setzt in seinem Voranschlag die Gestehungskosten des Hauses zusammen aus den Selbstkosten und einem angemessenen Verdienst, von dem er seinen und seiner Familie Lebensunterhalt bestreitet. In gleicher Weise berechnet der Handwerker die Kosten für ein ihm aufgetragenes Werkstück, sofern ihm nicht sein Berufsverband die Mühe des Errechnens abgenommen und einen Festpreis bestimmt hat.

Das Errechnen der Gestehungskosten, das Kalkulieren, erfordert ein gewisses Maß kaufmännischer Schulung. Auch im kleinsten Handwerksbetrieb ist dies, wenn es den Anspruch auf Genauigkeit erheben will, eine schwierige Aufgabe. Neben den verarbeiteten Werkstoffen und dem Fertigungslohn als den hauptsächlichen Posten ist der Anteil, der bei einem Werkstück auf die Unterhaltkosten der Werkstatt, Sozialversicherungsbeiträge, Steuern usw. entfällt, zu berücksichtigen. Mit der Größe des Betriebes wächst lawinenartig die Reihe der Posten, die unter den Namen Geschäfts- oder Handlungsunkosten oder neuerdings Gemeinkosten zusammengefaßt werden. Eine peinlich genaue *Buchführung* ist zum Errechnen dieser Kosten unerläßlich. In Großbetrieben ist sie schon längst eine Wissenschaft für sich geworden, in kleinen und mittleren Handwerksbetrieben war sie bis vor kurzem häufig ein schwacher Punkt. Erst seit dem 1. April 1938 ist im Handwerk eine Buchführung nach einheitlichen Grundsätzen Pflicht geworden.

Auf die genaue Berechnung der Gestehungskosten in Handwerk und Industrie müssen besonders die *öffentlichen Auftraggeber* Wert legen. Einerseits sollen die Betriebe leistungsfähig erhalten und gefördert, andererseits volkswirtschaftlich nicht tragbare Preise richtiggestellt werden. Ihren gesetzlichen Niederschlag haben diese Bestrebungen in der „Verordnung des Reichskommissars für die Preisbildung über die Preisermittlung auf Grund der Selbstkosten bei Leistungen für öffentliche Auftraggeber vom 15. November 1938" (Reichsgesetzblatt Teil I 1938 Nr. 194 S. 1623) gefunden. Diese Verordnung enthält genaue Richtlinien über den Aufbau des Selbstkostenpreises. Er setzt sich aus folgenden Posten zusammen:

A. Werkstoff.
B. Fertigungslöhne.
C. Gemeinkosten (Unkosten).
  a) Fertigungsgemeinkosten.
  b) Verwaltungs- und Vertriebs- (Gemein-) Kosten.
D. Sonderkosten (für fertig bezogene Zulieferungsteile, Sonderbetriebsmittel, besondere Entwicklungs- und Entwurfkosten, Lizenzgebühren usw.).
E. Gewinnzuschlag.

Alles zusammen ergibt den Selbstkostenpreis.

Der Wert handwerklicher Erzeugnisse wurde schon vor dieser Verordnung auf ähnliche Weise errechnet. Der Sprachgebrauch im Handwerk hatte allerdings andere Bezeichnungen geprägt. Die Gemeinkosten wurden als Geschäfts- oder Handlungsunkosten bezeichnet, die Sonderkosten waren teils in den Preisen für die Werkstoffe, teils in den Geschäftsunkosten enthalten. Der Verdienst ist nicht gleichbedeutend mit dem in der Verordnung aufgeführten Gewinnzuschlag. Die Selbstkosten — das, was es den Handwerker selbst kostet — setzen sich zusammen aus Werkstoffen, Fertigungslöhnen und Geschäftsunkosten. Selbstkosten und Verdienst ergeben den Gestehungs- oder Verkaufspreis, in der Verordnung als Selbstkostenpreis bezeichnet. Die Verordnung ist mehr auf große Bestellungen bei der Industrie als auf Einzelerzeugnisse des Handwerks zugeschnitten. Es sollen daher im folgenden die im Handwerk eingebürgerten Begriffe beibehalten werden.

Im Handwerk ist es üblich, die Geschäftsunkosten in ein anteiliges Verhältnis zu den Werkstoffen und den Fertigungslöhnen oder auch nur zu den Fertigungslöhnen zu bringen. Letzteres Verfahren wird im gesamten *Orthopädiehandwerk* seit vielen Jahren geübt. Auch der Verdienst wird in Form eines anteiligen Zuschlages den Selbstkosten hinzugerechnet. Für die Berechnung der Kunstglieder, Stützapparate und orthopädischen Maßschuhe gilt allgemein folgendes Schema:

A. Werkstoffe und Fertigteile.
B. Fertigungslöhne.
C. Geschäftsunkosten (Hundertsatz von B.).
D. Verdienst (Hundertsatz von A. + B. + C.).
A. bis D. Gestehungskosten.

Nach diesem Berechnungsschema stellt beispielsweise der Orthopädie-Schuhmachermeister einen Kostenanschlag auf, wenn er in einem orthopädischen Maßschuh die zerbrochene Stahlsohle erneuern soll. Ob er mit der angesetzten Arbeitszeit, nach der sich der Fertigungslohn richtet, das Richtige getroffen hat, stellt sich erst während der Arbeit heraus. Die Eigenart des gesamten Orthopädiehandwerks bringt es mit sich, daß unvermutet Schwierigkeiten auftreten können und der Kostenanschlag über den Haufen geworfen wird. Kleine Paßfehler können die Arbeitszeit gewaltig erhöhen. Der Selbstzahler ist nicht erfreut, wenn die Rechnung einen höheren Betrag ausweist als der Kostenanschlag, und auch bei den öffentlichen Auftraggebern sind die Unterschiede zwischen Rechnung und Kostenanschlag nicht gerade beliebt. Es ist aber zuzugeben, daß es wohl in keinem Handwerkszweig so schwierig ist, die Arbeitszeit vorher richtig einzuschätzen, wie im Orthopädiehandwerk. Das gilt für Neuanfertigungen so gut wie für Instandsetzungen.

Für neue Kunstglieder, Stützapparate und orthopädische Maßschuhe hat es schon an der Jahrhundertwende gewisse *Richtpreise* gegeben. Die wenigen größeren orthopädischen Werkstätten, die bis zum Beginn des Weltkrieges 1914/18 Kunstglieder und Stützapparate anfertigten, führten zwar bebilderte Preisverzeichnisse. Der Einkommens- und Vermögensstand des Bestellers spielte aber ähnlich wie in der Privatpraxis des Arztes bei der Preisvereinbarung in der Regel eine große Rolle. Die Werkstätten hatten unter sich recht verschiedene Preisspiegel, die sich nach der Güte der Arbeit, nicht zuletzt aber auch nach der äußeren Aufmachung des Betriebes richteten. Ein Rest davon hat sich bis in unsere Tage erhalten. Noch heute kann der Selbstzahler für ein Paar orthopädischer Maßschuhe von zwei Firmen am gleichen Ort so verschiedene Kostenanschläge erhalten, daß der Preisunterschied kaum verständlich erscheint.

Der Wunsch nach möglichst einheitlichen *Festpreisen* wurde zum erstenmal im Weltkrieg 1914/18 dringend, als die militärischen Dienststellen orthopädische Behelfe aller Art für die Kriegsverletzten in einem bis dahin nicht gekannten Umfang beschaffen mußten. Sie wurden teils in den Lazarettwerkstätten, teils von den freiberuflichen Orthopädiehandwerkern angefertigt. Mit den letzteren wurden im Laufe des Krieges Festpreise für Neuanfertigungen vereinbart. Damals entstanden die ersten *Preislisten* für Kunstglieder und Stützapparate einerseits, orthopädische Maßschuhe andererseits. Die Preise galten für Durchschnittsfälle. Es war dabei gleichgültig, ob die Werkstoffmengen und Arbeitszeiten im einen Fall unter-, im anderen überschritten wurden. Nur bei besonders schwierigen Arbeiten wurde eine Sonderberechnung aufgestellt. Auch die Instandsetzungen wurden nach Werkstoffen und Arbeitszeiten in jedem einzelnen Fall berechnet. Es hatten nunmehr auch die sozialen Verhältnisse des Beschädigten keinen Einfluß mehr auf den Preis, da als Besteller nicht der Beschädigte selbst, sondern eine militärische Dienststelle auftrat. Als im Altreich die aus den Lazarettwerkstätten hervorgegangenen staatlichen Werkstätten auf Grund des Versailler Diktats aufgelöst wurden oder in private Hände übergingen, gewannen die Preislisten immer mehr an Bedeutung. Nunmehr arbeitete das gesamte Orthopädiehandwerk, soweit es zu Lieferungen für Kriegsbeschädigte zugelassen war, nach diesen Preislisten. Darüber hinaus benutzten bald die Träger der Sozialversicherung und Fürsorge diese Listen und auch für Selbstzahler wurden ihre Preise zur Richtlinie.

Die Führung in der Preisgestaltung lag, als das Reichsversorgungsgesetz in Kraft getreten war, so gut wie ausschließlich bei der ärztlichen Abteilung des Reichsarbeitsministeriums. Die Preislisten für Neuanfertigungen wurden vervollständigt. Neu hinzu kamen Instandsetzungen, die bei den orthopädischen Maßschuhen nur wenige, bei den Kunstgliedern und Stützapparaten aber eine große Zahl immer wiederkehrender Arbeiten umfaßten. Die Hauptversorgungsämter vereinbarten auf Grund von Verhandlungen zwischen beamteten Ärzten und Beauftragten des Handwerks mit den Landesinnungsverbänden die Preislisten, die in den folgenden Jahren häufig ergänzt und der staatlichen Preispolitik angepaßt wurden. Jede Preisliste hatte ihre Besonderheiten, die durch die Verschiedenheit der orthopädischen Technik in den einzelnen Gebieten bedingt waren. Erstaunlicherweise waren aber auch die Preise für gleiche oder ähnliche Arbeiten recht verschieden. Die Arbeitslöhne und Geschäftsunkosten, die naturgemäß in den einzelnen Teilen des Reiches voneinander abwichen, konnten dafür nicht allein verantwortlich gemacht werden. Es waren den Berechnungen nicht überall gleichartige Betriebe und Arbeitsweisen zugrunde gelegt worden. Eine große Rolle spielten dabei die halbfertigen Erzeugnisse der orthopädischen Technik. Während früher alle Teile der orthopädischen Behelfe mit Ausnahme der kleinen Metallwaren (Schrauben, Schnallen usw.) in der Werkstatt des Orthopädiemechanikers angefertigt wurden, konnten nach dem Weltkrieg Schienen in roh vorgearbeitetem Zustand, Gelenkachsen, Kunstfüße, Holzzuschnitte für Stumpftrichter, kurzum, alle die als *Paßteile* bezeichneten halbfertigen Erzeugnisse von Fabriken, die sich auf diesen neuen Zweig der Industrie geworfen hatten, bezogen werden. Es gibt keinen Zweifel, daß das Anfertigen der Kunstglieder und Stützapparate dadurch vereinfacht und verbilligt wurde. Diese Paßteile (s. Kapitel 14) fanden in den einzelnen Teilen des Reiches nicht mit der gleichen Geschwindigkeit Eingang. Das spiegelte sich deutlich in den verschiedenen Preislisten ab. Es kam vor, daß in einem Bereich eine Arbeit mit Paßteilen, im Nachbarbereich nach handwerklicher Anfertigung von Grund auf berechnet war. Es war nicht allzu selten, daß eine Werkstatt, die in zwei Bereiche lieferte, für die gleiche Arbeit grundverschiedene Preise erhielt. Aber auch schon das Verordnen nach verschiedenen Preislisten brachte Schwierigkeiten mit sich, da bei gleichen Bezeichnungen häufig nicht die gleichen Ausführungen vereinbart waren. Die Entwicklung drängte nach einer im ganzen Reichsgebiet einheitlichen Benennung und Berechnung der orthopädischen Behelfe.

Im Frühjahr 1935 nahm ein vom Reichsarbeitsministerium eingesetzter, aus beamteten Ärzten der Reichsversorgung und Beauftragten des Bandagisten- und Orthopädiemechaniker-Handwerks zusammengesetzter *Preislistenausschuß* als vordringlichste Aufgabe eine Reichsliste für Kunstglieder und Stützapparate in Angriff. Als Ziel waren gesetzt: die einheitliche Benennung der im ganzen Reichsgebiet vorkommenden häufigsten Neuanfertigungen und Instandsetzungen, ihre Berechnung nach einem einheitlichen Schema und die Ermittlung eines gerechten, für den Handwerker auskömmlichen und für den Besteller tragbaren Preises der einzelnen Erzeugnisse. Das Ergebnis der Verhandlungen, an denen sich teilweise auch außerhalb der Reichsversorgung stehende Behörden beteiligten, waren die „*Reichsliste für orthopädische Hilfsmittel im Bereich der Reichsversorgung*“ mit einem Anhang, der „*Liste für orthopädische Sonderanfertigungen*“. Beide Listen traten am 1. Januar 1937 in Kraft. Inzwischen sind sie auch in der Ostmark, im sudetendeutschen Gebiet und in den neuen Ostgauen gültig geworden. Das Listenwerk, zu dem ein umfangreicher Band „Berechnungen der Baustoffe und Arbeitszeiten zur Reichsliste“ gehört, ist ergänzt worden durch eine vom Prüfamt für Heilbedarf im Versorgungswesen geschaffene *Werkstoffmustersammlung*, die für die Güte der zu verarbeitenden Werkstoffe Richtlinien gibt, und in jüngster Zeit durch ein vom Reichsinnungsverband des Bandagisten- und Orthopädiemechaniker-Handwerks herausgegebenes Buch „*Kunstglieder und Stützapparate*“, das *Bilder* der häufigsten Neuanfertigungen bringt. Die Träger der Sozialversicherung und der Fürsorge haben die Listen für ihren Bereich eingeführt, und auch für Selbstzahler sind die Preise der Listen Richtpreise geworden.

Das Kernstück des ganzen Listenwerks ist die *Reichsliste für orthopädische Hilfsmittel.* Sie umfaßt die am häufigsten vorkommenden Typen der Arbeits- und Schmuckarme, Kunstbeine, Stützvorrichtungen für Fuß und Bein, Arm und Rumpf und ihre Instandsetzungen. Die an bestimmte Werkstätten gebundenen und nicht allgemein verbreiteten Behelfe sind in dem Anhang „Liste für orthopädische Sonderanfertigungen“ zusammengefaßt. Diese enthält u. a. die Kunstarme mit willkürlich bewegbaren Händen und die den Mechanismus des menschlichen Kniegelenkes nachahmenden Sonderkonstruktionen. Die *Reichsliste* enthält außerdem die Ausführungserläuterungen zu den einzelnen Posten der Reichsliste, die Berechnung der Gipsabgüsse, die Lieferungsbedingungen und die Unterlagen zum Berechnen solcher Arbeiten, die nicht in der Reichsliste enthalten sind.

Die *Preise* für die einzelnen Posten der Reichs- und Sonderliste haben verschiedenen Ursprung. Für einige kleinere Hilfsmittel — Einlagen, Bruchbänder, Leibbinden — wurden für das ganze Reichsgebiet einheitliche Preise frei vereinbart, zum Teil in Anlehnung an die Krankenkassenpreise. Auch eine Reihe von Sonderanfertigungen hat solche Festpreise erhalten. Bei der weit überwiegenden Zahl der Posten sind jedoch die Preise nach dem oben angegebenen Schema ermittelt worden. Dieses wurde allerdings zur besseren Handhabung etwas abgeändert. Zwei neue Begriffe wurden eingeführt: die Baustoffe und das Arbeitsentgelt.

1. *Baustoffe.* Bandagist und Orthopädiemechaniker verarbeiten im Gegensatz zu vielen anderen Handwerkszweigen eine ganze Reihe von Werkstoffen: Metalle, vor allem Stahl, Holz, Fiber, Filz, Kork, Gips, Leder verschiedener Art und Spinnstoffe (s. Kapitel 3). Zahlreiche Bestandteile der Behelfe fertigt der Orthopädiemechaniker aber nicht von Grund auf an, sondern bezieht sie halbfertig als Metallwaren (Achsen, Schrauben, Bolzen usw.) oder als Paßteile, die sich immer mehr vervollkommnet haben, so daß heute die meisten Kunstglieder mit Ausnahme der Lederteile aus Paßteilen bestehen. Große orthopädische Werkstätten stellen ihre Paßteile auch selbst her, wozu sie die ruhigen Zeiten im Jahresablauf benutzen. Die Reichsliste baut sich auf weitgehender Verwendung der Paßteile und Metallwaren auf. Um jedoch auch die Fälle zu erfassen, in denen die handwerkliche Anfertigung von Grund auf wegen der Besonderheit des Leidens notwendig ist, wurde den Grundpreisen der in Betracht kommenden Paßteile (Schienensätze, Kunstfüße, Knie- und Wadenteile, Holzzuschnitte für Schäfte) eine 10proz. Erhöhung zugeschlagen, während auf eine andere Berechnung der Arbeitszeiten verzichtet wurde. Bei jedem Kunstbein, das aus Paßteilen angefertigt wird, erhält also der Hersteller einen Ausgleichsbetrag für solche Fälle, bei denen ihm höhere Selbstkosten dadurch entstehen, daß er Paßteile überhaupt nicht oder nur in beschränktem Umfang verwenden kann. Es wurde durch diese Regelung vermieden, daß für jede Kunstgliedart zwei Preise, einer für Paßteilverwendung, einer für rein handwerkliche Anfertigung, errechnet werden mußten. Der verordnende Arzt ist von der schwierigen Entscheidung befreit, ob das eine oder das andere in Betracht kommt.

Von den Werkstoffen wurden die für eine Arbeit im Durchschnitt notwendigen Mengen durch Messen und Wägen ermittelt. Für Verschnitt wurden 5% angesetzt, für Walk- und Sämischleder außerdem ein Sonderverschnitt in der Weise anerkannt, daß die an fertigen Teilen gewonnenen Maße um 20% erhöht wurden. Auch die kleinen Zutaten (Garn, Klebstoff, Nieten usw.) wurden in Form eines 3proz. Zuschlags abgegolten. Die Kosten für Werkstoffe und halbfertige Teile konnten im ganzen Reich einheitlich festgesetzt werden. Der Einfachheit halber wurde ihnen sogleich der ebenfalls einheitliche Verdienstzuschlag von 10% hinzugerechnet, so daß sich für die *Errechnung der Baustoffe*, die das alles zusammenfassen, folgendes Schema ergab:

a) Werkstoffe (Menge, Gewicht) und halbfertige Teile . .	RM. . . . .
b) Verschnitt, 5% von a)	RM. . . . .
c) Kleine Zutaten, 3% von a)	RM. . . . .
d) Verdienst, 10% von a) bis c)	RM. . . . .
a) bis d) Baustoffpreis .	RM. . . . .

Die Reichsliste enthält die Preise aller in Betracht kommenden Baustoffe, unterteilt in Werkstoffe, Paßteile, Metallwaren und Verschiedenes. Den Baustoffpreisen wurden nur *hochwertige* Werkstoffe und halbfertige Erzeugnisse zugrunde gelegt.

2. *Arbeitsentgelt.* Die Fertigungslöhne des Schemas auf Seite 35 sind das Produkt aus Arbeitszeiten und Stundenlöhnen. Abweichend von diesem Schema sind im Arbeitsentgelt, das auf 1 Arbeitsstunde berechnet ist, die Stundenlöhne, die Geschäftsunkosten und der Verdienst verquickt worden. Der Verdienstzuschlag ist wie beim Baustoffpreis aus praktisch-rechnerischen Gründen in das Arbeitsentgelt hineingerechnet worden. Bei der Ermittlung der Stundenlöhne und Geschäftsunkosten ergab es sich, daß beide sich gegenseitig beeinflussen. Auch die *Arbeitszeiten* erwiesen sich, mathematisch gesprochen, als eine Funktion der Stundenlöhne und Geschäftsunkosten.

Die gegenseitige Abhängigkeit der drei Faktoren ist durch folgendes begründet: Eine große Werkstatt hat Spezialarbeiter und in der Regel eine umfangreiche maschinelle Einrichtung. Die Arbeitszeiten sind verkürzt, die Geschäftsunkosten (Miete, Maschinen- und Werkzeugamortisation, Licht, Heizung, Verwaltungs- und andere Nebenkosten) dagegen erhöht. In Kleinbetrieben sind die Arbeitszeiten hoch, die Geschäftsunkosten dafür gering. Arbeitet der Meister von morgens bis abends in der Werkstatt mit, erspart er einen Gesellen und hält die Geschäftsunkosten niedrig. Hat er in einem größeren Betrieb, womöglich mit Ladengeschäft, viele kaufmännische Arbeiten zu erledigen, so belastet er die Geschäftsunkosten. Jeder Betrieb hat andere Geschäftsunkosten und eine andere Verteilung der produktiven und unproduktiven Arbeitsstunden. Es müßte danach eigentlich jeder Betrieb seine eigene Preisliste haben, wie es tatsächlich bis vor kurzem noch in der Ostmark für den Verkehr mit den Versicherungsträgern üblich war.

Beim Aufstellen der Reichsliste hat man sich auf einen handwerklichen Betrieb mit 1 Meister und etwa 6 Gesellen geeinigt und danach die Arbeitszeiten für die einzelnen Posten der Reichsliste ermittelt. Es wurde dabei so vorgegangen, daß die Arbeitsvorgänge so weit als möglich aufgeteilt wurden. Die unproduktiven Arbeitsstunden (Besprechung mit dem Beschädigten, Anwesenheit des Meisters bei Gehproben, Werkzeugausgabe usw.) wurden dabei nicht berücksichtigt. Die Arbeitszeiten sind für das ganze Reich einheitlich festgelegt worden.

In den einzelnen Teilen des Reiches sind die *tariflichen Arbeitslöhne* verschieden hoch. Im großen und ganzen steigen die Löhne von Osten nach Westen an. Unterbrochen werden die Kurven durch Großstädte und Industriezentren mit ihren höheren Löhnen. Auch die *Geschäftsunkosten* sind in den einzelnen Reichsgebieten und zudem nach Groß- und Kleinstadt verschieden. Durch Vergleich ähnlicher Bedingungen für die orthopädischen Werkstätten und mit Rücksicht auf die bisher schon gezahlten Preise für die Behelfe wurden 8 Preisstufen für die Variable in der Berechnung, das Arbeitsentgelt, geschaffen. In diese Preisstufen wurden die Bereiche der Hauptversorgungsämter eingereiht, wobei die größeren Städte meist um eine oder mehrere Stufen höher eingruppiert wurden. Das Arbeitsentgelt für 1 Stunde stuft sich von 2,75 RM. bis zu 1,80 RM. ab. Die Stufe 1 entspricht einem Stundenlohn von 1,— RM., 150% Geschäftsunkosten und 10% Verdienst.

Der *Endpreis* des einzelnen Postens der Reichsliste errechnet sich aus

a) Baustoffpreis	RM. . . . .
b) Arbeitszeit und Arbeitsentgelt	RM. . . . .
a) + b) Gestehungspreis .	RM. . . . .

Als Beispiel sei die Berechnung eines *Oberschenkelkunstbeines aus Holz* angeführt:

Baustoffe:

Gipsbinden	4 Stück
Gips	6 kg
Wade mit Knieteil, Achse, Vorbringer und Anschlaghemmung	1 Stück
Oberschenkelholz	1 ,,
Holzfuß	1 ,,
Holzfedern	12 ,,
Zehenfeder	1 ,,
Gummipuffer	2 ,,
Laschenleder	$^5/_8$ qf
Riemenleder	$^1/_{15}$,,
Pergamentleder	7000 qcm
Cellonlack	2 kg
Trochanterknopf mit Platte	1 Stück
Rolle mit Brücke	1 ,,
Rollriemen mit Herzstück	1 ,,
Schnallenschützer	4 ,,

Arbeitszeit:

1. Gips	1 Std.
2. Holzschaft fräsen, schnitzen, Form geben, Stumpf einpassen, Wade mit Knieteil zurichten, Zwischenmontage, Verdübeln, Verleimen	30 „
3. Fuß zurichten, cellonieren oder polieren, beledern	4 „
4. Außen Pergamentieren, Schleifen, Cellonieren	$12^1/_2$ „
5. Innen Schleifen und Polieren	3 „
6. Rollenschutz anfertigen und befestigen	$^1/_2$ „
	51 Std.

In dieser Art sind rund 800 Neuanfertigungen und Instandsetzungen berechnet worden.

Die Preise der gebräuchlichsten Kunstglieder und Stützapparate (auf volle Reichsmark abgerundet) gestalten sich im teuersten und billigsten Wirtschaftsgebiet nach den geschilderten Grundsätzen berechnet wie folgt. Es kosten

	im Wirtschaftsgebiet 1	8
Unterschenkel-Kunstbein aus *Leder* ohne Aufsitz, mit Kugellagergelenken, mit beweglichem Halbfilzfuß (Posten 11 + 63)	198,— RM.	156,— RM.
Unterschenkel-Kunstbein aus *Holz* ohne Aufsitz, mit Kugellagergelenken, mit beweglichem Halbfilzfuß (Posten 12 + 63)	243,— „	186,— „
Oberschenkel-Kunstbein aus *Holz* mit beweglichem Halbfilzfuß, Trägerweste und Hosenschutzpolster (Posten 32 + 63 + 76 + 90 b)	265,— „	214,— „
Arbeitsarm für Unterarmstumpf, mit Ellbogengelenk und Oberarmhülse, einfachem Sema-Ansatzstück, Haken, festem Ring, Greifklaue mit drei Fingern, auswechselbarer Holzhand (Posten 105 b + 108 + 113/1 + 113/3 + 113/9 + 158)	154,— „	123,— „
Schmuckarm aus *Leder* für Oberarmstumpf, Filzhand mit federndem Daumen und Kugelhandgelenk (Posten 135 + 156 b)	121,— „	95,— „
Schmuckarm aus *Holz* für Oberarmstumpf mit Holzoberschaft, Filzhand mit federndem Daumen und Kugelhandgelenk (Posten 136 a + 156 b)	153,— „	112,— „
Hülsenapparat mit Walkschuh für den Unterschenkel, mit aufgenieteten Schienen (Posten 210 a)	115,— „	82,— „
Hülsenapparat mit Walkschuh für das ganze Bein, mit verstellbaren Schienen (Posten 214 b)	228,— „	165,— „
Unterarmhülse mit Handstütze (Posten 253)	28,— „	20,— „
Stützkorsett aus Drell für hochgradige Verkrümmung der Wirbelsäule (Posten 272)	159,— „	111,— „

Bei den *Kunstgliedern* beeinflußt die Wahl des Werkstoffes für die Stumpfschäfte den Preis in der Weise, daß die Kunstglieder aus Walkleder die billigsten sind. Die Kunstglieder aus Holz und Leichtmetall haben die gleichen Preise. Etwa in der Mitte stehen die Kunstglieder aus Fiber. Der höhere Anschaffungswert der Kunstglieder aus starren Werkstoffen (Holz, Leichtmetall und Fiber) wird dadurch aufgewogen, daß die Instandsetzungskosten geringer sind als bei den Kunstgliedern mit Walklederschäften.

Trotz der großen Zahl der in der Reichsliste enthaltenen Neuanfertigungen und Instandsetzungen wird es hier und da vorkommen, daß ein orthopädisches Hilfsmittel angefertigt werden muß, das nicht in der Reichsliste enthalten ist. Ein *Kostenanschlag* läßt sich nach dem vereinfachten Schema leicht aufstellen, und auch der Prüfer des Kostenanschlages hat in den „Berechnungen der Baustoffe und Arbeitszeiten" genug Möglichkeiten, Vergleiche mit ähnlichen Arbeiten anzustellen.

Wenn sich einmal die Notwendigkeit ergeben sollte, für Werkstoffe und halbfertige Erzeugnisse andere Preise einzusetzen oder andere Stundenlöhne zu berücksichtigen, so läßt sich dies leicht bewerkstelligen. Das Gerüst der Reichsliste, die Berechnung der Baustoffmengen und Arbeitszeiten bleibt unverändert.

Das Bandagisten- und Orthopädiemechaniker-Handwerk ist wohl der erste Handwerkszweig, der seine Erzeugnisse nach im ganzen Reich einheitlichen Baustoffmengen und -preisen und Arbeitszeiten berechnet. Das Ziel, das die Volkswirte als erstrebenswert hinstellen, ist bei ihm erreicht. Die Fachgruppe der Orthopädie-Schuhmachermeister wird diesem Beispiel folgen. Eine „Reichsliste für orthopädische Maßschuhe" ist in Vorbereitung.

B. Kunstbein.

Von M. ZUR VERTH, Hamburg.

Schrifttum über Kunstbeinbau im allgemeinen.

[Siehe auch Schrifttum „Allgemeines". Ausgiebig findet sich das Schrifttum zusammengefaßt bei ZUR VERTH: Absetzung und Kunstersatz der unteren Gliedmaßen. Erg. Chir. **27**, 191 (1934).]

I. Bücher (nach der Zeit des Erscheinens geordnet).

MEIER: Künstliche Beine. Berlin: Hirschwald 1871. — RITSCHL: Amputationen und Ersatzglieder an den unteren Gliedmaßen. Stuttgart: Ferd. Enke 1915. — SCHEDE: Theoretische Grundlagen für den Bau von Kunstbeinen. Stuttgart: Ferd. Enke 1919. — BÖHM: Das Kunstbein. Berlin: Reimar Hobbing 1926. — GÖRLACH: Elemente der orthopädischen Technik. Jena: Gust. Fischer 1928. — ZUR VERTH: Zehn Jahre Kunstbeinbau in Deutschland nach dem großen Kriege. Leipzig: F. C. W. Vogel 1928. — MOMMSEN-BÜCHERT: Künstliche Glieder. Untere Extremitäten. Stuttgart: Ferd. Enke 1932.

II. Aufsätze. Kunstbeinbau im allgemeinen (alphabetisch geordnet).

BLENCKE: Einiges aus meiner Erfahrungsmappe über Stümpfe und Prothesen. Z. orthop. Chir. **37**, 20 (1917). — DOLLINGER: Suspension und Stützpunkte künstlicher Glieder. Dtsch. Z. Chir. **128**, 574 (1914) — Allgemeine Regeln zur Konstruktion und Anfertigung der Ersatzglieder der unteren Gliedmaßen. Z. orthop. Chir. **37**, 725 (1917). — ENGELKE: Über den Gebrauchswert der Kunstbeine. Mschr. Unfallheilk. **43**, 432 (1936) — Kunstbeinbau und Pendelgesetze. Med.mechanik **1937**, H. 47. — GAUGELE: Grundsätze im Bau künstlicher Beine. Dtsch. med. Wschr. **1916**, Nr 33. — GÖRLACH: Lotaufbau, statischer Aufbau von Kunstbeinen, eine Synthese. Arch. orthop. Chir. **23**, H. 5 (1925) — Ergebnisse im Kunstbeinbau nach der Lotaufbaumethode. Arch. orthop. Chir. **24**, H. 4 (1926) — Material, Gewicht und Funktion der Prothesen, ihre Beziehungen zueinander und zur Leistungsfähigkeit des Deformierten. Arch. orthop. Chir. **26**, 730 (1928). (Apotheose des Leichtmetallbeines.) — HANAUSEK: Physikalische Nachbehandlung und Prothese des Oberschenkelamputierten. Z. orthop. Chir. **37**, 654 (1917). — HEUSNER: Zur Geschichte der Kunstbeine. Dtsch. mil.-ärztliche Z. **1915**, 289. — HELWIG: Die Mechanik des Kunstfußes und sein Einfluß auf die Funktion der Oberschenkelprothese. Arch. orthop. Chir. **29**, 164 (1930). — HOEFTMANN: Prothesen für untere Extremitäten. Grundsätze zur Konstruktion. Verh. dtsch. orthop. Ges. **6** (1907). — HOFFMANN: Ein plastisches Verfahren zur Herstellung von Stumpftrichtern bei Kunstgliedern. Verh. 21. Kongr. dtsch. orthop. Ges. 1926 **1927**, 383. — MOMMSEN: Die Sicherung des Kniegelenks bei Amputation und Lähmungen. Z. orthop. Chir. **26**, 229 (1928). — SCHEDE: Beinprothesen. Z. orthop. Chir. **37**, 140 (1917). — ZUR VERTH: Die letzte Entwicklung des Kunstbeinbaues. Zbl. Chir. **1926**, H. 7, 392 — Entwicklung des Kunstbeinbaues seit dem Kriege. Verh. 28. Kongr. dtsch. orthop. Ges. Leipzig **1933**, 249 — Stumpfkrankheiten. Arch. orthop. Chir. **34**, 63 (1933) — Absetzung und Kunstersatz der unteren Gliedmaßen. Erg. Chir. **27**, 191 (1934) (zusammenfassender Aufsatz mit Literatur) — Das zweckmäßige Kunstbein. Chirurg **1934**, 1.

I. Grundlagen des Kunstbeinbaues.

11. Stand und Gang.

Die ersten stichhaltigen Versuche über den Gang des Menschen danken wir den Gebrüdern WEBER (1836). Ihre auf Grund von Einzelbestimmungen gewonnenen kontinuierlichen Reihen ergeben ein so getreues Bild des natürlichen Gehens, Laufens und Springens, daß es auch durch die mit neuzeitlichen technischen Hilfsmitteln vorgenommenen Untersuchungen von WILHELM BRAUNE und Otto Fischer (1895 und 1899) wohl fortschrittlich ausgebaut, aber in seinen formalen Feststellungen nicht entwertet wurde. Meilensteine auf dem Wege von den Gebrüdern Weber zu Otto Fischer bedeuten neben anderen besonders die mühsamen Arbeiten von Vierordt (1881) und Marey (1882).

Die Art des menschlichen Stehens und Gehens ist je nach der mit diesen Funktionen verbundenen Absicht durchaus verschieden. Scharfe Gegensätze bestehen zwischen dem lässigen Stehen und der militärischen Stillgestanden-Haltung, noch schärfere zwischen dem schlaffen Gang, besonders des Ermüdeten und dem Parademarsch. Militärische Haltung und Parademarsch erfordern äußerste Muskelanspannung. Lässiges Stehen und schlaffes Gehen sehen soweit wie möglich von aktiver Muskelarbeit ab.

Als Unterlagen für die Geh- und Stehfunktion mechanischer Ersatzstücke müssen der lässige, schlaffe Gang und lässige Stand dienen. Dem Einbeiner müssen im Kunstglied alle unnützen Kraftanstrengungen erspart werden.

Form, Einrichtung und Einzelfunktion des menschlichen Beines sind fraglos vom *Gang* her gegeben. Für den Stand sind sie zunächst nicht eingerichtet, indes zielstrebig beeinflußt.

Für den lässigen Stand wird der Körperschwerpunkt über die Unterstützungsfläche gebracht, so daß der Körper im labilen Gleichgewicht schwebt. Die Statik beruht auf unwillkürlichen Muskelanspannungen, unbewußten automatischen Reflexvorgängen in der willkürlichen Muskulatur. Dabei trifft das Senklot eher die hinteren fersennahen Teile der Unterstützungsfläche als die vorderen. Zwar fängt der Winkelhebel des Vorfußes mit Hilfe der straffen im Verhältnis sehr reichlichen Wadenmuskulatur leicht die geringen Schwankungen nach vorn auf, während der kurze Winkelhebel des Fersenanteiles zum Ausgleich von Schwankungen nach hinten weniger geeignet ist. Doch vermeidet der lässige Stand möglichst jede Muskelanstrengung. Die Knie stehen leicht durchgedrückt, so daß die Schwerkraft sie bei leichter Überstreckung ohne Muskelbeihilfe sichert. Die Hüftgelenke hängen, gegen Beugung gesichert vom Tractus cristofemoralis, einem Teile des Tractus iliotibialis, der dem Trochanter major, ihn an der Körperrückseite passierend, labilen Halt verleiht[1], gegen Überstreckung gesichert durch das Lig. iliofemorale.

Auch der *schlaffe* Gang verzichtet möglichst auf Muskelarbeit. Für die erste Phase des Ganges wird der Schwerpunkt des Körpers leicht nach vorn verlegt, sowie das Becken an der Spielbeinseite ganz leicht angehoben. Das der gehobenen Beckenseite entsprechende Bein pendelt zunächst im Knie gestreckt nach vorn. Da die Schwingungsdauer eines Pendels mit der Länge des Pendels wächst, bleibt der Fuß im Vorschwingen gegen das Knie leicht zurück. Das anfangs gestreckte Knie nimmt leichte Beugestellung an. Das Bein ist ein gegliedertes Pendel. Dabei mögen besonders bei Störungen Muskelkräfte mitwirken, aber ich lege den möglichst lässigen Gang zugrunde.

Das Vorschwingen des Beinpendels ist abhängig von dem Ausmaß der Vorlegung des Körperschwerpunktes — die Steighöhe des Pendels ist, abgesehen von Reibungsverlusten — gleich seiner Fallhöhe, also bestimmt nicht höher: das Spielbein hält an, schwingt leicht zurück und trifft nun unter gleichzeitiger Sen-

[1] Siehe dazu zur Verth: Die schnellende Hüfte. Erg. Chir. 8, 868 (1914). — Schepers: Über den Tractus christofemoralis. Inaug.-Diss. Berlin 1910.

kung der zugehörigen Beckenhälfte den Erdboden. Die auftreffende Ferse senkt den Vorfuß. Das Spielbein wird zum Standbein.

Nun wiederholt sich dasselbe Spiel für das andere Bein. Die Trägheit des in Fortbewegung nach vorn befindlichen Körperschwerpunktes übernimmt dabei die Vorverlagerung des Schwerpunktes nach vorn.

Das ist der *schlaffe* Gang, der je nach Absicht unter Muskelbeihilfe beliebig geändert werden kann.

Schrifttum.

Weber, W., u. E. Weber: Mechanik der menschlichen Gehwerkzeuge. Göttingen 1836. — Braune, W., u. O. Fischer: Der Gang des Menschen. I. Teil. Leipzig: Hirsch 1895; II. Teil (O. Fischer). Leipzig: B. G. Teubner 1899. — Marey: Analyse du mécanisme de la locomotion au moyen d'une série d'images photographiques recueillis sur une même plaque et représentant les phases successives du mouvements. C. r. Acad. Sci. Paris **95** (1882) sowie weitere Arbeiten Mareys in **95**, **96** und **111**. — Vierordt: Über das Gehen des Menschen in gesunden und kranken Zuständen. Tübingen 1881.

12. Statik und Mechanik des Kunstbeines.

Zur Erforschung der Aufbaugesetze ist es zweckmäßig, den Ersatz des völlig verlorenen Beines zugrunde zu legen. Die Einflüsse des verbliebenen Stumpfes mit den verbliebenen Kräften komplizieren auf der einen Seite die Problemstellung, sind allerdings auf der anderen Seite ein willkommenes und — leider — vielfach benötigtes Mittel, um Fehler des Aufbaues auszugleichen.

Für die äußere Formgebung ist es nützlich, sich dabei an das Vorbild des gesunden Beines zu halten. Ein weitergehender Einfluß kommt dieser Form nicht zu. Für die Festlegung der äußeren Form sind Zeichnungs- und photographische Verfahren angegeben. Recht gut durchgearbeitet ist das Verfahren Roeser (Essen). Die Gewinnung der Form durch Umrißzeichnung ist einfacher. Die Einfacheit ist aber bei diesen für den Aufbau nicht bestimmenden Maßnahmen von ausschlaggebender Bedeutung. Ich komme am Schluß dieses Kapitels noch kurz darauf zurück.

Bei der Entwicklung der Aufbaugesetze lege ich zunächst vorwiegend den *Stand* zugrunde. Für die Zwecke konstruktiver Unterstützung läßt sich die Masse des menschlichen Körpers in seinen Schwerpunkt oder „Massenpunkt" zusammengedrängt denken. Dieser Schwerpunkt steht im Mittelpunkt aller Untersuchungen für den Kunstbeinaufbau. Für den Ersatz des Beines muß er in zwei seitliche Teilschwerpunkte zerlegt werden. Der Schwerpunkt beim Menschen wechselt mit Haltung, Darmfüllung und mancherlei anderen Faktoren. Mit genügender Genauigkeit läßt sich die Lage des seitlichen Teilschwerpunktes in Ruhestellung des Körpers in der Mitte des Hüftgelenks bestimmen. Diesen Teilschwerpunkt gilt es zu unterstützen.

Für die primitive Vorstellung ist das Bein nur die *Strebe*, die die Körpermasse in diesem Teilschwerpunkt trägt, ihre durch die Schwerkraft bedingte Annäherung an den Erdboden verhindert. Für diese Vorstellung genügt zum Ersatz des verlorenen Beines jede mechanische Strebe, etwa ein Besenstiel, der an einem Ende mit einer Hülse für den Stumpf versehen ist.

Es ergibt sich die primitive Stelze. Mittels Umkleidung läßt sich ihr eine gewisse Beinähnlichkeit geben. Indes ist der Gang mittels dieser Stelze mühsam, beschwerlich und stampfend. Er wird von dem stoß- und schwankungsempfindlichen Zentralnervensystem auf die Dauer schlecht vertragen.

Da bei der Stelze jede Abwicklung fehlt, schwingt bei jedem Schritt die Körpermasse in Form eines Kreissektors um den Fußpunkt der Stelze. Unter der Voraussetzung des Ersatzes beider Beine durch Stelzen ergibt sich somit die untenstehende Ganglinie des Massenpunktes, die eine Aneinanderreihung von Kreissektoren darstellt (s. Abb. 8). Der Körper wogt hoffnungslos auf und nieder.

Zu diesem stoßenden, für den Kulturmenschen besonders auf dem harten Boden der Städte unerträglichen Gang kommt aber noch die mangelnde Stabilität der Gleichgewichtslage für den Körper. Es ist leicht ersichtlich, daß der Körper bei Unterstützung nur durch das Stelzbein besonders beim Ersatz beider Beine durch Stelzbeine des Gleichgewichts ermangelt. Seitlich droht ihm bei der Zweibeinigkeit des Menschen keine erhebliche Gefahr. Erst beim Gang wird der Ort des Fußes, pfeilrecht gesehen, von Bedeutung. Ich komme darauf zurück.

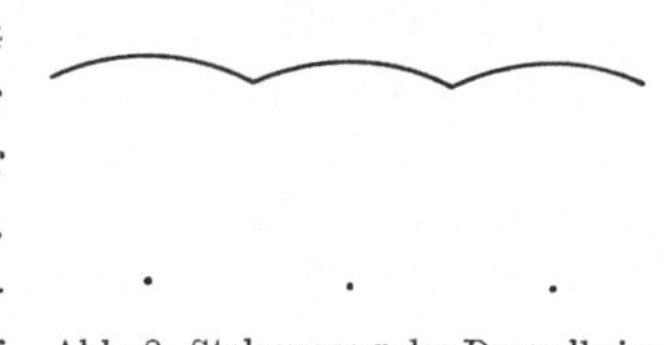

Abb. 8. Stelzengang des Doppelbeinamputierten. Aneinandergereihte Kreissektoren.

Ein unterstützter starrer Körper befindet sich im Gleichgewicht, wenn das Lot aus seinem Schwerpunkt die Unterstützungsfläche trifft. Dieses Gesetz beherrscht alle Baukonstruktionen. Ich erinnere an den Eifelturm und ähnliche Gebäude.

Auch für den Kunstbeinaufbau wird zur Erreichung eines stabilen Gleichgewichts in pfeilrechter Richtung am zweckmäßigsten eine Dreieckskonstruktion mit zwei gleich langen Schenkeln herangezogen. Der Basis wird zweckmäßig die Länge eines Fußes von der Ferse bis zum Ballen gegeben. Diese Dreieckskonstruktion muß so aufgebaut werden, daß die Schwerlinie aus der Dreiecksspitze, die am Massenpunkt liegt, die Basis des Dreiecks schneidet (s. Abb. 9).

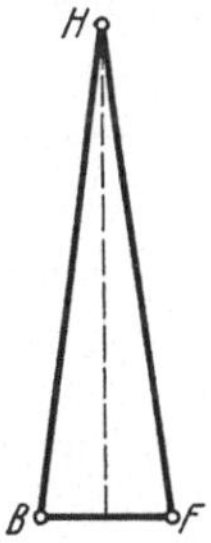

Der Massenpunkt schwingt beim Gang nunmehr um zwei Fußpunkte. Die Bahn des Kreissektors streckt sich. Dementsprechend vermindert sich das Auf- und Abwogen des Massenpunktes (s. Abb. 10).

Die Aufgabe, aus der Dreiecksfigur ein beinähnliches Ersatzmittel zu schaffen, ist unschwer zu lösen. Wird der eine der beiden Basiswinkel zu einem Winkelhebel festgestellt und die gegenüberliegende Seite weggenommen, so ergibt sich die Beinähnlichkeit der Konstruktionsfigur (s. Abb. 11). Größe des festgestellten Winkels und Länge der Dreiecksseite an der Basis müssen so konstruiert sein, daß die Schwerlinie aus dem Teilschwerpunkt die Basis noch schneidet.

Abb. 9. Dreiecksfigur.

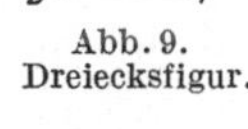

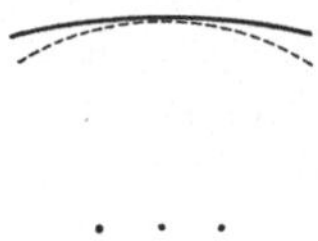

Abb. 10. ····· Schwerpunktslinie beim Stelzengang. —— Schwerpunktslinie beim Gang mit künstlichem Fuß.

Damit wäre schon die Aufgabe erledigt, wenn es sich nur um die konstruktive Unterstützung im Stand handelte. Sitzfunktion und Gang aber verlangen eine gelenkige Unterbrechung des Stützstabes etwa in der Mitte; sie verlangen ein Kniegelenk. Hier beginnen die Schwierigkeiten. Die Unterbrechung des Stützstabes durch ein Scharniergelenk macht zwar die Beugung möglich, hebt aber die Sicherheit auf. Sie bringt der Stütze die Gefahr des Einknickens.

Gegen die Überstreckung läßt sich das künstliche Kniegelenk entsprechend dem natürlichen leicht durch Anschläge oder auf andere Art sichern. Aber auch die ungewollte *Kniebeuge* muß sicher vermieden werden. Hier bewährt sich der alte Konstruktionsgedanke, den HOEFTMANN 1903 so wirksam wieder in den Vordergrund gestellt hat. Tritt die Sperrung des Kniegelenks gegen Einknicken nach hinten erst in *Überstreckung* ein, so erfolgt keine unbeabsichtigte Kniebeuge. Je stärker die Belastung, je ausgiebiger die Überstreckungsstellung, in der die Sperrung erfolgt, desto sicherer wird die unbeabsichtigte Kniebeuge vermieden. Ob die Überstreckungsstellung mittelbar durch Rückverlagerung des Kniegelenks oder unmittelbar durch winklige Überstreckung im Kniegelenk gewonnen wird, ist für die Aufbausicherheit belanglos.

An diesem Punkt stand der Kunstbeinbau am Ende des Weltkrieges. Hier setzt die neuere Entwicklung des Kunstbeinbaues ein. Sie erkennt die Nachteile der mechanischen Überstreckung im Knie. Diese Nachteile bestehen vor allem in der Ataxie des Ganges bei überstrecktem Knie. „Das schleudernde Ausstrecken des Beines zum Vorwärtsschreiten und das Aufsetzen des Fußes bei ganz durchgedrücktem Knie geben dem Gang der Oberschenkelamputierten immer eine gewisse Ähnlichkeit mit dem des Ataktischen, die sich .... wohl reduzieren, aber nie vollständig verbergen läßt“ (GOCHT). Dabei zwingt weiter die erwähnte Rückverlagerung des künstlichen Kniegelenks den Stumpf in der Hüfte zur Überstreckung nach hinten. Schon am gesunden Bein ist die Überstreckung im Hüftgelenk eine unangenehme, gern vermiedene Haltung, erst recht für den Oberschenkelstumpf, der in Ruhelage meist in leichter Beugestellung, oft in Beugekontraktur steht. Sie zwingt besonders bei der Beugekontraktur des Oberschenkelstumpfes zu einer erheblichen, auf die Dauer schmerzhaften Lendenlordose. Als Drittes muß das überstreckte Kniegelenk, an dem der schwere Unterschenkel hängt, bei jedem Schritt einen toten Weg vorgeholt werden, den es beim Auftreten als Standbein wieder zurückgeht. Beim Vorholen des überstreckten Kniegelenks tritt viertens jedesmal eine Verlängerung des Kunstbeins ein. Zur Überwindung der Verlängerung ist bei jedem Schritt eine Hebung der Beckenseite des Kunstbeins als Spielbein oder des ganzen Körpers notwendig. Sie wird erreicht durch eine bei jedem Schritt nach dem Aufsetzen des gesunden Fußes einsetzende aktive Spitzfußstellung; beim Beginn der Standphase des Kunstbeins wird die Hebung wieder ausgeglichen. Eine gewaltige Mühe wird von dem Träger eines so gebauten Kunstbeins verlangt, die mit vielem Schweiß verbunden ist und unnütz geleistet wird, wenn sich die Sicherheit des Kniegelenks ohne diese „Angststellung“ (s. Abb. 50) erreichen läßt.

Wegweisend für die Sicherung des Kunstknies ohne Angstaufbau waren die theoretischen Untersuchungen SCHEDES (1919). Sie lehrten uns vor allem die Einwirkung des Fußes auf das Kniegelenk kennen. Bei Sperrung des Kunstfußes (Abb. 12 u. 13) gegen den Unterstützungsstab ist die Lage des künstlichen Knöchelgelenks (Punkt F) für die Stabilität des Systems nicht mehr allein von Bedeutung; maßgebend ist die ganze Basis, insbesondere das vordere Ende der Basis (B). Solange das Kniegelenk nicht vor die Konstruktionslinie H—B wandert, bleibt das System stabil. Mit anderen Worten, die anatomischen Beinachsen lassen sich im Kniegelenk beugen, ohne daß die mechanische Achse des Systems die Beugung mitmacht. Solange der Punkt K, das künstliche Kniegelenk, innerhalb der ursprünglichen Dreiecksfigur bleibt, wirkt die Belastung auf das Knie streckend.

Der Vorteil der Vorverlagerung des Kniegelenks (GÖRLACH) leuchtet ein. Der Gang verliert seinen stampfenden Charakter, das Hüftgelenk des Stumpfes kommt in seine natürliche Beugehaltung, der tote Weg hin und zurück, der abgesetzt wogende Gang, die Hebung der Körperlast mit dem gesunden Fuß bei jedem Schritt werden vermieden. Die „Angststellung“ wird zur „Bereitschaftsstellung“ oder „Ausfallstellung“ (ZUR VERTH; vgl. Abb. 50 sowie 44a u. 51a).

Je weiter das künstliche Kniegelenk nach vorn rückt, desto leichter wird der Gang, desto geringer aber die Sicherheit des Kniegelenks gegen Einknicken und umgekehrt.

Beim Stand also bleibt das in dieser Bereitschaftsstellung aufgebaute Kniegelenk stabil. Wie aber verhält es sich beim Gang?

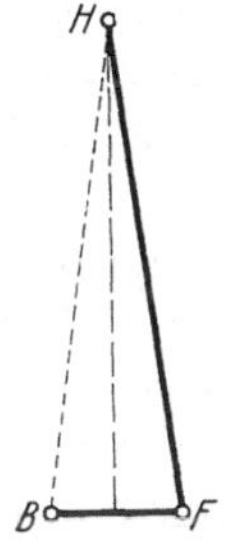

Abb. 11. Dreiecksfigur. Beinähnliche Konstruktion nach Wegnahme der Seite *H-B*.

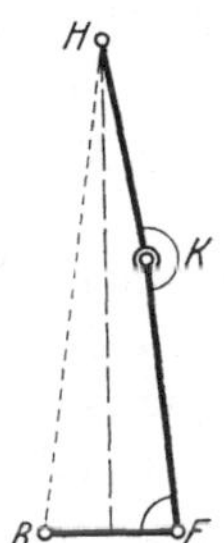

Abb. 12. Dreiecksfigur. Feststellung des Winkels *B-F-K*; Gelenk bei *K*; Überstreckung dieses Gelenks; Hemmung durch ein Gurt wegen weiterer Überstreckung.

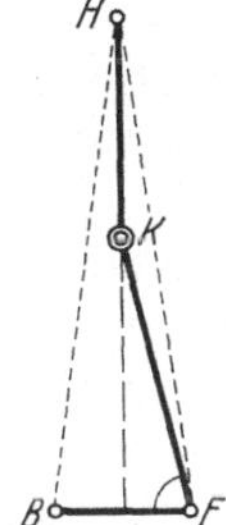

Abb. 13. Dreiecksfigur. Anatomische Achse bei *K* gebeugt. Das System bleibt stabil wegen Sperrung des Winkels *B-F-K*.

Für den Aufbau des menschlichen Beines ist fraglos die *Fortbewegung*, der *Gang* von größter Bedeutung. Beim Gang tritt die Hebelwerkkonstruktion des Beines weit mehr in den Vordergrund. Der Rhythmus des Ganges fordert, daß die Länge des menschlichen Beines veränderlich sein muß. Das Bein muß beim Durchschwingen als Spielbein zur Ermöglichung des Loslösens vom Boden und zur Vermeidung des Anstoßens verkürzt werden. Das gelingt nur durch gelenkige Unterbrechung. Neben dem Hüftgelenk muß also das Bein mindestens mit *einem* weiteren Gelenk ausgestattet sein, dem Kniegelenk; nicht durchaus erforderlich ist dagegen das Fußgelenk, das zwar dem Ausgleich der Höcker in der Massenpunktlinie beim Gang dient (nach Abb. 10), aber in seiner Wirkung vertretbar ist. Darüber wird später gesprochen (Kap. 15).

Fehlt das Kniegelenk, so kann nur die Hebung des Gesamtkörpers oder der entsprechenden Beckenseite am Ende der Standbeinphase dieser Seite die Fortbewegung ermöglichen. Indes kostet das den Schweiß der Amputierten.

Der *Gang* kompliziert das für unsere Vorstellung so einfache Lotsystem erheblich. Beim Gang bewegt sich der Massenpunkt über die Fußlinie des Kunstbeins hinweg, so daß er zunächst im Raum vor der Kunstfußfläche liegt. Es folgt dann die Spielbeinphase des Kunstgliedes. Von ihr hat GÖRLACH die leicht gebeugte Stellung von Hüfte und Knie abgeleitet. Die Stellung des so gebauten Kunstbeins entspricht der natürlichen Spielbeinhaltung. Beim Übergang des Kunstbeins aus der Schwungbein- zur Standbeinphase liegt der Massenpunkt im Raum hinter der Kunstfußfläche. Nur die letzte Lage ist für die Kniesicherheit gefährlich.

Es ist zweckmäßig, sich klarzumachen, daß für die entsprechend dem Kniegelenk gelenkig unterbrochene und einseitig gesperrte, am distalen Ende mit einem ebenfalls gegen Hebung gesperrten Winkelhebel versehenen Strebe nie Gefahr der Einknickung besteht, wenn die Belastung rein axial in Längsrichtung der Strebe wirkt.

Wird nun am Ende der Standbeinphase des Kunstgliedes durch den Winkelhebel des gesperrten Fußes auf den Unterschenkel noch eine kniestreckende Kraft beim Abwickeln übertragen, so ergibt sich die völlige Ungefährlichkeit dieses ersten vermeintlichen Gefahrenpunktes. Das in Bereitschaftsstellung mit gesperrtem Fuß aufgebaute Kunstbein ist nie so sicher, wie im Augenblick des Abwickelns.

Im Augenblick aber, in dem das Kunstbein Standbein wird, also mit der Ferse den Erdboden berührt, wirkt zu dem ungünstigen Schwerkrafteinfluß aus dem Massenpunkt noch von seiten der Ferse eine gefährliche, das Kniegelenk beugende Kraft.

Indes stehen in diesem Gefahrenmoment eine Anzahl sehr erheblicher Gegenwirkungen zur Verfügung. Schon der kurze Kunstbeinschritt mindert die Gefahr. Der bewußten Vorverlegung des Schwerpunktes, so daß der Köcher mehr in seiner vorderen Umrandung trägt und der Stumpfhebel mitarbeitet, kommt ein starkes kniestreckendes Moment zu. Weiter kommt es darauf an, die kniebeugende Kraft so gering wie möglich zu gestalten. Diesem Zweck dient zunächst die zurücktretende Fersenform. Der weichgestellte Gelenkfuß, der im Augenblick des Aufsetzens die Fußsenkung, das Übergehen des Fußes in Spitzfußstellung ohne Hemmung gestattet, unterstützt die angedeutete Fußform. Beim gelenklosen Fuß mildert die stark elastisch gebaute, zurückgeformte Ferse und eine erhebliche Spitzfußstellung des Fußes die das Knie beugende Kraft. Das Trägheitsmoment des vorschwingenden Körpers bewegt seinen Schwerpunkt im Sinne der Kniestreckung als Gegenspieler gegen die von der Ferse mitgeteilte Neigung der Knieeinknickung.

Beim Bergabgehen allerdings versagen einige der Aushilfsmittel. Der Kunstbeinträger kann dann auf Beihilfen von seiten der ihm verbliebenen Muskulatur, besonders des kräftigen, großen Gesäßmuskels, nicht verzichten. Auch hilft die Betätigung von seiten der Steuerungsbandage, die letzten Gefahrenmomente auszuschalten, so daß der Einbau von Sicherheitsvorrichtungen wie Gummizüge, Bremsvorrichtungen für das Knie, am orthostatisch aufgebauten Bein auch im Gebirge vielfach überflüssig wird.

Für die Anordnung des Fußes, pfeilrecht gesehen, sind andere Gedankengänge maßgebend. Beim Gang dienen im regelmäßigen Wechsel das erhaltene Bein und das Kunstbein des Amputierten als Standbein. Der Schwerpunkt des Körpers liegt, pfeilrecht gesehen, in der Mittellinie des Körpers vor der Wirbelsäule. Es entsprang naivem Bedürfnis, den Fuß des Kunstgliedes nach innen möglichst unter den Schwerpunkt zu setzen, das Kunstbein also als O-Bein zu bauen oder den Oberschenkelstumpf in Abspreizstellung einzubetten. Die Erfahrung hat diese Formen als ungünstig erwiesen. Der Träger des O-förmigen Kunstbeins neigt zum Fallen nach der Seite des Kunstbeins (s. Abb. 50b). Diese immer wiederholte Beobachtung hat den Bau des Fußes nach außen vom Lot aus der Kniemitte, etwa so, daß Fußmitte im Lot aus der Grenze des mittleren und äußeren Drittels der Knieachse liegt, zur allgemeinen Regel gemacht (s. Abb. 14 *II*). Im einzelnen komme ich darauf in der Folge zurück.

Die Begründung für diese Erscheinung liegt in den seitlichen Verschiebungen des Körperschwerpunkts beim Gang. Er wandert ausgesprochen nach der Seite des Standbeins.

Aufbaugesetze als Ergebnis. Die vom Gang abgeleiteten Gesetze erschüttern somit die vom Stand entwickelten Grundlagen des orthostatischen Aufbaues nicht. Sie wirken mit ein auf seine konstruktiven Ideen. Der kleine Kunstbeinschritt wie die Vorverlegung des Körperschwerpunktes beim Ausschreiten des Kunstbeins dienen dazu, die für den Gang herrschenden Gesetze unmittelbar den Lotgesetzen anzunähern.

Auf der anderen Seite ist der Aufbau des Kunstbeins technisch nur von *einer* immer wieder rekonstruierbaren Haltung aus möglich, als die sich von selbst die Haltung beim Stand ergibt. Es ist darum nichts verfehlter, als das Lot aus der Kunstbeinkonstruktion verdammen zu wollen.

Die Abstimmung der Gelenklagen und der Gelenksperren zueinander und zum Lot unter Berücksichtigung der Individualität des Amputierten, das ist der Inhalt des orthostatischen oder Lotaufbaues.

Weit entfernt davon, starre Vorschriften zu geben, gestattet er oder verlangt er Individualisierung für jeden Einzelfall. Stumpflänge, Stumpfkraft, Alter und Rüstigkeit des Einbeiners, Lebensberuf, Liebhabereien und Gewöhnung wirken bestimmend auf ihn ein. Je nach den Anforderungen ändert sich also die Lage des Kniegelenks und der Basisplatte des künstlichen Fußes zur Schwerlinie, ändert sich der Sperrwinkel des Kniegelenks und des Knöchelgelenks.

Immer aber muß als oberstes Aufbaugesetz im Stand das Fußgelenk hinter dem Lot, der Ballen vor dem Lot und das Kniegelenk hinter der Hüft-Ballenlinie liegen. Dabei verlangt die Bereitschaftsstellung die Lage des Kniegelenks vor der Hüft-Knöchelgelenklinie (s. Abb. 51a sowie 14 *I*).

Es ist unerfindlich, wie diese einfachen und klaren Aufbaugesetze noch Zweifeln und Deuteln begegnen können. Ihre Ableitung mag wechseln. Ihre Geltung läßt sich nicht erschüttern. Sie lassen der Idee und der Technik, soweit sie sich in ihrem Rahmen halten, volle Freiheit. Wer sie nicht an die Spitze seiner Aufbauarbeit stellt, ist kein Kunstbeinbauer.

Wenn umgekehrt trotz überzeugter Anwendung dieser Gesetze auf den Kunstbeinbau hier und da das Ergebnis zu wünschen läßt, dann erschüttert das nicht die Richtigkeit dieser Gesetze. Verantwortlich für diese Mißerfolge sind meist Fehler bei der durchaus nicht einfachen Übertragung dieser Grundlehren in die Praxis. Darüber soll im nächsten Kapitel die Rede sein.

Wie sich die Aufbaugesetze für die einzelnen Kunstbeine auswirken, darauf komme ich zurück.

Diese so einfachen Gesetze versuchen einzelne Mechaniker immer wieder durch andere Grundlagen zu ersetzen. Vor allen sind es die Bauprinzipien des erhaltenen Beines, die dem Kunstglied zu Grunde zu legen empfohlen wird. Roeser (Essen) hat ein sehr beachtenswertes photographisches Verfahren zu diesem Zweck ausgearbeitet. Daß aber nach Zerstörung wesentlicher biologischer Körperteile rein mechanische Grundlagen für den Ersatz wegleitend sein müssen, wurde oben erwiesen (Kap. 5). Zum Teil werden etwas phantastische Unterlagen als Grundlage für den Kunstgliederbau hervorgesucht (z. B. „Projektionssystem“ u. ä.).

Schrifttum.

von Bayer: Grundlagen der orthopädischen Mechanik. Berlin: Julius Springer 1935. — Engelke: Kunstbeinbau und Pendelgesetze. Med.mechanik **1937**, 477. — Görlach: Lotaufbau, statischer Aufbau an Kunstbeinen. Arch. orthop. Chir. **23**, H. 5 (1925) — Elemente der orthopädischen Technik. Jena: Gustav Fischer 1928. — Helwig: Die Mechanik des Kunstfußes und sein Einfluß auf die Funktion der Oberschenkelprothese. Arch. orthop. Chir. **29**, 164 (1930). — Hoeftmann: Einige Mitteilungen aus der Praxis. Arch. klin. Chir. **69** 1, 2 (1903). — Schede, F.: Theoretische Grundlagen für den Bau von Kunstbeinen. Stuttgart: Ferd. Enke 1919. — zur Verth: Entwicklung des Kunstbeinbaues seit dem Kriege. Verh. 28. Kongr. dtsch. orthop. Ges. zu Leipzig **1933**, 249. Stuttgart: Ferd. Enke 1934 — Absetzung und Kunstersatz der unteren Gliedmaßen. Erg. Chir. **27**, 191 (1934).

13. Messen und Aufbauen.

Für die Erörterung des Messens und Aufbauens lege ich wieder das Oberschenkelbein zugrunde.

Daß sich für Unterschenkel- und Fußersatzstücke die Vorgänge einfacher gestalten, liegt auf der Hand. Der Aufbau wird bei den einzelnen Kunstbeinen ausführlich besprochen.

I. Messen. Zum Niederlegen der Maßergebnisse sind Konstruktionszeichnungen in Form eines *Aufrisses, Seitenrisses* und *Bodenrisses* notwendig.

Die wesentlichste Konstruktionszeichnung ist der Bodenriß (Abb. 14 unten). In ihm werden eingetragen zunächst die Körperfront als Grundlage aller Gelenkachsenanordnung; dann die Lage des Teilschwerpunktes des verlorenen Beines.

Der Teilschwerpunkt wird vielfach in das Hüftgelenk verlegt. Andere nehmen als Ausgangspunkt der Lotlinie den Sitzknorren, noch andere einen Punkt etwa in der Mitte der Verbindungslinie zwischen Hüftkopfmitte und Sitzknorren.

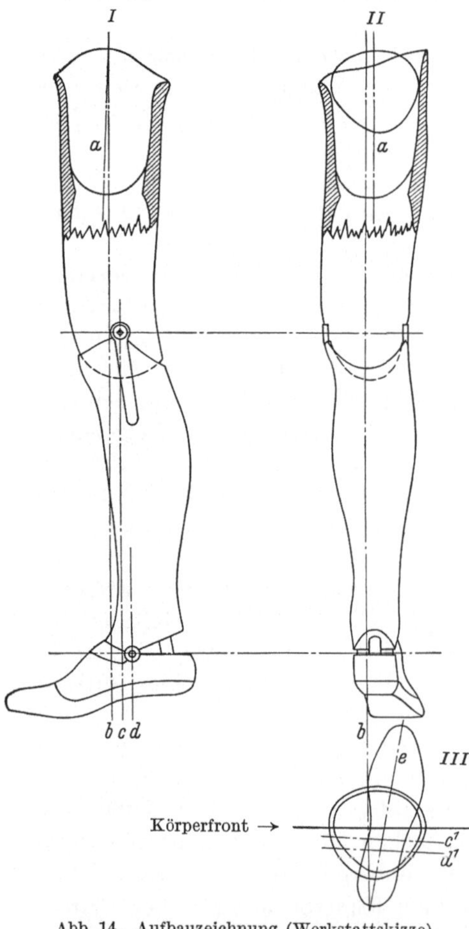

Abb. 14. Aufbauzeichnung (Werkstattskizze). *I* Seitenriß; *II* Frontriß; *III* Grundriß. *a* Stumpfachse; *b* Lot aus der Hüfte; *c* Lot aus dem Kniegelenk; *c*¹ Knieachse auf den Grundriß übertragen; *d* Lot aus dem Knöchelgelenk; *d*¹ Fußgel.-Achse auf den Grundriß übertragen; *e* Fußlängsachse. Winkel der Fußabweichung etwa 7—10°. Auf die Zeichnung werden die jeweiligen Maße eingetragen.

Am einfachsten festzustellen ist der Sitzknorren, der ohne weiteres dem tastenden Finger zugänglich ist. Die Lotung vom Sitzknorren aus verlegt den Teilschwerpunkt fraglos allzusehr nach hinten, nahe an den hinteren Umfang des oberen Köcherrandes beim Oberschenkelkunstbein.

Das Hüftgelenk wird gemeinhin an der Stelle angenommen, an der die durch die Mitte des oberen Oberschenkelendes gelegte Pfeilrechte die durch die Mitte des oberen Oberschenkelendes gelegte Stirnrechte trifft. Das ist zwar topographisch nicht völlig genau — das Gelenk liegt etwas vor der stirnrecht durch die Längsachse des Oberschenkels gelegten Mittelebene —, aber für die Praxis wird diese Annahme im allgemeinen auslangen.

Für die Bestimmung der Lage des Hüftgelenks am lebenden Körper besonders in pfeilrechter Sicht sind zahlreiche Verfahren angegeben. Die Schenkelhalsnagelung gab Gelegenheit, sie ausführlich zu erörtern[1].

Verbindet man in aufrechter Stellung die Spitzen der beiden großen Rollhügel, so geht diese Linie durch den Drehpunkt der beiden Schenkelköpfe. Eine Senkrechte auf die Mitte des Leistenbandes trifft die Mitte der Pfannen.

Die Lage von Knie- und Fußgelenk wird auf Grund der im letzten Kapitel erörterten physiologisch-mechanischen Gesetzen berechnet und eingezeichnet.

Bei gut ausgebauter Technik genügt der Bodenriß allein. Er stellt allerdings an das Verständnis des Kunstbeinbauers hohe Anforderungen.

Der *Seitenriß*, der zweckmäßig pfeilrecht (Aufriß Abb. 14 *II*) und stirnrecht (eigentlicher Seitenriß Abb. 14 *I*) genommen wird, beinhaltet den Stumpfumfang, die Lage der Stumpfachse (Kontraktur), die Stumpflänge, die Beinlänge, Oberschenkellänge, Unterschenkellänge, Fußlänge, Fußabweichungswinkel und alle sonstigen für den Kunstbeinbauer in Frage kommenden Maße. Der Stumpf wird zweckmäßig in Form einer Umrißzeichnung aufgetragen.

Für Stümpfe mit knöchernen Vorsprüngen, also besonders den Unterschenkelstumpf, bedarf der Mechaniker außer dieser Maßblätter eines *Gipsabgusses*.

Im Besitz dieser Maße kann der Mechaniker an den Aufbau seines Kunstgliedes herangehen. Allerdings muß er sie ergänzen durch Gesetze, die er der physiologischen Mechanik entnimmt. Sie bestimmen die Lage und Anordnung des Kniegelenks und Fußgelenks im Raum. Sie wurden in Kapitel 12 erörtert. Ich komme auf sie im einzelnen zurück.

II. Aufbau. Der Aufbau geht nunmehr zwangsläufig vor sich. Die Körperfront und die Schwerlinie, Lot aus Hüfte oder auch Sitzhöcker oder aus Mitte zwischen Hüfte und Sitzhöcker sind die Grundlagen.

Für diesen Aufbau ist ein Hilfsapparat zweckmäßig, der bei mittels Wasserwaage bestimmter horizontaler Grundplatte die Schwerlinie von allen Seiten zur Darstellung bringt und Befestigung sowie Verschiebung aller Teile des Kunstgliedes gegeneinander gestattet (s. Abb. 15a u. b).

Die Lage der Gelenke im einzelnen richtet sich in der Höhe über der Grundfläche nach den gewonnenen Maßen, in der übrigen Lage im Raum nach den Gesetzen der physiologischen Mechanik, die in ihren Grundlagen im letzten Kapitel erörtert wurden, im einzelnen in der Folge behandelt werden.

Die Aufbaugesetze sind keinesfalls starr; sie lassen Freiheit innerhalb gewisser, allerdings nicht überschreitbarer Grenzen. Die Anordnung innerhalb dieser Grenzen wird von den Eigenarten des amputierten Individuums bestimmt. Verschiebungen und Umordnungen auf Grund von Proben sind vielfach nicht zu umgehen.

Die werkstattübliche erste Probe wird gewöhnlich am ausgebohrten Holzblock vorgenommen. Der Einbeiner zieht den gut passenden Holzblock fest über den Stumpf und stützt ihn auf einen Schemel von entsprechender Höhe. Zwischen

[1] Siehe dazu LANZ u. WACHSMUTH: Praktische Anatomie, S. 123 u. 173.

Schemelsitz und unterer Klotzfläche werden entsprechend flache Keile zwischengeschoben, bis der Einbeiner bei voller Belastung das Gefühl zufriedenstellender Stumpffassung in der Holzhülse empfindet.

Das etwas primitive Verfahren hat vor allem den Nachteil, daß es auf einer viel zu breiten Basis aufbaut und nur für den Stand ausführbar ist.

Ein einfacher auch beim Gang benutzbarer, in allen Richtungen des Raumes verstellbarer Apparat, der Statikapparat nach H. FRANKE, wird von der Orthop. Industrie Königsee gebaut. Er gestattet die Ausprobe der besten Einbettung des Stumpfes auch beim Gang.

Das sind die Grundlagen, auf denen der Kunstbeinbau fußen muß. Sie machen das Fingerspitzengefühl des Kunstbeinbauers nicht überflüssig. Es er-

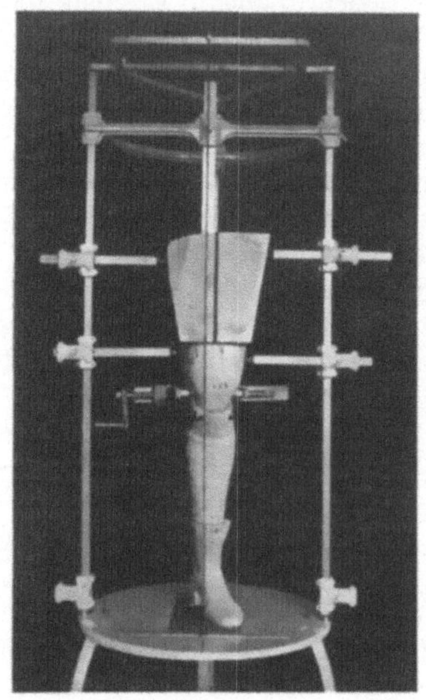

a

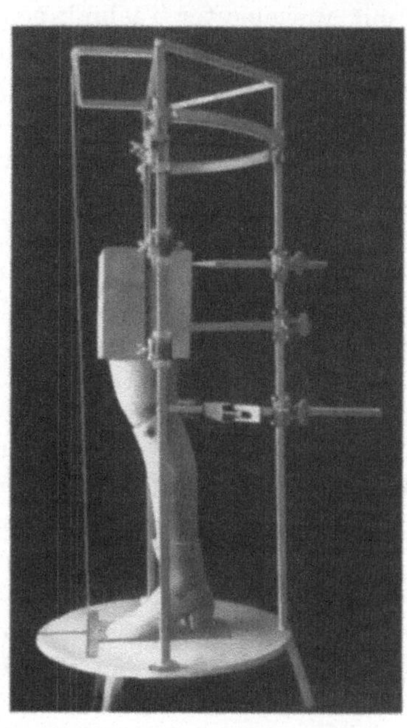

b

Abb. 15a und b. Aufbauapparat.

gänzt die strengen Lehren. Es gibt gewiß auch Ersatzgliedbauer, die ohne diese Grundregeln ihr „Blick" richtige Wege leitet. Das sind Künstler ihres Faches. Künstlertum aber ist nicht jedermanns Sache. Künstlertum ist nicht lernbar und nicht lehrbar. Um diese Grundlagen kommt die Lehre von Kunstbeinbau nicht herum.

Schrifttum.

ZUR VERTH: Über die Prüfung des Aufbaues von Kunstbeinen. Mschr. Unfallheilk. **34**, H. 1 (1927).— Lotaufbau des Kunstbeins und seine Prüfung. Mschr. Unfallheilk. **34**, H. 10/11 (1927).

14. Kunstbeinwerkstoffe.

Über die in der Orthopädie verwendeten Werkstoffe wurde im Allgemeinen Teil, Kapitel 3, „Werkstoffe", berichtet.

Der deutsche Kunstbeinbau stand zur Zeit des Krieges unter dem Einfluß der Schienenledertechnik. Mit dieser Technik hatte Hessing in Göggingen am Ende des vorigen Jahrhunderts in so glänzender Art seine individuellen Schienenhülsenapparate gebaut, daß er überall in der Welt Anerkennung und Nachahmung fand, in Deutschland aber jede andere Technik nahezu verdrängte. In der Schienenledertechnik bestand somit in Deutschland eine beachtliche Schulung.

Den Anforderungen der Aufbaugesetze und des Individuums wird der *Stahlschienenlederbau* nicht gerecht. Im einzelnen komme ich darauf bei der Versorgung der Beinstumpfarten zurück.

Das *Vulkanfiberbein* erfreut sich besonders in einigen Gegenden des rheinisch-westfälischen Industriegebietes einer gewissen Verbreitung. Die Schwierigkeiten des Aufbaues umgeht indes auch das Fiberbein nicht genügend. Auf die übrigen Nachteile des Fiberbeines wurde in Kapitel 3 hingewiesen.

Der *Holzbeinbau* gestattet an allen Stellen unter technisch geringen Anforderungen dreidimensionale Verschiebung. Die Aufbaugesetze lassen sich daher am besten im Holzbein verwirklichen. Noch zahlreiche Vorteile sind dem Holz als Kunstbeinwerkstoff eigen. Ich nenne hier schon leichteres Gewicht, bessere Reinigungsfähigkeit, geringere Instandhaltungsansprüche, dauerhafte und gründliche Freilegung empfindlicher und vorspringender Stellen am Stumpf, geringeren Wäscheverschleiß.

Das *Leichtmetallbein* hat Vorzüge und Nachteile. Es ist nur dort empfehlenswert, wo es in steter Folge angefertigt wird. Nur dort läßt sich die für den Leichtmetallbeinbau erforderliche besondere Werkstatteinrichtung und handwerkliche Technik genügend schaffen und aufrechterhalten.

Das auf Grund mechanisch-physiologischer Gesetze sorgfältig aufgebaute Holzbein ist das beste Ersatzmittel für den Beinverlust.

Schrifttum zu Kunstbeinwerkstoffe.

Engelke: Das stumpfgerechte Kunstbein. Chirurg **1934**, H. 23. — Kirschner: Über den Kunstbeinbau. Leder, Holz, Leichtholz oder Leichtmetall. Med. Welt **1933**, 1278. — zur Verth: Das zweckmäßige Kunstbein. Chirurg **1934**, H. 1 (und die anschließende Erörterung) — Das stumpfgerechte Kunstbein. Chirurg **1934**, H. 23.

15. Paßteile und Halbfabrikate.

Die Massenversorgung Amputierter nach dem Weltkrieg ließ die Serienherstellung möglichst vieler Teile des Kunstgliedes zweckmäßig erscheinen.

Der Übergang von der handwerksmäßigen zur Serienherstellung bedeutet erhebliche Vorteile, von denen die leichte Auswechslung beschädigter oder verbrauchter Teile nicht der geringste ist. Senkung des Preises und minutiöseste Ausmessung aller Einzelheiten sind weitere beachtliche Vorzüge.

Die fabrikmäßige Herstellung ganzer Kunstglieder mit verstellbarer Einzelanordnung, wie sie von H. Finck in Kiel nach dem großen Kriege mit Hilfe ausgezeichneter technischer Mitarbeiter ausgearbeitet wurde, hat nicht zu befriedigenden Ergebnissen geführt. Vor allem hat die Anpassung auch der verstellbaren Köcher versagt.

Je mehr Gliederteile entfernt sind, desto zahlreichere Einzelteile des Kunstgliedes lassen sich als Paßteile herstellen.

Alle Paßteile, besonders die kombinierten Paßteile, die Gelenkverbindungen in sich schließen, müssen den Anforderungen des Lotaufbaues Rechnung tragen.

Sie müssen äußerst sorgfältig aus besten Werkstoffen gearbeitet sein und eine gewisse Anpassungsfähigkeit zulassen. Mit Ausnahme des Fußstumpfersatzes lassen sich für alle Beinersatzstücke Kunstfüße als Paßteile verwenden.

Der Kunstfuß.

Der Paßteil „Fuß" umfaßt den Fuß, das Verbindungsstück zum Unterschenkel (Knöchelgelenk) und das Knöchelstück.

Für die Größe des Kunstfußes ist der erhaltene Fuß des Einbeiners maßgebend. Kunstfüße werden als Paßteile mit einer Längenabmessung von 24—29 cm entsprechend einer Schuhgröße von etwa 35—45 vorrätig gehalten.

Eine starre Fußplatte von zu großer Länge, etwa der Länge des natürlichen Fußes, aber auch die in Spitzfußstellung fixierte gelenkige Fußplatte von dieser Länge würde den Gang eckig gestalten und das Vorschieben des Körper-Massenpunktes im letzten Akt der Standbeinphase erschweren. Es ist daher ein Sohlengelenk in der Ballengegend, etwa entsprechend dem Zehengrundgelenk, das Aufbiegung nach oben (Überstreckung, Hebung) zuläßt, konstruktiv vorgesehen oder der feste Fußkern ist in der Ballengegend zu beenden.

Der Schnitt des Fußes muß dem natürlichen Gang Rechnung tragen. Die Leistenfabriken haben auf die Form des serienmäßig hergestellten Fußes befruchtend gewirkt. Es ist nicht richtig, der Sohle die Form einer Walze zu geben, etwa mit dem Halbmesser der Beinlänge, die Folge würde ein stelzenartiger Gang sein. Ebensowenig dürfen Ferse und Querballen als kantige Gebilde dem Gang höckerige Eigenschaften verleihen. Eine gewisse Abstoßung muß für den Ballen erhalten bleiben. Der Fuß muß daher nahezu bis zum Ballen aus festem Werkstoff gebaut werden, dem zur Abrollung und Stoßdämpfung eine elastische Sohle angefügt werden kann. *Der Halbfilzfuß mit einem Holzkern, an dem als Sohle und Zehenteil ein entsprechend gebauter Blockfilzteil wasserfest angeleimt ist, ist der am meisten verwendete Kunstfuß.*

Zur Erleichterung des Ganges empfiehlt es sich, den Ballen früh zur Belastung zu bringen, den Holzkern dementsprechend in seinem vorderen Ausläufer mit gut verlaufender Abrollung zu versehen.

Es wurde und wird später noch gezeigt, daß die physiologische Mechanik einen in leichter Spitzfußstellung gegen Hebung gesperrten Fuß verlangt. Fuß und Unterschenkel bilden bei achsialer Belastung des Unterschenkels einen starren Winkelhebel. Der Schuhabsatz muß beim Maß der Spitzfußstellung berücksichtigt werden. Er ist beim Mann mit $2^1/_2$ cm, bei der Frau mit 4 cm anzusetzen.

Das Knöchelgelenk muß als wesentlichste Bewegung die Hebung und Senkung des Fußes sichern. Es läßt sich unter Verzicht auf Kantungsbewegung scharnierartig bauen. Die Teile des Scharniers erfahren erhebliche Beanspruchung. Sie müssen besonders haltbar mit Fuß- und Knöchelstück verbunden sein.

An manchen Stellen wurde versucht, dem Kunstfuß eine gewisse Kantungsbeweglichkeit zu ermöglichen (SCHEDE-HABERMANN, FISCHER-Freiburg u. a.). Dem Kugelgelenk oder dem Cardangelenk entsprechende Konstruktionen mit Anschlägen dienten diesem Zweck. Ein wesentlicher Vorteil wurde durch diese Kantenbeweglichkeit nicht erzielt. Sie gestatten gewiß auch bei unebenem Boden flächiges Anliegen der Sohle, setzen aber auf der anderen Seite die Sicherheit des Standes herab auch bei fest auftretendem Fuß. Sie erfahren trotz sorgfältigen Aufbaues und bester Werkstoffe schnelleren Verbrauch.

Von allen Teilen des Kunstgliedes unterliegt neben dem Kniegelenk das Knöchelgelenk stärkstem Verschleiß. Knöchelgelenk und Fuß fordern die höchste Zahl an Instandsetzungsarbeiten.

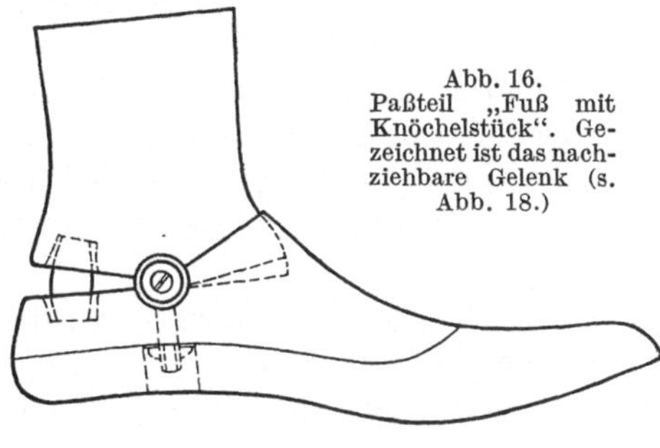

Abb. 16. Paßteil „Fuß mit Knöchelstück". Gezeichnet ist das nachziehbare Gelenk (s. Abb. 18.)

Die Versuche, die Knöchelgelenkbeweglichkeit durch geschickten Sohlenschnitt und Verwendung elastischer Werkstoffe zu umgehen, haben zu durchaus brauchbaren Ergebnissen geführt. An vielen Stellen wird der gelenklose Fuß bevorzugt.

Es ergeben sich somit gelenkig verbundene und ohne Gelenk angefügte Kunstfußpaßteile.

a) Der Gelenkfuß.

Der Gelenkfuß verzichtet meist auf Kantenbewegungen. In gewissem Grade lassen sie sich durch elastisches Werkmaterial ersetzen. Er ist in der gebräuchlichen Ausführung im Sinne des Scharniergelenks mit dem Knöchel verbunden (s. Abb. 16).

Das Knöchelgelenk wird in zwei Modifikationen hergestellt. Das nichtnachziehbare Fußlager ist für Stahlschienenleder- und Holzbein geeignet. Das nachziehbare Hängegelenk kommt in erster Linie für Holzbeine in Betracht.

Das *nichtnachziehbare Knöchelgelenk* (s. Abb. 17) ist durch zwei seitliche Stahlschienen mit dem Unterschenkel verbunden. Der Fußteil trägt die aus Rotguß oder Stahl gefertigte Laufbuchse mit einem äußeren Durchmesser von 14 mm. Die Laufbuchse wird von zwei kräftigen Siemens-Martin-Stahlbügeln umfaßt und durch Verschraubung dieser Bügel gegen eine Unterlageplatte mit Normalmuttern und Gegenmuttern mit dem

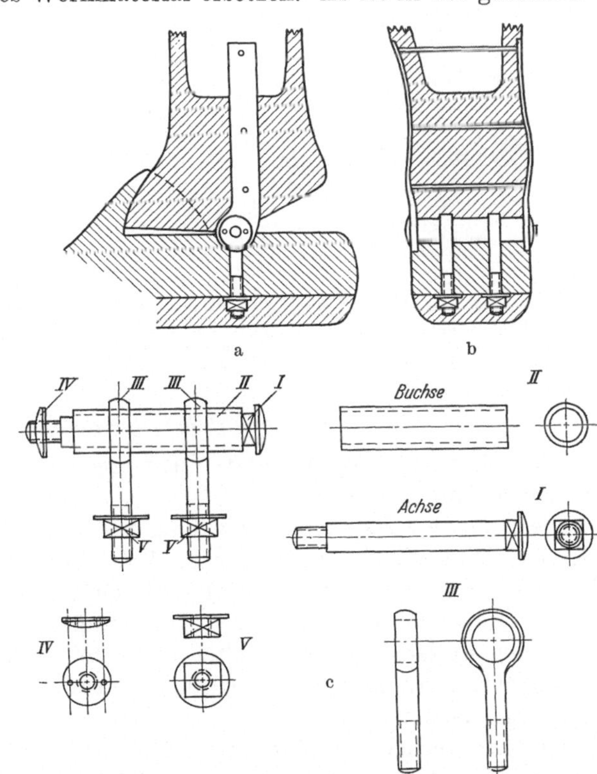

Abb. 17. Paßteil Fuß mit Knöchelstück: Einfaches Fußgelenk für Lederschienenbein, nicht nachziehbar. a) seitliche Sicht; b) frontaler Durchschnitt; c) Gelenkstück und Einzelteile.

I Achse, genormt 9 mm; *II* Buchse; *III* Ringschraube (Augenschraube); *IV* Mutter; *V* Vierkantmutter.

(Zum Teil unter Benutzung von Zeichnungen des Reichsinnungsmeisters ROESER.)

Fußteil an der Sohlenseite in der Fersengegend fest verbunden. Die Achse ruht in Augen am unteren Ende der Unterschenkelschiene. Das äußere Auge stellt die Achse durch vierkantige Gestaltung fest. Die zur Aufnahme von Schmiermaterial durchbohrte Achse hat einen genormten Durchmesser von 9 bzw. zur Verwendung nach entsprechendem Verschleiß 10 mm.

Der Anschlag vorn gegen Fußhebung wird starr gestaltet und durch Hartfilz- oder Lederzwischenlagerung abgedämpft. Die Auftrittsfederung gegen Fußsenkung wird durch kräftige Pufferfedern oder Gummipuffer in einfacher Fassung erzielt.

Das *Hängeknöchelgelenk* verzichtet auf eine seitliche Schienenverbindung mit dem Unterschenkel. Die Anfügung nach oben erfolgt durch einen mittels einer Mutter nachziehbaren T-Träger. Die geteilte Buchse ist in ähnlicher Art wie beim nichtnachziehbaren Fußlager mit dem Fußteil verbunden (s. Abb. 18).

Die Maße für die Teile des Knöchelgelenks sind genormt.

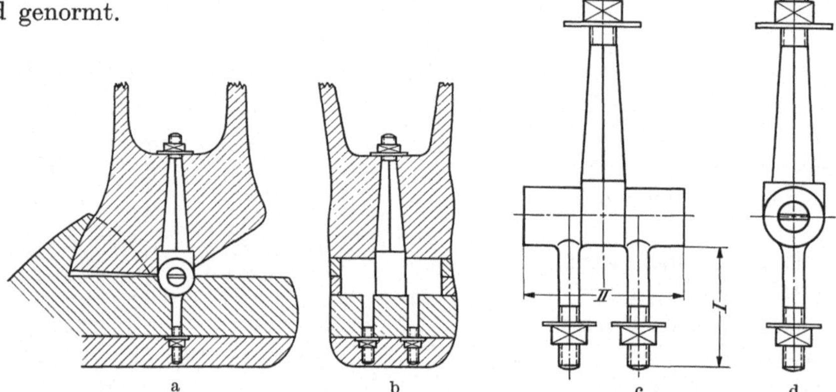

Abb. 18. Paßteil Fuß mit Knöchelstück; nachziehbares Hängegelenk.
a) Seitenansicht; b) Querschnitt; c) Gelenkstück (Vorderansicht) *I* Schraubenlänge 33—40, *II* Gelenkbreite 44—53; d) Gelenkstück (Seitenansicht).
(Z. T. unter Benutzung von Zeichnungen des Reichsinnungsmeisters ROESER.)

b) *Ungelenkig verbundene Kunstfüße.*

Den elastischen Werkstoff für den ungelenkigen Kunstfuß geben Filz und Kautschuk ab.

Beim Filz ist eine volle Herstellung des ganzen Fußes einschließlich Knöchelteil aus Filz als Vollfilzfuß möglich. Indes ist sein Preis hoch, seine Elastizität besonders beim Auftritt begrenzt und sein Gewicht nicht gering.

Als brauchbarer hat sich der Gummifuß erwiesen. Der Holzkern, der die Anfügung an den Unterschenkelteil vermittelt, das Gewicht herabsetzt und dem Gummi als Kern Festigkeit verleiht, kann nicht entbehrt werden. An diesen Kern, der nach vorn in der Ballengegend endet, wird ein Gummimantel in der Form des natürlichen Fußes und von der Größe des paarigen Fußes, meist nach der Schuhform bestimmt, anvulkanisiert. Ein Lederüberzug über Fußrücken und Fußsohle erhöht die Haltbarkeit der Gummimasse.

Die Kombination zwischen Vollfilz und Gummi mit einem Schwammgummiteil an der Ferse, die unter dem Namen „gelenkloser Halbfilzfuß“ bekannt ist, gibt einen sehr leichten und brauchbaren gelenklosen Fuß ab.

Die Haltbarkeit ungelenkig verbundener Füße unterscheidet sich nicht wesentlich gegen die gelenkig angebauten Füße. Feste Füße aus gutem Werkstoff mit richtigem Sohlenschnitt nehmen auch bei längerem Gebrauch im Zehenteil keine Schnabelschuh ähnliche Aufbiegung an. Am Gummifuß bedarf die den Fuß nach unten abschließende Ledersohle, beim Filzfuß die Anleimung an den Holzkern gelegentlicher Erneuerung.

Unterschenkel mit Kniegelenk („Kniewadenstück").

Nach oben schließt sich dem Fuß-Knöchelstück das „Kniewadenstück" an (s. Abb. 19). Das Wadenstück muß so bemessen sein, daß es einer Länge von etwa 45—50 cm vom Knie bis zur Sohle genügt. Überflüssige Länge wird durch Abschneiden planparalleler Scheiben am unteren Ende ausgeschaltet. Der Wadenumfang wird entsprechend dem natürlichen Bein meist zwischen 32 und 38 cm mit Abstufungen von etwa 2 cm vorgesehen; meist werden Stücke mit 34 und 36 cm Umfang verwendet. Das Kniestück ist zur Gewichtsersparnis und zur Unterbringung des Gelenks hohl. Es trägt am körpernahen Ende am meisten Holz, so daß eine individuelle Aufarbeitung des Obertrichter ermöglicht wird.

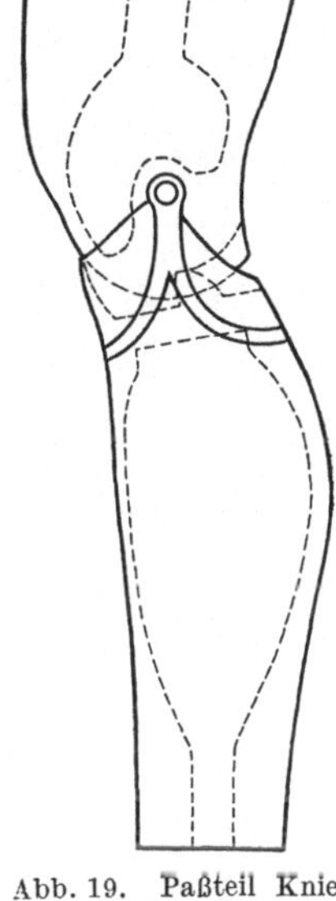

Abb. 19. Paßteil Kniewadenstück (die gestrichelte Linie ist Innenkontur des Holzes).

Das Kniegelenk wird mit durchgehender Achse gebaut. Die Seitenschienen werden am Wadenteil außen in das Holz des Wadenstückes gegabelt oder gerade eingelassen und befestigt. Die Verbindung mit dem Oberteil erfolgt durch eine Hohlachse, die gleichzeitig dem Anschlagrahmen im Innern der Wade Halt gibt. Die Achse mit einem genormten Durchmesser von 16 mm ist zur Gewichtsersparnis hohl gearbeitet. Die Achse läuft in einer dem Oberteil unverschieblich eingebauten Fiber- oder Lignosebuchse. Zur Wäscheschonung werden vorspringende oder rauhe Teile überall vermieden (s. Abb. 20).

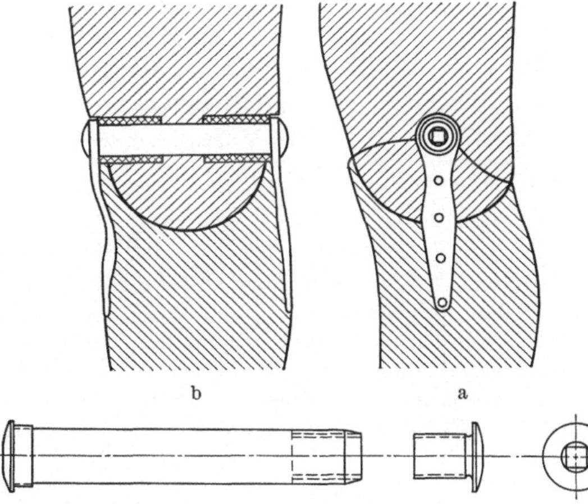

Abb. 20. Paßteil Knie. a) Seitenansicht; b) Querschnitt (Fiberbuchse doppelt gestrichelt); c) Knieachse, genormt 16 mm.

Der vordere Anschlag im Knieteil wird durch den im Unterschenkelkopf untergebrachten paarigen Anschlagrahmen abgefangen. Zur Milderung des Anschlags dienen zwei in den Schlitzen des Oberteils angebrachte Hartfilzscheiben.

Auf die Knieachse wirkt zur Bremsung eine durch eine Schraube von außen regulierbare und nachstellbare Fiberbremse ein.

Schienen.

Als drittes Paßteil werden die verschiedenen Schienenarten hergestellt. Sie dienen sowohl dem Holz- wie dem Lederbein. Die sichtbar betonte Kröpfung

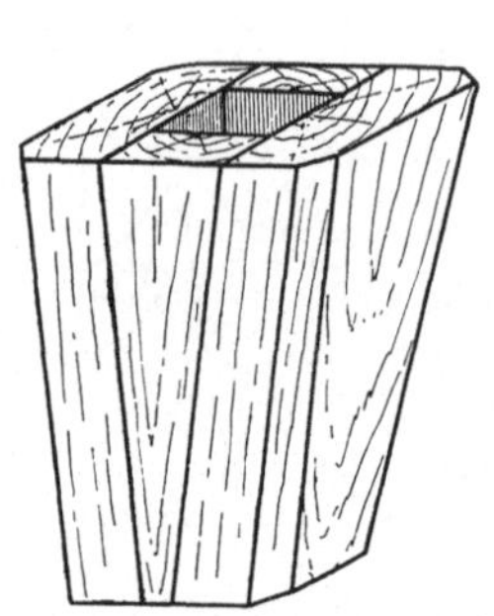
Abb. 21. Paßteil Holzoberschenkelklotz, vielfach geleimt.

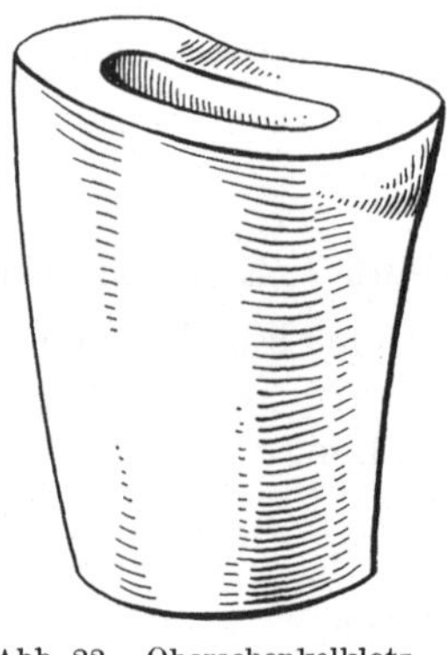
Abb. 22. Oberschenkelklotz, zweifach geleimt.

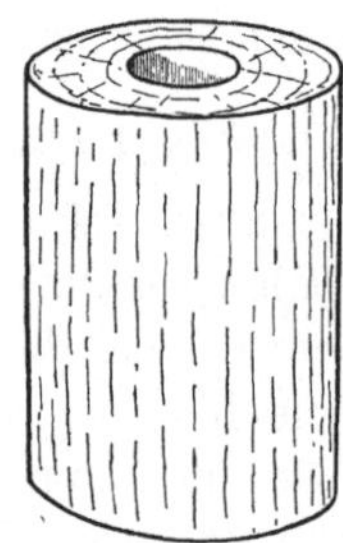
Abb. 23. Paßteil Holzoberschenkelteil. Rundholz, Herz ausgebohrt.

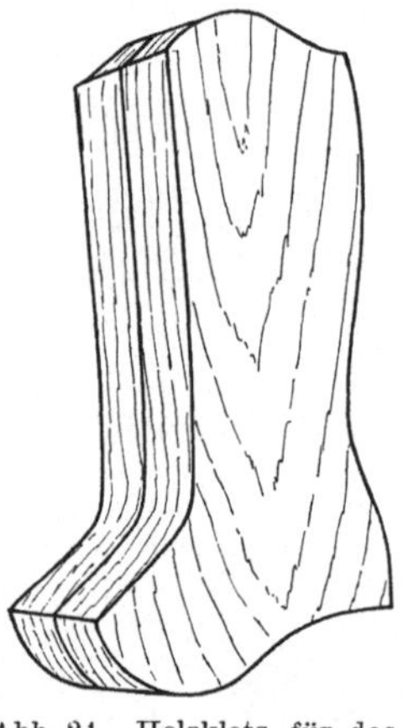
Abb. 24. Holzklotz für das Pirogoff-Kunstbein.

des Kniegelenks nach hinten ist überwunden. Als Werkstoff dient dreifach raffinierter Orthopädiestahl.

Als Gelenk wird neben der Kniehülsenverschraubung das Kugellager verwendet.

Die Schiene des Holzbeines wird mit geradem oder gegabeltem Unterteil für den Unterschenkel hergestellt.

Sonstige Halbfabrikate.

Über die wesentlichen oben aufgezählten Halbfabrikate hinaus werden noch eine große Anzahl von Paßteilen im Serienbau hergestellt, insbesondere im rohen vorgearbeitete Holzklötze (s. Abb. 21, 22, 23, 24). Während diese sowie die oben beschriebenen Paßteile allgemein mit Vorteil verwendet werden, geht eine allzu weite Ausdehnung der Serienherstellung leicht in Mißbrauch über.

Schrifttum.

Ehrenfest-Egger: Die Normalisierung im Bau von Beinprothesen in Österreich, in Ersatzglieder und Arbeitshilfen, S. 764. Berlin: Julius Springer 1919. — Leymann: Die Normalisierung einzelner Teile der Ersatzglieder, in Ersatzglieder und Arbeitshilfen, S. 737. Berlin: Julius Springer 1919. — Pürkhauer: Können die Kosten der orthopädischen Versorgung der Kriegsbeschädigten verbilligt werden? Münch. med. Wschr. **1924**, 440. — Schede: Zur Frage der Verbilligung orthopädischer Hilfsmittel. Dtsch. orthop. Gesellschaft. Flugblatt.

16. Die wesentlichsten Stumpfformen an den unteren Gliedmaßen.

Die orthopädischen Anforderungen an den Stumpf wurden in Kapitel 6, „Der kunstgliedgerechte Stumpf", erörtert. Hier sollen nur schlechthin die Stumpfformen der unteren Gliedmaßen unter kurzer Charakteristik angeführt werden.

Fußstumpf.

Ausgezeichnete Ergebnisse ergibt die *Absetzung im Mittelfuß*, die nach SHARP benannt ist (s. Abb. 25). Die Ansätze sämtlicher vom Unterschenkel herabsteigender Muskeln bleiben erhalten. Der vordere Fußhebel wird zwar verkürzt, läßt aber noch eine hinreichende Abwicklung zu.

Weniger günstig, aber noch brauchbar ist der *Lisfranc*, die Absetzung zwischen der Fußwurzel und dem Mittelfuß (s. Abb. 25). Der vordere Hebelarm des Fußes wird reichlich kurz. Bei ungünstigem Narbensitz vorn unten, ist die Narbengegend empfindlich; sie neigt zu geschwürigem Zerfall. Besonders ungünstig ist die Kantenstellung, die mit der Zeit eintritt. Die Ansätze der M. peronei gehen größtenteils mit verloren, während die Ansätze der M. tibiales größtenteils erhalten bleiben. Der Stumpf wird vorwiegend auf der Außenkante belastet.

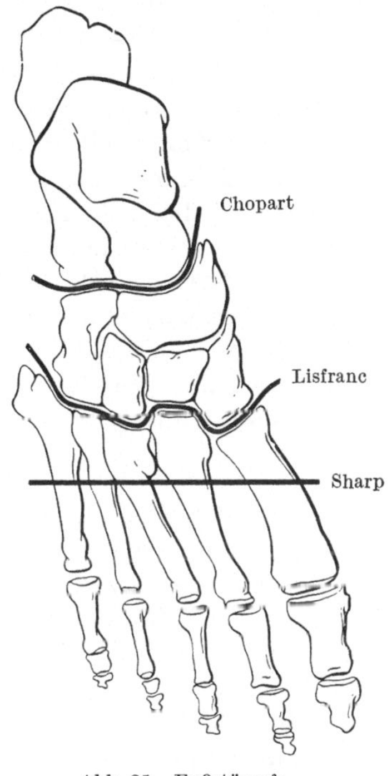

Abb. 25. Fußstümpfe.

Noch ungünstiger sind die *Fußwurzelstümpfe*, von denen ich den Stumpf nach CHOPART (s. Abb. 25) und sub talo, für welch letzteren KOELLICKER eingetreten ist, besonders erwähne. Bei diesen Stümpfen ist die Versorgung mit orthopädischen Schuhen nicht mehr zureichend. Es treten die Nachteile der Verlängerung des amputierten Beines durch das Kunstglied ein, auf die oben (Kap. 6) hingewiesen wurde.

Der Chopart, bei dem die Ansätze der Wadenmuskulatur erhalten sind, während die wesentlichsten Fußheber unwirksam werden, stellt sich darüber hinaus meist recht bald in Spitzfußstellung, so daß die Narbe auch bei zunächst günstigem Sitz in den Bereich der Belastung kommt. Mannigfache Verfahren zur Vermeidung dieser Spitzfußstellung sind vorgeschlagen. Trotz dieser Verfahren sind brauchbare Chopart-Stümpfe selten.

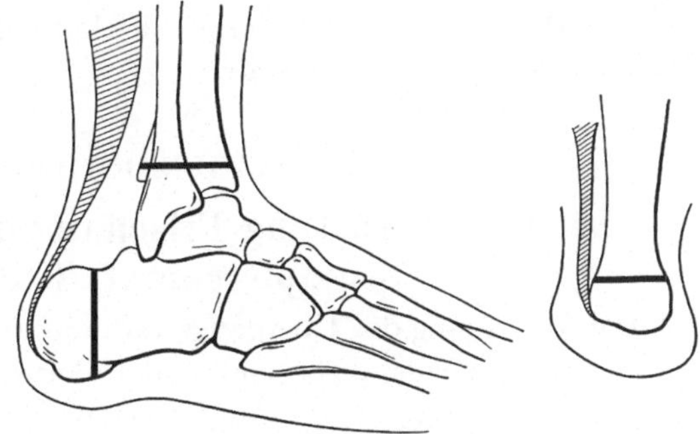
Abb. 26. Pirogoff-Stumpf.

Unterschenkelstümpfe.

Am distalen Unterschenkelende treten der *Pirogoff* (s. Abb. 26) und der *Syme* als tragfähige Stümpfe in Konkurrenz. Auf die Nachteile der sehr langen Stümpfe wurde im Kapitel 6 hingewiesen; damit ist dem Syme und dem langen Pirogoff das Urteil gesprochen. Es bleibt übrig als günstiger Stumpf der kurze Pirogoff. Wird er mit Maß ausgenutzt, so bleibt er in vielen Fällen dauernd tragfähig, bei starker Ausnutzung indes verfällt er mit der Zeit nach mehreren Jahren einem erheblichen durch die unvermeidbare Knochenatrophie bedingten Belastungsschmerz.

Der lange Unterschenkelstumpf, länger als Unterschenkelmitte, ist nicht tragfähig. Er neigt zu Kreislaufstörungen, ist meist kalt, blau und schweißig. Narbenverhärtungen, Ekzeme, Geschwüre sind auf die Dauer nicht zu vermeiden. Es handelt sich um einen ausgesprochen ungünstigen Stumpf.

Gut ist der Unterschenkelstumpf etwa von der Unterschenkelmitte bis zum Ansatz des Kniescheibenbandes, etwa 5—6 cm unterhalb des Kniegelenkspaltes. Von Tragfähigkeit muß bei ihm als Schaftstumpf abgesehen werden. Gefahrenpunkte sind die nicht genügend abgerundete Schienbein-Nase und ein weit vorstehendes Wadenbeinköpfchen, besonders wenn diese Knochenpunkte noch mit narbiger Haut bedeckt sind.

Nur eine Last ohne Nutzen für das Ersatzglied ist der kurze Unterschenkelstumpf, der den Ansatz des Kniescheibenbandes nicht mehr erreicht. Er bedarf besonderer aus dem Rahmen fallender und daher mit geringem Nutzwert ausgestatteter Kunstgliedversorgung.

Oberschenkelstümpfe.

Auch der Knie-Exartikulationsstumpf ist chirurgisch und orthopädisch schlecht. Der allzu breit ausladende Schnürtrichter, der nicht zu umgehen ist, ist unschön und unzweckmäßig. Über die ungünstigen Folgen der Verlegung des Kniegelenks distalwärts, die eine Verkürzung des künstlichen Unterschenkels mit sich bringt, wurde oben in Kapitel 6, „Der kunstgliedgerechte Stumpf" schon berichtet.

Ganz ähnliche Nachteile sind mit langen Oberschenkelstümpfen jeder Art, den reinen Epiphysenstümpfen wie den mannigfachen plastischen Verfahren in dieser Gegend: langer *Gritti*, *Sabanejeff*, *Carden* verbunden.

Gut ist der kurze *Gritti*; indes geht nicht selten auch beim Gritti wie beim Pirogoff die Tragfähigkeit mit der Zunahme der Atrophie verloren.

Die Oberschenkelstümpfe nehmen, je kürzer sie werden, desto mehr an Brauchbarkeit ab.

Der Oberschenkelkurzstumpf oberhalb des kleinen Rollhügels muß wie die Hüftauslösung versorgt werden.

II. Kunstbeinversorgung.

17. Erstausrüstung Frischamputierter mit Kunstbeinen. Stumpfstrumpf. Kunstbeinschuh.

Die Abkürzung des Übergangsstadiums zwischen Wundheilung und Aufnahme des sozialen Lebens, insbesondere der Berufs- oder Arbeitstätigkeit, muß für die Kunstgliedausrüstung des Amputierten der leitende Gesichtspunkt sein.

Die Amputation bedeutet neben der körperlichen eine seelische Erschütterung. Es empfiehlt sich, auf die Zeit der ersten Ertüchtigung, besonders Gehertüchtigung, alle Umstellungen zusammenzudrängen und diese Spanne so kurz wie möglich zu gestalten. Bei aseptischem Heilverlauf erstrebt der Beinamputierte meist schnellstens die Erlangung der mit der Kunstbeinlieferung verbundenen Selbständigkeit. Bei sekundärer Heilung, oft nach mehrfachen Eingriffen, ist der verzagte, mißgestimmte Einbeiner, besonders der Ohnbeiner, hier und da nur schwer zu den ersten Gehversuchen zu bewegen.

Voraussetzung für die Abkürzung des Übergangsstadiums ist die zielbewußte Anlegung und Vorbehandlung des Stumpfes (s. Teil A, Kap. 6: Der kunstgliedgerechte Stumpf). Darauf sei nochmals eindringlich hingewiesen.

Ein Krückenstadium ist überflüssig und verderblich.

Solange die Belastung der Stumpfsohle als unerläßlich oder doch als erstrebenswertes Ziel galt, schob die Furcht vor Wundkomplikationen unter der Einwirkung von Druck oder Reibung am Stumpfende den Zeitraum der Erstausrüstung hinaus. Dem unvermeidlichen Schwund der Gewebe am Stumpf sollte zugleich Raum gegeben werden. Eine Wartezeit nach der Amputation von etwa 2 Monaten wurde vielfach als Norm hingestellt. An anderen Stellen wurden sehr viel längere Wartezeiten gefordert.

Gegen die Belastung der Stumpfsohle ist nichts einzuwenden. Die Mitbelastung der Stumpfsohle kann sogar als erwünscht bezeichnet werden. Bei einigen wenigen Stumpfarten, besonders beim Pirogoff, ist sie Vorbedingung. Beim Stumpf im Bereiche des Schaftes ist sie meist nicht zu erreichen und so unwesentlich, daß es sich nicht lohnt, ihr Einfluß auf das ärztliche Vorgehen einzuräumen. Das wurde im einzelnen oben auseinandergesetzt.

Der Schwund der Gewebe setzt bald nach der Absetzung ein. Es schwinden neben dem Unterhautgewebe besonders die der peripheren Ansatzstelle beraubten Muskeln. Die Inaktivitätsatrophie der Muskeln und übrigen Gewebe stellt aber nur einen Teil und nicht mal den wesentlichen Teil der Stumpfumwandlung dar. Starkem Schwund unterliegen alle dem Dauerdruck des Kunstgliedes und seiner Schnürung ausgesetzten Weichteile, besonders das Unterhautgewebe. Der Atrophie der endgültig aus ihrer Funktion ausgeschalteten Muskeln steht die Hypertrophie der zur Stumpfbewegung nunmehr in den Vordergrund gerückten Muskeln — am Oberschenkelstumpf besonders der Abspreizer und der Glutaen — gegenüber.

Die Schwundvorgänge ziehen sich über viele Monate hin. SPITZY beziffert die Zeit auf 7—8 Monate. Nicht selten nehmen sie erheblich längere Zeit in Anspruch. Die größte Umstellung bringen die ersten Wochen des Kunstgliedgebrauchs. Aber jedes Kunstbein, das nicht mit der Paßform und dem Aufbau des vorherigen übereinstimmt, bringt wieder eine weitere, oft gar nicht so geringe Umformung des Stumpfes mit sich.

Die Stumpfumwandlung setzt also zu sehr erheblichen Teilen erst *nach der Anlegung des Kunstbeins* ein. Das Abwarten der Stumpfumwandlung ist daher als Grund für die Hinausschiebung der Erstausrüstung mit einem Kunstbein hinfällig.

Die Erstausrüstung mit Kunstbeinen wird bei glatter Heilung zweckmäßig in unmittelbarem Anschluß an die Wundheilung vorgenommen. Bei sekundärer Heilung soll das Kunstglied nicht vor sicherer Abheilung aller Wundflächen und Fisteln angelegt werden.

Für die osteoplastischen Stumpfformen gilt das nicht. Ihre Bedeutung tritt im Bereich des Schaftes bei der Belanglosigkeit der Stumpfsohlenbelastung im allgemeinen zurück. Beim Pirogoff und beim Gritti *muß* die sichere Anheilung des knöchernden Markraumdeckels abgewartet werden. Sie werden vielfach zu früh mit Kunstbeinen versehen.

Auch für die *Art* der *ersten* Kunstbeinausrüstung ist wegleitend die seelische und örtlich körperliche Verfassung des Amputierten.

Es empfiehlt sich, in der ersten, ärztlichen Einflüssen am meisten zugänglichen, meist auch bei Rentenbewerbern noch vorwiegend Arbeitsertüchtigung erstrebenden Zeit, die endgültige Ausrüstung mit dem zweckmäßigsten erreichbaren Kunstbein von höchstem Gebrauchswert vorzunehmen. Gewöhnt sich der Amputierte erst an ein Interimsbein, also ein weniger vollkommen aufgebautes Kunstbein, das dem Körper des Amputierten seine Gesetze vorschreibt, so bringt nicht jeder Amputierte — abgesehen von der unnützen Verzögerung der Arbeitsaufnahme — die Energie noch auf zur Umstellung zu einem, höchsten Gebrauchswert vermittelnden, in Bereitschaftsstellung gebauten Kunstbein, das an seinen Willen und seine Tatkraft und die ihm verbliebene Muskulatur Anforderungen stellt. In allen Fällen aber verlangt der Übergang vom Interimsbein zum endgültigen Kunstbein erneute Umstellung mit allen Mühen und Sorgen, mit Enttäuschungen und Rückschlägen in der inzwischen wieder erworbenen hoffnungsfreudigen Stimmung.

Am sofort angelegten endgültigen Kunstbein machen gewiß die fortschreitenden Stumpfveränderungen baldige Umarbeitung notwendig. Das ist mit Kosten verbunden. Für den Beinstumpf ist das Holzbein im allgemeinen das beste Ersatzbein. Es empfiehlt sich, bei der Erstausrüstung den Holzköcher unpergamentiert und unzelloniert zu lassen; dadurch verbilligt sich die durch den bald nötigen Umbau kostspieliger gestaltete Erstausrüstung.

Bei guter Stumpfbehandlung läßt sich aber die Schrumpfung so weit ausschalten, daß im Durchschnitt erst nach einem Jahr, frühestens nach 8 Monaten die Neuanfertigung eines Holztrichters erforderlich wird. Wir haben daher nach Systematisierung unserer Stumpfbehandlung auch den ersten Trichter zur Erhöhung seiner Haltbarkeit pergamentiert.

Die Herstellung des Kunstbeins nach der Maßnahme bedingt einige Wochen des Wartens. Die zweckmäßigste Überbrückung dieser Wartezeit wird erreicht durch das behelfsmäßig in jedem Krankenhaus auch ohne orthopädische Werkstatt herstellbare Stelzglied einfachster Art oder weniger gut durch den Sitzstock. Beide werden im nächsten Kapitel beschrieben.

Der gut nachbehandelte Stumpf verträgt auch das als zur Zeit zweckmäßigstes Bein geltende Holzbein anstandslos. Seine Anfertigung fordert für den Unterschenkelstumpf höhere technische Fertigkeiten als für den Oberschenkelstumpf. Mangelnder technischer Fertigkeit dadurch entgegenzukommen, daß bei knochigem Unterschenkelstumpf zuerst ein nachgiebiges Lederbein verordnet wird, dann als zweites Bein gegebenenfalls das hochwertigere Holzbein folgt, läßt sich wohl nicht immer vermeiden. Versucht werden sollte indes als bessere Lösung, die Technik des Kunstbeinbaues durch Schulung auf eine höhere Warte zu bringen. Auch der starre Werkstoff stört nicht und drückt nicht, wenn seine Form paßt.

Indes können für die Erstausrüstung Frischamputierter mit Kunstbeinen die äußeren Verhältnisse bestimmend werden. In gewissen Kriegslagen, wenn sehr viel Amputierte der Versorgung bedürfen, eingearbeitete Orthopädiemechaniker sowie orthopädisch hochwertige Werkstoffe in ausreichender Menge nicht zur Verfügung stehen und alle Hände beschäftigt sind, fehlt die Möglichkeit der

Fertigstellung endgültiger kunstgerechter Ersatzbeine. Einfach gebaute Behelfsprothesen treten in ihr Recht. — Sie werden im nächsten Kapitel beschrieben. — Von solchen Zeiten der Not sehe ich ab.

Stumpfstrumpf.

Wie der Fuß im Schuh mit einem Strumpf bekleidet wird, so pflegt auch der Amputierte seinen Stumpf im Kunstglied mit einem Strumpf zu bedecken. Für den empfindlichen Stumpf ist der Stumpfstrumpf wohl erforderlich. Ideal ist die Zwischenlagerung zwischen der Haut und dem Köcher im übrigen nicht. Sie kann störend wirken für die Einheit des Kunstgliedes mit dem Stumpf. Gar nicht so wenige, mit ihrem Holzkunstglied eng verwachsene Oberschenkelamputierte haben sich daher angewöhnt, ihr Kunstglied ohne Strumpf zu gebrauchen. Für den Unterschenkel- und den Unterarmstumpf ist der Stumpfstrumpf schlechter zu entbehren.

Stumpfstrümpfe werden in verschiedenen Größen aus Wolle gestrickt und an einem Ende gemindert.

Für die Beschaffenheit des Spinnstoffes, die Strickart, die Maße und Gewichte der Stumpfstrümpfe hat das Prüfamt für Heilbedarf im Versorgungswesen Lieferungsbedingungen aufgestellt, die bei Priess: Die Werkstoffe in der Orthopädie, S. 190 — erörtert werden.

Für die Reinigung, die mit besonderer Sorgfalt vorgenommen werden muß, gibt das Handbuch der Reichsversorgung Bd. I, S. 262 zweckmäßige Anweisungen.

Besonders im Sommer wird hier und da der Stumpfstrumpf aus Baumwolle in Form der Trikotschlauchbinde dem Wollstrumpf vorgezogen. Auch Seidenstrümpfe und Wildlederstrümpfe werden bei besonders empfindlicher Stumpfhaut noch verwendet.

Der Amputierte hat Anspruch auf Lieferung des Stumpfstrumpfes durch den Träger der Versorgung. Für Kriegsamputierte ist maßgebend die zweite Verordnung zur Durchführung des § 7 des Reichsversorgungsgesetzes vom 8. V. 1929. § 1 „Außergewöhnliche Bekleidungsstücke, deren Tragen infolge der Beschädigung notwendig ist"; für Unfallverletzte sind maßgebend — allerdings ohne Gesetzeskraft — die berufsgenossenschaftlichen Richtlinien für die Gewöhnung von Hilfsmitteln 1930. B. 1, letzter Absatz. (Die Berufsgenossenschaft 1930, S. 169.)

Kunstbeinschuhe.

Zum Kunstbein gehört der Kunstbeinschuh. Zur Erhaltung des Kunstfußes ist sorgfältige Instandhaltung des Schuhes erforderlich.

Dem Einbeiner und Ohnbeiner werden in der Kriegsbeschädigtenversorgung wie in der Unfallversicherung bei der ersten Ausstattung zu jedem Kunstbein ein Paar Schuhe mitgeliefert. Da der Kunstfuß sich in der Größe nach dem erhaltenen Fuß richten soll, können als Kunstbeinschuhe im allgemeinen Ladenschuhe (Normalschuhe) Verwendung finden. Beim Pirogoff-Kunstglied und ähnlichen Ausrüstungen wird das nicht immer möglich sein, so daß der sog. orthopädische Schuh in Frage kommt.

Der Beinamputierte muß also nach Verbrauch der ersten beiden Schuhpaare, insbesondere bei den Ersatzkunstgliedern, die ihm nach Verbrauch der ersten beiden Kunstglieder geliefert wurden, selbst für die Beschaffung seiner Schuhe aufkommen. Die Instandhaltung auch der beiden ersten ihm gewährten Schuhpaare fällt dem Amputierten selbst zu.

Schrifttum.

Bähr: Kunstbeinschuhe. Techn. ärztl.-soziales Versorgungswesen **2**, 468 (1922/23). — Oppelt: Gehört zum Beinstumpf gemäß § 558 Ziffer 1 d. RVO. auch ein Stumpfstrumpf? Mschr. Unfallheilk. **29**, 84 (1922). — zur Verth: Erstausrüstung Frischamputierter mit Kunstbein. Zbl. Chir. **1933**, 960.

18. Krücke, Lazarettbein, Behelfsbein.

Die Krücke.

Das erste Fortbewegungsmittel für den frisch Beinamputierten wie für den schwer Beingeschädigten ist gewöhnlich die Krücke. Schon vor der Heilung der Stumpfwunde dient sie dem Einbeiner zu kleinen Gängen, besonders zur Verrichtung der Notdurft, zu Wegen ins Freie und zu ähnlichen Gelegenheiten.

Die Krücke — oder ein ähnlicher Behelf — ist nicht zu entbehren. Ihr Gebrauch indes ist möglichst einzuschränken.

Die Krücke ist kein Ersatz für das natürliche oder für das Kunstglied. Über die unphysiologische Seite des Krückenganges und die seelische Belastung, die ihr Gebrauch mit sich bringt, könnte man sich hinwegsetzen, wenn die Krücke nur zweckmäßig wäre. Aber sie spannt für das verlorene Bein beide oberen Gliedmaßen ein, deren Arbeit für den Krückengang voll in Anspruch genommen wird. Sie eignet sich wohl zum Gehen für kurze Strecken — wenn ein kriegsbeschädigter Einbeiner zur Teilnahme am Nürnberger Parteitag 1935 mit Hilfe von Krücken in 22 Tagen 450 km gewandert ist, so sind das einmalige Erscheinungen, deren Nachahmung nicht erwünscht ist —, sie eignet sich aber nicht zum Stehen und erst recht nicht zur Handarbeit im Stehen. Jede Handarbeit im Stehen macht einen künstlichen Beinersatz erforderlich.

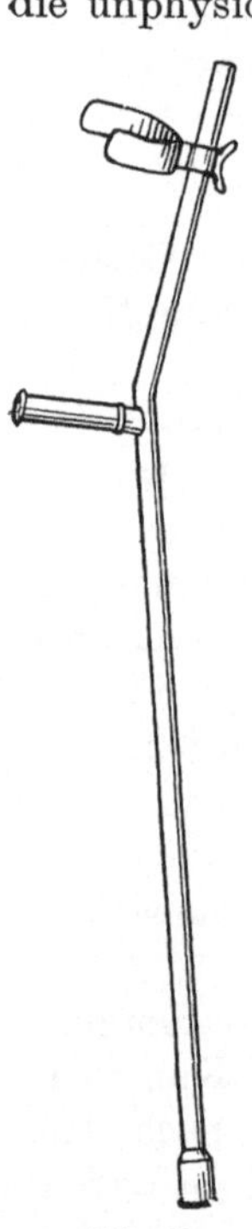

Abb. 27. Stockstütze statt Krücke.

Über ihre Unzulänglichkeit hinaus kann die Krücke Schaden stiften. Ihre gefürchtete Folge ist die *Krückenlähmung* der Arme. Sie kündigt sich an durch Taubheit, Kribbeln und Schwächegefühl in den Händen. In ihrer schweren ausgebildeten Form kann sie zur Lähmung aller Armnerven führen. Am Kreislaufsystem wurden nach Krückendruck Thromboarteriitis (Braeucker, Fotherington), Aneurysmabildung (Coenen), Fingergangrän (Ramond) beobachtet.

Krücken müssen als Gabelkrücken gebaut sein, nicht als Stabkrücken. Für die Hände sind Quergriffe anzubringen. Die Achselbügel müssen nicht zu klobig, nach oben konkav geformt, gut abgerundet und gepolstert sein. Die Länge der Krücke muß verstellbar sein. Der Krückenstiel wird am Boden mit einer Gummikapsel versehen.

Einzustellen zum Gebrauch ist die noch verwendbare kürzeste Länge der Krücke. Das Körpergewicht soll mittels der Hände auf die Quergriffe übertragen werden, nicht aber oder nur zum geringsten Teil von den Achselbügeln abgefangen werden. Die Quergriffe müssen zu diesem Zweck in ihrer Höhe der Armlänge entsprechend abgestimmt werden.

Besonders die Gefahr der Krückenlähmung hat zur Verfertigung eines Ersatzes „der Stockstütze“ Veranlassung gegeben (SOMMER 1933). Sie scheint während des Weltkrieges im feindlichen Lager entstanden zu sein. Es handelt sich (s. Abb. 27) um einen handstockähnlichen Stab aus Stahlrohr mit einem rechtwinklig eingesetzten Griff für die Hand. Der Stab ist, in Höhe des Handgriffes abbiegend, bis zur Ellenbogenhöhe verlängert und nahe dem oberen Ende mit einer nach vorn offenen gepolsterten Schelle zur Stützung des Unterarms nahe am Ellenbogen versehen. Die Schelle ist in ihrer Höhe einstellbar.

Die Stockstütze ist der Achselkrücke vorzuziehen. Gehbänkchen sind für die Krücke ein weniger geeigneter Ersatz.

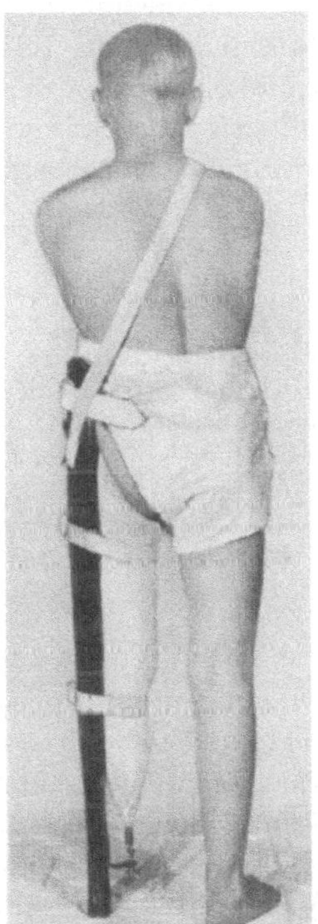

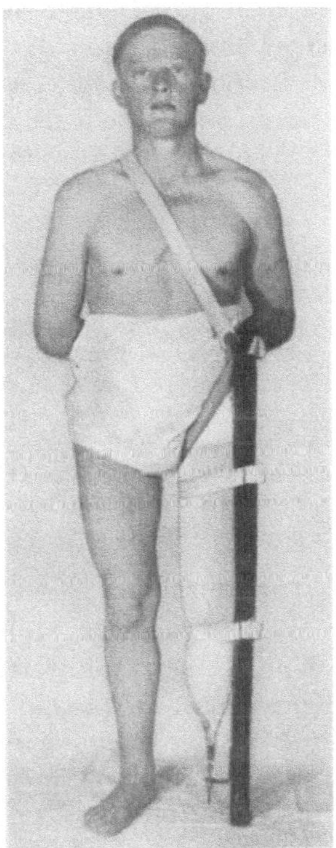

Abb. 28. Sitzstock nach v. BAEYER (phot. WATERMANN).

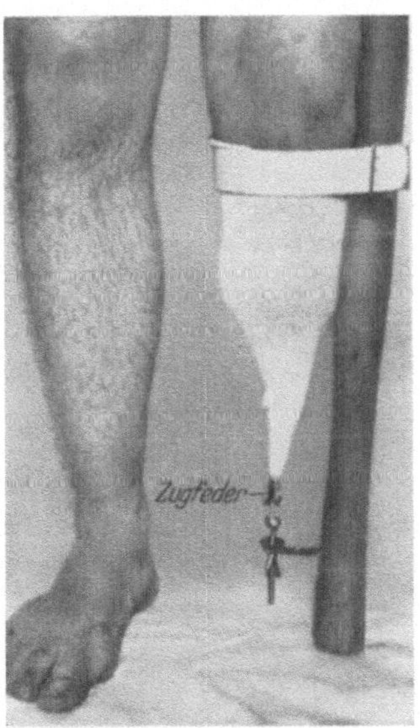

Abb. 29. Zugvorrichtung nach WATERMANN am Sitzstock nach v. BAEYER (phot. WATERMANN).

Die Krücke im weitesten Sinne ist ein unerwünschtes, aber unentbehrliches Hilfsmittel. Sie sollte möglichst in Form der Stockstütze verwendet werden. Im allgemeinen wird man dem nicht mehr jugendlichen Amputierten für Notfälle und für plötzlichen Bedarf während der Nacht ein Krückenpaar oder besser Stockstützenpaar zur Verfügung stellen müssen.

Einen für Beinamputierte sehr brauchbaren Krückenersatz beschreibt v. BAEYER als „*Sitzstock*“ (s. Abb. 28). Das Gerät besteht aus einem nach unten zu einem Stock verjüngten Brett, das seitlich außen am Beinstumpf befestigt wird. Von seinem breiten oberen Ende geht nach unten ein Beckengurt und nach oben ein Schultergurt von verstellbarer Weite aus. In seinem mittleren Teil wird es mit einem oder zwei Riemen um den Amputationsstumpf geschnallt. In dem breiten Beckengurt findet das Gesäß des Einbeiners beim Gehen und Stehen einen sitzartigen Halt. WATERMANN hat unten noch eine Zugfeder angebracht, deren Zweck Abb. 29 dartut. Durch die Verschnallung um den Stumpf wird der Sitzstock beim Gehen ohne Nachhilfe durch die Hand mit dem Stumpf vorgeführt. Beide Hände und Arme sind zum beliebigen Gebrauch frei. Nur beim ganz kurzen Oberschenkelstumpf wird der Sitzstock mit einem Griff für die stützende Hand versehen. Ein Gummigleitschutz oder bei weichem Boden ein breitflächiger Druckteller wird am unteren Stockrand angebracht. Unter dem Beinkleid getragen, fällt der Stützstock wenig auf. Es handelt sich um einen durchaus zweckmäßigen Krückenersatz, der besonders beim jugendlichen Einbeiner ohne Neigung zum Stumpfödem gute Dienste leistet. Unangenehm wird auch vom jugendlichen Unterschenkelamputierten die lange Ruhigstellung des Knies empfunden, die der Sitzstock mit sich bringt. Das Lazarettbein kann der Sitzstock indes nicht ersetzen. Am Lazarettbein ist der allseitig den Stumpf umschließende Köcher als Druckkörper für die Vorbereitung für das Kunstbein wesentlich.

Schrifttum.

von Baeyer: Der Sitzstock. Münch. med. Wschr. (Feldärztl. Beil.) **1917** (307), 829. — Braeucker: Gibt es eine traumatische Arteriitis? Arch. klin. Chir. **173**, 781 (1932). — Coenen: Aneurysma dissecans der A. bracchialis durch Krücke mit arterieller Thrombose und Gangrän des Armes. Zbl. Chir. **1927**, 2023. — Fotherington: Thromboarteriitis der oberen Extremität durch langen Krückengebrauch. Rev. méd. del Rosario **22**, 743 (1932). — Möhring: Von Stöcken, Krücken und vom Wert des Übungsbeines. Z. orthop. Chir. **37**, 584 (1917). — Ramond: Fingergangrän bei einem Krückenträger. Presse méd. **1938**, H. 39. — Sommer: Stockstütze für Beingeschädigte. Zbl. Chir. **1933**, 2842. — Watermann: Orthopädisch-chirurgisch technische Probleme in der Behandlung Gliedmaßenverletzter. Arch. klin. Chir. **200**, 37 (1940).

Lazarettbein.

Das Lazarettbein überbrückt die Zeit zwischen Abheilung der Amputationswunde, der die Anmessung des Kunstbeines unmittelbar folgt, und der Fertigstellung des Kunstbeins. Es ist in hartnäckigen Fällen ein wirksames Mittel zur Verdrängung des Stumpfödems. Es ist so einfach zu gestalten, daß es in jedem Lazarett ohne besondere Vorbildung und ohne besondere Werkstatt hergestellt werden kann, wenn nur die Gipstechnik beherrscht wird.

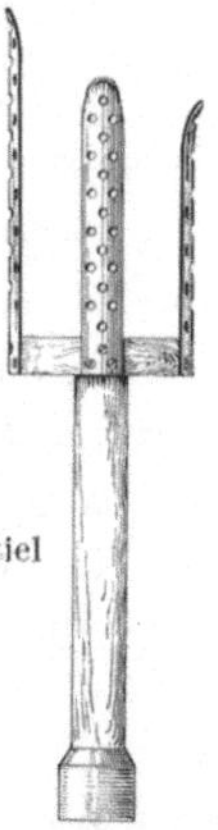

Blech-streifen

Holzstiel

Abb. 30. Behelfsstelze für Oberschenkel- und Unterschenkelstumpf.

Es ist möglichst bald durch das endgültige Kunstbein zu ersetzen.

Das Lazarettbein ist also nur ein „Behelfsbein“, kein Interimsbein. Es dient nur der vorläufigen Wiedererlangung der Gehfähigkeit bis zur Beschaffung des Kunstbeins.

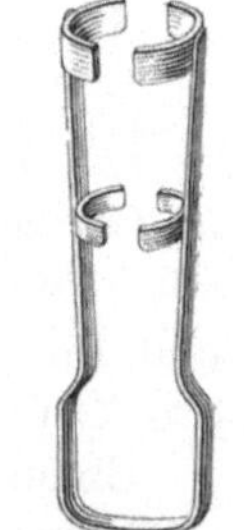

Abb. 31. Gehbügel für das Behelfsunterschenkelbein.

Zu seiner Herstellung bedient man sich am Oberschenkel eines Stiels ungefähr von der Länge des verlorenen Gliedmaßenanteils, der oben fest mit einer runden Holzscheibe vom Durchmesser etwas größer als der Durchmesser des Stumpfes versehen ist. Nach oben gehen von der Holzscheibe 4 Bandeisen oder Blechstreifen aus, die die Grundlage des Gipsköchers bilden. Unten wird am Stiel ein Gleitschutz angebracht (s. Abb. 30).

Am Unterschenkel wird ein kräftiger Gehbügel (s. Abb. 31) verwendet, der in längerer Ausführung auch für den Oberschenkel gebraucht werden kann. Beim Gehbügel wird die Stumpfsohle zur Belastung nicht herangezogen; die Gipshülle kann unten offen bleiben.

Vor dem Eingipsen wird eine Filzhülle dem Stumpf angepaßt und umgelegt. Beim Oberschenkel wird die Stumpfsohle mit einer hohen Lage von Filzscheiben bedeckt. Ein Teil der Filzscheiben wird später nach Fertigstellung des Lazarettbeins vor dem Anlegen aus dem Köcher entfernt, so daß die Entlastung der Stumpfsohle gesichert ist.

An den Hilfstragflächen, besonders den Tibiaknorren, unter der Kniescheibe und beim Oberschenkelbein am Sitzknorren muß der Gips gut anmodelliert werden. Das Wadenbeinköpfchen wird ausgespart. Der Köcher muß besonders an den Tragflächen beim Unterschenkelbein besonders sorgfältig mit Filz ausgepolstert sein.

Eine einfache Gurtbandage hält das Gipsbein beim Oberschenkelstumpf über der entgegengesetzten Schulter am Rumpf fest, beim Unterschenkelstumpf kann Halt, am Oberschenkel durch einen Gurt und gegebenenfalls auch am Rumpf durch einen einfachen Schultergurt gefunden werden.

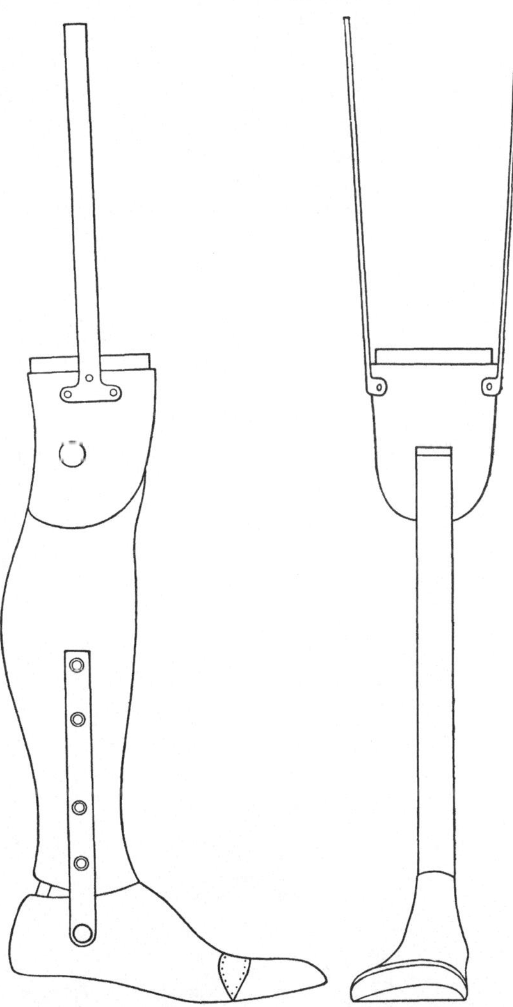

Abb. 32. Interimsbein für Notzeiten mit Schuhleisten als Holzfuß aufgebaut unter Benutzung des Brandenburg-Beines (s. ZUR VERTH: Ersatzglieder in BORCHARD-SCHMIEDEN „Lehrbuch der Kriegschirurgie").

Behelfsbein (Interimsbein).

Während ich in Friedenszeiten das Behelfsbein ablehne, ist *in gewissen Kriegslagen das Behelfsbein nicht zu entbehren.*

Es ist möglich, daß in Kriegszeiten weder geschickte Mechaniker noch Werkstoffe noch Zeit zur Herstellung hochwertiger endgültiger Kunstglieder genügend zur Verfügung stehen. In solchen Kriegszeiten muß das *Behelfsbein* den Einbeiner schnell und sicher wieder gehfähig machen und ihn wieder einschalten in den allgemeinen Arbeitsplan. Die Herstellung des hochwertigen Kunstbeins ist Sache einer späteren Zeit.

Im großen Kriege waren eine Reihe von Behelfsbeinen im Gebrauch (v. BAEYER, BIESALSKI, DOLLINGER, GOCHT, HOEFTMANN, LANGE, SPITZY). Es handelte sich meist um Gerüstbeine, bei denen vielfach auf die Umkleidung verzichtet wurde. Der Grundsatz der Ähnlichkeit des Kunstgliedes mit dem verlorenen Gliedmaße im Aussehen und Eindruck muß in Kriegsnotzeiten zunächst zurücktreten. Statt dessen müssen neben der Einfachheit der Herstellung die *Grundzüge des Kunstbeinaufbaues* möglichst durchgeführt werden. Diese

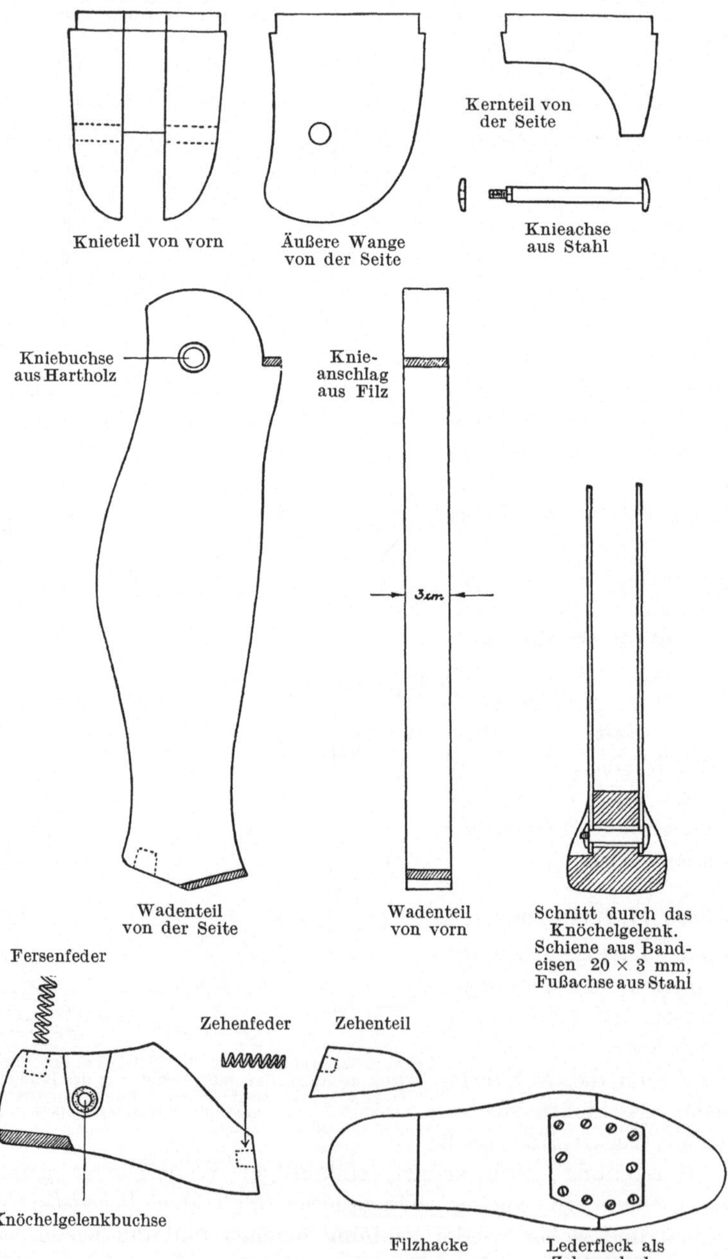

Abb. 33. Einzelteile des Interimsbeins für Notzeiten (s. ZUR VERTH: Ersatzglieder in BORCHARD-SCHMIEDEN, „Lehrbuch der Kriegschirurgie").

Grundzüge gestatten dem Einbeiner die Ausnutzung seines Stumpfes und des Interimsgliedes in breitester Möglichkeit; sie gewöhnen ihn, das Kunstglied als ihm dienendes körpereignes Ersatzstück zu fühlen und zu gebrauchen; sie mindern den Grad des Umlernens bei Ausrüstung mit dem endgültigen Bein.

Am einfachsten läßt sich den Aufbaugesetzen das *Brandenburg-Bein* (s. Abb. 32 u. 33) anpassen.

Es besteht mit geringen Änderungen, die gegen die ursprüngliche Form in Anbetracht der Kriegszeit und der engen Rohstoffdecke zweckmäßig erscheinen, aus einem fabrikmäßig hergestellten hölzernen Fußleisten als Fußersatz, wie ihn Leistenfabriken in jeder gewünschten Zahl herstellen (s. Abb. 32). Dieser Leisten wird im Knöchelteil an beiden Seiten von oben von entsprechend durchbohrten Bandeisen umgriffen (s. Abb. 33). Die Verbindung des Leistens mit diesen Bandeisen stellt ein Stahlbolzen von 9 mm Dicke her (s. Abb. 33), der durch die Durchbohrungen geführt wird.

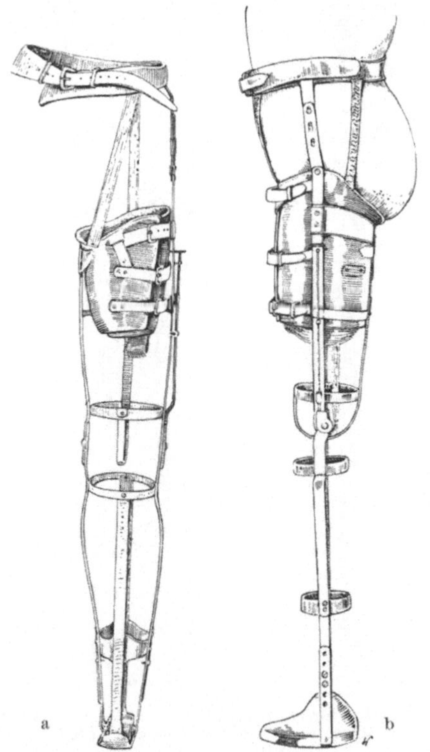

Abb. 34. Oberschenkelbehelfsbein nach DOLLINGER. a von vorn, b von der Seite (aus „Ersatzglieder und Arbeitshilfen“ 1919).

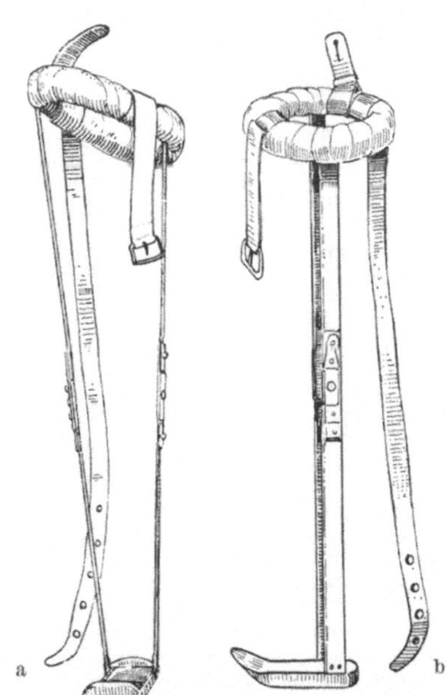

Abb. 35. Bruns-Schiene mit feststellbarem Kniegelenk nach HOEFTMANN (aus „Ersatzglieder und Arbeitshilfen“ 1919).

Die Bandeisen sind nach oben durch Schrauben oder Nieten mit dem brettförmigen Unterschenkelteil („Wade“) verbunden.

Oben wird der Wadenteil von zwei Kniebacken eingefaßt, die wiederum mittels einer Stahlachse von 16 mm Dicke (Normmaß) mit dem oben durchbohrten Wadenteil fest verankert sind. Seitlich an den Kniebacken sind zwei Eisenschienen befestigt, die dem Stumpfköcher als Halt dienen (s. Abb. 33).

Der Köcher wird hergestellt nach genügender Filzpolsterung des Stumpfes, am einfachsten aus Gips, besser aus Preßspan (Eisenpappe) und Gipsleim unter Verwendung von Tuchresten oder Furnierspänen.

Dem Aufbau läßt sich Rechnung tragen durch die Form des Unterschenkelteils, besonders durch die Festlegung der Durchbohrungsstellen für die Gelenke. Auf diese Art wird die Lage des tragenden Anteils des Fußes in pfeilrechter Richtung bestimmt. Stirnrecht läßt sich nur durch geringe Abknickung der Eisenschienen oberhalb des Kniegelenks eine Verschiebung des Fußes nach außen von der Traglinie, also die erforderliche leichte X-Beinstellung, erreichen.

Die Einzelteile des Brandenburg-Beines lassen sich in mehreren Größen vorrätig halten. Vier Längen des Wadenteiles und vier Größen des Fußes (Leistens), dessen Abmessung sich nach dem erhaltenen Fuß richtet, genügen. Der Trichter wird über Gipsabdruck oder unmittelbar über den Stumpf gearbeitet.

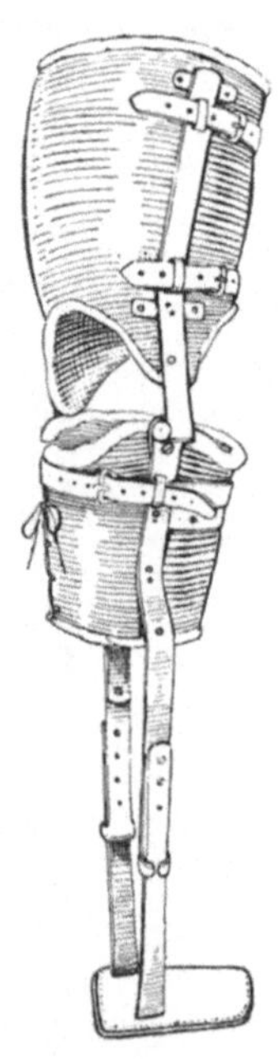

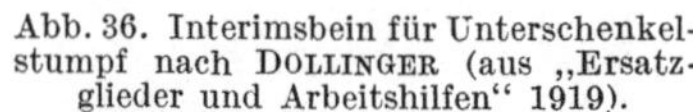

Abb. 36. Interimsbein für Unterschenkelstumpf nach Dollinger (aus „Ersatzglieder und Arbeitshilfen" 1919).

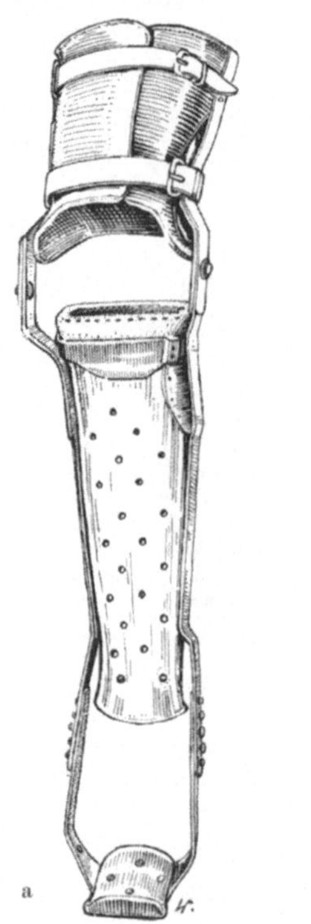

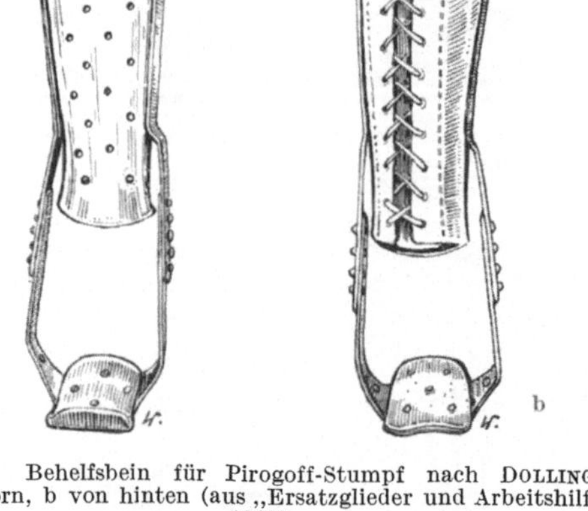

Abb. 37. Behelfsbein für Pirogoff-Stumpf nach Dollinger. a von vorn, b von hinten (aus „Ersatzglieder und Arbeitshilfen" 1919).

Weniger zweckmäßig, aber immerhin brauchbar sind die *Gerüstbeine* (Biesalski, Dollinger, Hoeftmann usw.), die sämtlich mit geringen, meist den Fuß betreffenden Unterschieden die Stützung durch zwei seitlich angeordnete Schienen vornehmen. Gut durchgearbeitet sind die Behelfsbeine von Dollinger (s. Abb. 34a u. b, 36 und 37a u. b).

Die Gerüstbeine haben den Nachteil eines ungenügenden Aufbaues, so daß die spätere Umgewöhnung zum gut aufgebauten Kunstbein erschwert wird, erheblich höheren Gewichtes, klappernder Geräusche beim Gehen, überaus hohen Kleiderverschleißes, umständlicherer Herstellung mit größeren Anforderungen an die Handarbeit und höherer Preise.

Die Abb. 34—37 lassen das Aussehen der Gerüstbeine und die wesentlichsten Bauteile erkennen.

Ist es beim Oberschenkelstumpf nicht möglich das Brandenburg-Bein herzustellen, so ist es einfacher, statt des im Knie beweglichen Gerüstbeines, das eine erhebliche unphysiologische und störende Rückverlagerung des Kniegelenks zur Kniesicherung erfordert, eine

Bruns-Schiene als Interimsbein zu verwenden, die leider auch im deutschen Schrifttum den Namen Thomas-Schiene führt (s. Abb. 35a u. b).

Für den *Unterschenkel* kommt nur das Gerüstbein mit beweglichem Fuß in Frage. Als Fuß dient wie bei der Oberschenkelbehelfsprothese der Leisten, mit dem die Seitenschienen, wie oben geschildert, verbunden werden (s. Abb. 36).

Auch beim Lazarettbein und Behelfsbein muß der *Kniegang* vermieden werden. Er vereinfacht die Ausrüstung, macht aber den Unterschenkelamputierten zum Oberschenkelamputierten. Der Versuch späterer Abgewöhnung ist meist erfolglos.

Der Pirogoff und ähnliche Stümpfe werden interimistisch am einfachsten als Stelzen verwendet; die Ähnlichkeit mit dem menschlichen Bein kann durch eine Schuhbekleidung hergestellt werden. Etwaige Verkürzungen werden durch Filzunterlagen unter die Stumpfsohle im Schuh ausgeglichen. Der Schuh wird entsprechend den fehlenden Teilen ausgestopft. Die schnell erfolgende Aufbiegung seiner vorderen Anteile, das Pumpen und die Drehung des Schuhes um den Stumpf müssen in Kauf genommen werden.

Umständlicher ist die interimistische Versorgung des Pirogoff-Stumpfes nach DOLLINGER (s. Abb. 37a u. b), aber sie stellt die Abwicklungsmöglichkeit wieder her und gestattet eine erhebliche Entlastung des Stumpfendes.

Schrifttum.

FRANK: Eine federnde Übergangsprothese. Münch. med. Wschr. **1916**, 192. — GOCHT: Arbeitsbein. Immediatbein u. a. in GOCHT-RADICKE-SCHEDE: Künstliche Glieder, S. 473. Stuttgart: Ferd. Enke 1920. (Daselbst genaue Beschreibung des Brandenburgbeines.). — HOHMANN: Stumpfpflege, Behelfsprothesen und Unterricht im Prothesengebrauch. Arch. klin. Chir. **193**, 651 (1929). — NIENY: Die Versorgung und Ausrüstung der Amputierten in der Marine. Marineärztliche Kriegserfahrungen, H. 3. Jena: Gustav Fischer 1921. — ZUR VERTH: Ersatzglieder. Kap. X von BORCHARD-SCHMIEDEN: Lehrbuch der Kriegschirurgie. 3. Aufl. Leipzig: Joh. Ambr. Barth 1937.

19. Die körperliche Schulung des Beinamputierten, insbesondere die Gehschule.

Das Ziel der Amputiertenschulung ist, dem Amputierten die volle Herrschaft über seine gesamte Körpermuskulatur unter besonderer Ausbildung der Gleichgewichtshaltung zu erobern oder zu sichern, und weiter ihm sein Kunstglied in jeder Lage und zu jeder Zeit voll dienstbar zu machen.

Der Verlust des Beines greift in die Körpermechanik weitaus verhängnisvoller ein als der Verlust des Armes. Dementsprechend steht auch die Schulung des Beinamputierten der Schulung des Armamputierten weitaus voran. Besonders gilt das für die allgemeine Körperschulung, wenn auch gewiß die Technizismen des Ersatzarmes Einarbeitung und Ausbildung, besonders umfassend beim Ohnarmer, verlangen. Darüber wird gesprochen im Hauptstück C.

Nur wer seine gesamte Körpermuskulatur beherrscht, sein Gleichgewichtsgefühl sorgfältig geschult hat, ist jederzeit auch nach Ablegung des Kunstbeines allen an ihn herantretenden Anforderungen und Zufälligkeiten gewachsen. *Der Einbeiner muß Sportsmann sein.*

Das zweite Ziel, die Erringung der Herrschaft über sein Kunstbein, bedarf im einzelnen keiner Begründung. Voraussetzung für die Erreichung dieses Zieles ist die zweckmäßige Stumpfanlage, die sachgemäß durchgeführte Stumpfnachbehandlung und die beste Kunstbeinausrüstung. An allen dreien fehlt es noch vielfach. Es nutzt nichts, Amputationsschemata aufzuhängen, im Einzelfall aber souverän über die allgemein anerkannten Grundsätze neuzeitlicher Amputationslehre hinwegzugehen. Die Nachbehandlung sorgt für frei bewegliche Stumpfgelenke, für Hebung des Kreislaufs unter Verdrängung des Stumpfödems und für Abhärtung der Haut. Darüber habe ich mehrfach berichtet.

Für die Hebung des Kunstbeinbaues würde die Führung der Orthopädiemechaniker sich hohe Verdienste erwerben, wenn jedem Kunstbeinbauer vor allem anderen die theoretischen Grundlagen des Kunstgliedbaues als unverrückbare Basis eingeimpft würden.

In früheren Arbeiten habe ich die besondere Schulung des Beinamputierten, wenn diese drei Forderungen erfüllt sind, als nicht durchaus notwendig bezeichnet. Das ist sicher richtig. Unter diesen günstigen Verhältnissen kommt der Schulung des Amputierten nur dieselbe Bedeutung zu, wie der gymnastischen und medikomechanischen Nachbehandlung bei gut geheiltem Knochenbruch. Aber — leider — sind diese drei so leicht zu erfüllenden Voraussetzungen vielfach nicht gegeben; aber auch wo sie gegeben sind, fördert die Schulung den Grad der Sicherheit unter Abkürzung der Eingewöhnungszeit. Bei schlechten Stümpfen, schwerer Schädigung des paarigen Gliedes, bei konstitutionellen Körperabnormitäten, besonders bei Fettleibigkeit, im Alter oder bei Schwächezuständen, endlich bei Doppelamputierten, ist eine Schulung nicht zu entbehren.

Warner ist daher nur zuzustimmen, wenn er der Amputiertenschulung seine besondere Aufmerksamkeit widmet.

Trifft den Sportgewohnten das Unglück, ein Bein zu verlieren, so wird er der Forderung unbedingter Muskelbeherrschung schnell gerecht. Den sportungewohnten, den älteren, den fetten oder steifen Einbeiner gilt es, zum Sportsmann zu machen. Das ist nicht immer leicht und besonders an *eine* Voraussetzung geknüpft, an die aktive Mitarbeit des Einbeiners. Die jetzige heroische Zeit, der Appell an die Pflicht und das Beispiel wirken zündend.

Die besten Mittel für die allgemeine Körperschulung sind zunächst mäßige Ernährung, besonders Herabsetzung der Flüssigkeitszufuhr. Der Fette und Aufgeschwemmte ist kein Sportsmann.

Wie weit die aktive Gymnastik den Einbeiner sportlich schulen kann, hat uns Gebhardt in Wort und Bild gezeigt.

Als vorzügliche Körperübung auch für den Beginn hat sich das Schwimmen und Tummeln im Wasser für den Einbeiner bewährt.

Hüpfspiele jeder Art, Medizinballspiel, Gleichgewichtsübungen, wie Schwingen mit Schleuderbällen und ähnliches wechseln ab mit gymnastischen Übungen im Sitzen und Liegen. Partnerübungen bringen Abwechslung. Widerstandsgymnastik, besonders am Stumpf, fördert die Kraft der noch verbliebenen Stumpfmuskulatur.

Neben der aktiven Gymnastik soll die passive Behandlung in Form von allgemeiner Körpermassage, Teilmassagen, Unterwassermassagen, kurzer Anwendung von Kältereizen usw. nicht vernachlässigt werden. Besonders erstreckt sie sich auf den Stumpf. Beim Beinamputierten, besonders Oberschenkelamputierten, stehen die Hüftstrecker und -abspreizer, beim Armamputierten die Armheber im Vordergrund.

Thomsen hat beherzigenswerte Gedanken über die Stumpfmassage mitgeteilt.

Dieser allgemeinen Schulung des gesamten Körpers geht die Kunstbeineinschulung parallel.

Gehschule für Einbeiner.

Die Schulung des Einbeiners wird in Form systematischer, in ihren Anforderungen sich steigernder Gehübungen vorgenommen.

Erste Übung: Einige Schritte Gehen auf ebenem Sandboden auf der Stelle, vorwärts, seitwärts und rückwärts. Der Turnlehrer steht dabei dem Einbeiner gegenüber, faßt mit beiden Händen die Hände des Einbeiners und geht rückwärts, seitwärts oder vorwärts mit.

Zu beachten ist:

1. Den *ersten* Schritt nach vorn führt immer das gesunde Bein aus. Der Schritt mit dem Kunstbein nach vorn soll kurz sein, der Schritt mit dem gesunden Bein lang — der Prothesenträger neigt zum umgekehrten Vorgehen. — Der Schritt mit dem Kunstbein nach hinten soll lang gemacht werden.

2. Haltung beim Gehen aufrecht! Besonders beim Rückwärtsgang übermäßiges Hohlkreuz und Herausstrecken des Gesäßes vermeiden!

3. Körperverkrampfung vermeiden! Glieder locker machen! Bei Körperverkrampfung entsteht Verdacht auf Aufbaufehler des Kunstbeins.

4. Augen nicht krampfhaft auf den Boden heften, sondern schweifen lassen!

5. In den ersten Tagen zwischen den Gangübungen lange Ruhepausen! Die Gefahr der Überanstrengung in der Freude über die wiedererlangte Gehfähigkeit ist groß.

Zweite Übung: Dieselben Übungen ohne Turnlehrer mit Hilfe des Stockes im Hause vor dem Spiegel und draußen auf ebenem Boden — stets unter Beobachtung der fünf Punkte.

Dritte Übung: Dasselbe ohne Stock auf normalem Zimmerboden und auf unebenem Boden auf der Straße und im Gelände.

Vierte Übung: Gehen mit einer zunächst leichten, dann schweren Last auf Schulter oder Kopf, die mit den Armen festgehalten wird. Gehen auf einem Kalkstrich am Boden. Gehen mit der Kopf- oder Schulterlast über diesen Kalkstrich. Gehen im Kreise links und rechts herum. Wendungen mit kurzen Schritten.

Fünfte Übung: Laufübungen auf der Stelle und vorwärts, zunächst eben, dann bergauf und bergab, treppauf und treppab gehen, Gehen auf seitwärts abfallender Gehbahn, Nehmen kleiner Hindernisse, wie Stufen, Bürgersteigkanten und Gräben. Für Geschickte Gang auf dem breiten Einbaum, Hürdenlaufen, Wettlauf, Tanzschritt, Springen, Medizinballspiel.

Die

Gehschule für Ohnbeiner

lehnt sich eng an die Einbeiner-Gehschule. Beim Doppelt-Oberschenkelamputierten empfiehlt es sich oft, die Gehübungen zunächst mit verkürzten Kunstbeinen zu beginnen. Die ersten Übungen werden im Gehwagen oder zwischen fest angebrachten Geländern oder Holmen vorgenommen.

Die von Warner empfohlene Laufkatze bringt die Gefahr allzu großer Verwöhnung. Sie enthebt den Ohnbeiner allzusehr der Mitarbeit seiner Arme, auf die er angewiesen bleibt.

Der Ohnbeiner muß besonders die Vierbeinerhaltung vermeiden. Bei allen Übungen muß der Oberkörper aufrecht gehalten werden, so daß der Schwerpunkt oberhalb der Unterstützungsfläche (Kunstgliedfüße) balanciert. Die Rückenstrecker müssen besonders gekräftigt werden. Die bei der ersten Übung der Einbeiner erwähnten fünf Punkte sind zu beachten.

Wenn die ersten Gehversuche im Laufwagen oder mit in der Höhe verstellbaren, 6—8 m langen Armholmen (wie lange Barrenholme) — wir verwenden dazu gern lange Bänke mit Rückenlehnen gegeneinandergestellt; zwischen den Rückenlehnen bleibt der Gang für den Übenden frei — gelingen, treten hohe seitliche Gehbänkchen ein, die bald durch Unterarmkrückstöcke — nicht Achselkrücken — abgelöst werden (s. Abb. 27). Das Zutrauen zu den eigenen Kräften, das beim Doppelamputierten oft gänzlich darniederliegt, pflegt sich schnell und sichtlich zu heben.

Endlich folgt der Gang mit zwei *langen* Stöcken, zunächst auf rauhem Zimmerboden, dann draußen. Die Länge der Stöcke arbeitet gegen den Vierfüßlergang. Der erste Gang draußen ohne menschliche Hilfe bedeutet dem Ohnbeiner ein gewaltiges Ereignis.

Erst nach Durchführung all dieser Vorübungen werden bei zunächst verkürzten Kunstbeinen der Doppelt-Oberschenkelamputierten die Beine stufenweise bis zum natürlichen Verhältnis verlängert.

Sportlicher Geist, Wetteifer, das anspornende Wort des Arztes und des Sportlehrers bannen Zweifel und Verzagtheit. Sie fördern das Selbstvertrauen. Sie schaffen die seelische Voraussetzung für die neue Aufnahme erfolgreicher Berufsarbeit und neuer Mitwirkung am sozialen Leben.

Der nach diesen Grundsätzen geschulte Einbeiner erreicht das den meisten Beinamputierten vorschwebende Ideal, mitzuarbeiten am gemeinsamen Werk wie ein Gesunder. Der Ohnbeiner entzieht sich fremder Wartung und Pflege. Er wird wieder eigener Herr und ist in der Lage, an bescheidenem Platze das Seine beizutragen für die gemeinsame Arbeit.

Schrifttum.

Dollinger: Die Behandlung der Amputationsstümpfe der Invaliden. Dtsch. med. Wschr. **1916**, 1289. — Englert: Die Leibesübungen der Verwundeten im Weltkrieg 1914 bis 1918. Ein Literaturbericht. Leibesübungen und körperliche Erziehung **1939**, H. 17/18, 417 — Sport und Spiel der Kriegsverletzten. Dtsch. Ärztebl. **1940**, 96. — Gebhardt: Grundsätze der Nachbehandlung von Gliedmaßenverletzungen. Arch. orthop. Chir. **40**, 189 (1939). — Heiss: Leistungssteigerung mit Hilfe von Leibesübungen bei Unfallverletzten. Arch. orthop. Chir. **40**, 217 (1939). — Pape: Turnübungen für Einarmige und Einbeinige. Dtsch. Turnztg **62**, 215 (1917). — Rissom: Leibesübungen der Einarmer und Einbeiner. Dtsch Turnztg **62**, 17 (1917). — Rohde: Fünf Jahre Sonderstation zur Heil- und Berufsfürsorge Schwerunfallverletzter. Mschr. Unfallheilk. **1937**, 353. — Sasse: Körperbehinderte lernen schwimmen. Leipzig: Leop. Voss 1937. — Thomsen: Über Stumpfmassage. Chirurg **1936**, 486. — zur Verth: Heilgymnastik in der Nachbehandlung Schwerverletzter. Jkurse ärztl. Fortbildg **30**, H. 12, 15 (1939) — Die körperliche Schulung des Beinamputierten, insbesondere die Gehschule. Z. Orthop. **71**, 107 (1940). — Warner: Amputiertenschulung. Arch. orthop. Chir. **34**, 315 (1933).

III. Die einzelnen Ersatzglieder am Bein.

Zum Verständnis der Anweisungen für die einzelnen Ersatzglieder ist das aufmerksame Studium der vorherigen Abschnitte, besonders der „Grundlagen des Kunstgliedbaues“ und „Das stumpfgerechte Kunstbein“ sowie des Abschnittes über „Paßteile und Halbfabrikate“ erforderlich.

Die einzelnen Ersatzglieder werden nach einem bestimmten Plan beschrieben. Zunächst werden die Forderungen des Aufbaues untersucht. Es folgen kurze Angaben über den Werkstoff. An dritter Stelle schließen sich an Erörterungen über die Unterarten des Stumpfes und technische Anweisungen, besonders über Einbettung und Anmessung, endlich viertens bilden, wo erforderlich, besondere Bemerkungen den Abschluß.

Der größte Wert wird auf den *Aufbau* gelegt. Die technischen Anweisungen werden bewußt nur so weit gegeben, wie sie für den Arzt von Bedeutung sind. Fällt doch die Technik in erster Linie dem Mechaniker zu.

20. Ersatz bei Fußstümpfen.

Soweit die Absetzung am Fuß sich innerhalb des Vorfußes oder Mittelfußes (Sharp) oder an der Grenze des Mittelfußes zur Fußwurzel hält (Lisfrank), wird der Stumpf am besten mit einem *orthopädischen Schuh* versorgt (s. Abschnitt E).

Die Absetzung einzelner Zehen macht einen orthopädischen Schuh meist nicht erforderlich. Bei Absetzung der großen Zehe allein kann zur Schonung der zweiten Zehe der Einbau eines weichen Füllstückes in den Schuh zur Verhinderung des Gleitens des Fußes nach vorn nützlich sein.

Die orthopädische Herrichtung des Schuhes beim Verlust des Vorfußes (Sharp, Lisfrank [s. Abb. 25] und ähnliche Stumpfformen) muß — ich schließe mich darin Froeschmann und Böhm an — 1. das Abwickeln des Fußes wiederherstellen, 2. das Vorwärtsrutschen des Fußes im Schuh verhindern, 3. die Form des Schuhes auch nach längerem Gebrauch erhalten. Diesen Zwecken wird am besten ein in den Außenschuh einsetzbarer Walklederschuh mit Vorfußteil gerecht.

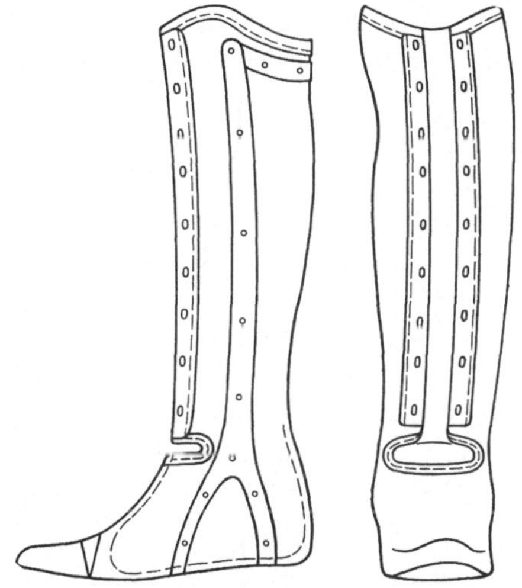

Abb. 38. Gelenkloses Schienenlederbein für Chopart-Stumpf mit gegabelter Schiene. (Dieselbe Form wird für den Pirogoff-Stumpf verwendet.)

Das herausnehmbare Einsatzstück ist die wesentliche orthopädische Beigabe. Es besteht aus einer Stahlsohle, die vorn mit einer Ausfüllung für den verlorenen Fußteil, hinten mit einer Lederverschnürung zum Festhalten des Stumpfes verbunden ist. Die verstärkte hintere Kappe des Einsatzstückes umfaßt den Stumpf, soweit es sich machen läßt, die versteifte vordere Kappe hält die Schuhform fest.

Statt des Schuhes mit Einsatzstück läßt sich auch ein orthopädischer Schuh mit Stahlsohle bauen, bei dem der verlorene Fußanteil durch eine Füllmasse von Korkmehl ersetzt wird. Der verstärkte Schaft hilft neben der verstärkten Kappe das Vorrutschen des Stumpfes verhindern.

Beim empfindlichen Lisfrank-Stumpf mit ungünstigen Narben sowie bei Kantenstellung des Lisfrank kann statt des orthopädischen Schuhes eine Kunstgliedversorgung zweckmäßiger sein. Sie schließt sich eng der Versorgung des Fußwurzelstumpfes (Chopart) sowie des plastischen langen Unterschenkelstumpfes (Pirogoff) an, auf die ich gleich eingehe.

Auch beim nicht zu sehr beanspruchten, günstig gestalteten Stumpf nach Chopart (s. Abb. 25) genügt hier und da noch die Ausstattung mit dem orthopädischen Schuh, in dem, wie beschrieben, zum Vorfußersatz ein Walklederschuh mit Vorfußteil eingeschoben wird. Doch stellt der Chopart im wesentlichen nur noch eine Stelze dar, bei der die Hilfsmittel des orthopädischen Schuhes keine

Abwicklung mehr gewährleisten. Es droht die Verdrehung des Schuhes gegen den Stumpf sowie Verrutschen gegen den Schaft nach oben und unten (Pumpen). Die „technische Einheit“ zwischen Stumpf und Stiefel geht verloren. Dasselbe gilt in noch größerem Maßstabe von den übrigen Fußwurzelstümpfen (Amputatio intertarsea anterior JÄGER, Exarticulatio sub talo [MALGAIGNE]). Besonders bei stärkerer Beanspruchung werden diese Stümpfe besser mit Kunstgliedern ausgerüstet (s. Fußwurzelkunstglied und Abb. 38).

Fußwurzelkunstglied.

Der Zahl nach steht unter den Fußwurzelstümpfen weit voraus der *Pirogoff-Stumpf* (s. Abb. 26). Die Versorgung des Pirogoff-Stumpfes wird daher der Besprechung zugrunde gelegt.

Aufbau. Das Fußwurzelkunstglied, besonders das Pirogoff-Kunstglied, ersetzt neben Teilen des Knöchelgelenks nur den Fuß, der in erster Linie als Abwicklungswerkzeug dient. Zu diesem Zweck braucht nur eine in Form und Funktion fußähnliche Platte unter dem Stumpf angebracht zu werden.

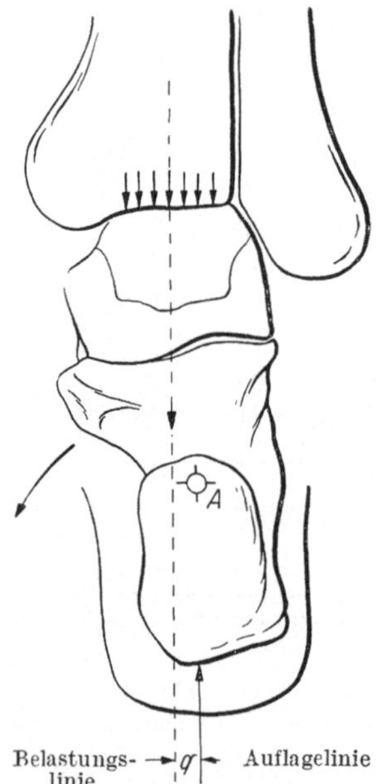

Abb. 39. Knickbereitschaft und Fuß von hinten (schematisch), nach MÖHLER.

Nun hat der menschliche Fuß gewisse konstruktive Eigentümlichkeiten, auf deren auffallendste ich zunächst eingehen will. Ihre konstruktive Klärung danken wir einem Techniker (Dr. MÖHLER, Klotzsche). Er nennt „Belastungslinie“ die Resultierende der Einzelkräfte, die im Sinne der Belastung vom Unterschenkel über das Sprungbein auf das Fersenbein übertragen werden. Er nennt „Auflagelinie“ die Kraftlinie des Bodenreaktionsdrucks auf das Fersenbein. Er weist nach, daß die Belastungslinie nicht mit der Auflagelinie fluchtet, vielmehr etwas nach innen zu verschoben ist (s. Abb. 39). „Durch diese Entfernung q entsteht ein Kräftepaar, das mit dem Hebelarm q den Rückfuß um die Auflage zu drehen sucht.“ Die Wirkung des Abweichens der Belastungslinie von der Auflagelinie nach innen nennt er „Knickbereitschaft“.

Die Knickbereitschaft des Fußes erklärt MÖHLER stammesgeschichtlich.

Ich habe im Kapitel 5 vor der Übertragung normalanatomischer Befunde auf das Kunstglied gewarnt und statt dessen physikalisch-konstruktive Gedankengänge dem Kunstbeinbau zugrunde zu legen empfohlen. Bei der Anordnung des Fußes am Kunstglied — das gilt für den Pirogoff gleicher Weise wie für den Unterschenkel-, wie für den Oberschenkelstumpf — hat sich aber gezeigt, daß nur die Anordnung entsprechend dem natürlichen Fuß den Anforderungen des Amputierten gerecht wird. Wird beim Kunstbein die Auflagelinie in die Belastungslinie verlegt, also die senkrechte Fußachse in der Belastungslinie angeordnet, so neigt der Amputierte zum Schwanken nach außen über die Kunstgliedseite hinweg (Äquilibrierungsschwankung des menschlichen Schwerpunktes beim Gang).

Es ergibt sich daraus die Regel, den *Kunstfuß nach außen gegen die Belastungslinie zu verschieben.* Der Fuß hat die günstigste Stellung, wenn die Belastungslinie die Grenze des mittleren und inneren Drittels der queren Fußachse trifft.

Rückkehrend zum Fußwurzelstumpf läßt sich das beim kurzen Pirogoff leicht erzielen, schwerer schon beim langen Pirogoff; beim Chopart und den verwandten Stümpfen hat die Erfüllung dieser Forderung Schwierigkeiten.

Eine Kantenstellung des Fußes muß dabei vermieden werden. Der Pirogoff-Kunstfuß muß in Plattfußstellung stehen.

Die Abwicklung darf nicht eckig vor sich gehen. Die glatte Abwicklung des Fußes muß durch den Sohlenschnitt gesichert sein. Darüber wurde schon bei den Paßteilen gesprochen. Auch die Notwendigkeit, den festen Fußhebel vorn in oder dicht an der Ballengegend enden zu lassen, wurde schon bei den Paßteilen hervorgehoben.

Die Sohlenform muß unter Zugrundelegung der Erfahrung der Leistenfabriken gestaltet werden. Die Ferse des Kunstfußes muß leicht weggeschnitten und rundlich geformt werden. Der vordere, dem Ballen entsprechende Stützpunkt darf zur Vermeidung einer Verlängerung des Gliedes beim Abwickeln und zwecks müheloser Abwicklung nicht zu weit vorn liegen gegen das Lot aus der Hüfte. Auch dieser vordere Stützpunkt darf nicht eckig angeordnet werden. Indes muß vermieden werden, die Sohle als reine Rolle zu bauen. Dann würde sie im Stand zu wenig der Erhaltung des Gleichgewichts und im Gang nicht mehr der Abwicklung dienen.

Zur organischen Gestaltung der Abwicklung oder Abrollung wurden in der Fußplatte Gelenke angebracht. Sie haben sich als nicht genügend haltbar erwiesen. Auch ist es nicht einfach, sich über die beste Richtung der Gelenkachse klar zu werden. Darüber soll beim Unterschenkel- und Oberschenkelbein noch gesprochen werden.

Die Fußplatte muß so angeordnet werden, daß sie im Stand von der Belastungslinie nahe am vorderen Stützpunkt am Ballen und am inneren Rand — das wurde oben erörtert — getroffen wird. Mit anderen Worten: der Kunstfuß muß gegen die Unterschenkelachse nach außen und nach hinten rücken. Dadurch erhält die Wegarbeitung der künstlichen Ferse erhöhte Bedeutung. Auch eine ausgeprägte Spitzfußstellung mildert das stampfende Auftreten einer vorspringenden Ferse.

Die organische Verbindung der künstlichen Fußplatte mit dem Körper wird hergestellt durch eine genügend lange, gut anliegende, hülsenähnliche Befestigung, die sich wegen der keulenförmigen Gestalt des Pirogoff in vielen Fällen nicht einfach röhrenförmig oder kegelförmig herstellen läßt. Eine vordere feste Schale mit hinterer Walklederlasche ist das einfachste Befestigungsmittel (s. Abb. 40). Ist zur Heranziehung der Hilfstragflächen eine Hülse angezeigt, so muß sie an der engsten Stelle zum Durchführen des verdickten Stumpfendes gefenstert sein (s. Abb. 41). Der Ausschnitt muß vorn angeordnet werden. Der hintere Stumpfumfang bedarf eines festen Widerhalts, der nicht unterbrochen werden darf.

Das sind die Anforderungen, mit denen zugleich schon einige Anweisungen für den Bau erörtert sind.

Werkstoff. Der geeignete elastische Werkstoff für den Pirogoff-Fuß ist Blockfilz. Auch Gummi hätte eine durchaus willkommene Elastizität, läßt sich aber schlechter am Kern, der beim Pirogoff mit der Hülse aus einem Stück gearbeitet ist, anvulkanisieren.

Die Verbindung mit dem Stumpf stellt am besten die Holzschale her (s. Abb. 40). Sie gestattet die oben angeforderte Anordnung in der Verschiebung der Fußplatte zum Lot, besonders in der Seitenverschiebung. Holz in genügender Dicke je nach der Holzart — bewährt hat sich Pappelholz und White wood — bietet auch Gewähr für Haltbarkeit. Seine Bearbeitung, so daß die Rinne dem Schienbein sich anpaßt, ist nicht ganz einfach. An der Schwierigkeit der Bearbeitung und Anordnung scheitert vielfach die Einführung des *Holz*-Pirogoff (s. Abb. 40 u. 41).

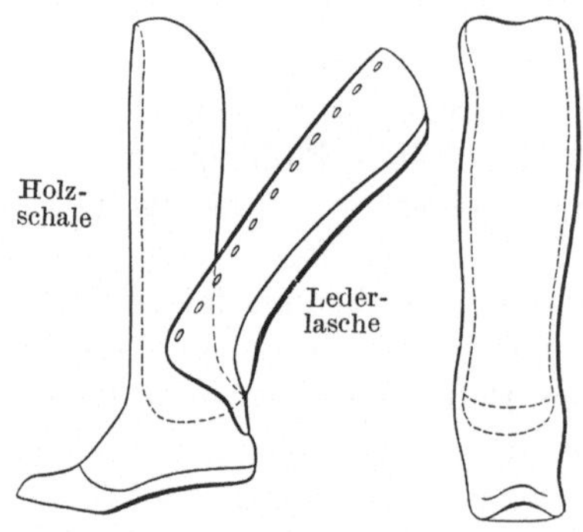

Abb. 40. Holz-Pirogoff-Kunstbein seitlich und von vorn. Vordere Holzschale, hintere Walklederlasche, Filzfuß mit Holzkern.

Beim *Lederstahlschienen-Pirogoff* (siehe Abb. 42, 43 u. 38) macht besonders die seitliche Verschiebung des Kunstfußes gegen das Lot Schwierigkeiten. Das Leder läßt die beim stark schwitzenden Pirogoff besonders notwendige Reinigungsfähigkeit vermissen. Es kommt nicht zum Austrocknen und verrottet daher schnell, zuerst an den Nietstellen. Das imprägnierte Holz ist weniger gegen Schweiß empfindlich. Die Unbeständigkeit gegen Schweiß läßt auch das Leichtmetall für den Pirogoff ungeeignet erscheinen. Auf diese Werkstofffragen komme ich beim Unterschenkelbein und ausführlicher beim Oberschenkelersatz zurück.

Das Lederstahlschienen-Pirogoff-Kunstbein wird in zwei Modifikationen gebaut. Die erste sieht ein Scharniergelenk zwischen Stumpffassung und Kunstfuß vor (s. Abb. 42). Damit ist die Stabilität des Kunstgliedes beim Stehen und Gehen aufgehoben. Dazu wird das Scharnier, das dem Schmutz und Staub besonders ausgesetzt ist, beim Stand und Gang sehr stark belastet. Es handelt sich um eine höchst unbefriedigende Lösung.

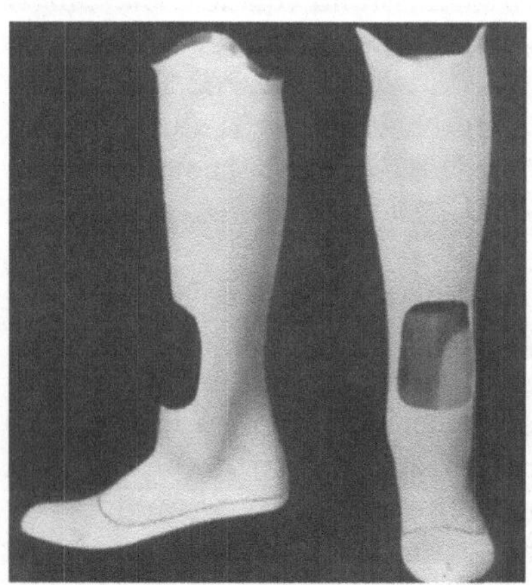
Abb. 41. Holz-Pirogoff-Kunstbein für nicht tragfähige Stümpfe.

Besser ist die Einbeziehung des Kunstfußes in die nach unten verbreiteten oder gabelförmig den Fuß von unten umfassenden Stahlschienen (s. Abb. 43 u. 38). Auf Beweglichkeit des in Spitzfußstellung stehenden Fußes wird verzichtet. Die Stabilität bleibt erhalten. Die Schienen müssen, um den starken, immer wieder einwirkenden Kräften Widerstand leisten zu können, sehr massig sein. Das Kunstglied wird dadurch zu schwer. Dazu kommt die schnelle Verrottung des Leders, über die schon gesprochen wurde.

Auch diese Versorgungsart ist unbefriedigend. Ist aber beim nichttragfähigen Pirogoff-Stumpf eine Heranziehung von Hilfstragflächen am Knie erforderlich, so ist das Holz durch andere Werkstoffe nicht zu ersetzen. Der gut passende Ring am Knie, die Fensterung vorn für den Endwulst, die durch eine Ledermanschette verschlossen wird, ist das ideale Hilfsmittel für den nichttragfähigen Pirogoff. Eine Einbeziehung des Oberschenkels zur Gewinnung von Tragflächen ist nur in Ausnahmefällen erforderlich.

Technik. Die Grundlage der Anfertigung ist der Gipsabguß.

Beim tragfähigen Pirogoff-Stumpf lastet das Körpergewicht im wesentlichen auf der Stumpfsohle. Die vordere Holzrinne mit der hinteren Walklederklappe dienen mehr der Lenkung als der Stützung.

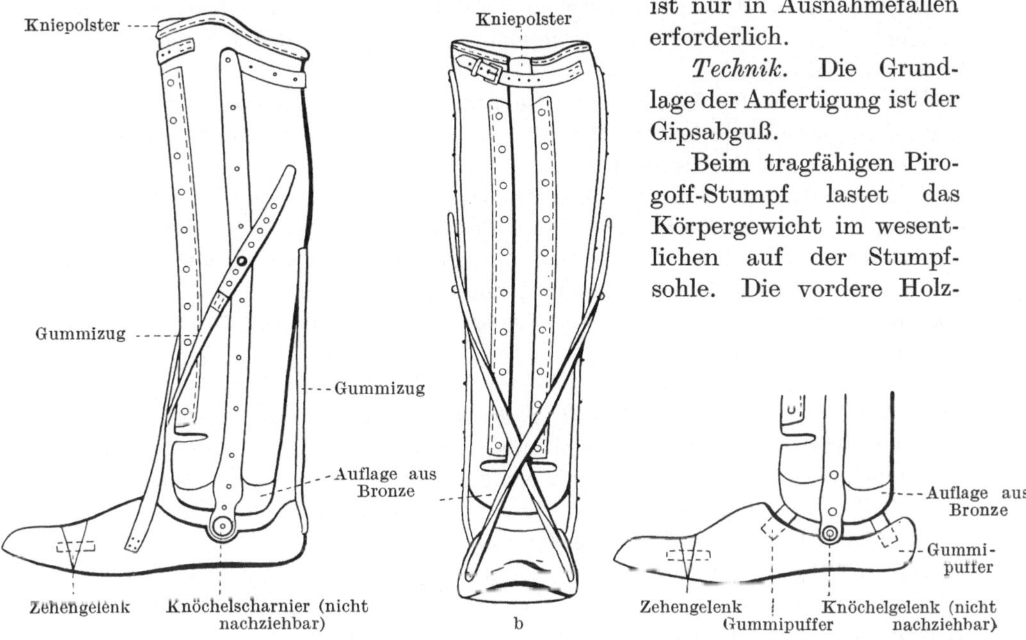

Abb. 42. Lederstahlschiene Pirogoff mit Scharniergelenk.

Beim nichttragfähigen Pirogoff fangen innerer und äußerer Unterschenkelknorren und Umgebung, sowie besonders die Gegend des Kniescheibenbandes das Körpergewicht ab. Für einen Pirogoff-Stumpf mit allzu dickem distalen Ende läßt sich leider ein geschlossenes Holz-Pirogoff-Kunstbein nicht anfertigen.

Die Überlegenheit des aus Holz gearbeiteten Fußwurzel-, insbesondere Pirogoff-Kunstgliedes gegen das Lederstahlschienen-Kunstglied ist gewaltig. Doch erfordert das Holz-Pirogoff-Kunstglied eine sehr hochstehende Technik.

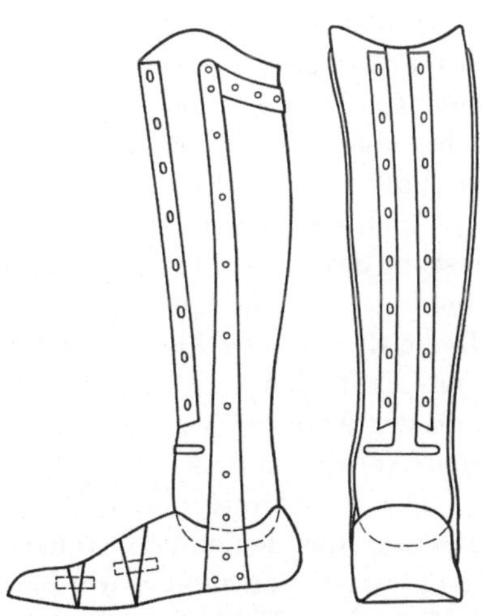

Abb. 43. Gelenkloses Schienenlederbein für Pirogoff-Stumpf mit ungeteilter Schiene. (Die Schiene läßt sich auch gabeln s. Abb 38.)

Schrifttum.

Eckhardt: Der Chopart-Stumpf und seine Prothese. Z. orthop. Chir. **45**, H. 1/2, 313, (1924). — zur Verth: Die Amputation nach Pirogoff und ihre Prothese. Zbl. Chir. **1923** Nr 43, 1609 — Z. orthop. Chir. **45**, 236 (1924) — Das zweckmäßige Pirogoff-Kunstglied. Verh. 29. Kongr. dtsch. orthop. Ges. Dortmund **1934**. — Vogel, K.: Über die Notwendigkeit der Stütze des Fußgewölbes nach teilweiser Entfernung des Fußes. Zbl. Chir. **1933**, 2672—2673.

21. Unterschenkelbein.

Aufbau. Das Pirogoff-Kunstglied ersetzt den Fuß mit dem zugehörigen Knöchelgelenk. Beim Unterschenkelbein kommt hinzu der fehlende Teil des Unterschenkelschaftes.

Vor allem ist der Unterschenkelschaftstumpf im Gegensatz zum Pirogoff-Stumpf so gut wie nie belastungsfähig. In den weitaus meisten Fällen muß das Stumpfende völlig frei schweben.

Der wesentlichste Teil des Unterschenkelbeines ist der Fuß sowie seine Verbindung mit dem Stumpf. Der Ersatz des fehlenden Unterschenkelteiles stellt kein Problem. Sehr zum Unterschied vom Pirogoff-Kunstglied aber ist die Lage des Knöchelgelenks nicht durch die Stumpfform vorgeschrieben. *Die Lage des Knöchelgelenks kann in gewissem Umfang nach konstruktiven Grundsätzen willkürlich bestimmt werden.*

Für den Fuß gelten im wesentlichen dieselben Grundsätze, wie sie für das Pirogoff-Bein und für den Fuß als Paßteil aufgestellt wurden.

Auch für das Unterschenkelbein müssen die Gelenke in der künstlichen Fußplatte als überwunden gelten. Der Kern des Kunstfußes ist starr bis zum Ballen. Vom Ballen aus nach vorn gibt der Kunstfuß elastisch nach. Der Ballen wird zur Erleichterung des Abrollens gegen den natürlichen Fuß besonders sorgfältig auslaufend abgerundet oder sogar etwas nach hinten verlegt.

Der Abwicklung dient weiter eine geringe Verlegung des Fußes *mit* dem Knöchelgelenk (nicht wie beim Pirogoff *gegen* das Knöchelgelenk) nach hinten, unter leichter Rückarbeitung und Rundung der Ferse. Ferner kommt der Schnitt des Fußes nach dem Muster des Leistens der Abrollung zugute. Die Unterfläche des Fußes darf weder dem Plätteisen ähneln noch eine Rolle oder Walze mit dem Radius der Beinlänge erreichen; eine gewisse Walzenform muß erkennbar sein, aber mit erheblich längerem Radius. Darüber wurde schon gesprochen (s. Paßteile und Ersatzglieder für Fußstümpfe Kap. 15. u. 20).

Auch die gegen Hebung fixierte Spitzfußstellung, so daß die Ferse bei Belastung des Ballens in lotrechter Richtung ohne Schuh etwa $3^1/_2$—$4^1/_2$ cm schwebt, dient der Abwicklung. Diese Höhe begreift in sich die Absatzhöhe, dazu die Dicke der Schuhsohle, so daß der Absatz bei senkrechter Belastung etwa 1 cm vom Erdboden frei schwebt. Der Grad der Spitzfußstellung ist also abhängig von der Absatzhöhe. Auf den Grad der Spitzfußstellung komme ich beim Oberschenkelbein zurück.

Der so gebaute und nach hinten gerückte Fuß muß, pfeilrecht gesehen, im Lot aus der Kniemitte stehen. Auch beim Unterschenkelbein muß der Fuß nach außen verschoben werden. Das wurde oben beim Pirogoff-Bein ausgiebig erläutert. Indes läßt sich beim Unterschenkelbein die ausgesprochene Knickplattfußstellung vermeiden, wie sie beim Pirogoff-Fuß gefordert wurde. Beim Unterschenkelbein wird mit der Fußplatte das Knöchelgelenk nach außen verlegt. Der Grad der Verlegung wird so gewählt, daß das Lot aus Mitte Knie die Fußplatte an der Grenze des mittleren und inneren Drittels oder im inneren Drittel trifft (s. Abb. 44b).

Es ist leicht ersichtlich — s. „Statik und Mechanik des Kunstbeins" —, daß die Lage des Fußes mit dem Knöchelgelenk auf Gang und Stand verschieden wirkt. Je weiter das gesperrte Knöchelgelenk nach vorn geschoben wird, desto standsicherer wird das Kunstglied; je weiter bis zu einem gewissen Grade nach hinten, desto gangbereiter. Die Fußplatte wird also in stirnrechter Sicht stets so angeordnet, daß sie vom Lot aus der Hüfte zwischen Knöchel und Ballen getroffen wird, je nach der Eigenart des Trägers näher am Knöchel oder näher am Ballen. Das Knöchelgelenk liegt stets hinter dem Lot, der Ballen stets vor dem Lot, für den Gang am besten dem Lot stark angenähert (s. Abb. 44a).

Die Längsachse des Fußes weist schon aus kosmetischen Gründen vorn leicht nach außen. Der Grad der Fußverdrehung muß so gewählt werden, daß die Mitte der Fersenbelastung pfeilrecht zur Körperfront hinter dem Großzehenballen liegt. Zu diesem Zweck genügen wenige Grade der Auswärtsdrehung. Die früher bevorzugte Verdrehung um fast 15° schließt die Abwicklung aus. Die Verdrehung wird daher zweckmäßig auf etwa 7—10° bemessen. Bei dieser geringen Verdrehung stimmt die Abwicklungslinie (Mitte Ferse — Großzehenballen) etwa mit der Gangrichtung überein.

Ein schwieriges Problem am Unterschenkelbein ist die Lage der Gelenkachsen zur Körperfront. Der Schritt des Menschen führt naturgemäß senkrecht zur Körperfront nach vorn. Bei den einfachen Scharniergelenken des Kunstgliedes muß die Längsachse der Gelenke senkrecht zur Gelenkbewegung, also in der Stirnlinie (Körperfront) angelegt sein. Dieser Regel folgen eine große Anzahl von guten Kunstgliedbauern. Sie verdrehen also die Knöchelgelenkachse, die mit der Querachse des Kniegelenks der Stirnlinie entspricht, leicht gegen die Querachse des Fußes.

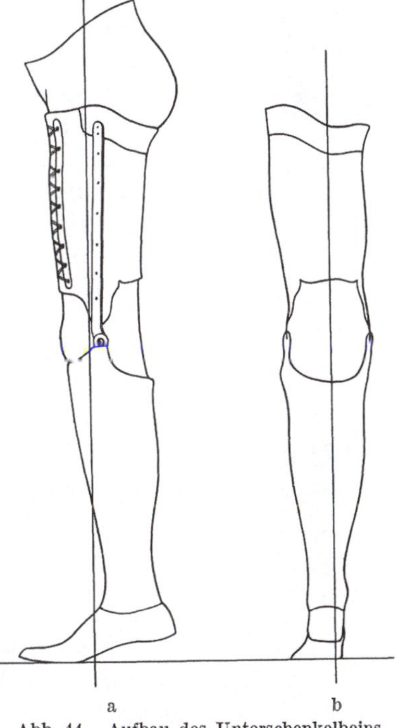

Abb. 44. Aufbau des Unterschenkelbeins. a) seitlich; b) von hinten.

Andere aber weisen darauf hin, daß es eine große Zahl von Menschen gibt, bei denen das Spielbein zunächst nicht senkrecht zur Stirnlinie nach vorn schwingt, sondern schräg nach vorn außen, besonders seien das neben den Rachitikern die Reiterbeine, die schon in der Hüfte nach außen verdreht seien. Diese Kunstgliedbauer verdrehen Knie- und Fußgelenkachse nach außen um einige Grade, zum Teil so weit, daß diese Achsen zur Längsachse des Fußes senkrecht stehen. Sie führen für ihr Vorgehen die praktische Erfahrung an, die ihnen bei der Unterschenkelbeinversorgung erst nach Vornahme dieser Verdrehung Erfolg gebracht habe.

Unsere Kenntnisse über die Richtung des Schrittes in seinen verschiedenen Phasen sind noch nicht zureichend. Indes gelingt es wohl mit einiger Übung, Menschen mit der zuletzt beschriebenen Gangart herauszufinden. Bei der Ermäßigung der Fußverdrehung nach außen auf 7—10° haben diese Fragen an praktischer Bedeutung eingebüßt.

Die Gelenkachsen müssen also je nach der Gangart des Amputierten entsprechend der Stirnlinie angeordnet oder gegen sie leicht nach außen verdreht werden. Knie- und Knöchelachsen sollten parallel gelagert sein.

Die zur Federung empfohlene Beugestellung im Kniegelenk hat sich für die Einbettung des Unterschenkelstumpfes nicht bewährt. Sie belastet vorzüglich beim Überschreiten zu sehr den vorderen Umfang des Schienbeinkopfes, die Schienbeinnase und die Wadengegend. Die Einbettung des Unterschenkels muß daher in Streckstellung erfolgen. Der Kunstgliedbauer „keilt von vorn“, also im Sinne der Überstreckung im Knie.

Werkstoff. Als bestes Werkmaterial für den Unterschenkeltrichter hat sich Holz durchgesetzt. Hochstehende Technik ist erforderlich. Kein anderes Material gestattet eine so gesicherte Abfangung an den Hilfstragflächen. Nur das Holz hält die Seitengelenke des Knies auf die Dauer in gleichem Abstand voneinander und in gesicherter paralleler Stellung. Nur mit Holz läßt sich der oben geschilderte Aufbau in allen Einzelheiten erreichen. Druckstellen lassen sich nur in Holz auf die Dauer sicher freilegen.

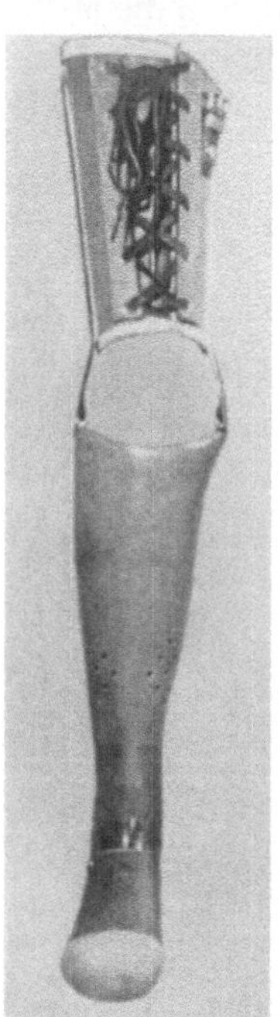

Abb. 45. Gut aufgebautes Unterschenkelbein (Firma Elsner, Hamburg).

Das Holzunterschenkelbein ist leichter als das Schienenleder-Unterschenkelkunstbein (etwa $2—2^1/_2$ zu $3—3^1/_2$ kg). Auf die übrigen Vorzüge des Holzes komme ich beim Oberschenkelkunstbein zurück.

Die Polsterung des Trichters ist ein Fehler, der einen Teil der Vorzüge des Holztrichters zunichte macht. Die Polsterung am Holztrichter ist meist das Verlegenheitsmittel zur Verdeckung ungenügender Holztechnik. In der mangelnden Technik liegt die Ursache manchen Mißerfolges und grundsätzlichen Festhaltens am Stahlschienenlederbein.

Auch als *erstes* Ersatzglied nach frischer Absetzung des Unterschenkels liegt bei *hochstehender Technik* kein Grund vor, auf das Lederbein zurückzukommen. Nur bei ganz langen, mageren Stümpfen und bei bejahrten Amputierten, die jahrzehntelang Lederbeine getragen haben, mag die an sich minderwertige Lederausrüstung vorzuziehen sein.

Als elastischer Werkstoff für den Vorfuß ist der Blockfilz etwas leichter, Gummi elastischer.

Für die Oberschenkelhülse, die vorn geschnürt wird, kommt Walkleder oder das etwas weniger spröde, feste Blankleder in Betracht. Für die bis zum Sitzknorren verlängerte Schnürhülse ist Walkleder vorzuziehen. Abb. 45 zeigt unser Unterschenkelbein.

Technik. Vorbedingung ist das gut abgenommene und richtig aufgebaute Gipsmodell, an dem besonders die Hilfstragflächen herausgearbeitet werden müssen. Besondere Gefahrenpunkte sind Schienbeinnase und Wadenbeinköpfchen. Es ist eine sichere Erfahrung, daß das Gipspositiv stets zu dick ausfällt.

Die automatischen Abdruckverfahren, wie LOTH-Köslin sie ausgebildet hat, sind fraglos gerade beim Unterschenkelbein theoretisch vielversprechend, haben aber enttäuscht. Die Ursache ihrer Mißerfolge läßt sich in dem Satz zusammenfassen, daß die physiologische Stumpfform sowie die für den Trichterbau erforderliche Zweckform mit der anatomischen Abdruckform nicht übereinstimmen.

Daß das Stumpfende des Unterschenkelstumpfes durchweg nicht tragfähig und sehr selten auch nur belastungsfähig ist, wurde betont. Das Körpergewicht muß daher völlig von den Hilfstragflächen abgefangen werden. Als solche dienen besonders der innere Unterschenkelknorren, der auch von hinten gefaßt werden muß, weiter die Gegend des Kniescheibenbandes und endlich der äußere Unterschenkelknorren, der tief von vorn in breiter Fläche gefaßt wird. Die Wade darf nur als Gegenhalt ganzflächig herangezogen werden. Die Hülse muß der beim Gang sich blähenden Wade Platz lassen. Am meisten Platz beansprucht sie nach hinten seitlich.

Die Einbettung in Streckstellung wurde beim Aufbau begründet.

Mit der Abfangung der Hilfstragflächen durch die Hülse könnte das Unterschenkelbein oben enden. Tatsächlich hat sich ein derartiges Unterschenkelbein in Form des *Kurzbeines* mannigfach bewährt (s. Abb. 46). Eine kurze Haltebandage aus Leder (GÖRLACH, D. O. W.) mit Rundgurt oberhalb des Kniegelenks dient seiner Festhaltung. Besonders bei mittellangen (18—20 cm) Stümpfen ist es brauchbar. Bei langen Stümpfen wird das Stumpfende zu starkem Druck und Reibungsbelastungen ausgesetzt. Kurze Stümpfe bieten zu wenig Tragfläche, die Narbe wird bei ihnen zu sehr gezerrt. Indes beansprucht dieses Bein, bei dem der Knieanschlag des Kunstgliedes fehlt, besonders bei gesperrtem Fuß, das natürliche Stumpfknie und die Hilfstragflächen in so hohem Maße, daß nur wenige Einbeiner, besonders aus leicht ersichtlichen Gründen Frauen, an ihm festhalten.

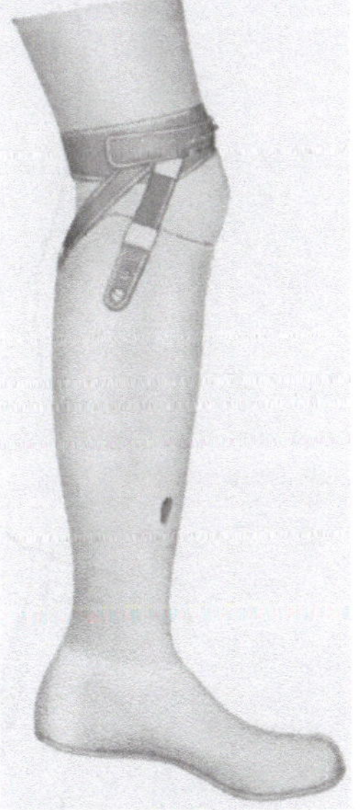

Abb. 46. Kurzbein für den Unterschenkelstumpf.

Im allgemeinen läßt sich die Einbeziehung des Oberschenkels zum Halten des Kunstgliedes und besonders zum Mittragen nicht vermeiden. Meist langt eine kurze schnürbare Hülse, die bis zur Grenze des mittleren und oberen Oberschenkeldrittels reicht. Nicht so selten zwingt indes die Empfindlichkeit der Hilfstragflächen, die Schnürhülse bis zum Sitzbein heraufzuführen. Unter dem Sitzbein wird der abgesteifte Trichterrand mit einer Verbreiterung zum Tragen der Körperlast versehen.

Ein für die meisten Unterschenkelkunstbeine unentbehrliches Hilfsmittel ist der *Knieriemen*, der oberhalb der Kniescheibe am vorderen Umfang von Schiene zu Schiene geschnallt oder geknöpft wird. Er gibt dem Kunstglied Halt, verhindert das Pumpen und beteiligt sich am Tragen der Körperlast.

Bei etwa der Hälfte der Unterschenkelamputierten genügen diese Hilfsmittel, das Kunstglied zu befestigen. Die andere Hälfte bedarf noch eines einfachen *Traggurtes*, der über die gesunde Schulter oder hilfsweise auch über die Schulter der amputierten Seite geleitet wird (s. Abb. 47a u. b und 48a u. b).

Oft ist das vorspringende Wadenbeinköpfchen ein Stein des Anstoßes. Die eben schon geforderte Außenverschiebung des Kunstfußes, die X-Form des künstlichen Unterschenkels, entlastet es. Der Unterschenkelbeinbauer „keilt von außen". Darüber hinaus ist die Freilegung des Wadenbeinköpfchens erforderlich. Beim Gang verschiebt es sich nicht unerheblich, besonders in senkrechter Richtung. Seiner rundlichen Vorbuchtung muß also eine ovale oder eiförmige Mulde an der Außenseite des Trichters entsprechen.

Allzu stark vorspringende oder empfindliche Wadenbeinköpfchen lassen sich operativ leicht abflachen (ZUR VERTH).

Von größter Bedeutung ist die Übereinstimmung der Knieachse des Kunstgliedes mit der Knieachse des Stumpfes. Die natürliche Knieachse geht beim

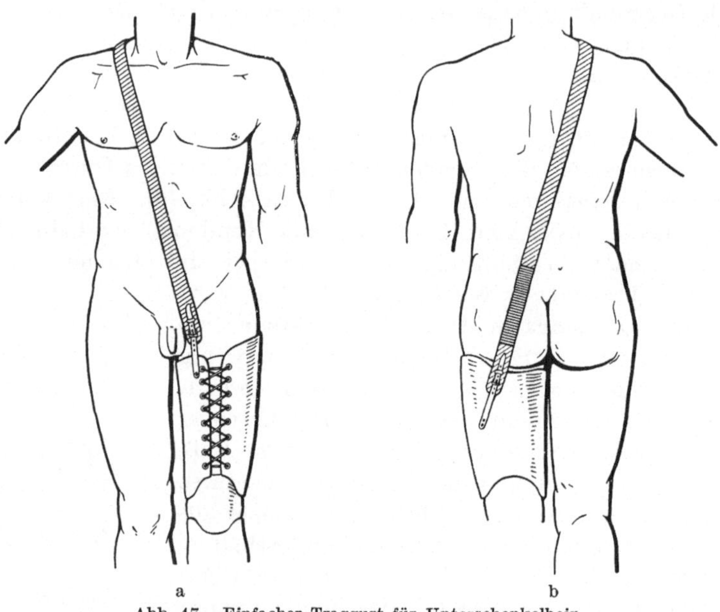

a b

Abb. 47. Einfacher Traggurt für Unterschenkelbein.

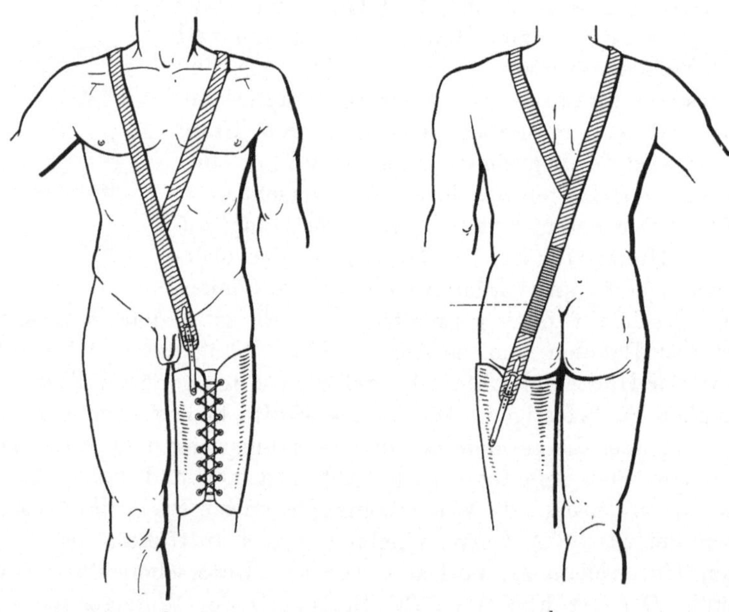

a b

Abb. 48. Einfacher Traggurt über beide Schultern für Unterschenkelbein.

Menschen etwa durch die Mitte des Oberschenkelknorren. Sie wandert bei der Beugung des Kniegelenks in einem nach oben offenen Bogen um mehrere Zentimeter nach hinten und unten. Auch beim Kunstglied sind kunstvolle Mechanismen konstruiert, die das Wandern der Achse nach hinten mitmachen. Auf die Vorteile und Nachteile dieser Konstruktion komme ich bei den besonderen Typen der Oberschenkelbeine zurück. Für das Unterschenkelbein gestattet das an beiden Seiten angebrachte Lothgelenk (Firma Julius Loth-Köslin) eine geringe, dem natürlichen Wege entsprechende Gelenkwanderung. Indes hat sich die Gelenkwanderung als überflüssig erwiesen, besonders wenn sich der Kunstbeinbauer nach der altbewährten Regel richtet, das künstliche Gelenk etwas höher und etwas vor die natürliche Kniegelenksachse zu verlegen. Das einfache Scharniergelenk, wie es bei den Paßteilen — Kniewadenstück — beschrieben wurde, langt aus.

Bei richtiger mit der natürlichen Knieachse genügend übereinstimmender Höhe des künstlichen Kniegelenkes tritt auch bei Beugung des Knies kaum Sperrung ein. Liegt die künstliche Kniegelenkachse zu niedrig, so erhält bei Beugung die Wade heftigen Druck unter Ablüftung des vorderen Köcheranteiles vom Schienbein; liegt die künstliche Kniegelenkachse zu hoch, so drückt der vordere Köcherteil auf die Schienbeingegend unter Ablüftung der Wade.

Der Kunstfuß wird bei kurzen und langen Stümpfen zweckmäßig gelenkig mit dem Unterschenkelteil verbunden. Der ungelenkig verbundene Fuß beansprucht die beim langen Stumpf wenig gepolsterten, meist empfindlichen distalen Stumpfteile allzusehr. Das Stumpfende pendelt wie ein Glockenklöppel in der Hülse hin und her. Der kurze Stumpf winkelt gegen die Hülsenlängsachse beim gelenklosen Fuß allzusehr ab. Beim mittellangen Stumpf liegen die Verhältnisse günstiger; gelenkige Verbindung mit dem Unterschenkelteil ist besonders bei empfindlichen und bei Schwellstümpfen angezeigt, gelenklose Verbindung bei gut geformten, schmerzfreien Stümpfen, denen viele und schnelle Arbeit zugemutet wird.

Die seitliche Bewegung des Kunstfußes ist bei sicherem Aufbau unzweckmäßig. Bei ebenem und noch mehr bei unebenem Boden vermindert sie die Sicherheit des Standes.

Der kunstgliedgerechte Unterschenkelstumpf.

Es wurde darauf hingewiesen, daß der gute Unterschenkelstumpf bis eben zur Mitte des Unterschenkels reicht oder besser etwas höher endet. Jeder Stumpf, der mehr als die Hälfte des Unterschenkels umfaßt, ist ungünstiger. Bei Säbelbeinformen auch geringen Grades liegt die günstigste Länge oberhalb der Mitte, etwa an der Grenze des mittleren und oberen Unterschenkeldrittels.

Die operative Abflachung des Wadenbeinköpfchens erleichtert die Kunstgliedversorgung und bewahrt den Amputierten vor mancherlei Schmerz und Ungelegenheit.

Das Kunstglied sieht von Belastung des Stumpfendes völlig ab. Der Kunstfuß kann mit dem Unterschenkel gelenkig oder ungelenkig verbunden werden; darüber wurde gesprochen.

Der lange Unterschenkelstumpf.

Wie die epiphysennahen Unterschenkelstümpfe, also insbesonders der Pirogoff- und Syme-Stumpf, ausgerüstet werden, wurde bei den Fußstümpfen auseinandergesetzt. Es bleibt übrig, die Grundlagen für die Stümpfe unterhalb der Unterschenkelmitte aufzuzeichnen. Sie gelten wegen der geringen biologischen

Wertigkeit dieses Unterschenkelteiles als ungünstig. Belastungsfähig sind sie nicht. Auch für diese Stümpfe ist Holz der beste Werkstoff. Der Fuß muß gelenkig verbunden werden. Die sehr starke, bei jedem Schritt sich wiederholende Einwirkung des langen Hebelarmes zerstört allzu schnell jede ungelenkige Verbindung mit der Fußplatte, wenn sie nicht durch breite und dicke und daher allzu schwere Stahlgabeln hergestellt wird. Auch auf die an sich schon wenig widerstandsfähige Hautbedeckung des Stumpfes in der unteren Unterschenkelhälfte wirkt die Beanspruchung beim gelenklosen Knöchelteil ungünstig ein.

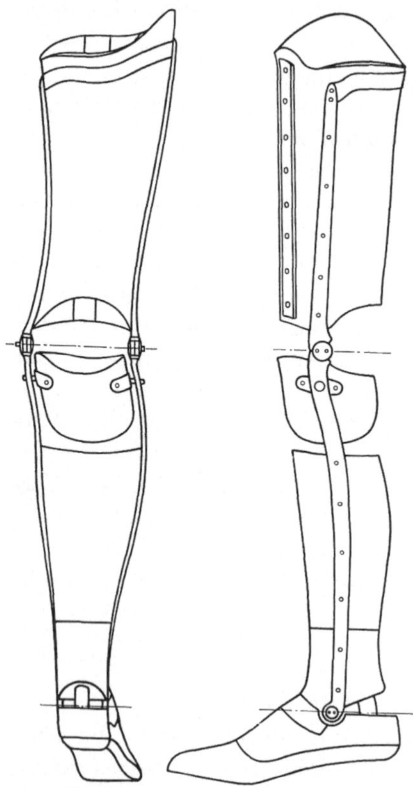

Abb. 49. Unterschenkelkunstbein mit Schaukeltrichter (nach GOCHT) für überkurze Unterschenkelstümpfe.

Beim allzu langen Unterschenkelstumpf kann der Platzmangel zur gelenklosen Verbindung mit dem Fußteil Veranlassung geben.

Es gibt, besonders bei hageren älteren Männern, außerordentlich abgemagerte, fast nur noch aus Knochen mit dünner Hautdecke bestehende Unterschenkelstümpfe, bei denen das Walklederstahlschienenbein, das ein gewisses Nachgeben der Lederhülse verbürgt, dem Holzunterschenkelbein vorzuziehen ist.

Der

kurze Unterschenkelstumpf

macht bis zur Länge von etwa 10 cm bei guter Form und günstigem Narbensitz keine besonderen Schwierigkeiten. Die Stützung findet der Unterschenkelstumpf oben an den knienahen Teilen; das wurde beschrieben. Die Hebelwirkung wird beim Gang und Stand nur wenig ausgenutzt. Kürzere Stümpfe bis etwa 6 cm bedürfen sehr sorgfältiger Einlagerung.

Der gelenkige Fuß ist für den Kurzstumpf vorzuziehen. Er vermindert die Ansprüche des Stumpfes an die Hülse im Sinne der Abwinklung beim Gang.

Die Schwierigkeit beim Kurzstumpf liegt darin, auch während der Spielbeinphase und bei Kniebeugung besonders beim Sitzen dem Kurzstumpf die Fühlung mit dem Köcher zu erhalten, so daß Heraus- und Hereinrutschen, „Pumpen", vermieden wird. Der Knieriemen kann nicht entbehrt werden.

Ein brauchbares Mittel, diese Schwierigkeit auch bei ungünstigen Narbenverhältnissen zu überwinden, ist der *Schlupftrichter*, wie wir ihn vom Dörflinger-Unterschenkelbein von FISCHER, Freiburg, kennen. Der Schlupftrichter, eine aus Walkleder hergestellte kurze Hülse, bleibt mit dem Stumpf verbunden. Die Verschiebung findet zwischen der Lederhülse und dem Außentrichter statt. Der Schlupftrichter liegt, oben über das Köcherholz oder den Außentrichter nach außen sich umkrempend, dem oberen Teil der Unterschenkelhülse verschieblich an; er wird durch Gummizug immer wieder in seine ursprüngliche Lage zurückgebracht.

Der *überkurze Stumpf*, der den Schienbeinknorren (Tuberositas tibiae) nicht mehr einschließt und daher auf Eigenbetätigung verzichten muß, stellt für den Prothesenbauer eine Erschwerung dar, ohne daß aus diesem überkurzen Unterschenkelteil noch Nutzen zu ziehen ist. Er läßt sich versorgen in Form des Knieruhbeines in rechtwinkliger Beugestellung des Unterschenkelstummels, wie in Abb. 65 für die Stelze angedeutet oder in Form eines unterhalb des Kniegelenks angebrachten, besonders gelenkig mit der Seitenschiene verbundenen Ledertrichters als GOCHTscher Schaukeltrichter (s. Abb. 49).

Das Knieruhbein wie das Kunstbein mit GOCHTschem Schaukeltrichter sind grundsätzlich in die Kategorie der Oberschenkelkunstbeine mit überlangem Stumpf zu zählen.

Schrifttum.

(Siehe auch Schrifttum „Allgemeines" eingangs des Kapitels B: Kunstbein.)

GÖRLACH: Das schienenlose Unterschenkelkunstbein mit Kraftübertragungsbandage nach Görbach-Franke. Arch. orthop. Chir. **26**, 229 (1928). — SCHRADER: Zehnjährige Erfahrungen bei eigener Unterschenkelamputation. Arch. orth. u. Unf. Chir. **27**, 544. 1929. ZUR VERTH: Fortschritte in der Technik des Unterschenkelbeinbaues. Zbl. Chir. **1928**, 2257 — Das zweckmäßige Unterschenkelbein. Verh. 30. Kongr. dtsch. orthop. Ges. Köln **1935**, 449.

22. Oberschenkelbein.

Aufbau. Für den zielbewußten, klar blickenden Kunstbeinbauer ist das Oberschenkelbein die folgerichtigste und einfachste Konstruktion. Die Grundlagen sind aus den oben gebrachten Ausführungen über Statik und Mechanik des Kunstbeinbaues zu entnehmen. Im einzelnen allerdings harren noch zahlreiche Fragen beim Aufbau des Oberschenkelbeins der Lösung. Die Grundlagen sind für das ganze Gebiet des Kunstbeinbaues, besonders aber für das Oberschenkelbein, von so überragender Bedeutung, daß ich in der Folge nochmals kurz auf sie eingehe.

Beim Verlust des Oberschenkels ist das *ganze* Bein zu ersetzen. Außer der Lage des Fußgelenks im Raum ist auch die Lage des Kniegelenks nicht mehr gegeben.

Das zentrale Problem des Oberschenkelbeinbaues ist *die Lage der Gelenke im Raum und die Richtung ihrer Bewegungsachsen.* Lot, Wasserwaage und Winkelmaß sind für die Lösung dieses Problems wie für alle Kunstglieder, besonders für das Oberschenkelbein, die unentbehrlichsten Handwerkzeuge.

Am einfachsten liegen diese Fragen, wenn man ihnen vom *statischen* Gesichtspunkt aus näherrückt.

Maßgebend für die Lage des Fußgelenks ist neben der Schwerlinie, die jede Kunstbeinkonstruktion bestimmt, vor allem die Kniesicherheit. Wandert die Achse des *nichtgesperrten* Knöchelgelenks hinter die Traglinie oder das Lot aus der Hüfte, so muß das Kniegelenk einknicken; wandert sie vor diese Traglinie, so ist das statische Gleichgewicht im Knie gesichert. Aber je weiter sie nach vorn wandert, desto mehr wird der Gang erschwert. Das ganze Körpergewicht muß bei jedem Kunstgliedschritt über den nach vorn gezogenen und dadurch bei Streckung des Knies verlängerten Unterschenkel weggehoben werden. Der künstliche Unterschenkel als Spielbein schleudert nach vorn. In der Standphase des Kunstbeines kann ein ruckartiges Zurückschnellen in die Überstreckung erfolgen. Der Gang nimmt ataktische Form an. Abb. 50a verdeutlicht ein solches in Angstform gebautes Lederstahlschienenbein alter überwundener Zeit.

Die Achse des Knöchelscharniergelenks muß daher beim *nicht*gesperrten Knöchelgelenk *vor das Lot gestellt* werden, beim vorwiegend zum Stand benutzten Kunstbein etwas weiter vor das Lot — dadurch gewinnt das Knie an Sicherheit —, beim vorwiegend zum Gang benutzten Kunstbein dem Lot möglichst nahe, aber immer *vor* das Lot.

Diese für das als freies Scharnier ausgeführte Knöchelgelenk unbedingt gültigen Gesetze unterliegen aber der *Abwandlung*, wenn das Knöchelgelenk gegen

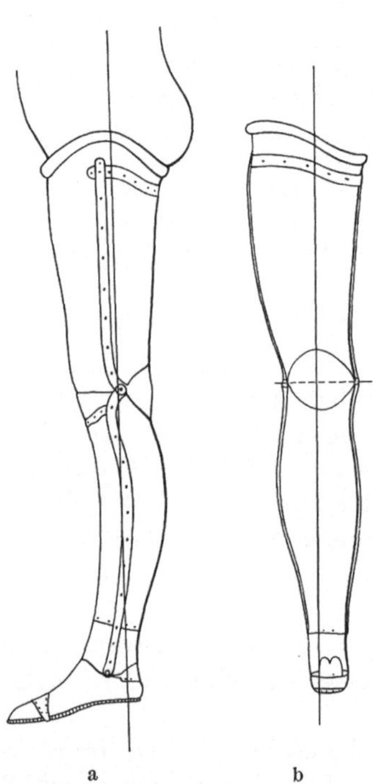

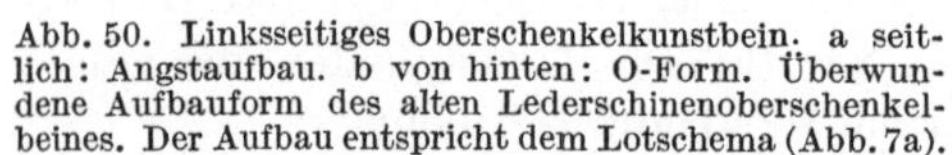

Abb. 50. Linksseitiges Oberschenkelkunstbein. a seitlich: Angstaufbau. b von hinten: O-Form. Überwundene Aufbauform des alten Lederschinenoberschenkelbeines. Der Aufbau entspricht dem Lotschema (Abb. 7a).

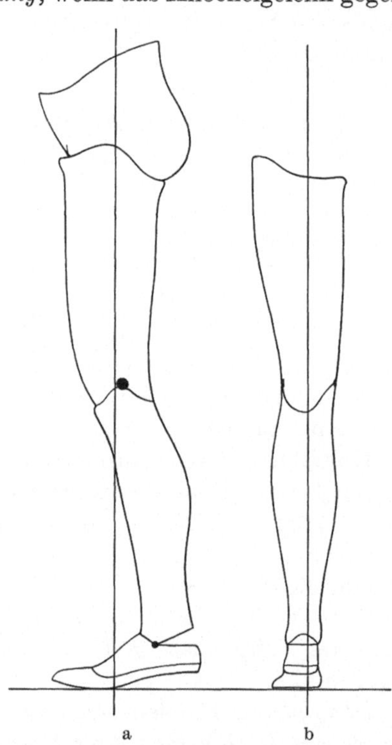

Abb. 51. Linkss. Oberschenkelbein. a Aufbau in Bereitschaftsstellung. b Fuß leicht nach außen verschoben.

die Fußhebung gesperrt oder der Kunstfuß *ungelenkig in Spitzfußstellung mit dem Unterschenkelstück verbunden wird.* Für das Knöchelgelenk tritt ein im Raum der vorderste Teil der festen Fußplatte, die Ballengegend. Das Knöchelgelenk wandert nach hinten. Der Kunstgliedunterschenkel wird dem natürlichen Unterschenkel ähnlicher. Beim in Spitzfußstellung gesperrten Kunstfuß tritt in den eben vorgetragenen Gesetzen für das Knöchelgelenk der Ballen ein (s. Abb. 51a).

Das sind klare Verhältnisse. Das Problem beginnt bei der *Stellung des Fußes zur Körperfrontebene.* Es ist ein viel zu natürlicher Gedanke, den Kunstfuß in das Lot aus dem Schwerpunkt des Körpers zu rücken, als daß er nicht ziemlich allgemein in die Praxis des Orthopädiemechanikers übernommen wurde (s. Abb. 50b). Steht aber der Fuß (Mitte Fußgelenkachse) unter dem Körperschwerpunkt, also nach innen vom Lot aus der Hüfte, so neigt der Einbeiner bei Belastung der Kunstbeinseite zum Fall nach außen über das Kunstglied hinüber. Das wurde schon beim Pirogoff-Bein erörtert und für das Unterschenkelbein erwähnt. Ähnlich ungünstig sind die Wirkungen der Einbettung des Oberschenkelstumpfes in Abspreizstellung (s. Abb. 52). Der Kunstgliedtrichter drückt oben mit dem Innenrand unerträglich am Damm und unten mit der Außenwand gegen die Außenseite nahe der Stumpfsohle. Der Einbeiner reitet auf dem oberen inneren Köcherrand. Zwischen Außenwand des Köchers und Stumpf bildet sich eine Tasche. Auch die Stellung des Fußes in die Belastungslinie des Beines genügt nicht, um diese unwillkommenen Erscheinungen aufzuheben. Erst wenn die Mittellinie des Kunstfußes nach außen von der Belastungslinie angebracht wird, etwa so, daß die Belastungslinie die Grenze des inneren und mittleren Drittels trifft, befindet sich der Körper im Gleichgewicht (s. Abb. 51b). Der Kunstfuß muß angeordnet werden entsprechend der natürlichen leichten X-Form des Beines und der natürlichen Knickung des Fußes, an die durch die Folge der Generationen Gewöhnung in Statik und Kinetik eingetreten ist. Beim Pirogoff-Kunstbein wurde die physikalische Erklärung für diese Forderungen gegeben. Die Einbettung des Oberschenkelstumpfes in adduzierter Stellung führt zu einem ähnlichen Ergebnis.

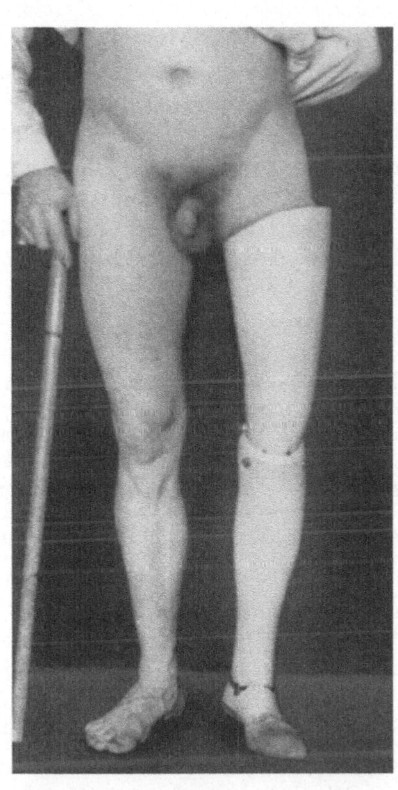

Abb. 52. Der Stumpf ist in Abspreizstellung eingebettet. Der innere Köcherrand muß drücken. Unter dem großen Rollhügel bildet sich eine Tasche. Das Kunstbein winkelt gegen den Stumpf ab. Es bildet sich eine O-Form.

Die Längsachse des menschlichen Fußes ist beim Gang und Stand gegen die Körperfront leicht nach außen verdreht. Daß der Kunstgliedfuß ebenfalls leicht nach außen sieht, ist ein Gebot der Naturähnlichkeit des Kunstgliedes. Eine Drehung nach außen von etwa 7—10° hat sich als Norm durchgesetzt (s. Abb. 14 *III*). Die Fersen-Großzehenballenlinie kann man als Abwicklungslinie bezeichnen. Wenn die Fußgelenkachse zu der um 7—10° nach außen gedrehten Längsachse des Fußes senkrecht angeordnet wird, steht sie nicht mehr in der Richtung der Fortbewegung. Bei Senkrechtstellung der Fußgelenkachse zur Abwicklungslinie nähert sie sich einer Senkrechten auf die Fortbewegungsrichtung. Sie steht also ungefähr in der Richtung der Körperfront und unterliegt nicht mehr der bei Verdrehung der Gelenkachse drohenden ungleichmäßigen Abnutzung. Aus praktischen Gründen wird die Fußachse vielfach erfolgreich entsprechend der Abwicklungslinie leicht oder kaum nach außen verdreht gebaut. Die Verhältnisse liegen ähnlich, wie das für die Richtung der Gelenkachsen beim Unterschenkelbein auseinandergesetzt wurde (s. S. 81).

Mannigfach sind die Probleme, die sich für die Lage des *Kniegelenks* ergeben.

Zur Vermeidung des Einknickens muß die Kniegelenkachse hinter das Lot aus der Hüfte gelegt werden. Es wiederholt sich hier im umgekehrten Sinne, was bei der Besprechung des Knöchelgelenks gesagt wurde. Je weiter das Knie zurückverlagert wird, desto sicherer der Stand, desto mühsamer der Gang; je näher das Knie an das Lot heranrückt, desto freier der Gang (Bereitschaftsstellung oder Ausfallstellung nach ZUR VERTH), desto weniger gesichert der Stand (s. Abb. 13, 50a, 51a).

Bei betonter Bereitschaftsstellung muß schon bei leichter Beugung das Knie einknicken. Am menschlichen Bein wandert bei der Beugung die Knieachse nach hinten. Die nach hinten wandernde Achse würde auch beim Kunstbein die Standsicherheit bei Kniebeugung vermehren. Derartige Kniee sind mehrfach konstruiert. Ich komme unter „Systeme und Typen" auf sie zurück.

In der Frontalebene muß die Mitte der Kniegelenkachse im Lot aus der Hüfte liegen (s. Abb. 14*II*, 51b). Vielfach wird schon Mitte Knieachse, der eben erörterten Verschiebung des Fußes nach außen entgegenkommend, etwas nach außen verschoben.

Zweifel über die Frage, wie die Kniegelenkachse zur Körperfront verlaufen soll, können für den nicht bestehen, der die Fußachse senkrecht zur Abwicklungslinie in die Körperfront stellt. Wer aber die Fußgelenkachse senkrecht zur Längsachse des Fußes stellt, also verdreht, für den erhebt sich die Frage, ob er nicht auch die quere Kniegelenkachse der Fußgelenkachse entsprechend nach außen verdrehen soll. An seinem Kunstglied stehen dann sämtliche Achsen parallel, allerdings gegen die Körperfront etwas nach außen verdreht. Wird aber die Fußachse verdreht und die Knieachse in die Körperfront gestellt, dann ergibt sich eine technisch unmögliche Konstruktion.

Auch diese Frage hat mehr theoretisches Interesse als praktische Bedeutung. Die Abwicklungslinie des Fußes stimmt mit der Pfeilrechten gegen die Körperfront ungefähr überein. Praktisch wird daher die in die Körperfront verlegte Kniegelenkachse den Anforderungen gerecht.

Die auf *Grund statischer Gesichtspunkte aufgestellten Gesetze behalten unter jeder Bedingung ihre Gültigkeit.* Sie lassen einen gewissen Spielraum, innerhalb dessen individuelle Bedürfnisse maßgebend werden.

Schwieriger indes werden die *Anforderungen vom Standpunkt des Ganges.*

Solange beim Schritt auf dem Kunstbein der Teilschwerpunkt sich oberhalb der Unterstützungsfläche befindet, ist keine Gefahr für die Stützfunktion des Kunstgliedes gegeben. Trifft aber das Lot aus der Hüfte den starren Teil des Fußes nicht mehr oder einseitig mit kniebeugender Wirkung, dann besteht die Gefahr der Einknickung im Knie.

Bei der *Abwicklung* des Kunstfußes hat der gesperrte Fuß kniestreckende Wirkung.

Der Sperrungswinkel ist von der Absatzhöhe abhängig. Der Winkel, um den der Fuß bei feststehender Absatzhöhe ohne Gefahr für das Knie und ohne die Abwicklung aufzuheben, gesenkt werden kann, läßt sich konstruktiv bestimmen. Die Praxis findet die Lösung, den Fuß höchstens in einem Winkel zu sperren, bei dem das Lot aus der Knieachse bei Belastung des beschuhten Fußes den vorderen Unterstützungspunkt des beschuhten Fußes, die Ballengegend, trifft. Der so gesperrte Fuß verhindert das Umknicken des Knies nach vorn und setzt gleichzeitig die Mühe des Kunstgliedschrittes, den er möglichst abflacht, herab. Je kürzer der Fuß, desto größer läßt sich der Spitzfußwinkel gestalten.

Im Augenblick, in dem *die Ferse des Kunstbeins beim Gang den Boden erreicht,* also das Kunstbein zum Standbein wird, zeigt sich eine kniebeugende Wirkung der nach hinten vorragenden Ferse. Die Verlegung des Knöchelscharniers nach vorn sowie die weiche Einstellung des Knöchelgelenks gegen die Fußsenkung mildern diese unerwünschte Wirkung.

Der Gang fordert eine Abmilderung der mit dem starren Winkelhebel verbundenen Stöße und Erschütterungen. Die für die Kniesicherheit gefährliche Einleitung der Standbeinphase macht eine gelenkige Vermehrung der Spitzfußstellung erwünscht. Es empfiehlt sich also, grundsätzlich an der gelenkigen Verbindung des Kunstfußes mit dem Unterschenkel festzuhalten. Je weniger Sicherheit dem Knie beim Aufbau gegeben ist, je weniger Einwirkung die Kürze des Stumpfes auf die Kniesicherheit übrigläßt, desto dringender wird die Gelenkverbindung des Kunstfußes im Sinne der Möglichkeit der Erhöhung des Spitzfußwinkels.

Wenn man vom natürlichen Gang des Menschen ausgeht (Böhm), wird die leichte Spitzfußstellung die längste Zeit benutzt. Sie wird eingenommen am Beginn und am Ende der Standbeinphase. Die Hackenfußstellung in der Mitte der Standbeinphase läßt sich durch Hebung des Fersenanteils des in Spitzfußstellung fixierten Kunstfußes umgehen.

Dem natürlichen Fuß ist durch den Ausschlag im unteren Sprunggelenk eine immerhin begrenzte *Seitenbeweglichkeit* im Sinne der Pro- und Supination eigen. Auch für den Kunstfuß erscheint sie zunächst günstig. Es gibt ausgezeichnete Fußkonstruktionen, die diese Seitenbeweglichkeit gewährleisten. Aber sie ist ungebremst. Sie setzt dadurch zugleich die Sicherheit der Stütze herab. Darüber wurde bei den Paßteilen gesprochen.

Auch über den Schnitt des Fußes wurde unter Paßteile gesprochen.

Daß die Pendelgesetze einen leichten Kunstfuß verlangen, wurde bei den Paßteilen begründet. Beim Werkstoff des Oberschenkelbeines komme ich kurz darauf zurück.

Werkstoff.

Beim Oberschenkelbein stehen die Aufbauforderungen durchaus im Vordergrund. Es wurde gezeigt, daß sich die Lage der Gelenke zum Teilschwerpunkt im Raum dreidimensional bestimmen läßt. Die Stahlschienenledertechnik gibt dem Kunstbeinbauer für den Aufbau nicht die nötige Freiheit. Stahlschienen bestimmen einseitig und endgültig die Lage der Gelenke. Sie lassen planmäßige Änderungen und besonders nachträgliche Verschiebungen des Gelenkortes nicht mehr zu. Verschiebungen des Ortes der Gelenke in pfeilrechter Richtung scheitern an der Form des flachen Schienenprofils, Änderungen in stirnrechter Richtung bedingen Verkürzungen der einen und Verlängerungen der anderen Schiene und damit Neigungen der Gelenke gegen die Horizontale und Verkantungen des Fußes.

Bei der Holztechnik gestatten Einfügung oder Entfernung flacher Scheiben oder flacher Keile Verkürzung und Verlängerung und Verlegung des Ortes der Gelenke nach allen Richtungen.

Dieser Aufbauvorteil ist für das Oberschenkelkunstbein so maßgebend, daß er allein dem Stahlschienenlederbein für den Oberschenkelstumpf das Urteil spricht. Aber andere wesentliche Vorteile kommen dazu. Vor allem ist das Holzoberschenkelbein erheblich leichter, etwa 3 zu 4 kg (s. dazu auch S. 32). Die dauernde und sichere Freilegung empfindlicher Druckpunkte, wie sie für das Holzunterschenkelbein hervorgehoben wurde, tritt beim Oberschenkelbein meist zurück. Dafür steht der rein hygienische Vorteil besserer Sauberhaltung am Oberschenkel stärker im Vordergrund. Leder läßt sich nicht waschen. Holztrichter lassen sich waschen und wieder frisch mit Lack versehen. Das ist ein besonders auch dem Geruchsinn angenehmer hygienischer Vorteil. Das am Lederoberschenkeltrichter und an seiner Sitzhöckerverbreiterung unentbehrliche Polster durchtränkt sich besonders bei warmem Wetter und bei hoher Luftfeuchtigkeit mit Schweiß. Es reibt die Haut wund und führt zu Ekzemen. Die Polster bedürfen mindestens jährlich der Erneuerung. Sie binden also den Amputierten in vermeidbarer Art an die Werkstatt. Aber auch abgesehen von dem Polsterersatz bedingt der Walkledertrichter häufigere Instandsetzungsarbeiten.

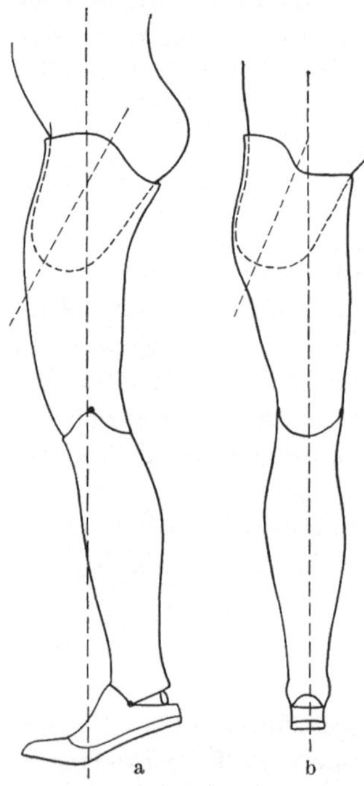

Abb. 53. Holzoberschenkelbein bei a Beugekontraktur und b Abspreizkontraktur.

Oberschenkelstümpfe mit Kontrakturen zu versorgen gestattet in vielen Fällen nur der Holzoberschenkeltrichter (s. Abb. 53a u. b). Der Weg, den der starre Kunstgliedteil zurücklegt von einem Gelenk zum anderen, ist für den Aufbau belanglos.

Etwas teurer in der ersten Anschaffung liegt der Nutzwert des Holzoberschenkelbeines somit erheblich höher als der Nutzwert des Stahlschienenleder-Oberschenkelbeines[1].

Das Bestreben nach Gewichtsverminderung führte besonders beim Oberschenkelkurzstumpf zur Heranziehung leichterer Holzarten als Werkstoff. Es gelang, das Gewicht des *Leichtholzbeines* etwa um ein Drittel herabzusetzen (etwa 2 zu 3 kg Pappelholzbein). Das Leichtholzbein behält die Vorteile des Holzbeines. Es ist indes weniger haltbar; daher eignet es sich nicht für größere Beanspruchung, wie sie beim Handarbeiter oder beim kräftigen Mann zu erwarten ist.

Am leichtesten sind tropische, amerikanische und afrikanische Sumpfhölzer, darauf wurde im Kapitel Werkstoffe hingewiesen. Sehr unangenehm ist der faulige Geruch bestimmter Leichthölzer (Abachi), den sie besonders unter der Erwärmung nach Anlegen des Kunstgliedes an den Körper verbreiten. Er ist schon bei der Bearbeitung wahrnehmbar; der Träger des Geruches ist also das natürliche Holz. Es kann dem Amputierten die Freude an der Gewichtsersparnis verleiden.

Der Kampf des Holzbeins gegen das Schienenlederbein ist für den, der den Aufbau des Kunstbeins an die Spitze stellt, vom Holzbein siegreich beendet.

Aber auch das Holz kann bei gewissen Berufsarten besonders unter der Schweißeinwirkung morsch werden. Seine Verbindung mit den unvermeidbaren Metallteilen kann sich lockern.

---

[1] In den Erg. Chir. **27**, 240ff. bin ich auf die Frage Lederschienenbein, Holzbein, Leichtmetallbein näher eingegangen.

Das *Leichtmetall* hat unleugbare Vorteile. Seine Bearbeitung ist schwieriger, sein Aufbau mühsamer. Aber es ist leichter (2 zu 3 kg beim Holz) und an sich haltbarer. Indes zerfällt es unter der Schweißwirkung. Der Zerfall hat sich durch neuere Legierungen des Leichtmetalls (s. Werkstoffe Kap. 3) eindämmen lassen, aber die Verhütung des Zerfalls ist trotz aller Arbeit nicht gelungen. Immerhin beim Oberschenkelbein feiert das Leichtmetall als Werkstoff seine größten Triumphe.

Das *gesperrte Fußgelenk* hat bei jedem Schritt eine gewaltige Last zu tragen. Schmutz, Staub und Feuchtigkeit zermürben die Werkstoffe, aus denen das Fußgelenk gefertigt ist. Haltbarkeit und Elastizität stehen auch beim Oberschenkelbein an der Spitze der Anforderungen an diese Werkstoffe. Das Grundelement des Fußgelenks bleibt das Scharnier. Als bester Werkstoff gelten Stahl für die Achse und Bronze für die Buchse. Sie erscheinen an sich genügend haltbar. Das Problem liegt hier in der Befestigung der Buchse und der Achse am Knöchelteil des Unterschenkels und am Fuß (s. Paßteile).

Daß dabei der Kunstfuß leicht sein muß, entspricht der Forderung des Einbeiners. Aber für dieses leichte Gewicht des Kunstfußes spricht beim Oberschenkelbein noch ein besonderer Grund. Je kürzer beim Oberschenkelbein das physikalische Unterschenkelpendel gestaltet wird, desto schneller schwingt es vor. Der Oberschenkelamputierte ist aber um das Vorschwingen seines Unterschenkels ängstlich besorgt. Der Schwerpunkt des Unterschenkel muß also dem Knie möglichst nahe liegen, oder der Fuß muß leicht sein.

Auch am Knie treten Werkstoffprobleme auf. Die Knieachse wird mit einem Durchmesser von 16 mm gebaut (s. Paßteile). Kniebolzen, Achsen, Muttern und Buchsen schleißen allzu schnell. Sehr viel haltbarer sind Kugellager. Aber die Kugellager laufen zu leicht. Sie fordern Abbremsung des Knies. Das Knie soll zügig vorschwingen, nicht vorschleudern wie beim Parademarsch.

Technik des Oberschenkelbeinbaues.

Das für deutsche Verhältnisse zweckmäßigste Kunstbein für den kunstbeingerechten Oberschenkelstumpf ist das Holzbein, das unter möglichst ausgiebiger Verwendung von Paßteilen (s. Kap. 15) nach den eben abgeleiteten Regeln aufgebaut wird.

Als Paßteile finden Verwendung der *künstliche Fuß*, der sich in der Größe nach dem erhaltenen Fuß des Amputierten richtet. Er wird zweckmäßig gelenkig gewählt. Auf den Knöchelteil des Kunstfußes wird der Kniewadenteil mit durchgehender Knieachse, mit *Anschlag* und *Vorbringer* unter Berücksichtigung der entwickelten Gesetze aufgebaut. Im einzelnen wird über Hemmung, Vorbringer und Feststellung noch gesprochen.

Einzig die Oberschenkelhülse wird individuell nach dem Stumpf angefertigt. Eines Gipses bedarf es gemeinhin zur Anfertigung der Oberschenkelhülse nicht. Der Oberschenkelstumpfknochen ist allseitig von einem Muskelmantel eingehüllt, so daß vorspringende empfindliche Stellen nicht vorliegen.

Die Stumpfform wird auf den vorgearbeiteten Holzklotz aufgezeichnet. Die Ausarbeitung der schon vorgearbeiteten inneren Trichterform wird unter Benutzung dieser Zurichtung unter reichlichem Anproben unmittelbar nach der Stumpfform vorgenommen. Die Bildschnitzerkunst kommt dem Kunstbeinbauer dabei zugute.

Der Stumpf muß in Anspreizstellung eingebettet werden. Die Verlegung des Fußes nach außen vom Lot wird meist vom Knie aus, seltener mit dem Knie gewonnen. Wird die Anspreizstellung versäumt, so reitet der Einbeiner, unter starker Belastung der Dammgegend und unter Druck gegen die untere äußere Stumpfseite, auf dem Kunstglied (s. Abb. 54 u. 55 sowie Abb. 52). Auch ungenügende Verlegung des Fußes nach außen vom Lot führt zur schmerzhaften Inanspruchnahme dieser beiden Gefahrenpunkte. Die Abhilfe gegen diese viel geklagten Beschwerden des Druckes am Damm liegt nicht in der Wegnahme von Holzmaterial am oberen inneren Köcherrand, sondern in der Korrektur der Einbettung und der Fußstellung im eben erläuterten Sinn.

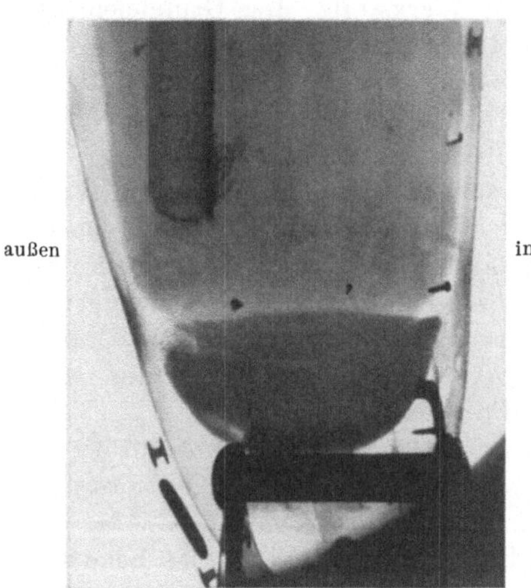

Abb. 54. Rechtsseitiger Oberschenkelstumpf. Röntgenaufnahme im Köcher. Der Stumpf ist in Abspreizstellung eingebettet, daher bekommt das Stumpfende Druck an der Außenseite. Falsche Einbettung.

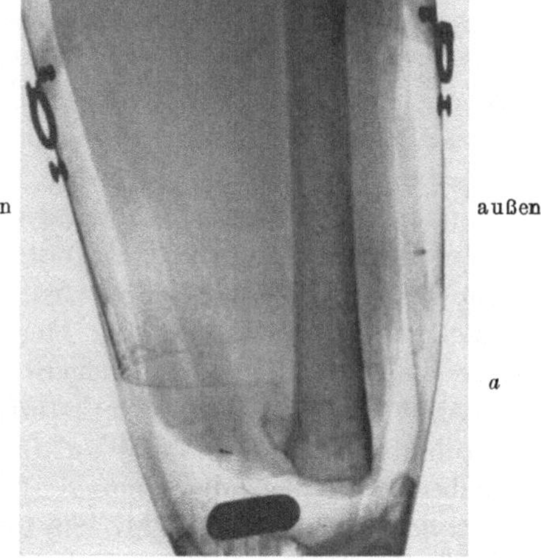

Abb. 55. Linksseitiger Oberschenkelstumpf. Röntgenaufnahme im Kunstglied. Eingebettet in Mittelstellung. Die Verdickung der Holzwand des Köchers bei *a* schützt das Stumpfende gegen Druck von außen.

Der schwierigste Teil der Arbeit ist die Anlegung des Sitzringes der oberen Trichteröffnung. Im wesentlichen soll das Körpergewicht vom Sitzhöcker getragen werden. Der wenig unterpolsterte Sitzhöcker darf aber nicht unmittelbar von unten allzu hart vom verbreiterten Holzrand des Köchers gefaßt werden. Leichtes Ausweichen nach innen in die Hülse hinein muß ihm möglich sein. Die von oben gesehen im allgemeinen kreisrunde Innenform des Köchers (s. Abb. 56) erfährt also entsprechend dem Sitzhöcker innen hinten einen nach innen tangential vorspringenden Vorbau. Innen vorn weicht die Wand für die Gefäße, außen für den großen Rollhügel etwas nach außen zurück. Die Verhältnisse sind in Abb. 56 klar eingezeichnet. Am höchsten herauf reicht die Hülse an der Außenwand, während am Damm und an der Beugeseite die Länge zurücktritt. Am breitesten ist die Trichterwand am Sitzhöcker, am schmalsten am Damm.

Der Aufbau der einzelnen Teile muß unter Beachtung der eingangs gegebenen Aufbauregeln mittels des oben beschriebenen Aufbauapparates erfolgen. Wie das gut aufgebaute Oberschenkelholzkunstbein aussieht, zeigt Abb. 57.

Die Polsterung des Oberschenkelköchers beim Holzkunstglied ist ein Zeichen von Mangel an technischem Können. Darauf habe ich schon beim Unterschenkelbein aufmerksam gemacht.

Auch der Lederköcher beim Holzoberschenkelbein ist im allgemeinen als Aushilfsmittel für mangelnde Holztechnik aufzufassen.

Das Lederkunstbein kann auf den Gipsabguß auch beim Oberschenkelbein nicht verzichten. Mit besonderer Sorgfalt ist der Sitzhöcker abzuformen und zu unterbauen.

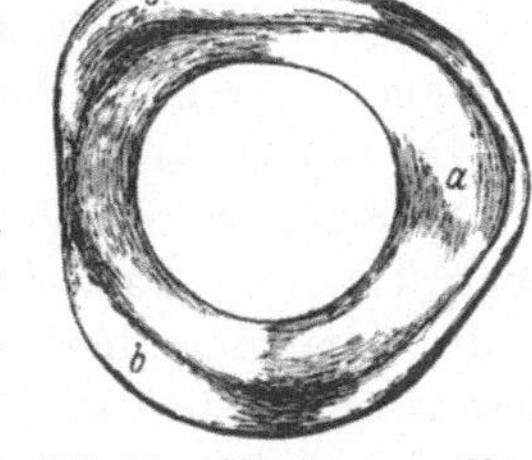

Abb. 56. Sitzring am Oberschenkelköcher von oben gesehen. *a* Außenwand, Raum für den großen Rollhügel; *b* Sitzknorren am Innenwandkreissektor; *c* Platz für die Gefäßnervenbahn.

Plastische automatische Anpaßverfahren haben sich nicht bewährt. Die anatomische Form ist eben anders als die physiologische Form. Vielleicht läßt sich ein automatisches plastisches Anpaßverfahren finden, das von dem bewegten belastetem Stumpf ausgeht? Die Zahnheilkunde scheint uns in dieser Frage vorauszugehen. Kunstmassen wie Platex haben sich in der Zahnheilkunde bewährt.

Der überlange Oberschenkelstumpf.

Vor der operativen Gestaltung des überlangen Oberschenkelstumpfes, besonders des langen Gritti, wurde schon gewarnt. Vorteile haben diese überlangen Stümpfe nicht. Die Versorgung des überlangen Oberschenkelstumpfes ist aber mit großen Schwierigkeiten zum Nachteil des Amputierten verbunden. Reicht der Stumpf distal über das Ende des Schaftes hinaus, so läßt sich die durchgehende Knieachse nicht mehr anbringen. Die Kniegelenkachse wird geteilt; die Seitenscharniere werden als selbständige Gelenke seitwärts des Stumpfendes angebracht. Das hat einmal gewisse natürliche Grenzen. Auf der anderen Seite ergibt sich eine noch breitere und unschöne Knieform. Vor allem aber bleibt beim Stahlschienenlederbein die Kongruenz der Seitengelenke, auch wenn sie zunächst durchaus einander entsprechend angelegt sind, nicht auf die Dauer erhalten. Die Gelenke verziehen sich, beginnen zu klemmen, zu hemmen und vorzeitig abzunutzen. Beim *Holzbein muß auf Paßteile verzichtet werden.* Das Gewicht des Kunstbeins erhöht sich.

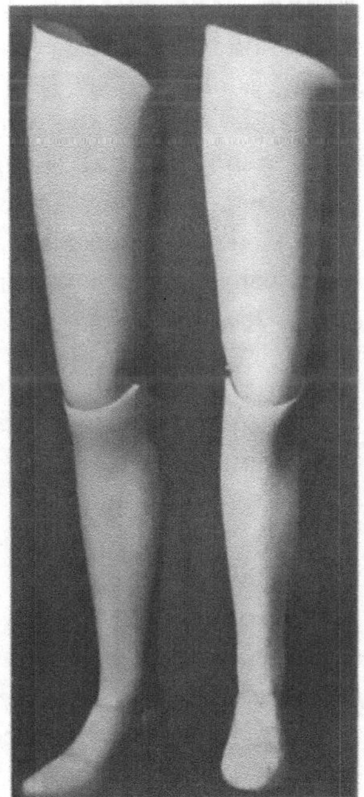

Abb. 57. Gut aufgebautes Oberschenkelkunstbein (Elsner, Hamburg).

Auch die anderen Wege zur Überwindung dieser Schwierigkeit sind mit erheblichen Nachteilen verbunden. Das einfachste Verfahren ist die Verlegung des künstlichen Kniegelenks nach distal. Der Oberschenkel wird länger, der Unterschenkel kürzer. Der Gang auf der Kunstbeinseite wird trippelnd und sticht gegen die gesunde Seite ab. Beim Sitzen steht das Knie vor, eine besonders bei den öffentlichen Verkehrsmitteln sehr unerwünschte Abweichung. Der Kunstfuß erreicht beim Sitzen den Boden nicht mehr. Er hängt in der Luft. Beinkleider und Unterbeinkleider scheuern durch am vorderen Stuhlrande. Das nach unten verlegte künstliche Kniegelenk wird entsprechend der Kniebeugform des Stumpfes unförmig dick, eine Form, die bei der Frau besonders unschön wirkt, aber auch beim Mann durch die Beinkleider unschön auffällt. Der Trichter muß als Schnürtrichter mit all seinen Nachteilen gebaut werden.

Die Schäden der Verlegung des Kniegelenks nach distal sind so groß, daß meist der erste Ausweg beschritten wird.

Je länger der überlange Oberschenkelstumpf angelegt ist, desto mehr treten diese Nachteile hervor. Muß er vollends wegen Belastungsunfähigkeit als Hängestumpf eingebettet werden, so nehmen die Schwierigkeiten seiner Versorgung entsprechend zu.

Der Oberschenkelkurzstumpf.

Beim Kurzstumpf sind auf der einen Seite die dem Stumpf verbliebenen Muskelkräfte gering, auf der anderen Seite erschweren der kurze noch zur Verfügung stehende Hebel und seine meist kegelförmige Form die sichere Fassung im Köcher. Der Aufbau des Kunstbeines muß also besonders vollendet gestaltet werden. Den Impuls zum Ausschreiten läßt die Stumpfköchereinheit vielfach noch zu, zumal sie von der Pendelwirkung unterstützt wird. Die verbliebenen Stumpfkräfte gestatten indes nicht mehr, Mängel des Aufbaues auszugleichen.

Der Oberschenkelkurzstumpf neigt ausgesprochen zur Beugeabspreizkontraktur. Die distalen Ansatzpunkte der Strecker und Anspreizer sind meist weggefallen. Es überwiegen erheblich die am kleinen und großen Rollhügel ansetzenden Beuger (Iliopsoas) und Abspreizer (Glutaeus-Muskulatur). Im Holzbein läßt sich der nach vorn weisende Stumpf wohl noch fassen, aber nicht ganz leicht genügend halten, um bei schlaffer Aufhängung sichere Beherrschung des Kunstbeines zu gewährleisten.

Auf den Beckengurt kann nicht verzichtet werden. Bei allzu kurzen, der Hüftauslösung nahe kommenden Stümpfen tritt der Beckenkorb in seine Rechte (s. in der Folge).

Befestigung am Körper und Aufhängung.

Die Aufhängung muß beim Stand und Gang den Schluß des Köchers mit dem Stumpf festhalten, während beim Sitz eine gewisse Lockerung manchem nicht unwillkommen ist. Sie darf die Bewegungen des Beines sowie des übrigen Körpers innerhalb physiologischer Grenzen nicht behindern sowie Brust und Bauch nicht drücken.

Das einfachste *passive* Verfahren der Aufhängung führt den Gurt vom vorderen oberen Rande des Köchers nach Überquerung der Brust über die entgegengesetzte Schulter wieder zurück zum oberen hinteren Rande des Köchers (s. Abb. 47). Die Schulter der amputierten Seite läßt sich durch einen Hilfsgurt — ausgehend vom Hauptgurt etwa aus der Nabelgegend und nach Überwindung der Schulter den Hauptgurt im Kreuz wieder erreichend — mit heranziehen (wie es für das Unterschenkelbein in Abb. 48 abgebildet wurde).

Diese die Brust einengende Aufhängung ist durch zweckmäßigere der Hosenträgeranordnung nachgebildete Aufhängungsarten ersetzt. Je ein mittels Rollen an jeder Seite der Oberschenkelhülse befestigter Riemen findet am Körper

Fortsetzung und Halt an Schultergurten, eine Vorrichtung, wie sie der Amerikaner Marks zuerst an seinen Kunstbeinen angebracht hat (s. Abb. 58a u. b).

Ähnlich wirkt der *Westengurt,* der den äußeren Rollriemen durch einen Trochanterteil ersetzt. Die Westenähnlichkeit wird durch den queren, völlig um den Rumpf verlaufenden Teilriemen hervorgerufen (s. Abb. 59a u. b). Für Kurzstümpfe mag diese dem Rumpf fester anliegende Aufhängungsart vor der eben beschriebenen hosenträgerähnlichen Anordnung Vorteile haben.

Bei Frauen wird das *Mieder* als Befestigung am Körper bevorzugt.

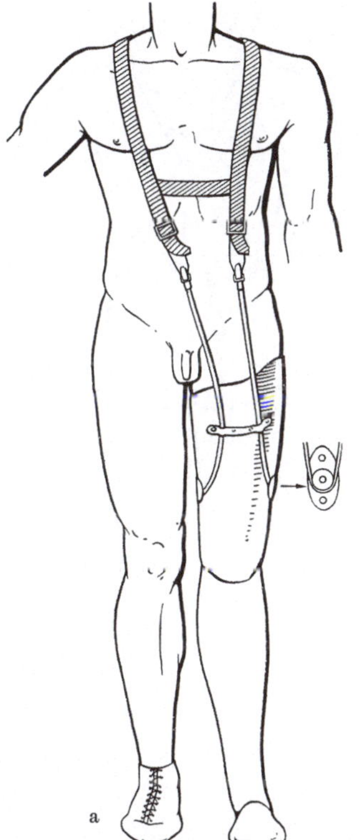

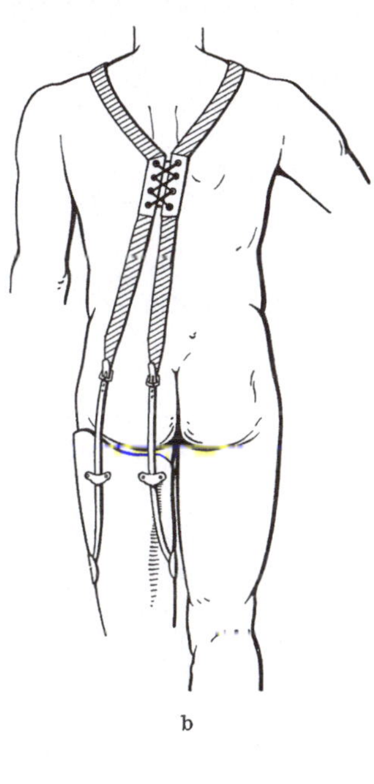

Abb. 58. Traggurt nach Marks.

Die *Aufhängung wird in ausgezeichneter Art mit der Knieführung und Unterschenkelvorbringung verbunden* durch zwei von beiden Seiten nahe am vorderen oberen Rande des Unterschenkelteils angreifende Zügel, die, nach oben sich gabelnd, über dem vorderen und hinteren Teil des Stumpfes und Rumpfes hosenträgerartig über die Schultern geführt werden — aktive Aufhängung (s. Abb. 60a u. b). Eine geringe Hebung der Schultern sichert die Streckstellung des Unterschenkels oder streckt den gebeugten Unterschenkel. Diese zuerst von dem amerikanischen Kunstgliederbauer Fitwel angegebene Vorrichtung wird in Deutschland meist als willkürliche Streckbandage nach Haschke-Daehne oder DKG- (Deutsche Kunstglied-Gesellschaft) Bandage bezeichnet. Sie findet sehr zahlreiche Verwendung.

Eine bemerkenswerte Lösung hat uns die letzte Zeit gebracht in Form eines etwa 12 cm breiten gewalkten, das Becken umkreisenden Lederteils mit je einem an beiden Seiten das Walkleder versteifenden Leichtmetallbügel. Das Kunstbein findet außen mittels eines geteilten Trochanterriemen, innen mittels eines Rollriemens an diesen Becken-Walkledergurt seinen Halt.

Alle diese Aufhängungsarten sind indes in gewissem Grade lästig und störend. Es lag daher der Gedanke nahe, durch Luftverdünnung im Kunstbeinköcher eine natürliche Haftung des Köchers am Oberschenkelstumpf zu erzielen.

Die Engländer haben sich früh mit diesem Gedanken beschäftigt. Sie haben zur Erhöhung des luftdichten Abschlusses und des Haftvermögens spiralig verlaufende Rinnen innen in den Holzköcher eingeschnitten. Über den Erfolg habe ich nichts erfahren können.

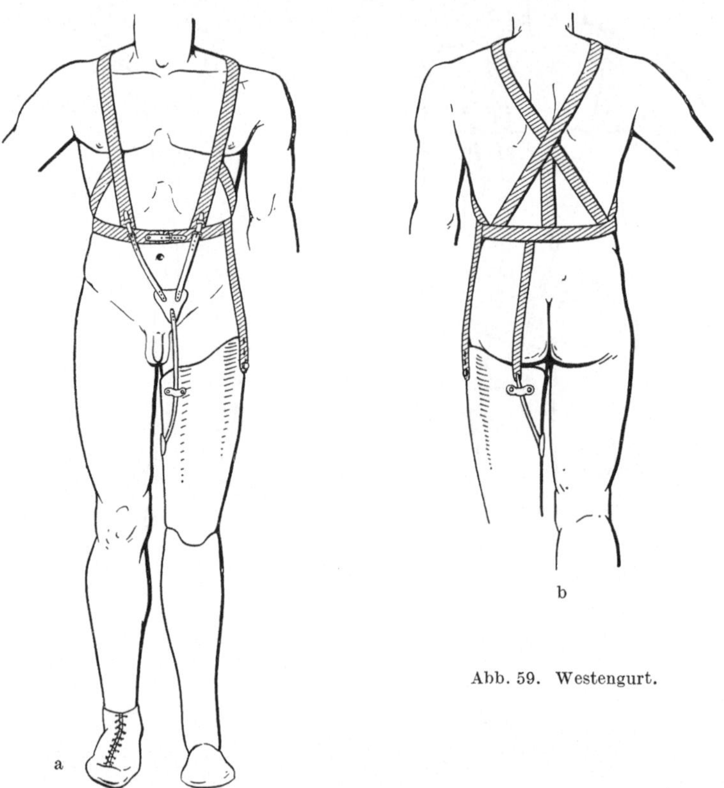

Abb. 59. Westengurt.

In Deutschland wurde eine andere zunächst bestehende Lösung versucht. Oesterle, Ulm, empfahl zwischen Stumpfende und Trichter eine künstliche Luftverdünnung herzustellen, die das Haften des Kunstgliedes sichert. In die Seitenwand des Köchers wird nahe dem Grunde ein Saugventil eingearbeitet, das das Entweichen der Luft zuläßt, aber den Luftzutritt von außen ausschließt. Stumpf und Kunstglied werden zur funktionellen Einheit. Der Stumpf muß der Hülse besonders gut angepaßt sein, wie der Kolben im Zylinder. Besonders in Süddeutschland gewann das „*Vakuumbein*“ Anhänger. Es vermehrt indes die im Stumpf schon an sich gegebene Kreislaufstörung, die mit Neigung zu Ödembildung verbunden ist. Das Vakuumbein hat also gewisse gesundheitliche Gefahren, die seine Verwendbarkeit einschränken. Ein geringer Unterdruck setzt diese Gefahren herab. Die Vorteile des gurtlosen Haftens des Kunstgliedes am

Stumpf sind so erheblich, daß sich das Unterdruckverfahren begeisterte Anhänger erworben hat.

Der *Ansaugtrichter* arbeitet am besten an walzenförmigen, ziemlich langen, muskulösen Stümpfen, die eine ausgiebige Köcherfühlung gewährleisten. Er ist daher im wesentlichen nur für den Oberschenkelstumpf geeignet. Der Stumpf darf nicht zu kurz sein, nicht konisch und nicht mager. Der Druckunterschied darf zur Ausschließung von Kreislaufstörungen nicht zu groß sein. Eine Dauerwirkung darf vom Ansaugtrichter nicht angestrebt und nicht erwartet werden. Seine Beanspruchung beschränkt sich ja am Bein auf die kurze Zeit der Spielbeinphase. Für den Oberarm ist der Ansaugtrichter schon aus diesem Grunde nicht geeignet. Für Stümpfe mit Kreislaufstörungen, Schwellstümpfe, Stauungsstümpfe kommt der Ansaugtrichter nicht in Betracht. Am besten saugt sich die nackte Haut an ohne Stumpfstrumpf. Doch auch ein dünner Stumpfstrumpf ist nicht hinderlich. Unter den Amputierten meiner Beobachtung habe ich Oberschenkelstümpfe gesehen, die ohne Vakuumventil mit und ohne Stumpfstrumpf den Köcher genügend festhielten, so daß auf Tragegurte verzichtet wurde; doch empfiehlt sich, das Ansaugverfahren durch eine leichte Haltevorrichtung als Sicherheitsmaßnahme zu ergänzen.

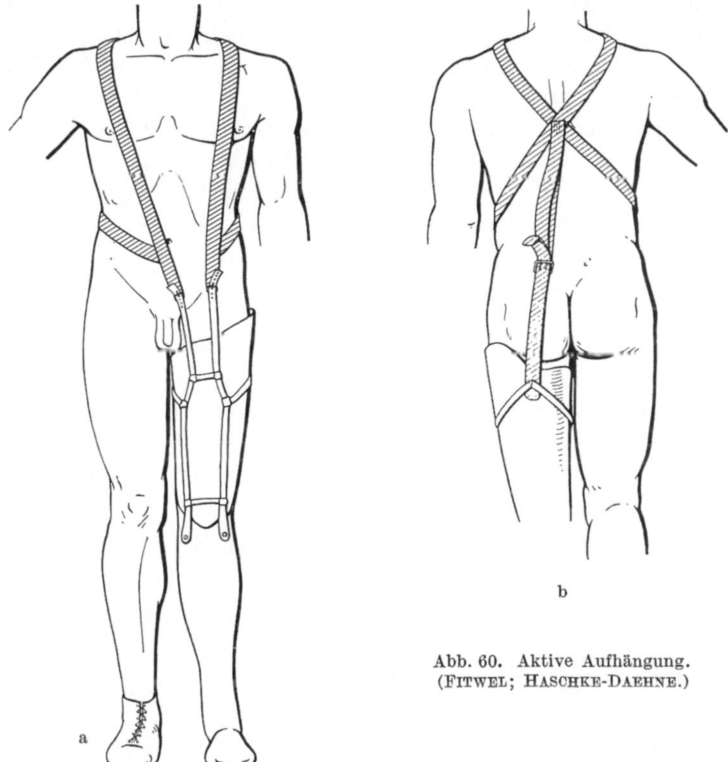

Abb. 60. Aktive Aufhängung. (FITWEL; HASCHKE-DAEHNE.)

Beckengurt.

Allzu kurze Oberschenkelstümpfe, die dem Köcher nicht genügend Halt gewähren, machen eine zusätzliche Befestigung am Becken erforderlich. Sie läßt

7*

sich erreichen mittels eines um das Becken geführten Gurtes, der über dem großen Rollhügel mit dem Kunstgliedköcher in fester Verbindung steht.

Der Gurt wird meist 5 cm breit aus Leder gefertigt und vorn geschnallt. An der Außenseite wird zur Verstärkung und zur Aufnahme der Befestigung zum Köcher eine angeformte Stahlspange eingearbeitet — „halbfester Beckengurt"

Die Befestigung zum Köcher muß zum mindesten Beugung und Überstreckung zulassen. Es muß also als Mindestanforderung ein Scharniergelenk oder besser am Köcher und am Gurt je ein Scharniergelenk oder noch besser ein Scherengelenk (Gelenkviereck mit diagonalen Schenkeln) eingebaut werden.

Der Verzicht auf An- und Abspreizung bedeutet indes ein erhebliches Opfer. In vielen Fällen wird daher ein Abduktionsgelenk zugefügt. Ein ausgezeichnetes, nach Art des Cardangelenks gebautes, nach allen Richtungen frei bewegliches Gelenk ist von Desoutter, London, gebaut.

Der Beckengurt bedeutet für den Kurzstumpf des Oberschenkels, zumal dem in Kontrakturstellung stehenden Kurzstumpf, eine wohltätige, in vielen Fällen unentbehrliche Erleichterung. Beim Doppeloberschenkelamputierten wird auch bei längerem Stumpf zur Aufhängung beider Kunstglieder gern vom Beckengurt Gebrauch gemacht. Indes ist mit dem Beckengurt viel Mißbrauch getrieben. Gelang beim Oberschenkelbein kein genügender Aufbau, so war der Beckengurt die Zuflucht.

Der Beckengurt ist lästig und hinderlich, er fordert zahlreiche Instandsetzungen. Seine Gelenke schleißen schnell. Die Anfügung eines Beckengurtes ist also nur erlaubt beim ungünstigen Kurzstumpf und Doppelamputierten. Beim mittellangen Oberschenkelstumpf muß er endgültig verschwinden. Auch beim Stumpf an der Grenze des mittleren und oberen Drittels verzichtet der gute Kunstbeinbauer auf den Beckengurt.

Vorbringer des Unterschenkels.

Es wurde oben gezeigt, daß der mit dem Oberschenkelteil gelenkig verbundene Unterschenkel in der Spielbeinphase nach vorn pendelt. Der Fuß als Teil des Unterschenkels muß am Ende der Spielbeinphase zur Vermeidung des Sturzes vorn angelangt sein, so daß der vorgestreckte Fuß am Beginn der Standbeinphase das Körpergewicht aufhängt. Nun können Anstoßen des Fußes oder sonstige Hinderungen, etwa Klemmen in der Knieachse, das Vorschwingen des Unterschenkels verzögern oder hemmen. Der Sturz ist dann unvermeidlich. Es sind daher Vorbringer mancherlei Art konstruiert.

Sehr zweckmäßig und weit verbreitet ist die *Verbindung des Vorholers mit der Aufhängung, wie sie als willkürliche Streckbandage nach* Haschke-Daehne oben beschrieben und abgebildet wurde (s. Abb. 60).

Bei Aufhängung mittels Rollriemen sind stets besondere Unterschenkelvorbringer erforderlich.

Hin und wieder sieht man noch bei Lederbeinen einen vom Fuß ausgehenden, über die ganze Vorderseite des Kunstgliedes ziehenden, über Brust und Schulter zum hinteren Rande des Oberschenkeltrichters laufenden Lederriemen der Vorholung dienen (Panke, Hamm). Lederüberleger unterhalb und oberhalb des Knies verhindern bei dieser Vorrichtung das Abgleiten.

Viel gebraucht wird der Vorholer in Form des vorderen *Gummigurts*, der oben und unten an der Hülse etwa in der Mitte des Ober- und Unterschenkels seine Befestigung findet. Bei Beugung des Knies gleitet der Gurt seitwärts ab, so daß er die Beugehaltung nicht stört.

Auch durch *Federkraft* läßt sich der Unterschenkel vorholen. Viel verwendet wird noch die in einer Hülse im Inneren des Kniegelenks angebrachte Stoßfeder, deren Stoßkraft auf den Unterschenkel mittels eines Hebels streckend wirkt (Kniepenole, Marks-Knie).

Eine sinnreiche Konstruktion hat eine Anordnung gefunden, bei der der Streckhebel bei Beugung des Knies über 90° die Beugung vermehrt.

Hemmungen und Anschläge.

Über die Hemmung der Bewegungen am künstlichen Fuß wurde oben mehrfach, zuletzt beim Aufbau des Oberschenkelbeines, berichtet.

Auch am Knie gelten ähnliche Grundsätze. Vor allem darf die Hemmung nicht allzu plötzlich ruckweise und nicht unter Hervorbringung von Geräuschen erfolgen.

Hemmung einer gelenkigen Bewegung läßt sich erzielen durch Anschlag, also durch Druck oder durch Zug.

Die Sicherung gegen Überstreckung des Knies wird durch *feste Anschläge* hervorgerufen, die beim Lederbein und beim Holzunterschenkelbein als feste Metallanschläge in den Köpfen der Unterschenkelschienen angebracht sind und beim Holzoberschenkelbein als mit dem Unterschenkelkeil fest verbundene Anschlagrahmen gebaut sind. Diese Anschläge werden gemildert durch in das Holz eingelassene Hartfilzstücke oder durch schnürbare Hemmungen oder Hemmgurte über der Kniekehle. Bei anderen Ausführungen übernehmen *Hemmgurte* oder hemmende starke Darmseiten die ganze Arbeit.

Kniefeststellung.

Im wesentlichen waren es mangelnder Aufbau sowie überflüssige Ängstlichkeit, die zum Einbau von Feststellvorrichtungen in das künstliche Knie Veranlassung gaben. Diese Fehler sind im neueren Kunstgliedbau meist überwunden. Aber auch noch zur Jetztzeit ist die Kniefeststellung beliebt beim Gehen auf unebenen Boden, besonders Ackerland, beim langen Stehen und beim Stemmen im Stehen, wie es z. B. der Bäckerberuf mit sich bringt. Als notwendig bezeichnet werden kann die Kniefeststellung nur bei ganz kurzen Oberschenkelstummeln, für Oberschenkelstümpfe bei auf Leitern arbeitenden Berufen, bei Doppelbeinamputierten mit einem Oberschenkel- und einem Unterschenkelstumpf, beidseitig bei Doppeloberschenkelamputierten und vielleicht auch mal bei sehr steifen und hilflosen Oberschenkelamputierten. Darüber hinaus sollte die Kniefeststellung endgültig verschwinden.

Die in Streckstellung betätigte Kniefeststellung macht das Bein zur Stelze mit allen ihren Nachteilen für den Gang. Dabei sind die Feststellvorrichtungen trotz aller Fortschritte immer noch empfindliche Apparate, die vor manchen anderen Teilen der Instandsetzung und Überholung bedürfen.

Die Feststellvorrichtung besteht meist in einem am Oberschenkelteil angebrachten Zapfen, Bügel oder Riegel, die in einem Einschnitt am Unterschenkel hervorgeschoben werden können. Die Vorrichtung wird mit der Hand betätigt

(s. auch Abb. 68). Die Betätigung durch das Körpergewicht, meist Rastenverriegelung, durch Fuß-Ballen-Fersenbelastung sowie durch Schulterzug gehören der Vergangenheit an.

Das Bremsknie.

Das Bremsknie will in Gefahrmomenten, also besonders im Beginn der Standbeinphase oder auch, was beim gesperrten Fuß überflüssig geworden ist, am Ende der Standbeinphase durch Bremsung das weitere Einknicken des Knies vermeiden. Auf die Konstruktion der Bremsen wurde viel Wert gelegt. Fast jede Werkstatt baute ihre eigene Bremse. Erhalten hat sich keine von diesen meist sehr komplizierten und sehr empfindlichen Anordnungen.

Die Bremse läßt sich ausführen als Klotzbremse, bei der ein Klotz meist vom Oberschenkel aus gegen Teile des Unterschenkels drückt, oder als Bandbremse, die auf die Knieachse oder mit der Achse sperrig verbundenen Teile einwirkt. Ausgelöst werden die Bandbremsen meist durch Fußhebung und -senkung oder durch Fersen- und Ballenbelastung. Die Bandbremsen sind ebensowenig haltbar wie die Klotzbremsen.

Die Bremsung durch Muskelkanäle auf Grund des Sauerbruch-Verfahrens haben sich nicht einzuführen vermocht.

Das Bremsbein spielt in der neuen Orthopädiemechanik keine Rolle mehr. Dem Gedanken des Bremsens dient in der neuen Orthopädiemechanik das quere Verbindungsstück oberhalb des Knies bei der Haschke-Daehne-Bandage.

Systeme und Typen.

Die mannigfachen Probleme des Oberschenkelkunstbeines führten entsprechend der Vielzahl konstruktiv veranlagter Köpfe unter den Orthopädiemechanikern aus Anlaß der zahlreichen Amputierten des Weltkrieges zu einer großen Anzahl von konstruktiv einleuchtenden, verschiedenen Lösungen. Meist nach ihren Konstrukteuren benannt, eroberten sich die verschiedenen Systeme vielfach einen Kreis von Anhängern. Geschickte Hervorhebung des leicht zu verdeutlichenden, oft der natürlichen Funktion abgelauschten, besonderen Mechanismus trugen zur Verbreitung bei.

Aber auf der einen Seite entsprachen diese Systeme, die vielfach charakteristische, aber unwesentliche Eigenarten des menschlichen Ganges, z. B. die Hebung des Vorfußes beim vorschwingenden Spielbein gleichzeitig mit der Beugung des Knies, scharfsinnig nachahmten, nicht der oben geforderten Einfachheit der Konstruktion, auf der anderen Seite wurden Eigenarten dieser Systeme besonders dazu eingebaut, um Mängel des Aufbaus zu ersetzen.

Die Entwicklung des Kunstbeinbaues führte in Deutschland zur Überwindung der Systeme. Die Beobachtung der eben entwickelten Aufbaugrundlagen machte sie überflüssig. Auch den verschiedenen Kunstgliedsystemen oder -typen müssen die Aufbauangaben zugrunde gelegt werden.

Für die Erhöhung der Kniesicherheit unter Beobachtung der physiologischen Eigenarten der Kniebeugung haben diese Systeme sich ein gewisses Lebensrecht bewahrt.

Das Kniegelenk ist ein Scharniergelenk (Ginglymus), dessen Drehachse etwa $2^1/_2$ cm oberhalb des Gelenks nahezu quer durch die Oberschenkelknorren und senkrecht zur Konstruktionsachse des Beines geht. Von der geringen, zwangsmäßigen Kreiselung des Knies, wie sie besonders von der Schlußrotation bekannt ist, kann hier abgesehen werden. Die Gelenkflächen der Oberschenkelknorren sind spiralig geformt, von vorn nach hinten sich einrollend. Der Halbmesser der Krümmung wird nach hinten fortschreitend kürzer. Die Bewegungsachse behält daher bei Beugung des Knies ihre Lage nicht bei. Sie wandert entsprechend der Knorrengelenkform mit zunehmender Beugung fortschreitend nach hinten und wenig distalwärts.

Es wurde oben entwickelt, daß das Knie so lange gegen Einknicken gesichert bleibt, wie seine Drehachse im Raum bei gegen Hebung gesperrtem Fuß hinter der Hüftballenlinie steht. Auf die Nachteile des konstruktiv weit zurückverlagerten Kniegelenks wurde hingewiesen. Läßt sich mit der Beugung des Knies eine Verlegung der Beugungsachse nach hinten verbinden, so ist das leicht gebeugte Knie je nach dem Ausmaß der Wanderung der Achse nach hinten zunächst noch gesichert. In dieser Art wandert die Unterschenkeldrehachse bei Beugung des Kniegelenks am natürlichen Bein nach hinten und entlastet dadurch die Unterschenkelstreckmuskulatur. Am Kunstglied bedeutet diese Achsenwanderung, besonders in gebirgiger Gegend, eine sehr erwünschte, zusätzliche Sicherung.

Auf diesem Gedanken, den SCHEDE zuerst in die Mechanik eingeführt hat, bauen eine Anzahl von Typen auf, deren Berechtigung nicht ohne weiteres von der Hand gewiesen werden kann, wenn ich sie auch selbst unter dem Gesichtspunkt möglichster Einfachheit des Kunstgliedes nicht verwende.

Das konstruktive Hilfsmittel dieser Typen mit

Wanderung der Knieachse

bei Beugung ist die Zerlegung des Scharniergelenks in das *Gelenkviereck*, das je nach der Anordnung der vier Gelenke zueinander eine Wanderung der Achse bei Beugung mit sich bringt. SCHEDE hat in der Münch. med. Wschr. **1923**, 616 und in seinen Theoretischen Grundlagen S. 178 die verschiedenen Möglichkeiten des Gelenkvierecks erörtert.

Das erste richtunggebende System war das

Schede-Habermann-Bein.

Es versucht, das natürliche Kniegelenk im Aufbau und in der Arbeit nachzuahmen. Es verbindet die Scharnierbewegung mit einer Gleitbewegung, wie sie durch sinnreiche Anordnung des Gelenkvierecks erreicht wird (s. Abb. 61a u. b). Die Drehkurve wird gedehnt und abgeflacht. Die Reibung der breiten Gelenkflächen, die der Belastung entsprechend sich verstärkt, hemmt unerwünschte Drehbewegungen.

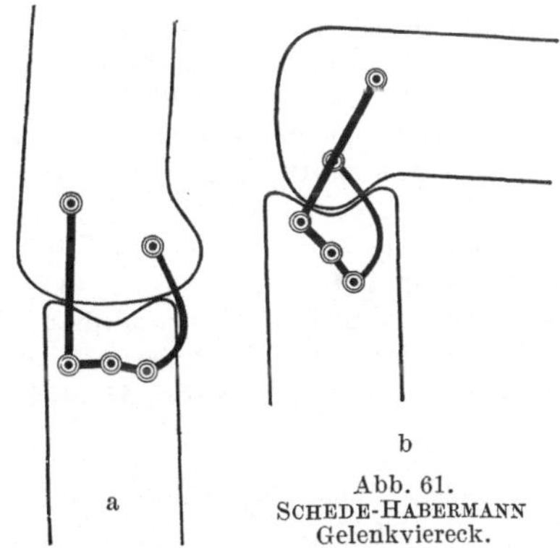

Abb. 61. SCHEDE-HABERMANN Gelenkviereck.

Es hat besonders in Süddeutschland Anhänger gefunden.

Anders arbeitet das

Rollkniegelenk von TEN HORN-BIEDERMANN.

Der kurvenförmig ausgebildete Oberschenkelteil stützt sich auf zwei drehbar angeordnete Rollen. Die Anordnung des Doppellaschengelenks, das Ober- und Unterschenkel zusammenhält, gestattet exzentrisches Abrollen des Kniegelenks, so daß das Bein in rechtwinkliger Beugung etwa 1 cm länger ist als in Streckstellung. Die Gelenkachse bleibt konstant (s. Abb. 62a u. b).

Das Lammers-Bein,

das WALTHER, Münster, besonders empfohlen hat, geht vom Gelenkviereck aus, das es mit einer eigenartigen Gelenkform verbindet. Dem hinteren walzenartig ausgebauten und erhöhten Unterschenkelteil entspricht in der vorderen Hälfte des Gelenks ein ebenso geformter Oberschenkelteil, die die Dreh- und Gleitbewegung in den Endstellungen hemmen.

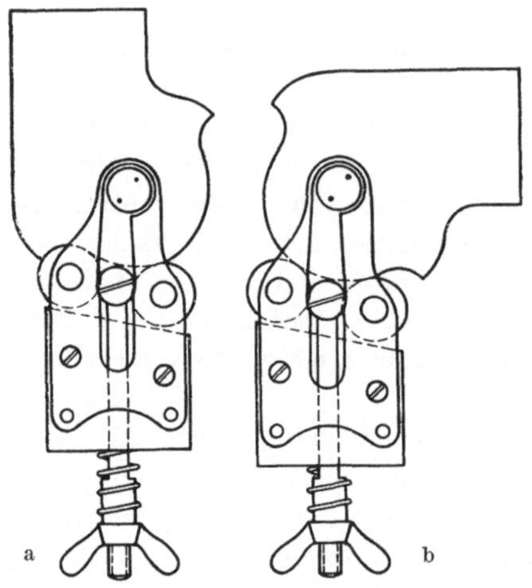

Abb. 62. Rollknie nach TEN HORN-BIEDERMANN.

Eine nicht geringe Zahl anderer sog. „physiologischer" Kniegelenke wurde noch hergestellt. Ich erwähne noch das *Bingler-Fendel-Bein* (Koblenz), das *Ulbrich-Bein* (Frankfurt a. M.), das *von Winkler-Bein* (Ludwigshafen), das *Striede-Bein* (Kufstein) und als letztes das *Müller- und Mödl-Bein* (Orth. Industrie Königsee), das die Verlagerung der Drehachse nach hinten durch den Einbau von Führungskolben veranlaßt.

Schrifttum.

(Siehe auch Schrifttum „Allgemeines" eingangs des Kapitels B: Kunstbein.)

ENGELKE: Vakuumbein. Verh. 28. Kongr. dtsch. orthop. Ges. Leipzig **1933**, 267 — Kunstbeinbau und Pendelgesetze. Med.mechanik **1937**, H. 47 — Bau und Bewegung des Kniegelenks am Oberschenkelkunstbein im Wandel der Zeit. Med.mechanik **1938**, Nr 39. — HANAUSEK: Physikalische Nachbehandlung und Prothese des Oberschenkelamputierten. Z. orthop. Chir. **37**, 654 (1917). — HELWIG: Die Mechanik des Kunstfußes und sein Einfluß auf die Funktion der Oberschenkelprothese. Arch. orthop. Chir. **29**, 164 (1930). — LITTLE, E. M.: A new method of fitting artificial leg-sockets. Brit. med. J. **1925**, Nr 3385, 896. — MOMMSEN: Die Sicherung des Kniegelenks bei Amputationen und Lähmungen. Z. orthop. Chir. **50**, 734 (1929). — RIEDEL: Über Prothesen und Amputatio femuris incl. Gritti. Münch. med. Wschr. **1911**, H. 30. — SCHOLZ: Erfahrungen mit einem selbsttätigen Überdruckventil (Rückschlagventil) im Kunstbeinbau. Arch. orthop. Chir. **40**, 392 (1940). — SCHRADER: Über die Auswirkung der Verlagerung des technischen Kniescharniers zur physiologischen Gelenkachse. Z. orthop. Chir. **51**, 451 (1929).

Systeme und Typen.

SCHEDE: Die Nachahmung des natürlichen Kniegelenks. Münch. med. Wschr. **1921**, 200 — Zur Mechanik des künstl. Kniegelenks. Ein aktives Kunstbein. Münch. med. Wschr. **1923**, 616. — TEN HORN: Ein neues künstliches Kniegelenk: Rollkniegelenk. Zbl. Chir. **1923**, 213. — SCHEDE: Zur Veröffentlichung von ten Horn in Nr. 6 dieser Zeitschrift. Zbl. Chir. **1923**, 677. — TEN HORN: Rollkniegelenk im Gegensatz zum Schede-Habermann-Kniegelenk. Zbl. Chir. **1923**, 1030. — WALTER: Das Gehen des Oberschenkelamputierten mit dem Lammersknie. Arch. orthop. Chir. **30**, 105 (1931).

23. Hüftauslösungsbein.

Aufbau. Das Hüftauslösungsbein ist ausschließlich eine physikalische Maschine, ein reines Produkt physiologischer Mechanik. Stumpfkräfte können weder zur Betätigung noch zur Überbrückung von Aufbaufehlern beitragen.

Die Aufbaugrundsätze, wie sie für das Oberschenkelbein entwickelt wurden, sind daher für das Hüftauslösungsbein wesentlichste Richtschnur (s. Abb. 63a u. b).

Eine gewisse Hilfe für das Vorschwingen des Kunstbeins gibt dabei die Vorverlegung des künstlichen Hüftgelenks gegen seine natürliche Lage sowie ein früher, hinterer Anschlag im Hüftgelenk, der einer Überstreckung des Kunstgliedes in der Hüfte vorbeugt.

Werkstoff und Technik. Es scheint also nichts dagegen zu sprechen, das ganze Bein bis auf den Beckenkorb als Fertigfabrikat in zentralen Werkstätten in mehreren Größen und Breiten zu bauen und unter den individuell anzufertigenden Beckenkorb zu setzen. Als Werkstoff kommt für das so hergestellte eigentliche Bein in erster Linie das leichte und haltbare Leichtmetall in Betracht. Ein Schweißzerfall ist nicht zu fürchten, da die Werkteile des Beinstückes mit der Haut nirgends in Berührung kommen.

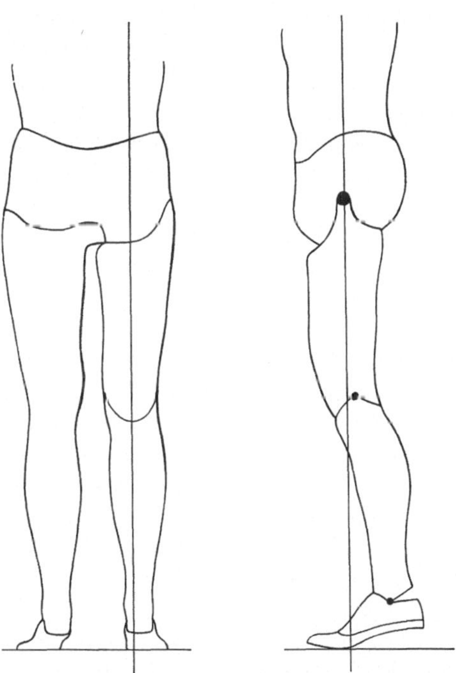

Abb. 63. Hüftauslösungsbein. Ausgeprägte Bereitschaftsform.

Tatsächlich wird dieser Weg vielfach beschritten. Dem steht aber entgegen, daß Sicherheits- und Bereitschaftsbedarf je nach Alter, Beruf, Leistungsfähigkeit, Gewandtheit und Temperament des Exartikulierten verschieden sind. Diesen verschiedenen Anforderungen ist aus den beim Oberschenkelbein dargelegten Gründen das Holzbein am ersten gerecht zu werden in der Lage. Die zweckdienlichste Ausstattung des Hüftexartikulierten — und gerade der Hüftexartikulierte bedarf der zweckdienlichsten Ausstattung — unterbaut also den Beckenkorb mit einem individuell aufgebauten Holzkunstbein.

Das technisch schwierige Problem des Hüftexartikulationsbeins ist das künstliche Hüftgelenk, also die Verbindung des Korbes mit dem Kunstbein als Unterbau. Es muß unter Verzicht auf An- und Abspreizung sowie auf Drehung zumindest Beugung und Streckung, also freies Schwingen in pfeilrechter Richtung ermöglichen, darf aber das Sitzen nicht stören. Das ungeteilte Scharniergelenk unter dem Beckenkorb würde das Sitzen behindern, ist daher nicht verwendbar. Bei Teilung des Scharniergelenks in ein an der Außenseite und ein an der Innenseite angebrachtes Gelenk, behindert das Innenseitengelenk wieder das Sitzen und kommt mit den Genitalien in Kollision. Die Tieferlegung des Hüftgelenks ist für Sitz und Gang ebenso hinderlich. Es bleibt der Ausweg, sich auf das Gelenk an der Außenseite als einzige Verbindung zwischen Beckenkorb und Beinersatzstück zu beschränken. Auch wenn es sehr kräftig, aus bestem Orthopädiestahl angefertigt ist, wird es allzusehr, besonders auf seitliche Abknickung und Verwringung, beansprucht. An der Dammseite angebrachte Gleitbügel oder Stützrollen vermeiden diese unzulässige Beanspruchung. Das kräftige, aus bestem Stahl angefertigte Außengelenk mit Gleitbügel innen, die gegen einen Hartholzeinsatz am Oberschenkel sich bewegen, ist die am meisten verwendete Befestigungsart.

Schlegelmilch hat ein aus Aluminium gefertigtes Dreiplattenscharnier angegeben. Es verlegt das Hüftgelenk in die Leistenbeuge. Es ändert indes den statischen Aufbau so sehr, daß es sich nicht einzubürgern vermochte.

24. Ersatzglieder für Doppelbeinamputierte.

Beim Einbeiner führt das erhaltene Bein weitgehend die Kontrolle über das Gleichgewicht. Der Kunstbeinseite geht das Gleichgewichtsgefühl in hohem Maße ab, während ihre Stützfunktion die des gesunden Beins übertreffen kann. Besonders in der mangelnden Gleichgewichtskontrolle steht der Ohnbeiner dem Einbeiner nach. Beim schlecht eingegangenen und schlecht ausgerüsteten Doppeloberschenkelamputierten findet sich daher ein ausgeprägter Vierfüßlergang und -stand unter Vorverlegung des Schwerpunktes mit Lordosierung der Lendenwirbelsäule. Die vorderen Stützpunkte werden mit Krücken oder mit vorausgestellten Handstöcken gewonnen.

Die Verkürzung der Beine erleichtert die Gleichgewichtshaltung. Während des Gehenlernens *kann* daher besonders der ältere oder ungewandte Doppeloberschenkelamputierte mit stark verkürzten Ersatzstücken beginnen, die mit zunehmender Geschicklichkeit verlängert werden. Der gewandte Kunstgliedbauer verzichtet meist auf diesen Kunstgriff. Aber auch die endgültige Kunstbeinausrüstung sieht die Kunstglieder etwas verkürzt vor, gegen die natürliche Länge. Je nach der Größe ist eine Verkürzung von 3—10 cm gebräuchlich, so daß die Unterschenkellänge etwa 45 cm mißt. Am kürzeren oder entsprechend der Erfahrung der stärkeren Belastung des längeren Beins muskelschwächeren Stumpf kann dabei das Kunstbein etwa um $^1/_2$ cm kürzer gebaut werden als am anderen Stumpf.

Neben der Verkürzung der Kunstbeinlänge empfiehlt es sich, auch große Fußlängen kurz zu halten. Größere Fußlängen werden meist auf etwa 25 cm ermäßigt. Der kurze Fuß erleichtert die Fortbewegung der Körpermasse über den Ballenpunkt nach vorn und mindert das Wogen des Kunstbeinganges. Freilich bis zur Stelzenform darf die Verkürzung des Kunstfußes im Belange der Standsicherheit nicht getrieben werden.

Gocht empfiehlt, die Unterschenkellänge im Verhältnis zum Oberschenkel groß zu nehmen, damit der Amputierte beim Sitzen sich weniger auf den Oberschenkelhülsen als auf seinen Sitzhöckern abstützt. Viel Beachtung hat diese Lehre nicht gefunden.

Schon die Verkürzung des Kunstbeines und Kunstfußes setzt das Gewicht der Ersatzstücke etwas herab. Darüber hinaus muß bei jedem Konstruktionsteil der Gewichtsersparung Rechnung getragen werden. Die doch immerhin nicht allzu hohe Beanspruchung der Kunstglieder beim Ohnbeiner kommt diesem Bedürfnis entgegen.

Die Sicherheit und Haltbarkeit der Ersatzstücke darf darunter nicht leiden. Der Aufbau sieht etwas verstärkte Kniesicherheit, also etwas vermehrte Rückverlegung der queren Knieachse vor. Etwa 2 cm soll diese Rückverlegung nicht überschreiten, da sonst der Gang zu mühsam wird. Die Kunstglieder des Doppelbeinamputierten müssen besonders zuverlässig sein, so daß sie sein volles Vertrauen sich erwerben.

An beiden, mindestens aber an einem Knie, und zwar an der schlechteren Stumpfseite, muß eine Kniefeststellung angebracht werden.

Für die Aufhängung der Kunstbeine können aktive Bandagen nach Art der Daehne-Haschke-Bandagen oder des Westengurts benutzt werden. Größere Sicherheit gibt die Zufügung des halbstarren oder weichen Beckengurts. Für den Oberschenkelkurzstumpf oder doppelten Kurzstumpf ist der Beckengurt nicht zu umgehen. Bei Frauen tritt zur Aufhängung das Mieder ein.

All diese Sorgfalt erfährt beim einseitig Oberschenkel-, einseitig Unterschenkelamputierten von seiten der erhaltenen Stumpfmuskulatur eine gewisse Hilfe und beim Doppelunterschenkelamputierten eine noch größere Hilfe. Indes bleibt die besonders sorgfältige Befolgung aller Aufbaugrundsätze für den Doppelbeinamputierten eine unabweißbare Forderung.

Schrifttum.

HOEFTMANN: Verh. 6. Kongr. dtsch. orthop. Ges. **1907**, 19. — MOMMSEN: Versorgung Doppelt-Oberschenkelamputierter. Z. orthop. Chir. **39**, 292 (1919). — RADICKE: Über die Versorgung der doppelseitig Oberschenkelamputierten. Verh. 15. Kongr. dtsch. orthop. Ges. Dresden **1920**. — WITENSON: Das Kunstbein bei Doppelamputierten und dessen Leistungsfähigkeit. Inaug.-Diss. Leipzig 1927.

25. Das Stelzbein.

Die Stelze ist die primitive Form des Beinersatzes. Sie sieht ab von der Ähnlichkeit mit dem natürlichen Bein. Sie verzichtet auf den Fuß — damit auf die Abwicklung — und auf das Knie — damit auf die Abwinklung in der Mitte.

Die bei den gesetzlichen Bestimmungen in Kapitel 2 erwähnte „Erste Verordnung zur Durchführung des § 7 des Reichsversorgungsgesetzes vom 3. Juli 1922“ stellt anheim, auf Antrag statt eines Kunstbeines ein Stelzbein zu liefern.

Im allgemeinen ist das Stelzbein aus dem Straßenbild verschwunden. Es lebt noch fort bei älteren Amputierten auf dem Lande und in den Wäldern.

Die Stelze hat Vorteile und Nachteile.

Ihr größter Vorteil ist ihr geringes Gewicht. Insbesondere beansprucht das distale Ende, die Fußgegend, sehr wenig Schwere. Die Stelze pendelt daher nicht oder kaum und unterwirft jeden Schritt nach Zeit und Ausdehnung der Willkür des Einbeiners.

Dazu kommt als weiterer Vorteil die unbedingte Kniesicherheit, die die Stelze besonders geeignet macht für Gehen auf dem Lande, auf unebenen Boden und über Hindernisse, auf dem Bahndamm und auf Lagerplätzen für Holz und Maschine im Freien und unter Dach.

Sehr zu beachten sind auch die einfache Herstellungsart, der niedrige Preis und noch mehr die Haltbarkeit der Stelze. Ihre Ansprüche an Instandsetzungsarbeiten sind sehr gering.

Im Stand und Gang erleichtert die kleine Auftrittsfläche der Stelze die Drehung. Diesen sehr beachtlichen Vorteilen stehen große Nachteile gegenüber, die so erheblich sind, daß die Stelze von Einbeinern im allgemeinen abgelehnt wird.

Vor allem muß der Stelzenträger in den Kauf nehmen den Verzicht auf die Beinähnlichkeit seines Ersatzstückes.

Der Mangel der Kniebeugung und der Abwicklung rauben der Stelze auch die funktionelle Natürlichkeit. Sie machen den Stelzengang auffällig und kennzeichnen weithin den Stelzenträger als Einbeiner.

Aus den Ausführungen im Beginn des Kapitels 12 ergibt sich, daß beim Stand die kleine, fast punktförmige Auftrittsfläche der Stelze zum Gleichgewichthalten versagen muß, sowie daß beim Stelzengang die Körpermasse im Sektor eines Kreisbogens über den Fußpunkt schwingt. Der Körper ist beim Stelzengang zum Auf- und Abwogen in regelmäßiger Wiederholung verurteilt (s. Abb. 8).

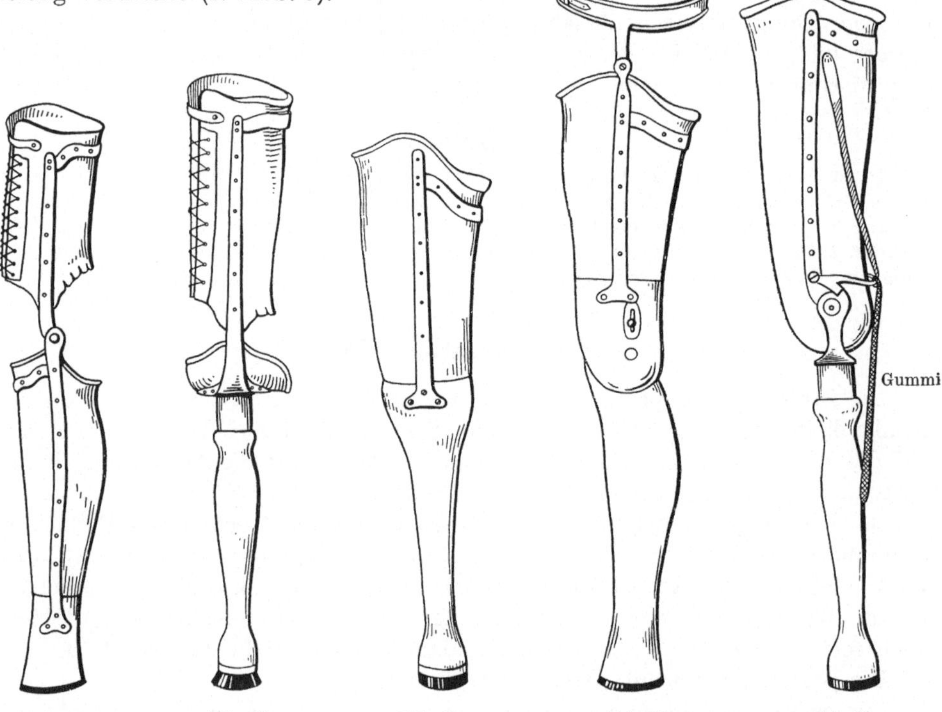

Abb. 64. Unterschenkelstelze. Abb. 65. Knieruhstelze für kurze Unterschenkelstümpfe. Abb. 66. Oberschenkelstelze ohne Kniegelenk. Abb. 67. Oberschenkelstelze mit Kniescharnier und Beckengurt. Abb. 68. Oberschenkelstelze mit feststellbarem Kniegelenk.

Ein geringes Maß von Abwicklung läßt sich durch die Anbringung einer im Kreissektor gebogene Sohlenplatte, eines „Füßchens", wieder erzielen. Doch wird mehr Abrollen als Abwickeln erreicht.

Der Auftritt der Stelze ist hart und ungemildert. Mit dem Wogen des Ganges verbinden sich die Erschütterungen beim Auftreten, die besonders für das empfindliche Zentralorgan des Nervensystems störend wirken. Für den Steinboden der Städte ist somit die Stelze ungeeignet.

Die mit wegfallender Kniebeuge mangelnde Verkürzung der Stelze in der Spielbeinphase zwingt zwecks Vermeidung des Anstoßens der Stelze zur Hebung des Körpers durch Zehenstand des gesunden Standbeines. Diese Hebung in der Spielbeinphase der Stelze muß zur Vermeidung von Unebenheiten am Boden noch durch eine Kreisbogenführung der Stelze nach außen ergänzt werden.

Köcher, Stiel und Fußstück sind die so einfach wie möglich herzustellenden Teile der Stelze. Das Fußstück muß besonders bei weichem Boden breit gehalten werden. Zur Erzielung einer größeren Abwicklung kann ihm eine der Fußplatte ähnliche verlängerte Form, ein „Füßchen", gegeben werden. Das wurde schon erwähnt.

Es empfiehlt sich, unter dem Fußstück einen Gummischutz gegen Gleiten anzubringen.

Die sehr einfache Bauart der Stelzen der verschiedenen Beinstümpfe wird durch Abb. 64—68 erläutert.

Die Anbringung eines Kniescharniers an der Stelze, das beim Gang festgestellt wird, hebt der besonders für den Schreibtischarbeiter unbequeme und nachteilige Mangel der Kniebeuge der Stelze auf, setzt aber den großen Vorteil der Einfachheit und Haltbarkeit herab.

Eine sehr beachtliche Lösung, die die Vorteile der Stelze mit mehreren Vorteilen des Kunstgliedes vereinigt, ist das *Abrollbein nach* v. BAEYER (s. Abb. 69). Der Fuß ist in Spitzfußstellung gelenklos so angebracht, daß er beim Gehen und Stehen nur mit dem Ballen den Boden berührt. Das ebenfalls gelenklose Knie steht in Beugestellung, so daß beim Sitzen der Fuß dem Erdboden aufruht. Durch Einbuchten der Kniekehle und der hinteren, besonders der hinteren unteren Teile des Oberschenkelköchers, läßt sich die Sitzgeeignetheit noch günstiger gestalten. v. BAEYER empfiehlt sein Abrollbein besonders für den kurzen Oberschenkelstumpf, für den Oberschenkelamputierten in gebirgigem Gelände und für Kinder. Trotz seiner unleugbaren Vorteile hat das Abrollbein keine große Verbreitung gefunden.

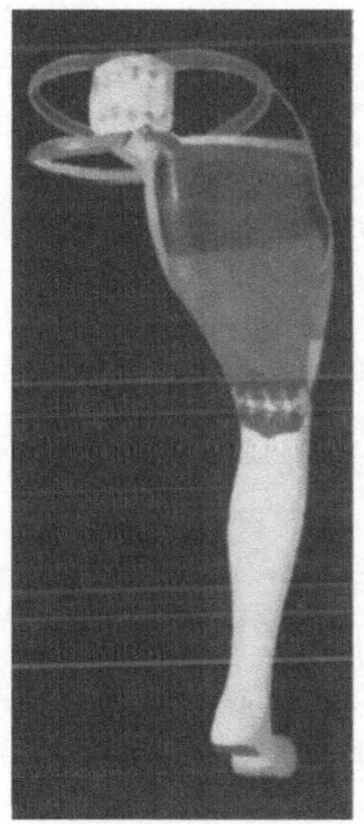
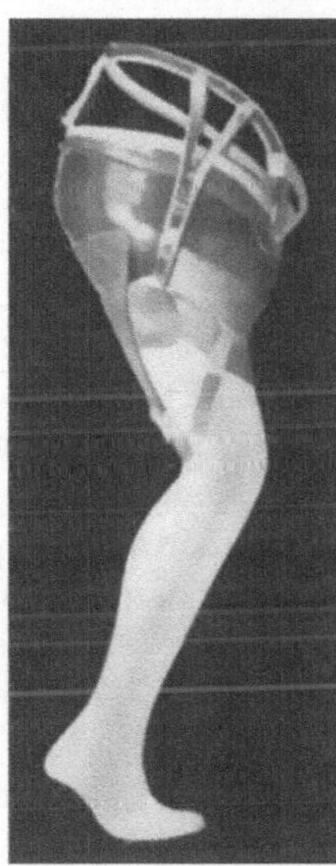

Abb. 69. Abrollbein nach v. BAEYER (aus SCHRADER und LEGAL).

Schrifttum.

VON BAEYER: Abrollbein. Zbl. Chir. **1928**, H. 11, 649. — GLASEWALD: Das Stelzkunstbein. Arch. orthop. Chir. **22**, H. 3, 208 (1923) — Stelzkunstbein auch für Unterschenkelstümpfe eine Ergänzung und Verbesserung. Arch. orthop. Chir. **23**, 753 (1925). — KRAUSS: Künstliches Bein oder Stelze. Mschr. Unfallheilk. **24**, 75 (1917). — VON RENESSE: Das Abrollbein nach VON BAEYER. Arch. orthop. Chir. **27**, 238 (1929). — SCHRADER u. LEGAL: Erfahrungen mit dem Abrollbein (Baeyer-Bein). Arch. orthop. Chir. **30**, 112 (1931). — STARK: Zum Stelzkunstbein „M. G. Stelze" und zu den Ausführungen Glasewalds. Arch. orthop. Chir. **23**, 224 (1924).

C. Künstliche Arme.

Von Dr. ALOYS ANSPRENGER, Berlin.

Die großen Errungenschaften im Prothesenbau für Beinamputierte seit dem Ende des Weltkrieges 1914/18 hat ZUR VERTH, Hamburg, in dem im Jahre 1928 erschienenen Werke „*10 Jahre Kunstbeinbau in Deutschland nach dem großen Kriege*" sowohl vom wissenschaftlichen als auch vom technischen und wirtschaftlichen Standpunkte aus besprochen und kritisch beurteilt, um aus der Fülle der in dieser Zeitspanne verwirklichten Gedankengänge das Beste für die Beinbeschädigten herauszuschälen.

Nicht minder groß und zahlreich waren in dieser Zeit die Erfindungen, um die *Armamputierten* mit brauchbaren Prothesen auszustatten; zahllos sind die einschlägigen wissenschaftlichen und technischen Veröffentlichungen über Neuerungen auf diesem Gebiete; in die Tausende gehen die patentierten und nichtpatentierten Erfindungen von Ärzten, Ingenieuren und von Armamputierten selbst, die ihre Lebensaufgabe darin erblickten, durch Schaffung einer wirklich vollwertigen Armprothese die Arbeitsfähigkeit und damit die Arbeitskraft der durch die Amputation Geschädigten zu erhalten und somit den Verlust auszugleichen und wieder wettzumachen.

Und doch sieht der strenge Beobachter im täglichen Leben genug Armamputierte, die im Gegensatz zu der großen Zahl der Beinamputierten im Berufsleben tätig sind, ohne jemals eine Prothese getragen zu haben, oder die ihre Prothese wieder abgelegt haben und mit dem leeren Ärmel in der Rocktasche sich abquälen, die täglichen, so lebenswichtigen großen und kleinen Handreichungen allein mit dem zur Verfügung gebliebenen gesunden Arm auszuführen.

Woher kommt das? Warum konnten und können nicht alle Armamputierten eine für den jeweiligen Beruf brauchbare und auf die jeweiligen Bedürfnisse abgestimmte Prothese tragen? Warum müssen diese doch Unzufriedenen den Stempel des Krüppeltums auch noch äußerlich zur Schau tragen? Hat bei ihnen der Erfindergeist versagt oder bedarf es noch weiterer Erfindungen und Konstruktionen, um auch diese Menschen zu erfassen?

Diese Fragen sind nur auf Grund jahrelanger Erfahrungen und in dauerndem Gedankenaustausch mit dem Armamputierten selbst zu beantworten; denn das Eine steht fest und kann als gegeben vorweggenommen werden: Neues zu erfinden, hieße die vorhandenen Systeme in ihrer vielfältigen Verwendungsmöglichkeit nicht oder nur ungenügend verstehen.

26. Grundlagen des Kunstarmbaues.

Die wichtigste Forderung — soweit sie *das ärztliche Denken und Handeln* betrifft — besteht darin, einen brauchbaren Amputationsstumpf zu formen, also einen *kunstgliedgerechten Stumpf* zu schaffen und — soweit sie *den Amputierten* selbst betrifft — schon bei der Erstausstattung in verantwortlichem Pflichtbewußtsein das richtige Ersatzstück für den zu Verlust gegangenen Arm auszuwählen, mit anderen Worten: für ein *stumpfgerechtes Kunstglied* zu sorgen. Von der gewissenhaften Durchführung dieser beiden Forderungen hängt der

Erfolg ab, denn, ebenso wie es falsch wäre, nur um möglichst viel gesundes Gewebe zu schonen, kleine, technisch nicht mehr zu verwertende Stummel als Amputationsstümpfe zu schaffen, ist es nicht folgerichtig, einem Schwerarbeiter eine kunstvoll gefertigte, komplizierte Armprothese mit wohlerdachten Übertragungszügen und Hebelwerken anzuhängen und von ihm die Durchführung einer körperlichen Arbeit zu verlangen, zu der eine gediegen gearbeitete Arbeitsprothese zu schwach ist. „*Jedem das Seine*" muß hier der *oberste Grundsatz* sein.

ZUR VERTH, Hamburg, hat auf Grund jahrelanger Erfahrungen mit der Schaffung und Einführung seiner *Amputationstafeln für die oberen Gliedmaßen* dem Operateur ein anschauliches Hilfsmittel an die Hand gegeben, welches immer wieder herangezogen werden soll, wenn es sich darum handelt, die jeweilige Amputationsstelle festzulegen, um nachträgliche bittere Enttäuschungen von vornherein auszuschalten (s. Kap. 6); denn dem Techniker sind ganz bestimmte Gesetze bezüglich der Anordnung der künstlichen Gelenke, der Hebelübertragung, der Verwendung geeigneten Materials und anderer zum Bau von Prothesen wichtiger Grundsätze vorgeschrieben, deren Nichtbeachtung oder Umgehung nur Mißerfolge zeitigen. Diesen teils rein theoretisch bekannten, teils aber auch manchmal erst empirisch gefundenen Gesetzen kann und muß der Operateur sich fügen, wenn das Hauptziel erreicht werden

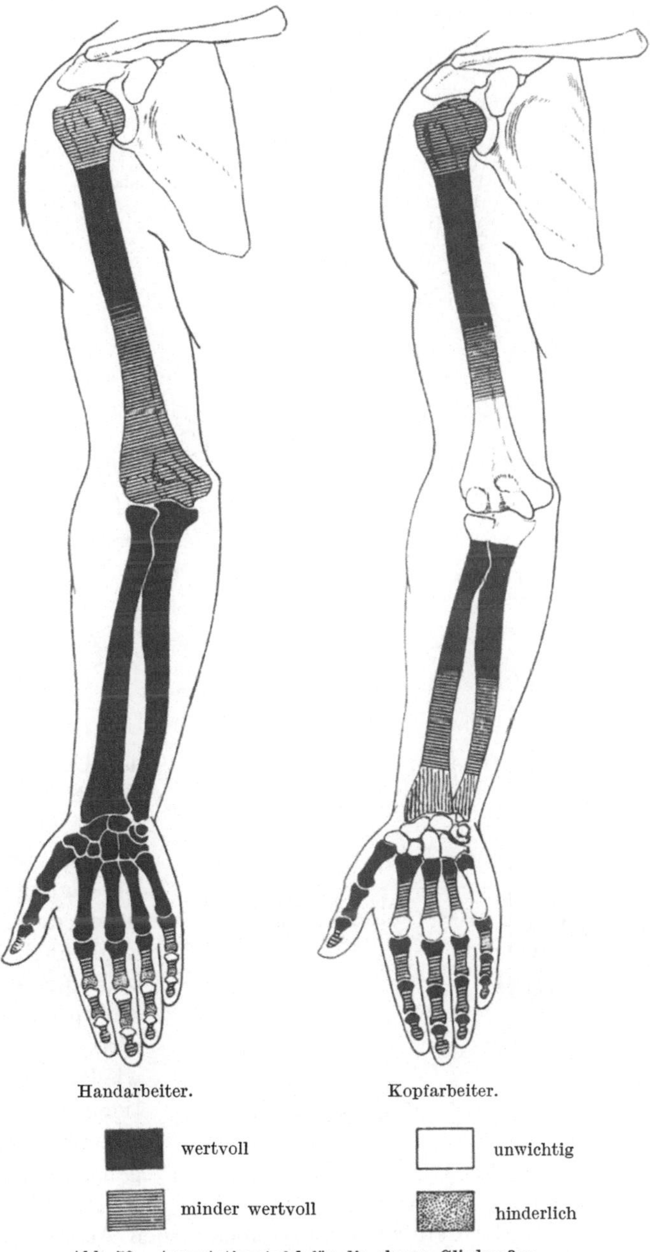

Abb. 70. Amputationstafel für die oberen Gliedmaßen nach ZUR VERTH, Hamburg.

soll, das doch in jedem einzelnen Fall darin gipfelt, im Anschluß an die gelungene Operation auch die richtige prothetische Versorgung durchzuführen (Abb. 70).

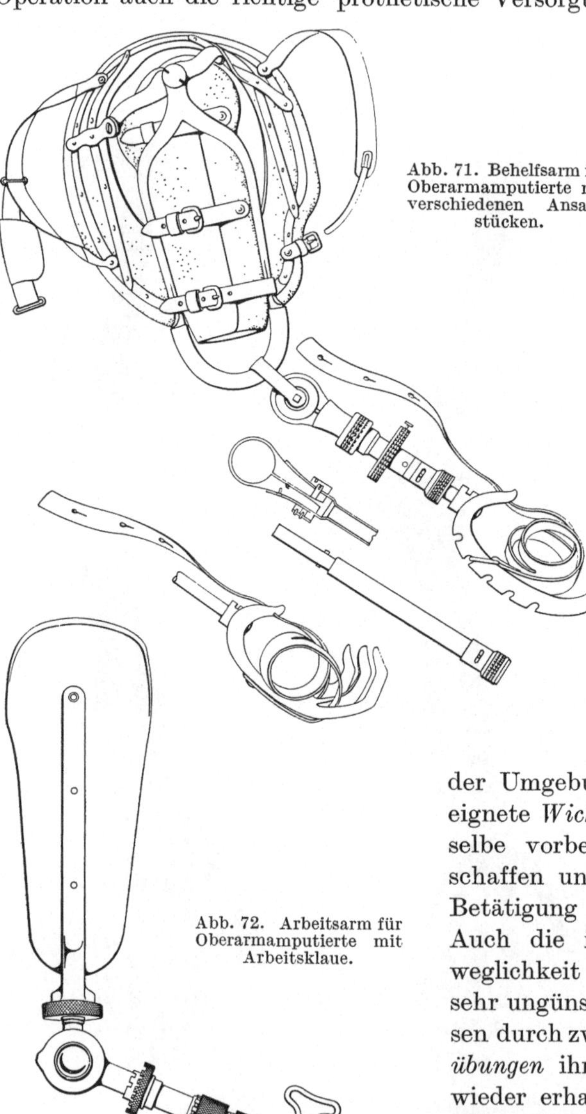

Abb. 71. Behelfsarm für Oberarmamputierte mit verschiedenen Ansatzstücken.

Abb. 72. Arbeitsarm für Oberarmamputierte mit Arbeitsklaue.

Aber auch die an richtiger Stelle erfolgte Gliedabsetzung verspricht noch nicht allein den operativen Erfolg. Es muß vielmehr im baldigen Anschluß an die Wundbehandlung die ganze Aufmerksamkeit des Operateurs darauf gerichtet werden, die drohende Muskelatrophie zu bekämpfen, die sich bekanntlich nicht nur auf die Stumpfmuskulatur direkt beschränkt, sondern auch sehr bald auf die nächste Umgebung des Stumpfes, vor allem auf die Schultermuskulatur, übergreift. Durch eine sachgemäße *Massage* werden Stumpfmuskulatur und die Muskeln der Umgebung gestärkt, durch eine geeignete *Wickelung* des Stumpfes wird derselbe vorbehandelt, um Ödeme wegzuschaffen und die notwendige Kraft zur Betätigung des Kunstarmes zu erhalten. Auch die in ihrer früheren freien Beweglichkeit durch die lange Schonung oft sehr ungünstig beeinflußten Gelenke müssen durch zweckentsprechende *Bewegungsübungen* ihre normale Bewegungsfreiheit wieder erhalten. Durch diese sehr wichtigen *Maßnahmen* werden der frisch operierte Stumpf und der Schultergürtel abgehärtet und *prothesenreif* gemacht.

Aus der Forderung des richtigen Ersatzes für den zu Verlust gegangenen Arm ergibt sich zwangsläufig die Einteilung in die zwei großen Hauptgruppen der *Arbeitsarme* und *Schmuckarme*, bei denen wiederum die *einfachen Schmuckarme* von den *willkürlich beweglichen Schmuckarmen* zu unterscheiden sind.

Der *Arbeitsarm* muß einfach und stabil sein; mit ihm muß jegliche, auch die schwerste Arbeit geleistet werden können, er muß für jeden werktätigen Beruf geeignet sein. Da sehr bald für die Amputierten ein solcher geschaffen wurde, konnte auf die Beibehaltung der Behelfsarme verzichtet werden, ein Vorteil für den Armamputierten schon deshalb, weil das Gewicht eines Arbeitsarmes wesentlich geringer ist, als das der meisten Behelfsarme (Abb. 71 und 72).

Beim *einfachen Schmuckarm* kommt es nicht nur darauf an, den Verlust kosmetisch auszugleichen und dem Körper nach außen hin die ursprüngliche Symmetrie wiederzugeben, sondern auch durch geeignete *Formgebung* und *Stellung zum Körper* den Ersatz zu schaffen, zu dem der Amputierte bei bescheidenen Funktionsansprüchen Vertrauen hat. Ein solcher Schmuckarm leistet dann ganz bestimmt gewisse Dienste, auf die der Amputierte nur ungern verzichtet, besonders dann, wenn der Arm leicht gebaut ist, wenn er die Möglichkeit besitzt, durch eine zweckentsprechende Ellbogensperre dieses Gelenk rechtwinklig fixieren zu können, um auf diese Weise leichte Gegenstände festhalten zu können, und wenn die

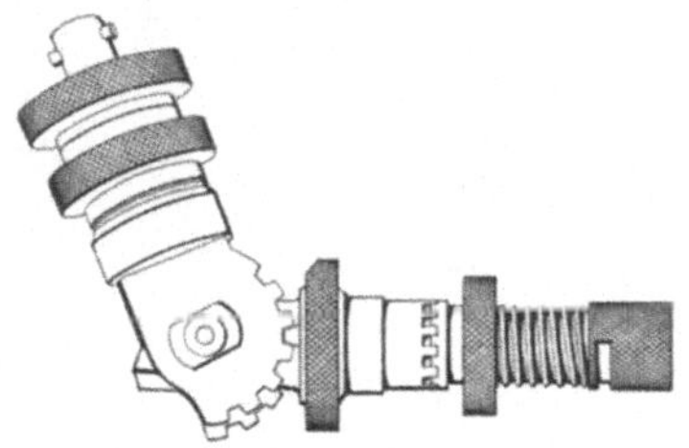

Abb. 73. Brandenburg-Arm, kräftige Ausführung.

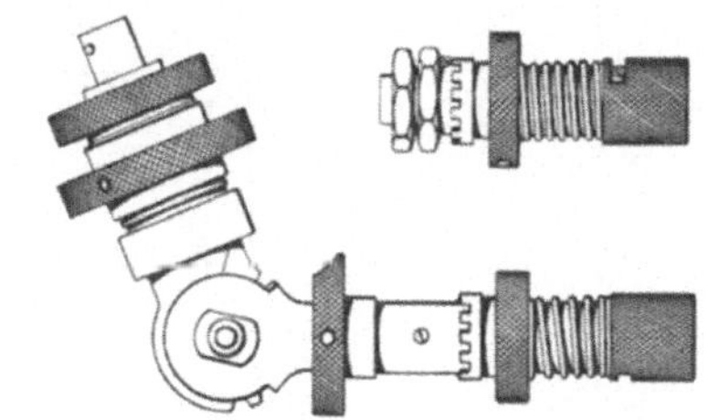

Abb. 74. Brandenburg-Arm, leichte Ausführung. Ansatzdüse mit einstellbarer Pro- und Supination.

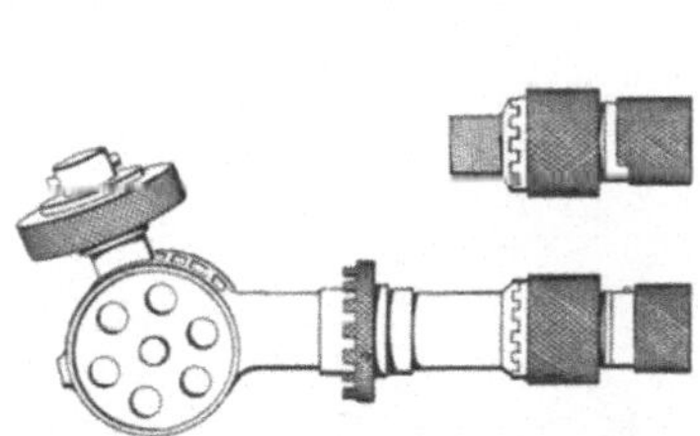

Abb. 75. Sema-Oberarm. Sema-Ansatzdüse.

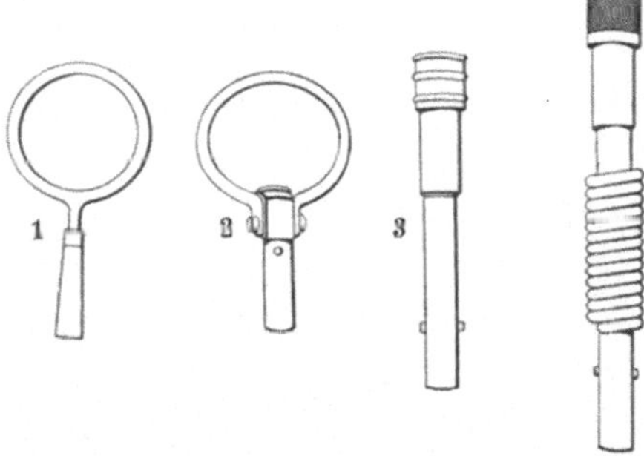

Abb. 76. *1* einfacher Ring; *2* beweglicher Ring; *3* festes Verlängerungsstück; *4* federndes Verlängerungsstück.

einfach gestaltete, aus *Leder*, *Blockfilz* oder *Holz* hergestellte *Hand mit passiv abspreizbarem Daumen* als richtige *Traghand* ausgebildet ist. Nur unter diesen Voraussetzungen erfüllt der gewöhnliche Schmuckarm seinen Zweck. Da dies aber bei den meisten Schmuckarmen nicht der Fall ist, vielmehr nur als lästige, tot am Körper herabhängende Attrappen empfunden werden, verliert der Amputierte das Zutrauen zur Prothese als solcher, legt sie ab und behilft sich lieber — soweit als möglich — mit dem Stumpf allein.

Eine wesentliche Verbesserung der gewöhnlichen Schmuckarme bilden die *willkürlich beweglichen Schmuckarme*, die durch entsprechende Konstruktion im Ersatzarm selbst, dann vor allem durch eine sinnreiche Anlegung und zweckentsprechenden Einbau von Zügen, die meistens von irgendeiner Kraftquelle am Körper ausgehen und zur Prothese laufen, die jeweiligen Bewegungen im Sinne der *Beugung* und *Streckung* und in vereinzelten Fällen auch der *Rotationsbewegung* und endlich der *Fingerbetätigung* im Sinne der *Handöffnung* und *Fingerschließung* ausführen. Gerade bei der Gestaltung dieser willkürlichen Betätigung hat der Erfindergeist Leistungen vollbracht, die sich würdig an die Erfindungen auf anderen Gebieten der Technik anschließen und dazu beigetragen haben, das harte Los der Amputierten nicht nur zu lindern, sondern Spitzenleistungen hervorzubringen, die manchmal an Akrobatik grenzen.

Aus dem großen technischen Material der Arbeitsarme, der gewöhnlichen und willkürlich beweglichen Schmuckarme hat das Reichs- und Preußische Arbeitsministerium im Verein mit dem Reichsinnungsverband des Bandagisten- und Orthopädiemechaniker-Handwerks in den Jahren 1935/36 eine *Reichsliste für orthopädische Hilfsmittel* und eine Liste für *orthopädische Sonderanfertigungen* ausgearbeitet, in denen für die Versorgung der *Kriegsbeschädigten*, der *Unfall-* und sonstigen *Sozialversicherten* die gebräuchlichsten und bewährtesten Ersatzprothesen, auch für die Armamputierten, zusammengestellt sind. Die Pro-

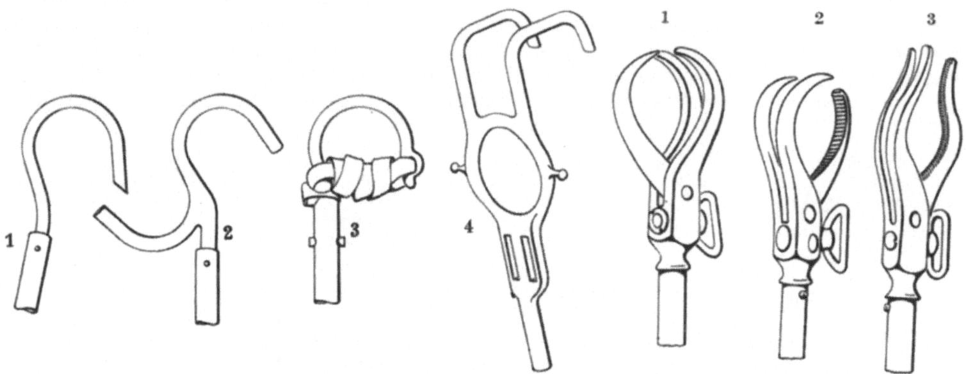

Abb. 77. 1 einfacher Haken; 2 Doppelhaken; 3 Haken mit Lederschlaufe; 4 Doppelte Ringklaue mit Vorrichtung zum Anbringen einer Lederschlaufe nach Prof. SCHEDE.

Abb. 78. 1 und 2 Klauenmodelle; 3 Schnabelklaue nach NYROP.

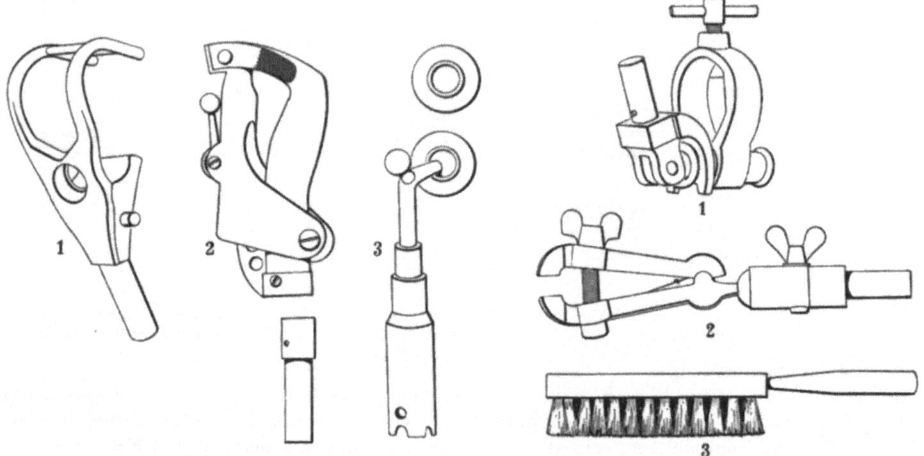

Abb. 79. 1 Rosset-Handersatz; 2 Rosset-Klaue; 3 doppelter Kugelansatz mit Gummidrücker.

Abb. 80. 1 Pflughalter nach ROSENFELDER; 2 Feilkloben mit Kugelansatz; 3 Handwaschbürste.

thesen, die in diesen Listen aufgeführt sind, sind wirklich erprobt und können empfohlen werden. Die spezielle Auswahl zu treffen, damit der Amputierte auch wirklich nur die ihm in jeder Beziehung passende Prothese erhält, mit der er auch arbeiten kann und wieder neuen Lebensmut bekommt, ist und bleibt eine der schwierigsten Aufgaben des Arztes, der sich mit diesen Problemen eingehend beschäftigt.

Bei dem großen Bedarf an Kunstarmen beider Gruppen war eine restlose und allgemein befriedigende Lösung der Frage notwendig, welche Teile in immer wiederkehrendem Bedarf als sog. *Paßteile* serienmäßig hergestellt werden konnten, mit anderen Worten, inwieweit eine *Typisierung* und *Normalisierung* bei der Herstellung dieser Einzelteile durchgeführt werden konnte, weil hierdurch gleichzeitig die Preisbildung und die Güte des ganzen Armersatzes wesentlich beeinflußt wurden. Bei beiden Gruppen war es möglich, ein Großteil der in Frage kommenden Einzelteile als Paßteile auszubilden. Der ganze Arbeitsarm in seiner endgültigen Form, mit Ausnahme der Stumpfhülse, konnte typisiert bzw. normalisiert werden. Zu den wichtigsten Paßteilen des Arbeitsarmes rechnen die Ellbogengelenke (Brandenburg-, Sema-, Rota-Gelenke), die kleinen Ansatzdüsen und sämtliche Arbeitsgeräte, die in diese Teile eingesteckt werden können und so die berufliche Betätigung ermöglichen (Abb. 73—83). Als Paßteile für die Schmuckarme wurden vor allem die künstlichen Hände

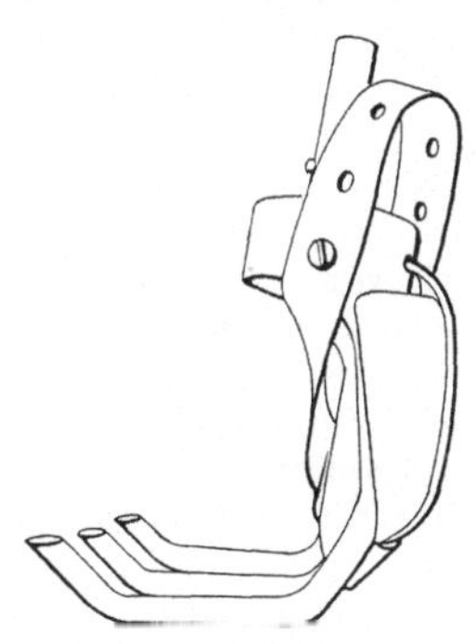
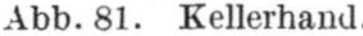

Abb. 81. Kellerhand.

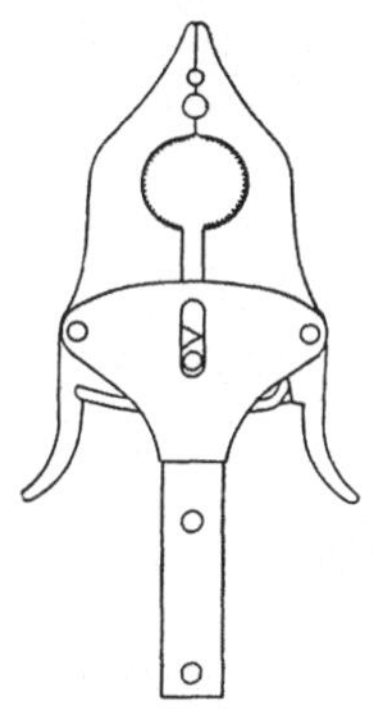

Abb. 82. Federzange.

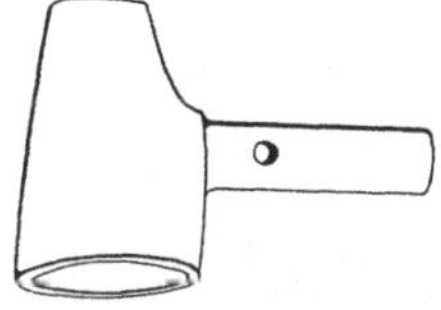

Abb. 83. Kurbeldreher.

ausgebildet, die dem Wunsche des Amputierten entsprechend entweder aus Holz, Leder, Filz oder Leichtmetall und auch aus Gummi gefertigt werden. Dazu kommen einige aus der Hessingschen Schienentechnik übernommene Schienen, Schrauben und anderes mehr (Abb. 84—88). Abgesehen von den gewöhnlichen Ersatzhänden, bei denen sämtliche Finger in leichter Beugestellung fixiert sind und nur der Daumen passiv abspreizbar ist, der beim Loslassen aber durch Federgewalt sich wieder fest an die Zeige- und Mittelfingerkuppen anpreßt, werden sämtliche Hände der wichtigsten willkürlich beweglichen Schmuckarme als Paßteile gefertigt. Die hauptsächlichsten derartigen Paßteile sind die *Hüfner-*, *Carnes-*, *Germania-*, *Fischer-* und *Langehand* (s. S. 126—129).

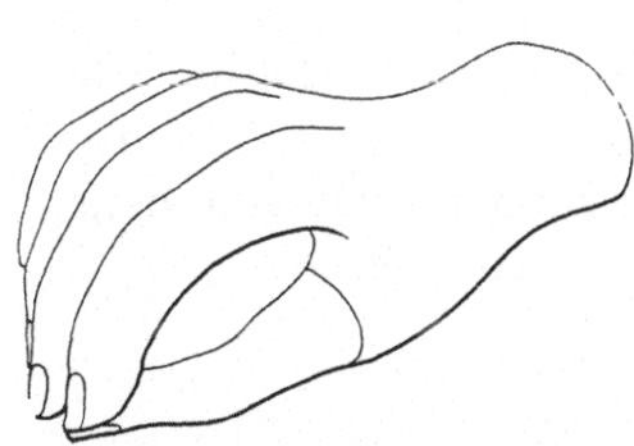

Abb. 84. Holzhand mit federndem Daumen.

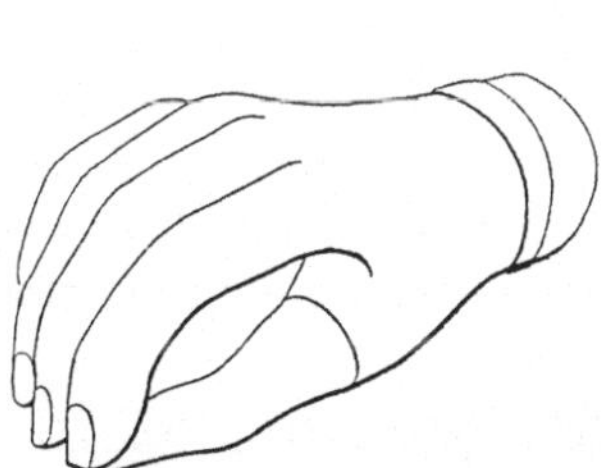

Abb. 85. Holzhand mit federndem Daumen und Handkugelgelenk.

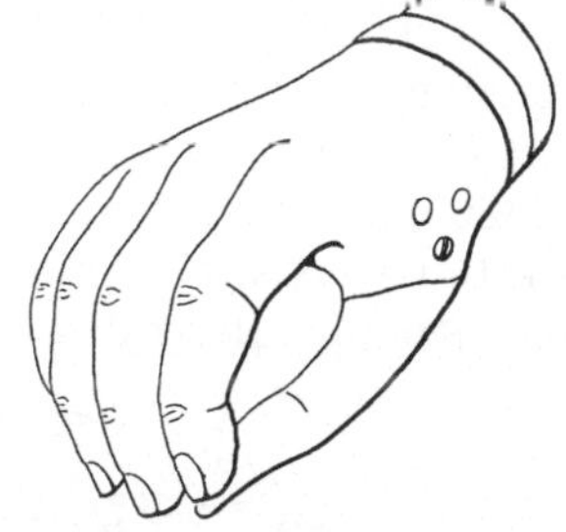

Abb. 86. Lederhand mit federndem Daumen.

Was endlich die *Werkstoffe* (s. auch Kap. 3) — also die Bauelemente zur Fertigung der Kunstarme — anbelangt, so ist die Auswahl einfacher als bei der Fertigung künstlicher Beine.

Das grubengegerbte, meist nicht durchgegerbte *Walkleder* findet hauptsächlich Verwendung zur Fertigung der Stumpfhülsen, da es sich im feuchten Zustande gut über Gipspositive modellieren läßt und in getrocknetem Zustande seine Standfestigkeit am längsten behält. Auch zur Fertigung der äußeren Hülsen wird es mit Erfolg verwendet. *Rohhaut*, ein durch besonderes Verfahren hergestelltes Rind-, Ziegen- oder Kalbfell, wird wegen seiner Leichtigkeit gern zur Fertigung der Armhülsen bei Schmuckarmen verarbeitet. Die *sämisch gegerbten Ledersorten* dienen zur Fütterung der Hülsen und für Garnierungen, *chromgegerbte Leder* dienen zur Fertigung der Züge, wobei besonders darauf zu achten ist, daß diese Sorten sich nicht nachstrecken, um eine nachträgliche Verlängerung der Züge zu vermeiden.

Holz — in der Hauptsache Pappelholz — findet Verwendung bei der Fertigung von Stumpfhülsen für eine Reihe von Schmuckarmen, dann aber auch zur Fertigung der Kunsthände. In diesem Fall wird besonders gut schnitzbares, leichtes und doch zähes Holz verwendet, am liebsten Linden- oder Weidenholz. Nußbaumhölzer bevorzugen die Hersteller der Hüfnerhände, da es dunkel gefärbt ist und aus diesem Grunde sich das Tragen von den Mechanismus hemmenden Handschuhen erübrigt.

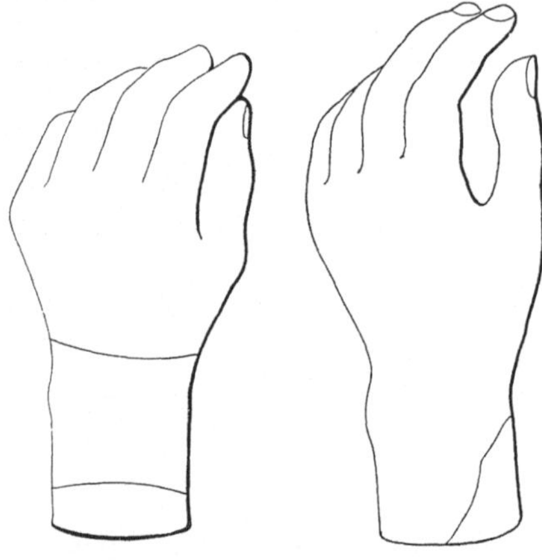

Abb. 87. Filzhand mit festem Daumen. Abb. 88. Gummihand.

Hochwertiger *Stahl* in den verschiedensten Härten findet hauptsächlich Verwendung zur Fertigung der Schienen, vor allem aber als Baumaterial für sämtliche Arbeitsgeräte zum Arbeitsarm.

Ausgiebig verwendet werden schließlich *Aluminiumbleche* in den verschiedensten Legierungen wegen des geringen spezifischen Gewichtes. Dabei spielt die im sonstigen Prothesenbau beachtete *Korrosionsgefahr* keine Rolle, da diese Teile nie mit dem Körper direkt in Verbindung kommen, sondern nur die Stumpfhülsen, die bei den Armamputierten entweder aus Holz oder Leder hergestellt sind.

Für die evtl. notwendig werdende Lackierung wird wie bei der allgemeinen Technik *Nitrocellulose-* und *Acetylcelluloselack* verwendet.

27. Der Arbeitsarm.

Stumpfhülse, *Ansatzdüse* zur Aufnahme der Arbeitsgeräte, *Arbeitsgeräte* und *Aufhängung* sind die vier Substrate, aus denen sich der *Arbeitsarm* zusammensetzt. Da aber die Ansatzdüsen und die Arbeitsgeräte aus technischen Gründen an eine gewisse Länge gebunden sind, so ist die Versorgung der *Finger-*, *Mittelhand-* und im *Handwurzelgebiet Amputierten* mit Arbeitsarmen sehr schwer, wenn nicht unmöglich. In diesen Fällen können nur mehr oder weniger gut improvisierte Lederhülsen mit einfachen Haltevorrichtungen in Klauenform dazu dienen, den Stumpf als Halteorgan gebrauchsfähig zu machen (Abb. 89).

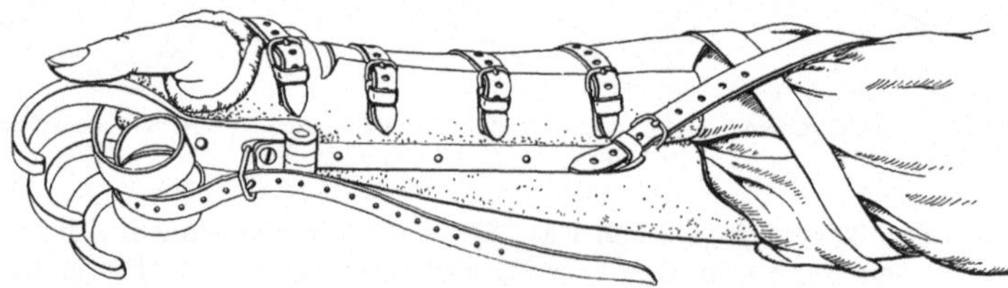

Abb. 89. Arbeitsarm bei Fingerverlust.

Günstiger wird die Versorgung bei der Exartikulation im Handgelenk, am günstigsten bei der Amputation in den Bereichen des Unterarmes, bei denen noch die aktive Pro- und Supination möglich ist. In diesen Fällen genügt die Fertigung einer Stumpfhülse, die Befestigung der Ansatzdüse am distalen Ende derselben und endlich zur Befestigung der Hülse am Stumpf eine Riemenbindung, die in einer einfachen Achtertour um die vorstehenden Kondylen des Oberarmes gelegt wird (NEUMANN*sche Bindung* Abb. 90).

Als *Stumpfhülse* hat sich die *Lederhülse* in der Mehrzahl der Fälle bewährt. Trotz allen Suchens nach anderen Baustoffen, wobei Versuche mit Holz, Leichtmetall und Hartgummi gemacht wurden, blieb sie die Methode der Wahl. Walkleder oder kräftiges Fahlleder ist der Baustoff, der den Stumpf entsprechend seiner anatomischen Form und Beschaffenheit aufnimmt. Die Lederhülse kann leicht geformt, der Stumpfreaktion entsprechend, entweder gefüttert oder ungefüttert verwendet werden und hat den zusätzlichen Vorteil, daß die Schienenverbindung, welche die Ansatzdüse für die Arbeitsgeräte aufzunehmen hat, durch einfache Nietung an ihr befestigt werden kann. Als Schiene genügt eine einfache Profilschiene, die zweimal rechtwinklig gebogen eine U-Form darstellt, deren Boden plattenförmig verbreitert ist und ein kreisrundes Loch besitzt, das zur Aufnahme der Ansatzdüse dient.

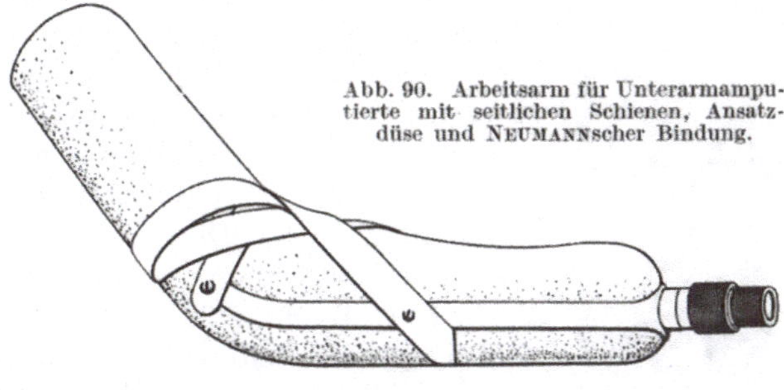

Abb. 90. Arbeitsarm für Unterarmamputierte mit seitlichen Schienen, Ansatzdüse und NEUMANNscher Bindung.

Sobald die Pro- und Supination nicht mehr aktiv ausgeführt werden kann, ersetzt der Einbau eines sog. *Drehringes* in die Hülse diese zu Verlust gegangene Funktion. Durch diesen Drehring, der technisch aus zwei Metallplatten besteht, die sich gegenseitig verschieben, wird die Unterarmhülse in zwei Teile geteilt; der proximale Teil bleibt fest mit dem Stumpf in Verbindung, der distale Teil, an den Ansatzdüse und Arbeitsgeräte angebracht sind, kann sich frei und ungehindert entsprechend der gewollten Betätigung im Sinne der Pro- und Supination bewegen.

Bei kurzen Unterarmstümpfen, bei denen als Aufhängung die Riemenbindung nicht mehr genügt, muß der Oberarm zum Halten des Arbeitsarmes herangezogen werden. Dies vermittelt eine ebenfalls gewalkte Oberarmmanschette, die durch eine paarige Schienenverbindung mit seitlichen Ellenbogen-Schienengelenken mit der eigentlichen Unterarmprothese zusammengekoppelt ist (Abb. 91).

Als *Ansatzdüse* für den Arbeitsarm der *Unterarmamputierten* genügt ein kurzes metallenes Rundrohr, das proximal mit der Stumpfhülse entweder direkt oder durch eine Schienenverbindung zusammenhängt und distal einen Mechanismus besitzt, in den die einzelnen Arbeitsgeräte rasch und sicher eingeführt werden können. Auch die Möglichkeit der Pro- und Supination ist in diesem Ansatzstück berücksichtigt.

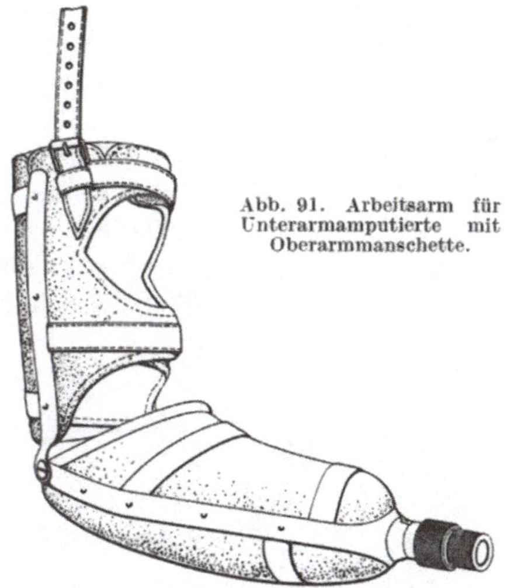

Abb. 91. Arbeitsarm für Unterarmamputierte mit Oberarmmanschette.

Im Gegensatz zu diesen kurzen Ansatzdüsen für den Unterarmamputierten ist die *Ansatzdüse* für den Arbeitsarm der *Oberarmamputierten* komplizierter konstruiert. Es handelt sich um ein *künstliches Ellbogengelenk*, dessen proximales Ende an eine U-förmig gebogene Schiene vermittels eines Bajonettverschlusses angeschlossen ist, während das distale Ende wieder den kleinen Ansatzdüsen gleicht. Das *Ellbogengelenk* selbst ist so konstruiert, daß durch eine Rasteneinteilung die Beugung bzw. Streckung sektorenweise eingestellt werden kann. Durch einen eingebauten Mechanismus ist die Möglichkeit gegeben, diese Einstellung wieder auszulösen und dadurch eine ungehinderte Beugung und Streckung durchzuführen. Auch die Sichelbewegung, d. h. die freie Ein- und Auswärtsdrehung des ganzen Unterarmes, ist bei dieser Konstruktion gewährleistet, so daß sämtliche Bewegungen durchgeführt werden können. Die bewährtesten derartigen Ansatzdüsen sind das Brandenburg-, Sema-, Rota- und Jagenberg-Ellbogengelenk (Abb. 92 u. 93; außerdem Seite 113, Abb. 73, 74, 75).

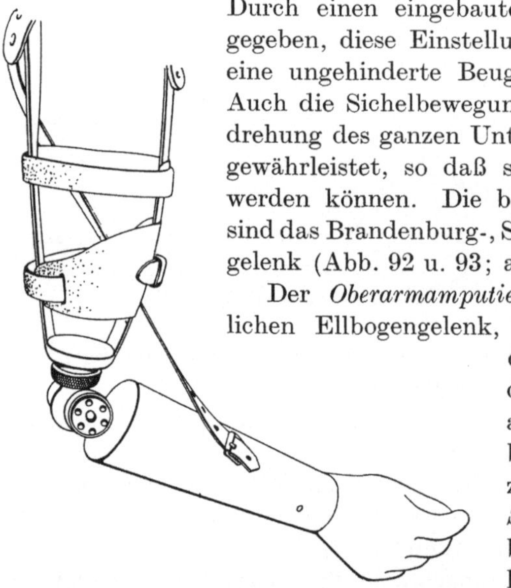

Abb. 92. Arbeitsarm für Oberarmamputierte mit Stumpfgerüst, Unterarmmanschette und künstlicher Hand, VAN PETERSEN-Zug.

Der *Oberarmamputierte* benötigt außer diesem künstlichen Ellbogengelenk, das, ebenso wie die kurze Ansatzdüse beim Unterarmamputierten, durch eine U-förmig gebogene Schiene am distalen Ende der Stumpfhülse befestigt ist, noch eine *Aufhängung zur Fixierung des Arbeitsarmes am Stumpf*. Während anfangs, besonders bei den Behelfsarmen, kummetähnliche Metall- oder Ledergerüste mit einer Anzahl von Gurtbändern getragen wurden, die um den Brustkorb geschnallt werden mußten und ihn dadurch stark einengten, stellt die moderne Aufhängung, die allgemein als *brustfreie Aufhängung* bekannt ist, ein technisches Gebilde dar, dem folgende Funktion zugrunde liegt: Eine Schlaufe, die um die Schulter bzw. Achsel der gesunden Seite geschlungen wird, endet mit den beiden Schlaufenzügeln in der Mitte des Rückens. Sowohl am Ende des oberen als auch des unteren Schlaufenzügels sind Schnallen befestigt, die eine gleitende Rolle besitzen. Durch die gleitende Rolle des oberen Schlaufenzügels läuft ein Gurtband, das mit seinem Anfang fest an der Vorderseite der Stumpfhülse befestigt ist, über die Schulter der amputierten Seite gelegt, durch die

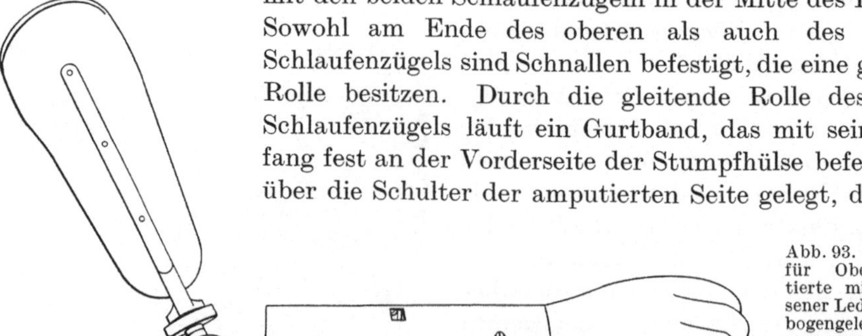

Abb. 93. Arbeitsarm für Oberarmamputierte mit geschlossener Lederhülse, Ellbogengelenk, Unterarmmanschette und künstlicher Hand. (Einfachster Schmuckarm.)

Schnalle gesteckt wird und an dem Gurtband inseriert, das von der Rückseite der Stumpfhülse ausgeht, durch die untere Schnalle gesteckt wird und über das Schulterblatt bzw. die Schulter zur Vorderseite der Stumpfhülse läuft. Ein bestimmt langer Gurt von 8—10 cm Länge hält die beiden Schlaufenzügel in bestimmtem Abstand voneinander. Die beiden Gleitschnallen ermöglichen nun, daß die beiden Gurtzügel, die von der Stumpfhülse kommen, bei den verschiedenen Stumpfbewegungen entsprechend der ursprünglichen Einstellung immer gleich lang bleiben. Hierdurch wird die Aufhängung über dem Rücken dauernd straff gehalten. Die Vorzüge der brustfreien Aufhängung gegenüber der alten Kummetgerüste sind ohne weiteres einleuchtend und gewähren eine dauernde innige Verbindung der Stumpfhülse mit dem Stumpf. Außerdem ist die Atmung durch das Fehlen jeglicher Gurtvorrichtungen über der Brust ungehindert und frei (Abb. 94a und b, Vorder- und Rückansicht).

Da an Stelle der Arbeitsgeräte auch eine einfache Kunsthand in die Ansatzdüse eingesteckt werden kann, wenn sie den entsprechenden Ansatzzapfen besitzt, so kann der Arbeitsarm, unter Zuhilfenahme eines Verlängerungsstückes,

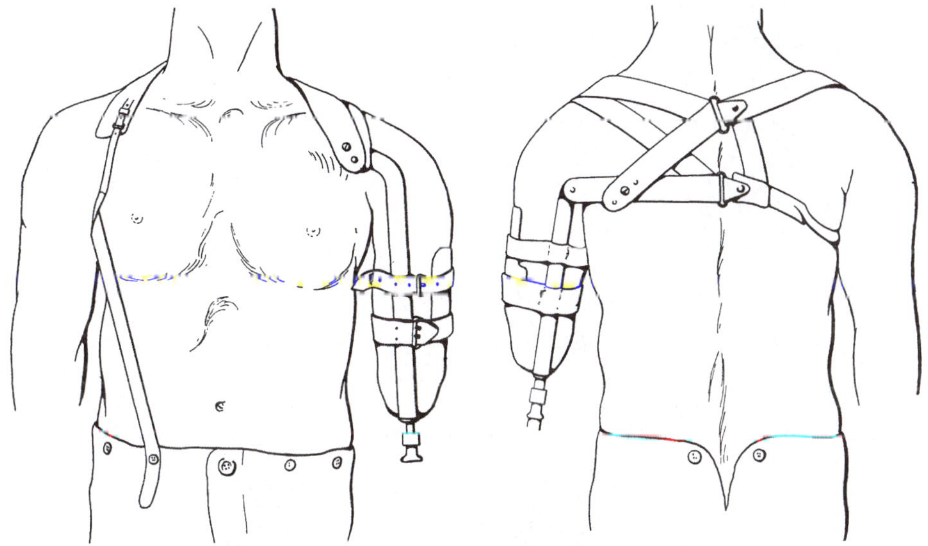

a Vorderansicht. b Rückenansicht.
Abb. 94a und b. Brustfreie Aufhängung.

das der Länge des normalen Unterarmes entspricht, zu einem ganz einfachen Schmuckarm umgestellt werden.

Die Anbringung eines von der brustfreien Aufhängung zum Unterarm verlaufenden Zuges (*van Petersen-Zug*) ermöglicht eine ungezwungene Pendelung beim Gehen.

Für Schulterexartikulierte einen Arbeitsarm zu schaffen, ist schwer. Auch hier hat die Technik Versuche nicht gescheut, eine befriedigende Lösung aber nicht gefunden, so daß es im allgemeinen beim Behelfsarm geblieben ist. Auch der Sema-Arbeitsarm bei Exartikulierten im Schultergelenk blieb eine unzureichende Lösung (Abb. 95 und 96).

Für alle Armamputierten, vom Handexartikulierten bis zum Schulterexartikulierten, gleich in der Verwendung sind die *Arbeitsgeräte*. Hier konnte die Typisierung und Normalisierung in vollkommenster Form Anwendung finden. Es gibt keinen Beruf im Handwerk, in der Industrie und in der Landwirtschaft, für den nicht die geeigneten Arbeitsgeräte geschaffen sind, um den Amputierten arbeitsfähig in seinen früheren Beruf wieder einzureihen. Vom einfachen Haken oder Ring zum Halten eines gewöhnlichen Stieles sind Arbeitsgeräte geschaffen worden, mit denen auch die differenziertesten Arbeiten geleistet werden können. Die Rosset-Klaue und die Thiele-Klaue sind hierfür nur einige Repräsentanten.

Mit der technischen Vervollkommnung des Arbeitsarmes für die einzelnen Amputationsfälle verloren die *Behelfsarme* an Wert, trotzdem sie in ihrer Leistungsfähigkeit nicht schlecht waren. Die schwerfällige Bauart und die damit verbundene Gewichtsbelastung drängten jedoch zur Vereinfachung und vor allem zur Vereinheitlichung, denn in den meisten Fällen handelte es sich bei den Behelfsarmen um ein aus Stahl gefertigtes Gerüst mit genügender Polsterung, um

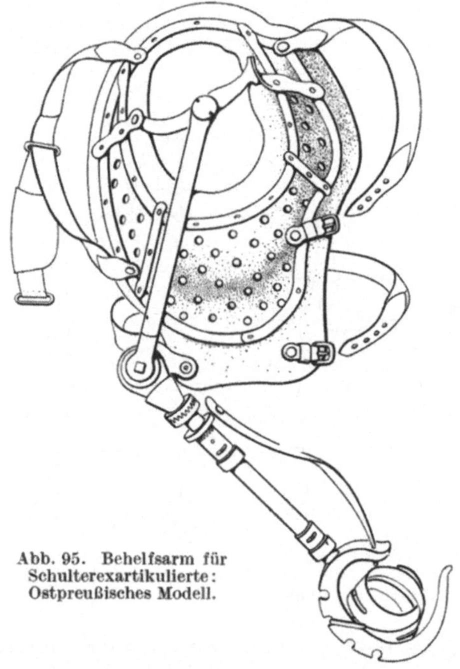

Abb. 95. Behelfsarm für Schulterexartikulierte: Ostpreußisches Modell.

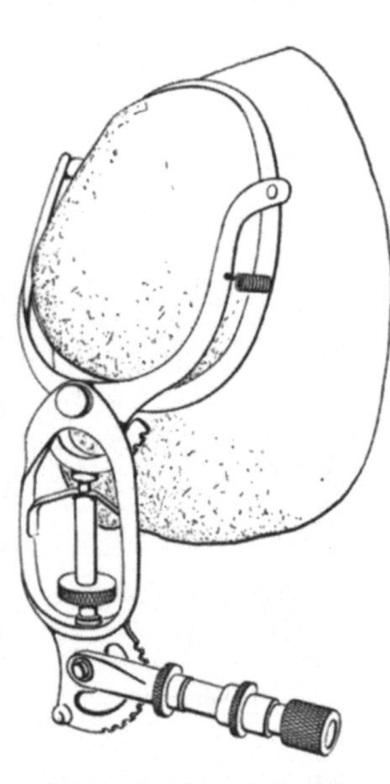

Abb. 96. Arbeitsarm für Schulterexartikulierte: Sema-Modell.

Druckstellen am Schultergürtel bzw. am Brustkorb zu vermeiden, das fest durch Gurte — kummetähnlich — an den Brustkorb angeschnallt wurde. Der Oberarmstumpf wurde dabei gar nicht zur aktiven Mitarbeit herangezogen; dieselbe wurde vielmehr durch Betätigung des Schultergürtels geleistet. Die Hauptarbeit leistete also der gesunde Arm, während der Behelfsarm diese Tätigkeit nur unterstützte. Nur für die Armexartikulierten hat sich auch heute noch eine Behelfsarmtype erhalten. Das ist der Siemens-Schuckert-Behelfsarm. Konstruktiv besteht derselbe aus einem um die Schulter der amputierten Seite zu legenden gutgefütterten Metallring, an dessen oberem Ende ein allseitig bewegliches Metallgelenk (Cardan-Gelenk) befestigt ist. Von diesem Gelenk aus geht ein Metallbügel, an dessen unterem Teil ein dem Ellbogengelenk der Arbeitsarme nachgebildetes Gelenk angebaut ist, das wiederum durch Zuhilfenahme eines metallenen Verlängerungsstückes in der Lage ist, Arbeitsgeräte aufzunehmen. Der Siemens-Schuckert-Behelfsarm ist auch für Oberarmamputierte konstruiert.

28. Der Schmuckarm.

Wie schon in den Grundlagen des Kunstarmbaues angedeutet, muß der *einfache Schmuckarm*, wenn er nicht als lästige Attrappe empfunden werden soll, zwei Forderungen erfüllen: Er muß *kosmetisch den Verlust ausgleichen*, vor allem aber durch *geeignete Formgebung* und *Stellung zum Körper* die wenigen Funktionen ausüben können, die von ihm auf Grund der Einfachheit der Konstruktion verlangt werden. Drei Fehler sind es meistens, die dem einfachen Schmuckarm die Existenzberechtigung absprechen: zu große Länge, die bei der Beugung im Ellbogen doppelt störend wirkt; falsche Einstellung der Hand und unsachgemäßer Aufbau des Armes im Anschluß an das Stumpfende. Die Form und Stellung des Stumpfes ergibt zwar die Lage der Stumpfhülse. Für die übrigen Teile des Schmuckarmes ist jedoch das größte Augenmerk darauf zu lenken, daß derselbe an den Körper herangebracht wird und nicht, wie es so oft geschieht, in einfacher Verlängerung der Stumpfachse vom Körper weggebaut wird. Werden diese Fehler von vornherein berücksichtigt, dann ist der einfache Schmuckarm immerhin ein brauchbares Ersatzstück.

Beim Einbau der Hand — gleichgültig, ob es sich um Unter- oder Oberarmersatz handelt — verzichtet der Amputierte am besten auf die Flektionsbewegungen im Handgelenk und auf die Möglichkeit der Ein- und Auswärtsdrehung, weil diese Bewegungen die Stabilität ungünstig beeinflussen. Das Handgelenk ist also steif, die Hand steht bei hängendem Arm in leichter Pronationsstellung. Die einzige Bewegungsmöglichkeit in der Hand besteht darin, daß der Daumen passiv abgespreizt werden kann, um geeignete Gegenstände einzuklemmen. Für gewöhnlich zieht eine im Handkörper eingebaute Feder den Daumen fest an die Kuppen des Zeige- bzw. Mittelfingers heran. Die Abduktion des Daumens wird durch die gesunde Hand ausgeführt. Die Finger der Hand sind so angeordnet, daß sie in leicht gebeugter Stellung ohne Zwischengelenke gewalkt oder geschnitzt sind, je nachdem, ob es sich um eine Leder- oder Holz- bzw. Filzhand handelt, so daß damit leichte Gegenstände eingehakt werden können. Die Hand des Schmuckarmes ist also eine ausgesprochene *Traghand*. Die modernen *Handpaßteile* erfüllen jedenfalls diese Forderungen.

Beim *Unterarmamputierten* wird der Stumpf in eine Hülse eingebettet, die am vorteilhaftesten aus Walkleder hergestellt ist und an derem distalen Ende die Hand befestigt wird. In der Mehrzahl der Fälle genügt eine geschlossene Hülse, da der Stumpf meistens eine konische Form besitzt, wenn es sich nicht gerade um eine Exartikulation im Handgelenk handelt. Für diese Fälle muß die Hülse schnürbar gemacht werden (Abb. 97). Als Aufhängung dieser Schmuckarme genügt in den meisten Fällen die NEUMANNsche Bindung, ein Lederriemen, der in einer Achtertour um die Kondylen des Oberarms geführt wird und mit dem einen Ende fest, mit dem anderen Ende durch einen Pelotten- oder Druckknopf auslösbar an der Prothese fixiert wird.

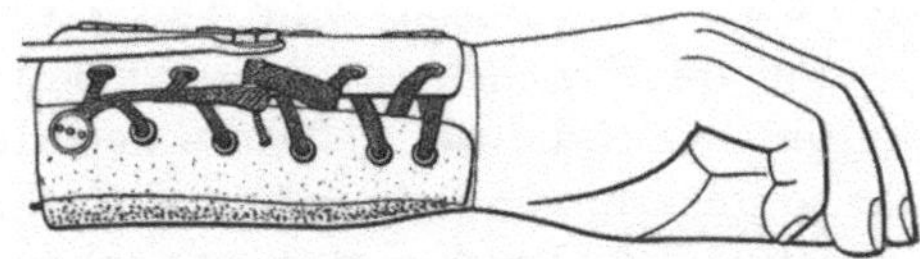

Abb. 97. Schmuckarm für Hand- und Unterarmamputierte.

Der *Oberarmamputierte* benötigt bei der Versorgung mit einem einfachen Schmuckarm eine Oberarmhülse, die im proximalen Teil den Stumpf aufnimmt und distalwärts bis zu dem Punkt geführt wird, an dem das Ellbogengelenk eingebaut ist. Dieses Gelenk besteht in einer einfachen Metallachse, die durch seitliche Schienen fixiert ist. Der Unterarm besteht wieder aus einer konisch gearbeiteten Lederhülse, an der distalwärts die Kunsthand befestigt ist. Um den Unterarm in rechtwinkliger Stellung fixieren zu können, kann in das Schienenpaar eine *Fixierungsvorrichtung* eingebaut werden. Die gebräuchlichste ist die Zülzersche *Ellbogensperre*, die so konstruiert ist, daß bei Beugung des Unterarmes aus der hängenden Stellung zum rechten Winkel dann, wenn dieser rechte Winkel erreicht ist, eine Riegelvorrichtung den Unterarm in dieser Stellung fixiert. Der auf diese Weise im rechten Winkel fixierte Unterarm kann zum Tragen leichter Gegenstände verwendet werden. Will der Amputierte diese Stellung wieder aufgeben, um den Unterarm frei hängen zu lassen, dann ist es nur notwendig, den Unterarm passiv einige Grade weiterzubeugen. Bei dieser Bewegung wird der Fixierungsstift ausgeschaltet und der Unterarm fällt in die Gerade zurück.

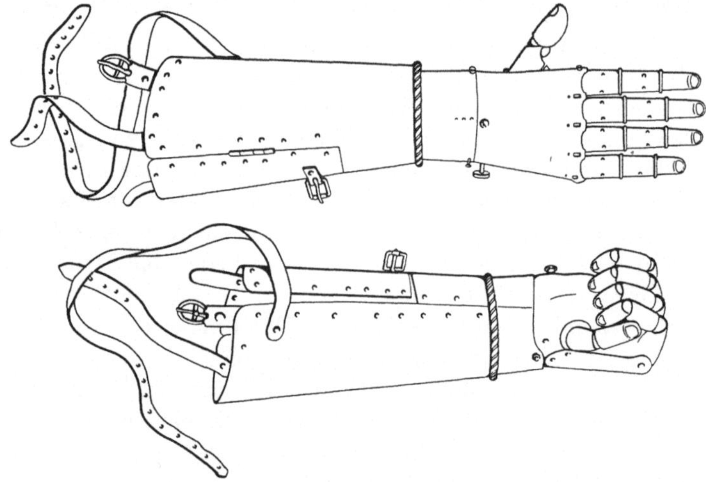

Abb. 98. Hand des Götz von Berlichingen aus dem Jahre 1509

Die *Befestigung* des künstlichen Oberarmes geschieht durch die *brustfreie Aufhängung*. Dieser einfache Schmuckarm besitzt für die aktive Beugung des Armes im Ellbogengelenk einen Hilfszug, der von der brustfreien Aufhängung aus über den Ellbogen zum Unterarm läuft (*van Peetersen-Zug*).

Für den *Schulterexartikulierten* besteht der einfache Schmuckarm darin, daß an die aus Walkleder geformte Schulterkappe, die den kosmetischen Ausgleich der durch die Exartikulation des Armes verunstalteten oberen Körperhälfte schaffen soll, der künstliche Oberarm unter Verzicht auf eine gelenkige Verbindung angebracht wird.

Bei der Einfachheit der Konstruktion dieser Schmuckarme kann irgendeine Forderung auf komplizierte Betätigung nicht erhoben werden. Der gesunde Arm übernimmt die hauptsächlichsten Handreichungen und überläßt dem einfachen Schmuckarm nur das Halten und Tragen nicht zu schwerer Gegenstände. In der freien Bewegung verdeckt jedenfalls der richtig gebaute einfache Schmuckarm den Armverlust.

Nicht uninteressant und aufschlußreich ist ein kurzer historischer Rückblick, da schon in den der Vergangenheit angehörenden Arm- bzw. Handprothesen Ideen verwirklicht waren, die — wenn auch in primitiverer Form und Anordnung — wieder aufgenommen wurden.

Als älteste bekannte Handprothese gilt immer noch die eiserne Faust des Götz von Berlichingen aus dem Jahre 1509. Sie ist bestimmt die älteste Ersatzhand und stellt in ihrer Konstruktion eine einfache Schmuckhand dar, die zwar mit Scharniergelenken, Sperrzähnen und Flachfedern ausgestattet war, aber *nicht willkürlich bewegt* werden konnte. Zu ihrer Betätigung mußte die andere Hand oder eine feste Unterlage benutzt werden, um die Finger zu beugen, die dann allerdings in dieser Stellung feststanden. Ein Druck auf einen an der Kleinfingerseite in der Nähe des künstlichen Handgelenkes äußerlich angebrachten Metallknopf genügte, um die vollständige Öffnung der Hand zu erlangen (Abb. 98).

Als nächstälteste künstliche Hand galt bisher die in der Literatur erwähnte, von dem damaligen Zahnarzt Peter Ballif entworfene Kunsthand, die aber im Gegensatz zu der eisernen Faust des Götz von Berlichingen in der Ruhestellung die Finger gebeugt hielt, da eingebaute Spiralfedern sie in dieser Stellung hielten. Die Öffnung der Ballif-Hand erfolgte durch Darmsaitenzüge, die mit der Schulteraufhängung in direkter Verbindung standen.

Auf dem Orthopäden-Kongreß 1937 hat Engelke, Berlin, eine alte künstliche Hand demonstrieren können, die allem Anscheine nach noch aus der Ritterzeit stammt und als eine wesentliche Verbesserung der eisernen Faust deshalb bezeichnet werden kann, weil sie auf Grund ihrer sinnreichen Konstruktion als *willkürlich bewegliche Hand* anzusehen ist.

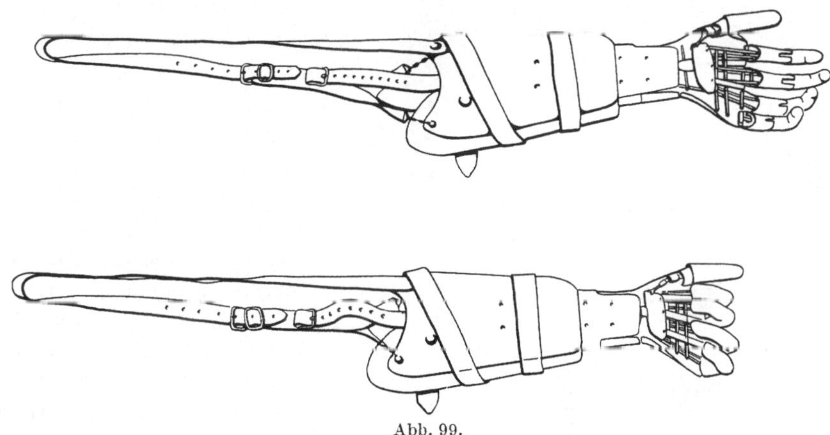

Abb. 99.

Die Hand ist durch Federkraft in der Ruhestellung geschlossen; durch einen Zug, der von der Schulter oder vom Rumpf ausging, konnte sie dosierbar geöffnet werden. Da sie nun bestimmt aus dem 16. Jahrhundert stammt, während die Ballif-Hand erst 1818 konstruiert worden ist, gebührt ihr der Vorrang und sie ist als die erste uns bekannte *willkürlich bewegliche Kunsthand* anzusprechen (Abb. 99).

Im Jahre 1835 wurde die Kunsthand der Bandagistin Karoline Eichler konstruiert. Ihr folgte im Jahre 1872 die Dalisch-Hand.

Der willkürlich bewegliche Schmuckarm.

Die *willkürlich beweglichen Schmuckarme* stellen die interessanteste Untergruppe im Kunstarmbau dar. Gerade auf diesem Gebiete sind Erfindungen geschaffen worden, die bis ins feinste durchdacht sind und zu Präzisionsleistungen geführt haben, die technisch als genial bezeichnet werden können. Praktisch allerdings konnten viele Erfindungen wegen ihrer Kompliziertheit nicht verwirklicht werden.

Vor allem galt es, die zur Betätigung der willkürlich beweglichen Schmuckarme notwendigen *Kraftquellen* zu finden und richtig auszuwerten.

Unter *Kraftquelle* versteht man den Motor, der das technische Getriebe der willkürlich beweglichen Schmuckarme zur Auslösung bzw. Betätigung bringen soll, der also die im willkürlich beweglichen Schmuckarm eingebauten Gelenke und sonstigen Mechanismen in Funktion setzt, damit die vom Amputierten gewollten Bewegungen im gegenseitigen *Wechselspiel* zwischen *Beugung*, *Streckung* und *Rotation* auch folgerichtig ausgeführt werden. Auch die *Handfunktion*, d. h. die *Öffnung* und *Schließung* der *Finger* mit den hieraus resultierenden Funktionen des Greifens, Haltens und Wiederablegens von Gegenständen, muß sich schnell und sicher vollführen lassen, soll der willkürlich bewegliche Schmuckarm auch wirklich brauchbar sein.

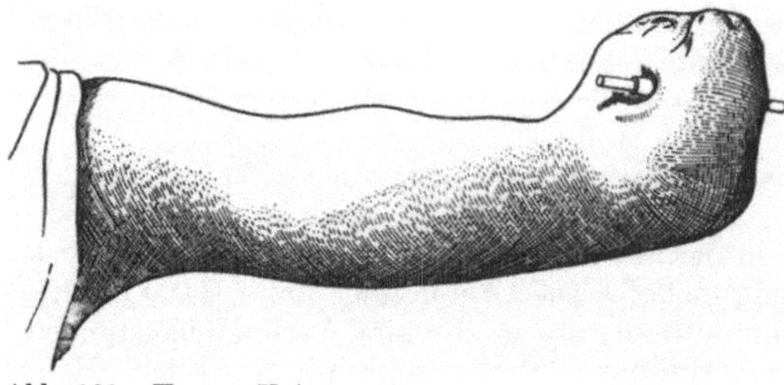

Abb. 100. Kurzer Unterarmstumpf mit Kanalisierung der Beuger.

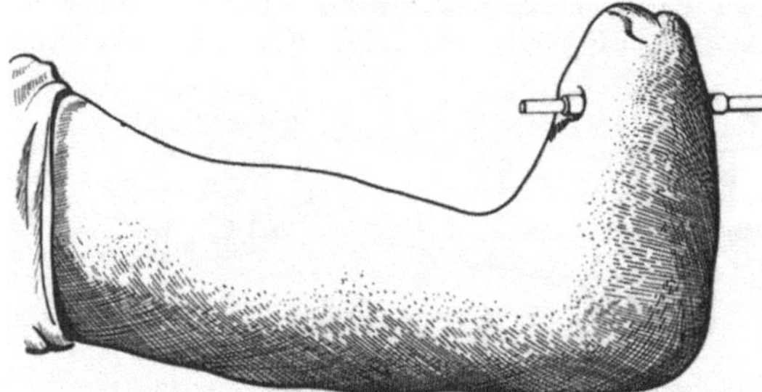

Abb. 101. Unterarmstumpf mit Kanalisierung der Strecker.

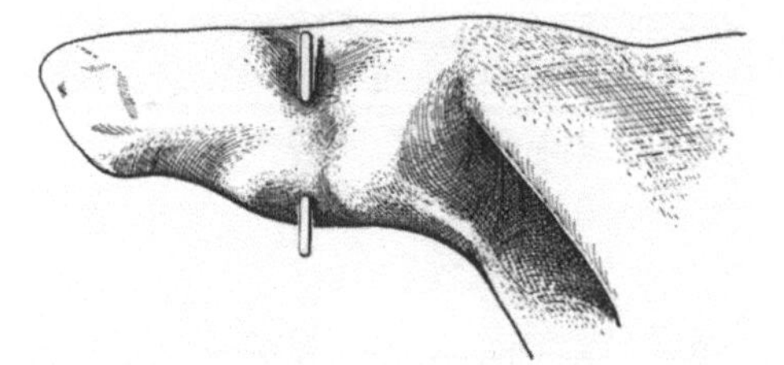

Abb. 102. Oberarmstumpf mit Kanalisierung des Biceps.

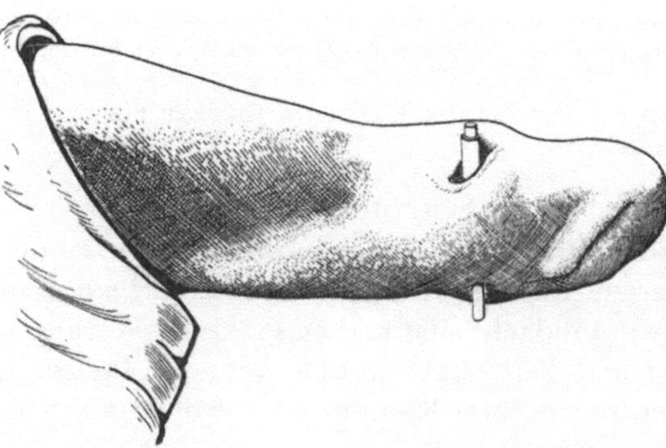

Abb. 103. Oberarmstumpf mit Kanalisierung des Triceps.

Zwei Möglichkeiten gibt es, um *geeignete Kraftquellen* zur Betätigung des *willkürlich beweglichen Schmuckarmes* zu schaffen. Die erste griff auf die *Muskulatur des Stumpfes* zurück, d. h. auf operativem Wege wurden die Beuge- und Streckmuskeln des Stumpfes selbst, aber auch der Umgebung arbeitsbereit gemacht. Die souveräne Lösung dieser Möglichkeit brachte die *Kanalisierung der Stumpfmuskeln nach* SAUERBRUCH. Ein durch den Muskelkanal gelegter Elfenbeinstift ist dann das Verbindungsglied zum willkürlich beweglichen Schmuckarm. Daß bei diesem Problem im Laufe der Jahre Übergänge von der Kanalisierung nächstgelegener Muskelgruppen zu weitest entlegenen geschaffen wurden, zeugt nur von der tatsächlichen Ausbaumöglichkeit des Grundprinzipes. Diejenigen Amputierten, welche mit Erfolg die SAUERBRUCHschen Prothesen tragen, werden sowohl dem ärztlichen Schöpfer als auch den Technikern, die die SAUERBRUCHschen Prothesen bis zu ihrer schon bald nach dem Weltkrieg erreichten Höhe ausbauten, zu dauerndem Dank verpflichtet bleiben; ist doch die Meinung aller Träger die gleiche, wenn sie behaupten, ihre mit der Prothese zu leistenden Bewegungen, vornehmlich aber die Greifbewegungen, auch wirklich wieder zu fühlen (Abb. 100, 101, 102 und 103).

Voraussetzung für eine uneingeschränkte Betätigung der Prothese in allen ihren feinsten Bewegungsphasen ist und bleibt natürlich ein *gesunder*, *kräftiger* und *leistungsfähiger Muskelstumpf;* der unter Umständen erst trainiert werden muß, wenn er das leisten soll, was theoretisch von ihm verlangt wird. In der Nichtbeachtung dieser grundlegenden Forderung liegen oft die Versager, die dann das ganze geniale Problem in Mißkredit bringen. Jedenfalls haben sich bei richtiger Anlage der Kanäle selbst und bei gewissenhafter Vorbereitung der in Frage kommenden Muskulatur die SAUERBRUCH*schen Kanäle* als *Kraftquellen* gut bewährt. Die Vorbereitung der Muskulatur besteht darin, daß hauptsächlich die kanalisierten Beugemuskeln durch regelmäßige Kontraktionsübungen gekräftigt werden, um bei Anlegung der Prothese den Fingerschluß mit der notwendigen Kraft und Ausdauer durchzuführen. Aber auch die Streckmuskeln bedürfen der Vorbereitung, da die Fingeröffnung in einer der natürlichen Öffnung ähnlichen, langsamen Funktionsabwicklung erfolgen soll. Gerade bei der

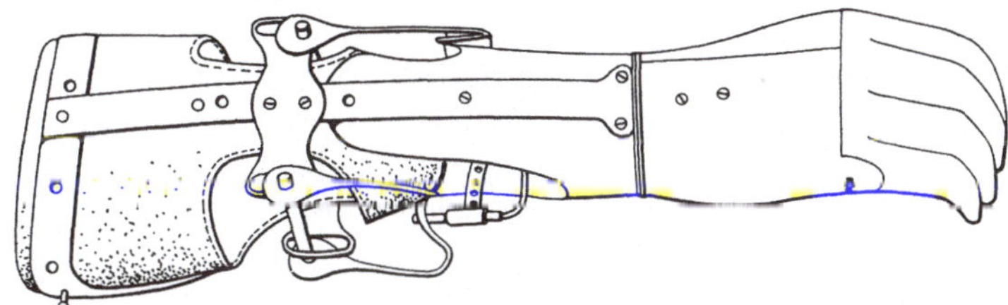

Abb. 104. SAUERBRUCH-Unterarmprothese.

für die *Sauerbruch-Prothese* ausschließlich verwendeten *Hüfner-Hand* wurde bewußt auf den Einbau fingerstreckender Federn verzichtet, um das Wechselspiel zwischen Schließung und Öffnung — ausgelöst von der Muskelkraftquelle — der natürlichen Funktion möglichst anzupassen.

Die *Unterarmprothesen* für die *nach* SAUERBRUCH *Amputierten* stellen die einfachsten und formschönsten willkürlich beweglichen Schmuckarme dar, da der durch den Beuge- bzw. Streckkanal gelegte Elfenbeinstift nicht nur die Schließung und Öffnung der in Spitzgriff gestellten Finger bewirkt, sondern auch gleichzeitig als Aufhängung der Prothese dient (Abb. 104).

Bei der Oberarmprothese kommen zu den beiden Kanalzügen des Biceps- und Tricepsmuskels, die wieder nur für die Schließung und Öffnung der Finger vorhanden sind, der *Schulterstoßzug* zur *Supinationsbewegung* der *Hand* und ein weiterer Zug zur Beugung des Unterarmes hinzu (*van Petersen-Zug* Abb. 105).

Die Versorgung der Schulterexartikulierten mit willkürlich beweglichen Schmuckarmen nach SAUERBRUCH erfordert die Kanalisierung der Pectoralis- und Latissimus dorsi-Muskulatur. Da zu diesen Zügen auch noch die Züge für den Oberarm hinzukommen, ist der technische Aufbau dieser Prothesen sehr kompliziert; dementsprechend ist die Zahl der Träger dieser Systeme sehr gering.

Der differenzierte Mechanismus der Sauerbruch-Arme, vor allem aber die Voraussetzung einer in jeder Beziehung pfleglichen Behandlung der Muskelkanäle, begrenzen von selbst den Kreis der Armträger, so daß körperlich schwer arbeitende Amputierte besser daran tun, als zusätzlichen Schmuckarm zum

Arbeitsarm einen einfachen Schmuckarm oder aus den verschiedenen Systemen der willkürlich beweglichen Schmuckarme nicht den Sauerbruch-Arm zu wählen, auch wenn für denselben eine spezielle Arbeitsklaue konstruiert worden ist.

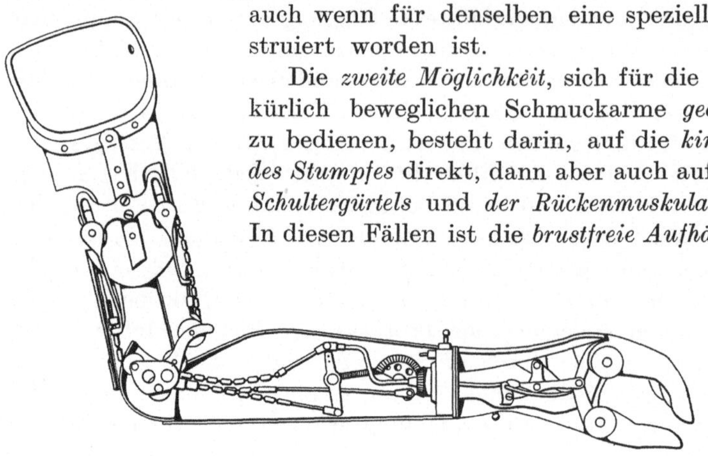

Die *zweite Möglichkeit*, sich für die Betätigung der willkürlich beweglichen Schmuckarme *geeigneter Kraftquellen* zu bedienen, besteht darin, auf die *kinetischen Funktionen des Stumpfes* direkt, dann aber auch auf *das Muskelspiel des Schultergürtels* und *der Rückenmuskulatur* zurückzugreifen. In diesen Fällen ist die *brustfreie Aufhängung* — eine Gurtbandage, die auf dem Rücken des Amputierten liegt, mittels einer Schlaufe fest um die Achsel der gesunden Seite geschlungen ist und nach der Stumpfseite zu eine Anzahl von frei endenden Gurten zur Befestigung der zum Schmuckarm laufenden Züge besitzt — die *Kraftquellenvermittlerin.*

Abb. 105. SAUERBRUCH-Oberarmprothese.

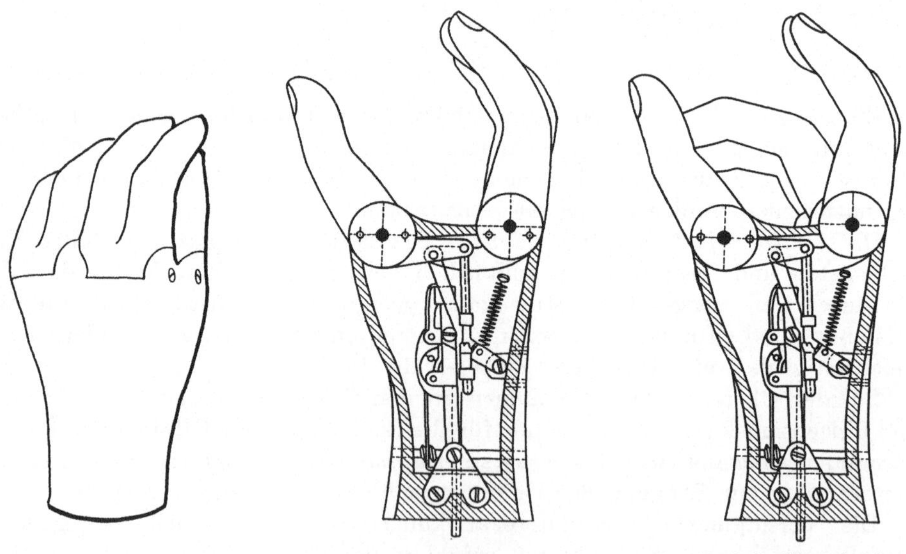

Abb. 106. Hüfner-Hand. I einachsige Einzughand. II zweiachsige Einzughand.

Abb. 107 I und II.

Entsprechend der *Konstruktion* der *Hand,* die für den jeweiligen willkürlich beweglichen Schmuckarm gewählt wird, werden die vorhandenen Züge an der brustfreien Aufhängung befestigt. Die *gebräuchlichsten Hände*, die dann dem *willkürlich beweglichen Schmuckarm* den *Namen* geben, sind die *Hüfner-Hand,* die *Carnes-*, *Germania-*, *Fischer-* und *Lange-Hand.*

Die *Hüfner-Hand*, die grundsätzlich für sämtliche *Sauerbruch-Arme* gegeben wird, ist eine aus Nußbaumholz gefertigte *Holzhand*, deren Finger nur ein Grundgelenk besitzen, während die Phalangen in leicht gebeugter Stellung feststehen. Schließung und Öffnung der Finger erfolgt im allgemeinen durch *einen* Zug; da dieser eine Zug die Finger nicht nur beugen, sondern auch auf Wunsch strecken soll, ist im Handkörper ein Umschaltmechanismus eingebaut. Bei dem Wunsche, einen Gegenstand mit der Hüfner-Hand längere Zeit festzuhalten, ohne die Muskelkraftquelle übermäßig zu beanspruchen, schließt eine *passive Sperre* die gebeugten Finger für die Zeit, in der der Gegenstand festgehalten wird (*einachsige Einzughand*). Neben dieser einachsigen Einzughand gibt es aber auch noch eine Hüfner-Hand mit 2 Zügen, bei der der eine Zug die Beugung, der zweite Zug die Streckung der Finger übernimmt (*einachsige Zweizughand*). Auch bei dieser Konstruktion sorgt eine im Handkörper eingebaute passive Sperre für eine vorübergehende Entlastung des Beugezuges. Unter *zweiachsiger Ein-* bzw. *Zweizughand* versteht man eine Hüfner-Hand, bei der der Ring- und Kleinfinger zusammen gegenüber dem zusammengekoppelten Mittel- und Zeigefinger getrennt beweglich ist. Die Beuge- und Streckbewegungen der Finger werden, wenn keine Kanalisierung des Stumpfes besteht, durch den Schulterstoß ausgeführt. Die passive Sperre, ein im Handkörper, und zwar in der Hohlhand eingebauter Metallknopf, wird durch die gesunde Hand zur Betätigung gebracht (Abb. 106, 107 und 108).

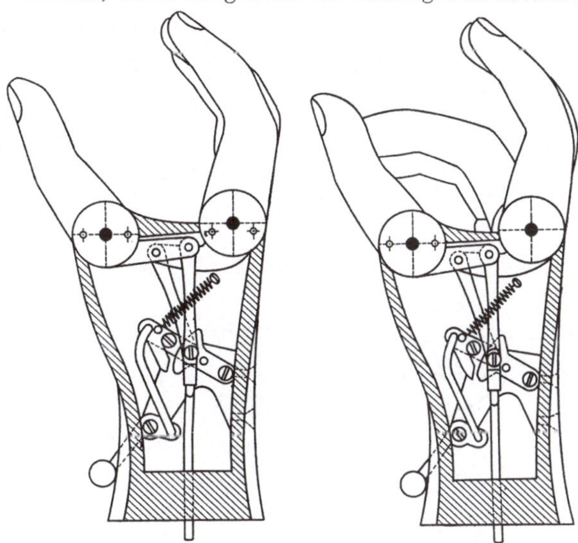
I einachsige Zweizughand. II zweiachsige Zweizughand.
Abb. 108 I und II.

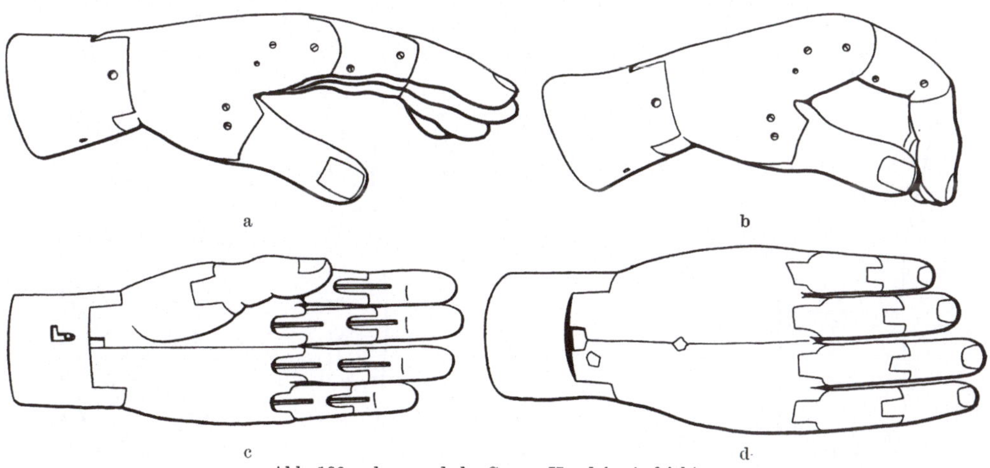

Abb. 109 a, b, c und d. Carnes-Hand in Aufsicht.

Die *Carnes-Hand* ist eine *Metallhand*, bei welcher der Daumen, der durch Federn in einer gewissen Mittelstellung gehalten wird, nur ein Gelenk, und zwar ein Grundgelenk besitzt, während die übrigen Finger zweigliedrig gebaut sind. Durch Armhebung vorwärts öffnen sich der 2. bis 5. Finger, gleichzeitig tritt eine Elevation der Hand im Handgelenk ein. Durch Seitwärtshebung des Armes, verbunden mit Rückwärtsbewegung desselben, werden Pro- und Supination ausgeschaltet. Zu diesen Bewegungen tritt bei der Unterarmprothese eine Bewegung, die durch den *Schulterstoß* hervorgerufen wird. Die Ausübung des Schulterstoßes, der in einer Senkung der Schulter mit gleichzeitigem Herunterstoßen des Stumpfes besteht, bewirkt, daß sich der 2. bis 5. Finger schließen und gleichzeitig die Hand im Handgelenk flektiert wird. Beim Oberarmamputierten kommt durch Vorwärtsheben des Armes die Beugung im Ellbogengelenk hinzu, der Schulterstoß öffnet und schließt abwechselnd die Finger. Durch den Einbau einer Nockenwelle im Handkörper ist jede Fingerbewegung und damit jede Fingerstellung während der ganzen Beugungsphase aktiv gesperrt, so daß die Kraftquelle sehr rationell arbeiten und auf den Einbau einer passiven Sperre verzichtet werden kann (Abb. 109a, b, c und d; 110 und 111).

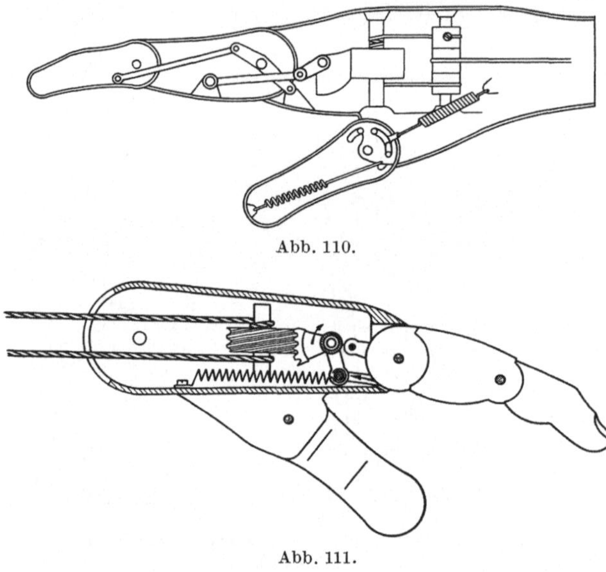
Abb. 110.

Abb. 111.

Abb. 110 und 111. Carnes-Hand im Schnitt.

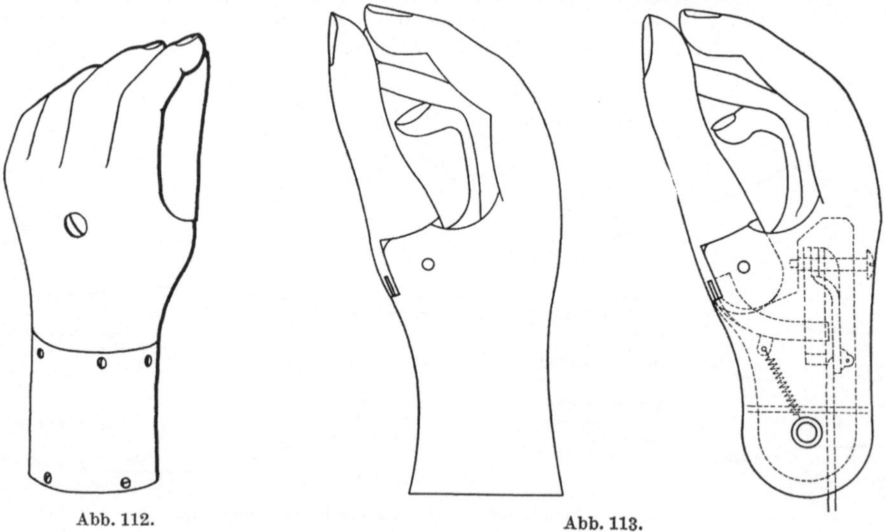
Abb. 112. Abb. 113.

Abb. 112 und 113. Germania-Hand.

Die *Germania-Hand* ist eine der natürlichen Hand sehr geschickt und formschön nachgeahmte *Metallhand*, bei der sämtliche Finger starr sind, auch im Grundgelenk, mit Ausnahme des Daumens. Dieser kann durch einen Zug abduziert werden, wird aber durch Federwirkung wieder an die Kuppen des Zeige- bzw. Mittelfingers herangepreßt, wenn der Abduktionszug außer Tätigkeit gesetzt wird (Abb. 112 und 113).

Die *Fischer-Hand* ist eine *Holzhand*, bei der eingebaute Metallfedern in Ruhestellung die Fingerstreckung bewirken; durch einen Zug erfolgt Fingerschluß, der durch Nachzug gesperrt werden kann. Lösung dieser Sperre erfolgt durch einen erneuten Zug. Die Fischer-Hand ist also eine Einzughand (Abb. 114).

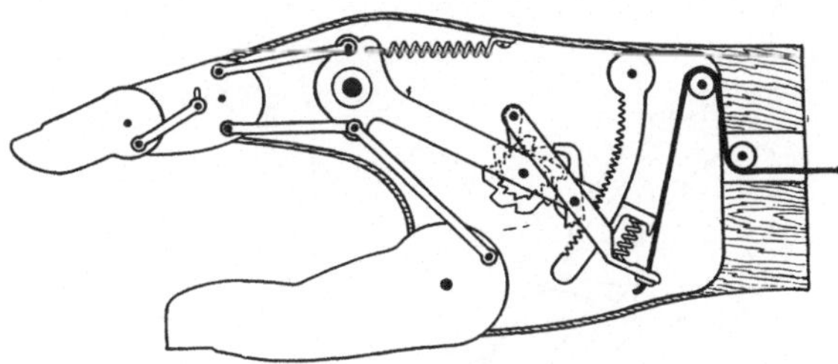

Abb. 114. Fischer-Hand.

Die *Lange-Hand* ist eine *Metallhand* mit feststehendem Daumen, bei der in Ruhestellung die Finger durch Federwirkung gestreckt sind. Durch seitwärtiges Armheben tritt Ellbogenbeugung ein, bei der gleichzeitig ein Fingerschluß des 2. bis 5. Fingers durchgeführt wird. Solange also das Ellbogengelenk gebeugt bleibt, bleiben auch die Finger geschlossen und öffnen sich erst, wenn das Ellbogengelenk wieder gestreckt wird (Abb. 115). Sperrung der Finger passiv.

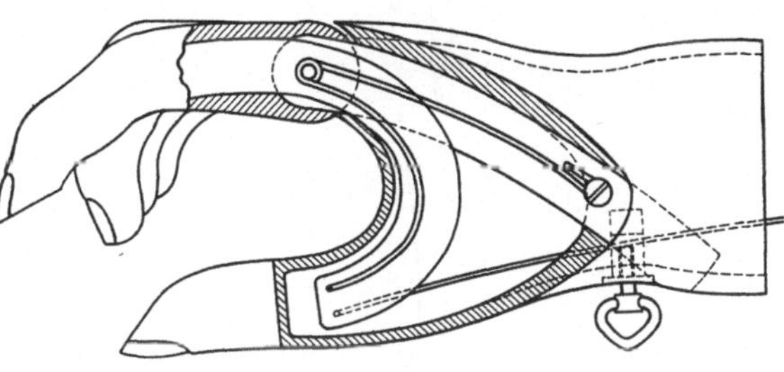

Abb. 115. Lange-Hand.

Es gibt noch eine Reihe von Kunsthänden, die zum Einbau in den willkürlich beweglichen Schmuckarm geeignet sind, doch sind die genannten als Standardtypen in der im allgemeinen Teil bereits erwähnten Reichspreisliste aufgeführt.

Wichtig für den Gebrauch der obengenannten Hände ist die *Einschulung des Amputierten*, zumal bei den meisten Händen nicht nur die Beugung und Streckung des Unterarmes die mechanischen Funktionen der Kunsthand auslösen, sondern gerade der Schulterstoß zum Schließen und Öffnen der Finger

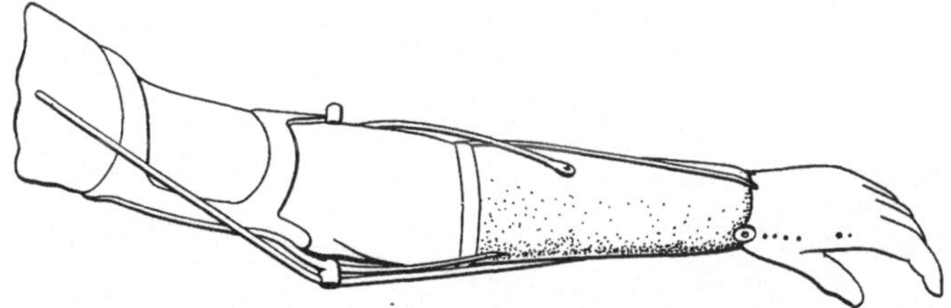

Abb. 116. Willkürlich beweglicher Schmuckarm für Hand-Exarticulierte mit Carnes-Hand.

verwendet wird. Unter diesem Schulterstoß versteht man die Erhebung des Stumpfes im Schultergelenk nach vorn oder seitlich unter gleichzeitiger Schultersenkung, verbunden mit leichter Wölbung des Rückens. Daß diese Bewegung ausgiebiges Training erfordert, wenn der Fingerschluß und die Öffnung der Finger in feinster Dosierung durchgeführt werden soll, ist klar. Die Übertragung des Schulterstoßes auf die Hand geschieht durch einen von der brustfreien Aufhängung zum Handmechanismus verlaufenden Darmsaiten- bzw. Lederzug.

An dieser Stelle sei nochmals auf den *van Peetersen-Zug* hingewiesen, der von der gesunden Schulter quer über den Rücken, schräg über die Streckseite des Oberarmes zur Beugeseite des Unterarmes läuft und hier im Bereiche des proximalen Drittels befestigt wird. Dieser Zug beugt bei Erhebung des Stumpfes nach vorwärts infolge der hierdurch entstehenden Wegverlängerung den Unterarm, übernimmt also eine sehr wichtige Funktion.

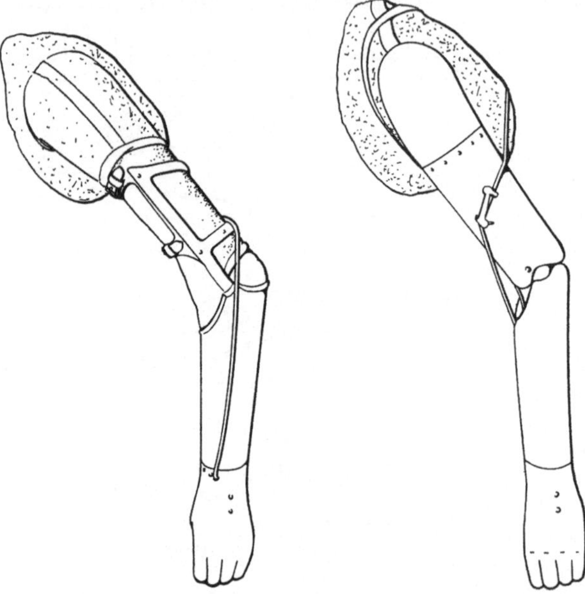

Abb. 117. Willkürlich beweglicher Schmuckarm für Unterarmamputierte mit Hüfner-Hand.

Abb. 118. Willkürlich beweglicher Schmuckarm für Oberarmamputierte mit Hüfner-Hand.

Die Rotation der Hand, und zwar die Supination, wird ohne Anordnung von Zügen durch den Einbau einer im Inneren des Kunstarmes von der Ellbogenbeuge zum Handgelenk verlaufenden festen Metallstange (Lenkerstange) erreicht, die bei Beugung des Unterarmes zwangsläufig arbeitet und die Hand im Grundgelenk supiniert. Die rückläufige Bewegung, also die Pronation der Hand, erfolgt durch die Streckung des Armes im Ellbogengelenk.

Die durch den willkürlich beweglichen Schmuckarm gewünschten wichtigsten Bewegungsphasen im Sinne der *Beugung* und *Streckung* des Unterarmes, der *Pro-* und *Supination* der Hand und der *Schließung* und *Öffnung* der Finger sind durch die erwähnten Typen vollauf gewährleistet. Jeder der in der Reichspreisliste genannten willkürlich beweglichen Schmuckarme ist gut und brauchbar,

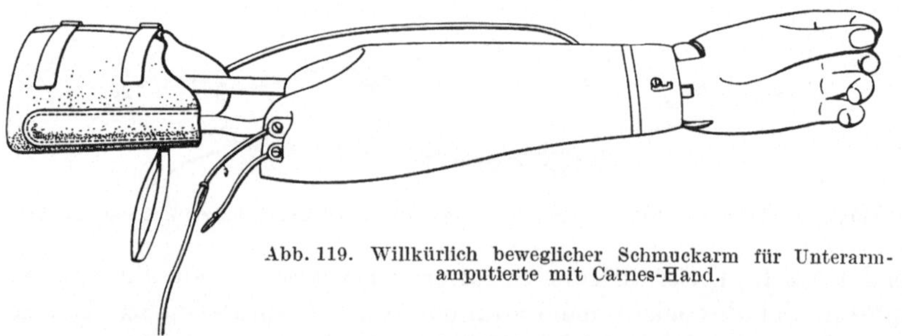

Abb. 119. Willkürlich beweglicher Schmuckarm für Unterarmamputierte mit Carnes-Hand.

aber keiner genügt, wenn nicht eine Voraussetzung restlos erfüllt wird; das ist und bleibt die *Einschulung*, die beim Carnes-Arm vielleicht am kompliziertesten ist. Die Einschaltung der Muskulatur des Schultergürtels und des Rückens verlangt ein zielbewußtes Training unter fachmännischer Anleitung, wie sie während des Krieges 1914/18 und kurz nachher durch ebenfalls amputierte Armschullehrer an den Hauptzentren der prothetischen Versorgung gehandhabt wurde. Mangelt es aber bei den einzelnen Armamputierten an Zeit oder Geduld, dann genügt die Versorgung mit einem einfachen Schmuckarm. Besonders bei den Doppeltarmamputierten darf nichts versäumt werden, um sie frei von fremder Hilfe zu machen (Abb. 116, 117, 118, 119, 120, 121, 122).

Zum Schlusse darf bei der kritischen Betrachtung der im Laufe der letzten 25 Jahre zur Verwendung gekommenen Armprothesen die Prüfung der Frage nicht übergangen werden, inwieweit die *rein operativen Maßnahmen* zur *Ersatz-*

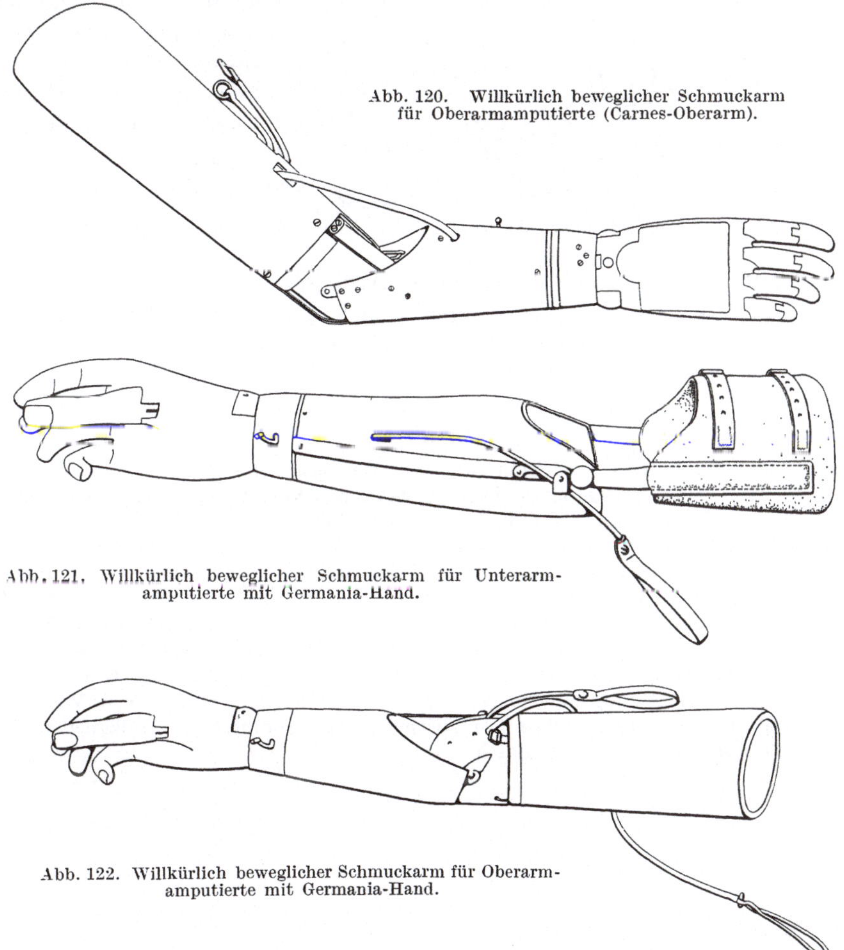

Abb. 120. Willkürlich beweglicher Schmuckarm für Oberarmamputierte (Carnes-Oberarm).

Abb. 121. Willkürlich beweglicher Schmuckarm für Unterarmamputierte mit Germania-Hand.

Abb. 122. Willkürlich beweglicher Schmuckarm für Oberarmamputierte mit Germania-Hand.

gestaltung ohne Zuhilfenahme einer Prothese zu einem Dauererfolge geführt haben. Bekanntlich schaffte WALCHER am Stumpfende des Unterarmes nach Resektion eines etwa 5 cm langen Ulnastückes im Radius ein neues Gelenk. Hierdurch konnte das distale Ende des Radius gebeugt, gestreckt und auch seitlich bewegt werden. Durch Anlegung einer Armmanschette, auf welche eine Greifplatte aufmontiert ist, können zwischen diese und das Radiussegment kleinere Gegenstände dazwischengelegt und durch den Druck des Segmentes gegen die Greifplatte festgehalten werden. Das Radiussegment arbeitete also gefühlsempfindend. Eingebürgert hat sich diese Operationsmethode nicht. KRUKENBERG ging einen anderen Weg; er versuchte, auf operativem Wege aus dem Unterarmstumpfe durch Isolierung des Radius von der Ulna eine *lebendige Arbeitsklaue* zu schaffen und bezeichnete selbst dieselbe als *sensibles Greiforgan*. Die Operation ist eingreifend, besonders wegen der oft aus der Umgebung zu nehmenden Hautdeckung. Das Ergebnis ist kosmetisch wegen der Ähnlichkeit mit einer Hummerschere nicht schön. Aber trotz allem ist sie unter dem Gesichtspunkte, ein *sensibles Greiforgan* zu schaffen, besonders für den Doppeltamputierten wertvoll und erfolgversprechend. Abzulehnen ist sie jedoch, wenn im Anschluß an die Operation der Wunsch nach einem willkürlich beweglichen Schmuckarm laut wird, der als Dauerprothese getragen wird, weil sie dann ihren Sinn verloren hat (Abb. **123**).

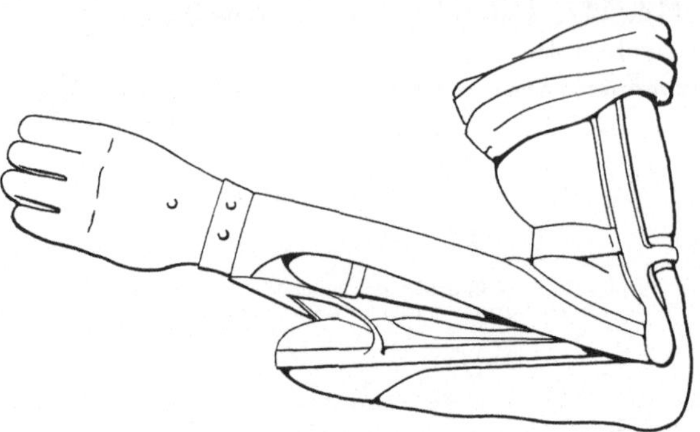

Abb. 123. KRUKENBERG-Prothese.

Schrifttum.

Arbeit und Gesundheit (Schriftenreihe zum Reichsarb.bl.) H. 3: Der Kunstarm von M. BÖHM. 1926 — H. 19: Ergebnisse der orthopädischen Versorgung der kriegsbeschädigten Armamputierten Deutschlands von P. JOTTKOWITZ. 1931 — H. 31: Die Werkstoffe in der Orthopädie von H. PRIESS. 1938. — KRUKENBERG, H.: Über plastische Umwertung von Armamputationsstümpfen. Stuttgart: Ferd. Enke 1917. — LANGE, FR.: Lehrb. d. Orthopädie. 3. Aufl. Jena: Fischer 1928. — MEYER, K.: Die Muskelkräfte Sauerbruch-Operierter und der Kraftverbrauch künstlicher Hände und Arme. Dissert. 1920. Bergmann u. Julius Springer. — Prüfstelle für Ersatzglieder, Berlin: Ersatzglieder und Arbeitshilfen. Berlin: Julius Springer 1919. — ZUR VERTH: Untersuchungen über den Kunstarm unter besonderer Berücksichtigung physiologischer Anforderungen. Münch. med. Wschr. **1922**, Nr 32. — Allgemeine und spezielle physikalische Nachbehandlung — Ersatzglieder. Lehrb. d. Kriegschirurgie. Leipzig: J. A. Barth.

D. Orthopädische Hilfsmittel.

Von Dr. habil. E. SCHRADER, Kassel.

I. Allgemeine Grundlagen für den Bau orthopädischer Hilfsmittel.

29. Voraussetzungen.

Konstruktion und Bau der künstlichen Glieder haben — wie eindeutig aus ZUR VERTHS Ausführungen hervorgeht — im Laufe der Jahre eine Vereinheitlichung erfahren, die ihre zusammenhängende Darstellung erlaubt. Dies ist insofern nicht weiter überraschend, als ja neben den langjährigen Erfahrungen über den konstruktiven Wert und die praktische Gebrauchsfähigkeit der Einzeltype mit dem Glied*verlust* durch Amputation für die orthopädische Technik absolut klare und sich in großen Zügen auch immer gleichbleibende Verhältnisse geschaffen werden, die für den kunstgliedgerechten Stumpf das stumpfgerechte Kunstglied zwangsläufig nach sich ziehen.

Für den Bau orthopädischer Hilfsapparate des Rumpfes und der Gliedmaßen bestehen noch nicht, oder wenigstens noch nicht überall, derartig feste Voraussetzungen, so daß bei der Vielzahl angewendeter oder von früheren Darstellungen her bekannter „orthopädischer Apparate" zunächst der Eindruck einer unübersehbaren und vor allem regellosen Fülle besteht.

Gewiß heben sich gewisse Einzeltypen mit immer wiederkehrenden, sich gleichbleibenden Konstruktionseigenschaften heraus, doch zeigt das Schrifttum, daß die „Neu"- oder „Sonder"konstruktion gerade beim Bau der orthopädischen Hilfsapparate für Rumpf und Gliedmaßen noch durchaus etwas Alltägliches ist. Liegen für den Kunstgliedbau die Konstruktionsgrenzen fest, so werden sie — zum Teil bedingt durch die individuellen Verhältnisse des Einzelfalles — beim Apparatebau für Rumpf und Gliedmaßen noch nicht in dieser Klarheit darzustellen sein. Dies mag mit daran liegen, weil noch eine übergroße Neigung zur Publikation oder Demonstration von „Neuschöpfungen" besteht, obwohl im großen ganzen gesehen diese Neuheiten für das Prinzipielle in der orthopädischen Technik Neues nicht bringen.

Die Einzeltype wird in der zusammenhängenden Betrachtung nur von untergeordneter Bedeutung sein, wichtig ist allein das Grundsätzliche, das Gesetzmäßige im Aufbau der orthopädischen Apparate.

Wird dies in den Vordergrund gestellt, so ist eine einheitliche Beschreibung, ein zusammenhängender Überblick auch über die orthopädischen Hilfsmittel für Rumpf und Gliedmaßen durchaus möglich.

Die theoretische Erforschung des funktionellen Geschehens im orthopädischen Hilfsmittel (wie sie im besonderen von v. Baeyer, Hohmann und Schede erfolgte) hat dazu geführt, daß wir die Wurzeln für den konstruktiven Bau der Hilfsapparate erkennen können. Wie in anderen Kapiteln der Medizin, so ist auch in dem der orthopädischen Technik die Form mit der Funktion zusammen zu betrachten, so daß also ein Hilfsmittel nicht nur nach rein morphologischen Gesichtspunkten gebaut wird, sondern immer unter weitgehendster Beachtung seiner funktionellen Bedeutung und Wirksamkeit.

Handwerklich ist das Funktionelle selbstverständlich in verschiedener Form zu lösen, so daß sich die Form bzw. der Bau des Hilfsapparates ändern kann. Dies Erscheinungsbild spielt aber keine ausschlaggebende Rolle.

Es ist in diesem Zusammenhange verständlich, wenn den bereits erwähnten „Neuheiten" (der Einzeltype) keine große Beachtung geschenkt werden soll, bringen sie doch eben fast in allen Fällen nur eine andere, häufig nicht bessere praktische Lösung der funktionellen Aufgabe. *Diese* steht aber immer im Vordergrund.

Eindeutig ergibt sich hieraus, daß der Arzt, welcher orthopädische Apparate verordnet oder in Auftrag gibt, *die Grundsätze der Wirkung* dieser Hilfsmittel beherrschen muß. Es ist nicht zulässig, daß er — wie es nur noch zu oft geschieht — das „Korsett" oder die „Stützschiene" verordnet, ohne von den theoretischen Voraussetzungen im funktionell-mechanischen Aufbau dieser Hilfsmittel eine Ahnung zu haben. Dies wird immer dazu führen, daß die Indikationsstellung zum Apparat unsicher und ungenau ist, daß einerseits Hilfsmittel verordnet werden, wo sie entbehrlich sind und andererseits solche gegeben werden, die den funktionellen Verhältnissen nach nicht ausreichen.

Gewiß gibt es auch in der orthopädischen Technik sozusagen „Vorbilder", nach denen der verordnende Arzt sich richten kann; aber genau so wenig, wie man die praktische Chirurgie nach dem Durchblättern eines Lehrbuches beherrscht, kann man orthopädische Hilfsmittel verordnen, weil man diese im Bild oder Original einmal gesehen hat. Jeder Orthopädiemechaniker-Meister ist selbstverständlich imstande, einen „verordneten" Apparat herzustellen, aber niemals wird auf diesem Wege das den *funktionell-mechanischen Erfordernissen des Einzelfalles* allein gerecht werdende und damit *richtige* orthopädische Hilfsmittel verabfolgt werden.

Wer die Grundzüge im funktionellen Bau der orthopädischen Hilfsmittel nicht beherrscht, wird nicht verstehen, *warum* und *wieso* dieser oder jener Apparat „führt", „stützt", „entlastet" oder „korrigiert".

Ohne das Wissen um diese Dinge ist aber — und das soll scharf herausgestellt werden — keine Garantie gegeben, daß

1. die Indikation für das Hilfsmittel richtig ist,

2. seine Konstruktion und Ausführung mit den bestehenden mechanologischen bzw. mechanopathologischen Verhältnissen übereinstimmt,

3. sein Sitz und seine Wirkung den durch das Krankheitsgeschehen erforderlich werdenden, ärztlicherseits feststellbaren Bedürfnissen nachkommt.

Gehen wir von den funktionellen, statisch-mechanischen Grundsätzen beim Aufbau orthopädischer Hilfsmittel aus, so haben wir die „Beseelung" des bisher, bildlich gesprochen, nur „toten" Apparates erreicht. Gerade hierdurch werden wir imstande sein, sowohl die Grenzen seiner Wirksamkeit wie auch die seiner schädigenden Einflüsse oder Folgen zu erkennen.

Nicht zuletzt deshalb ist in den vergangenen Jahren die Indikationsstellung für den orthopädischen Apparat schärfer und präziser geworden.

Es ist nicht mehr zulässig, wenn der Arzt (wie zur Verth bereits früher betonte) deshalb einen orthopädischen Apparat verordnet, weil er z. B. in der Behandlung eines chronischen Knochen- oder Beinleidens nicht mehr weiter kann und nun seine Zuflucht zu dem Hilfsmittel in irgendeiner verschwommenen Vorstellung von seinem Nutzen sucht.

Nur so allein kann es vorkommen, daß ein korrigierend wirkender Apparat auf einem unkorrigierbaren, deformierten Körperteil getragen wird, seine ihm zugedachte funktionelle Wirkung also überhaupt nicht entfalten kann und deshalb neben der Belastung des Trägers lediglich Druck- und Scheuerstellen verursacht.

Wenn weiterhin vor Jahren noch bei der Arthrosis deformans des Hüftgelenks der große Hessingsche Beinentlastungsapparat — vermöge seiner angenommenen „entlastenden" Wirkung für das erkrankte Gelenk — als gerechtfertigt in der Indikation erschien, so trifft dies heute auch nicht mehr zu. Wir wissen, daß die Wirksamkeit dieses Hilfsmittels weniger in der „Entlastung" als in der „Führung" des Gelenks liegt. Nicht die Abstützung des kranken Gelenks ist das wesentliche, sondern die Aufhebung der schmerzenden Rotationsbewegungen, also die Erreichung einer Gelenkführung.

Dies sollen Beispiele sein, um den Fortschritt in der dem Orthopäden eigenen Betrachtungsweise für Indikation, funktionellen und formmäßigen Aufbau des orthopädischen Apparates zu zeigen. Sie sind keineswegs Gemeingut, werden aber vorausgesetzt werden müssen, um Zustände zu vermeiden, wie sie Rost einmal geißeln zu dürfen glaubte.

Eine Verordnung „überflüssiger" orthopädischer Hilfsmittel kann es für den in dieser Weise geschulten Arzt nicht geben und folgerichtig müssen zwangsläufig unnötig verordnete orthopädische Hilfsmittel entfallen. Es ist logisch, daß Apparate, die keine scharf umschriebenen funktionellen, statisch-mechanischen Wirkungen haben, für die Bedürfnisse des Kranken bedeutungslos sind und *deshalb* nicht getragen werden.

Um seiner selbst willen kann dem „Korsett" oder dem „Schienenapparat" eine Wirkung nicht angedichtet werden, denn der Kranke wird sehr bald gefühlsmäßig den *praktischen Wert* von Fehl- oder überflüssigen Konstruktionen herausfinden. Hierbei ist nicht so sehr, wie dies verschiedentlich betont wurde — die handwerkliche Ausführung des Hilfsapparates ausschlaggebend, sondern seine konstruktive Beschaffenheit.

Die so oft zitierte Zusammenarbeit zwischen Arzt und Orthopädiemechaniker kann von seiten des Arztes deshalb nur erfolgen, wenn dieser

1. die mechanologischen und mechano-pathologischen Verhältnisse des erkrankten oder verbildeten Körperteils (im Sinne v. Baeyers) erkennen kann,
2. die funktionelle oder statisch-mechanische Wirksamkeit des Hilfsmittels beherrscht,
3. die Grenzen seiner Wirksamkeit beachtet,
4. die Konstruktion und den Bau des Hilfsmittels vermöge der Voraussetzungen unter 1—3 überwachen und schließlich seine Zweckmäßigkeit auch attestieren kann.

Vom Orthopädiemechaniker und Bandagisten aus betrachtet — seine erfahrene Wertarbeit vorausgesetzt — ist der Arzt in der Zusammenarbeit nicht entbehrlich. Der Handwerker ist schon auf Grund seiner Ausbildung nicht imstande, die Entscheidung über den zweckdienlichsten Apparat zu treffen. Wenn auch die Reichsliste für orthopädische Hilfsmittel für beide als eine Erleichterung für die Zusammenarbeit empfunden werden kann, so sind die erwähnten Voraussetzungen damit nicht hinfällig. Aus allem ergibt sich, daß orthopädische Hilfsmittel jeglicher Art, soweit sie nicht als Fertigware abgegeben werden, nur durch den Facharzt verordnet werden können.

30. Konstruktionsprinzipien.

a) Bereits aus dem Gesagten ist zu entnehmen, daß wir in der Konstruktion und im Bau orthopädischer Hilfsmittel nicht den Schwerpunkt auf die Krankheit als solche legen, sondern ausgehen von den durch das Krankheitsgeschehen sich ergebenden *funktionellen* Verhältnissen. Sollen beispielsweise die Rumpfapparate unter einem allgemeinen Gesichtspunkt betrachtet werden, so ist es unerläßlich, sich zunächst von der Vorstellung frei zu machen, daß der orthopädische Apparat „für eine Skoliose", „für einen Rundrücken" oder „für eine Spondylitis" gebaut werden soll. Diese Voraussetzungen sind alle relativ. Der *Zweck* des Apparates, seine *funktionelle, statisch-mechanische Aufgabe* müssen als Ausgangspunkt genommen werden.

Das Skoliosekorsett (um bei einem Beispiel zu bleiben) wird bei den einzelnen Stadien und Erscheinungsbildern der „Krankheit" Skoliose ganz verschieden konstruiert sein, je nachdem, wie seine *funktionelle* Aufgabe gedacht ist. Durch die Festlegung seines *Zweckes* (Funktion) erst ergibt sich der *konstruktive Bau* (Form). Nicht umgekehrt!

Dem gewissenhaften Orthopädiemechaniker wird es deshalb ganz unmöglich sein, z. B. „ein Korsett bei Skoliose" (wie die ärztliche Verordnung nicht selten noch lautet) anzufertigen, denn *er* ist über die durch die Krankheit bestehenden statisch-mechanischen Verhältnisse und die erforderlich werdende funktionelle Wirksamkeit des Hilfsmittels nicht orientiert, kann es nicht sein. Der Bau des so verordneten orthopädischen Apparates wird somit handwerklich wohl richtig sein, funktionell meistens falsch.

Diese „funktionelle" Betrachtungsweise setzt — wie bereits erwähnt — die Beschäftigung mit mechanologischen und mechano-pathologischen Fragen voraus, denn erst in der Erfassung des „Pathologischen" in der Statik und Kinematik der Gliedmaßen und des Rumpfes kann ja das konstruktiv Gesetzmäßige in der Gestaltung des orthopädischen Apparates therapeutisch eingesetzt und zur Wirkung gebracht werden.

Es gilt also, die Beziehungen zwischen einer bestimmten pathologischen Form oder Stellung und der daraus resultierenden Funktion zu entdecken, die von der *Fehl*form und *Fehl*stellung sich ergebende *Fehl*funktion abzuleiten, um diese dann nach den Gesetzen orthopädischer Technik zu behandeln.

Von der bislang geübten Unterscheidung der orthopädischen Hilfsmittel in „Lagerungs"- und „portative" Apparate können wir damit abgehen, das sich nach allem zwangsläufig ergebende *Gesetzmäßige in der Funktion* der Hilfsmittel läßt eine bessere Einteilung zu.

Grundsätzlich wird funktionell mit den Hilfsapparaten für Rumpf und Gliedmaßen zu erreichen sein:

1. die Stützung bzw. Entlastung,
2. die Führung,
3. die Korrektur.

Sind die beiden ersten Begriffe im wesentlichen der Ausdruck der *Fixation* (Immobilisation), erwarten wir sie also bei Apparaten, die einen bestimmten Körperabschnitt oder -teil in bestimmter Stellung oder Lage *zu halten* haben, so ist die Korrektur ausdruckgebend für das funktionelle Geschehen im Apparat, der Körperabschnitt oder -teil in eine bestimmte Stellung oder Lage *zu bringen* hat, also für die *Redression* (Mobilisation).

Wie bereits durch den für die orthopädische Apparatbehandlung bestehenden Sammelbegriff der „mechanischen Behandlung“ gekennzeichnet wird, ist dieses funktionelle Geschehen nach bestimmten wissenschaftlich ergründeten Gesetzen der Mechanik abzuleiten.

b) Mit Reuleaux definieren wir heute die Mechanik als *die* Wissenschaft, die dem ursächlichen Zusammenhang, den bestimmenden und bewirkenden Umständen, den Bewegungen der Körper nachgeht. Ihr untergeordnet, gewissermaßen ihr Gerüst bildend, sind schon seit Ampères Zeiten *Statik*, *Dynamik* und *Kinematik*, die Lehre *vom Gleichgewicht*, die Lehre *von der Kraft* und die *Bewegungslehre* spezifiziert worden.

Statische Fragen werden für uns von untergeordneter Bedeutung sein, denn das *Gleichgewicht* muß bei der Apparatbehandlung aus leicht ersichtlichen Gründen ja gewahrt bleiben. Die aufzuwendende *Kraft* ist praktisch leicht erkenn- und bestimmbar.

Zu beschäftigen haben wir uns deshalb zunächst mit der *Kinematik*, der Lehre von der *Bewegung* oder besser (da das Wort „Bewegung“ hier leicht irreführen kann) der *Zwanglauflehre*; also *dem* Teil der Mechanik, der lehrt, wie eine Maschine eingerichtet ist, oder wie man sie einzurichten hat, damit die vermöge äußerer Kräfte in ihr auftretenden „Bewegungen“ zu *bestimmten* werden.

Von den äußeren Kräften sehen wir (wie gesagt) vorerst ab. Gehen wir den gleichen Weg wie in der Maschinenwissenschaft und zerlegen die „Maschine“ — also das orthopädische Hilfsmittel — nach ihrem stofflichen Aufbau in ihre Grundteile, oder — wie es dort heißt — Elemente, so haben wir damit die Bauteile freigelegt, um *Konstruktionsprinzipien* unserer orthopädischen Hilfsmittel übersichtlich darzustellen und lehrmäßig zu bearbeiten.

Wie in der Maschinenwissenschaft können wir auch den orthopädischen Hilfsapparat (Korsett, Stützapparat u. ä.) in seinem stofflichen Aufbau zergliedern und einteilen in *zugfeste*, *druckfeste* und *starre* Elemente.

*Zug*elemente, die sich einer Entfernung ihrer Teile voneinander widersetzen,

*Druck*elemente, die einer Annäherung widerstehen und

*Starr*elemente, die nach allen Seiten — also gegen Zug, Druck, Biegung und Dehnung — Widerstand leisten.

Sind, wie einleuchtet, die starren Elemente die Metall- und anderen massiven Teile unserer Apparate, so rechnen wir zu den Zugelementen Fäden, Bänder, Riemen, Gurte, Federn, Ketten und sehen Druckelemente in allen druckauffangenden und druckausübenden Bestandteilen.

In der Koppelung dieser Grundteile, in der *Paarung* der Elemente (wie die Maschinenwissenschaft sagt) ist nun die *Funktion* des orthopädischen Hilfsmittels bestimmt, so daß damit der *gemeinsame Nenner für die Konstruktionsprinzipien* gegeben ist.

Nehmen wir als Beispiel eine redressierende X-Bein-Nachtschiene, so finden wir darin *starre* Elemente mit *Zug*elementen gepaart, und zwar sind es einerseits die Schienen — also zug-, biegungs-, druck- und dehnungsfeste, eben *starre* Stoffe —, die den Gegenhalt geben und andererseits die Kniekappen — also zugfeste Stoffe —, die den redressierenden *Zug* übertragen. Bei den Celluloid-Klumpfußnachtschienen finden wir das gleiche; die äußere *starre* Form als Gegenhalt und die redressierenden Bänder als *Zug*elemente. Dasselbe Prinzip ist auch am Quengelgips und an jeder Quengelschiene erkennbar, ganz besonders typisch tritt es am redressierenden Skoliosenkorsett hervor. Bei allen genannten Apparaten (und auch Verbandanordnungen) läßt sich also immer *Starr*element und *Zug*element, miteinander verbunden, nachweisen.

Betrachten wir nun die Art der Bindung zwischen diesen selbst, so lassen die Beispiele erkennen, daß diese zwar in der mannigfaltigsten Form vorhanden ist, aber immer *so*, daß — wenn die Wirkung des Apparates vollkommen sein soll — nur immer *eine* Art der Bewegung zwischen beiden Elementen, *nämlich die im redressierenden Sinne*, möglich ist.

Das Elementenpaar ist — um wiederum einen Ausdruck aus der Maschinenwissenschaft zu übernehmen — *lose*, aber *zwangläufig* miteinander verbunden.

Ich habe ganz willkürlich die Verbindung von *starren* und *Zug*elementen herausgenommen, gehen wir nun systematisch unser Rüstzeug daraufhin durch, welche Verbindung der Elemente im Einzelfalle besteht, so wären von den drei gegebenen Einheiten zunächst folgende Arten von *Zwei*verbindung, von Paarung, möglich.

Es können sich vereinigen:

1. Starrelement mit Starrelement,
2. Druckelement mit Druckelement,
3. Zugelement mit Zugelement,
4. Starrelement mit Zugelement,
5. Starrelement mit Druckelement,
6. Druckelement mit Zugelement.

Nehmen wir die einfachste Kombination: *Starr*element mit *Starr*element und versuchen wir sie in unserem Rüstzeug wiederzufinden, so ist der Prototyp dafür zweifellos der gewöhnliche Stützapparat, der sich ja (denken wir nur an das übliche Spondylitiskorsett) nur aus biegungs-, dehnungs-, zug- und druckfesten Teilen zusammensetzt (vernietet oder verschweißt). Seine Wirkung in kinematischem Sinne ist und muß die *Fixation* sein. (Gleiches gilt schließlich für den gewöhnlichen zirkulären Gipsverband oder die steifstellende Schiene, die ja auch nur aus starren Teilen besteht und somit „fixieren“ muß.)

Betrachten wir weiter die Verbindung von *Zug*element mit *Zug*element, so ist die Ideenverbindung mit dem Extensionsverband, dem Zug mit Gegenzug, ohne Schwierigkeiten gegeben. Die Funktion dieser Elementenpaarung liegt in der *Dehnung* bzw. *Streckung*. Um wirken zu können, sind die Elemente durch den Körperteil *so* miteinander verkuppelt, daß ihre Beanspruchung immer ineinander *entgegengesetzten* Richtungen erfolgt.

*Zug*element mit *Starr*element finden wir — wie ich bereits ausführte — in reichem Maße gepaart. Die gegebenen Beispiele lassen ohne weiteres erkennen, daß die Paarung von Zugelement mit Starrelement in ihrer Wirkung im *kinematischen Sinne* den Prototyp für unsere „Redression“ darstellt.

Auch die Verbindung von *Druck*element mit *Starr*element wirkt ebenfalls im Sinne der Redression. Ich brauche hierfür keine neuen Beispiele zu nennen, erinnere nur an das Pelotten-

Skoliosenkorsett. Ersetzen wir in den ebengenannten Apparaten den *Zug* durch den *Druck*, so haben wir Rüstzeuge, die in der gleichen Art und Weise wirken, sie sind eben nur anders konstruiert. Daß ich den Fuß in einer Klumpfußnachtschiene anstatt durch *Zug* genau so durch *Druck* redressieren kann, ist — wie die existierenden Nachtschienen dieser Art beweisen — ebenso bekannt wie das durch Zug in redressierendem Sinne wirkende Stangen-Skoliosenkorsett im Gegensatz zum *Druck*pelottenkorsett.

Die Paarung sowohl von *Zug*- wie von *Druck*element mit *starrem* Element ist also das Urbild für die Art von Rüstzeugen, die eine „Bewegung", eine kinematische Wirkung erzielen, welche wir allgemein mit *Redression* zu bezeichnen pflegen. Den Unterschied zwischen beiden finden wir nur in der Bindung. Ich habe für die Paarung von Zugelement mit Starrelement ausgeführt, daß ihre Bindung jeder beliebigen Art sein kann, nur mit der Einschränkung, daß im Moment der kinematischen Wirkung nur *eine* Bewegung — nämlich die im redressierenden Sinne — möglich wird. Wir nannten die Bindung „lose, aber zwangsläufig".

Zwischen *Druck*element und *Starr*element ist nun immer nur *eine* Art der Bindung vorhanden. Es ist die im Sinne der Schraube, des Hebels, des Gelenkes. Wir bezeichnen sie im Gegensatz zur erstgenannten als „fest und zweckläufig".

Es bliebe noch übrig zu erörtern die Kombination von *Zug*element mit *Druck*element und die von *Druck*element mit *Druck*element. Wir können diese beiden Paarungen *allein* in keinem Rüstzeug nachweisen, wohl aber — und damit kommen wir gleich zu einer weiteren Erkenntnis bei der eingeschlagenen Art der grundsätzlichen Betrachtung unserer mechanischen Behandlung — finden wir sie, und auch alle anderen bisher genannten Elemente, noch mit weiteren Elementen verbunden.

Für diese Verbindung mit *mehreren* Elementen werden wir — unter Auffassung der Einzelelemente als Glieder — am besten die Bezeichnung „Kette" verwenden, um so mehr, als auch in der Maschinenwissenschaft für den ähnlichen Vorgang der Begriff „Kette", und zwar der einer „kinematischen Kette" geläufig ist.

Ich habe wohl die *Zwei*verbindung (Paarung) von Einzelelementen an Beispielen gebracht, es geschah in der Hauptsache, um erklären zu können, den Begriff „Element" verständlich zu machen und gleichzeitig die typische Arbeitsweise der Einzelpaarung — soweit sie vorhanden ist — aufzuführen. Bei umfassender Betrachtung und analytischer Darstellung unseres Rüstzeuges wird jedoch die „Zwei"verbindung *allein* nur in den wenigsten Fällen vorhanden sein.

Denken wir nur an kompliziertere Apparate, z. B. an ein redressierendes Korsett bei Schiefhals mit Skoliose, das mehrere redressierende „Züge" — Zugelemente — besitzt, so wird dies ohne weiteres einleuchten. *Zug*-, *Druck*- und *Starr*elemente sind nebeneinander einfach und mehrfach vertreten. Wir haben eben mit „Rüstzeugen" zu tun, die nach mechanischen Begriffen als „kinematische Kette" zu bezeichnen sind.

Durch die Art der Betrachtung, der Einteilung unseres Rüstzeuges nach seinem physischen Aufbau in *drei* Kategorien ist uns also eine Möglichkeit gegeben (und diese wollte ich darstellen), *jeden* Apparat (und auch *jede* Verbandanordnung) — soweit eine mechanisch-funktionelle Wirkung damit erzielt werden soll — von einem einheitlichen wissenschaftlichen Gesichtspunkt aus zu betrachten, gewissermaßen analytisch zu untersuchen, getrieblich zu zerlegen. Wir können feststellen, welche Elemente im Rüstzeug vertreten sind, welche Elementenpaarung bzw. -bindungen vorliegen und welche Folgerungen daraus für die Funktion, für die „kinematische Wirkung" zu ziehen und zu erwarten sind.

Ausgehend von den Baustoffen (Elementen) haben wir somit für die Theorie im Aufbau orthopädischer Apparate etwas Grundsätzliches und vor allem Einheitliches für die Vielzahl der Einzeltypen vor Augen. Dies erlaubt uns, nach den Begriffen der Elementenpaarung und Vereinigung zur kinematischen Kette die Voraussetzungen zu schaffen, um im Sinne einer *Propädeutik* der orthopädischen Technik ärztlicherseits zu *lehren*!

Die getriebliche Zerlegung des Apparates, sein stofflicher Aufbau, führen uns weiter zwangsläufig dadurch zur Bestimmung seiner *Wirkung*, daß wir in der Bindung der Elemente untereinander zum Verständnis des *funktionellen* Geschehens kommen.

Fasse ich das bis hierhin Gesagte zusammen, so ist für die Theorie in der Konstruktion orthopädischer Hilfsmittel also zu sagen:

1. Die mechanologischen und mechano-pathologischen Verhältnisse des erkrankten oder deformierten Körperabschnittes oder -teiles sind die Ausgangspunkte der Konstruktionsaufgabe.
2. Die zu erzielende oder erwünschte Wirkung des orthopädischen Hilfsmittels, seine *Funktion*, ist das konstruktiv anzustrebende Ziel.
3. Durch den Aufbau nach stofflichen Grundteilen (Element) und die Art ihrer Bindung untereinander (von der „Paarung" bis zur „kinematischen Kette") wird das Ziel baulich darstellbar, so daß somit aus der *Funktion* die *Form* des Apparates zwangsläufig resultiert.

c) Haben wir nun in der kinematischen Kette theoretisch die Auflösung der *Form* für die Betrachtung der *funktionellen* Aufgabe, so wird diese gelöst vermöge *äußerer Kräfte*, also nach den Gesetzen der *Dynamik* und *Kinetik* bei aller Beachtung *statischer* Belange.

Oben habe ich erwähnt, daß der *funktionelle Effekt* des orthopädischen Apparates im wesentlichen besteht:

1. in der Stützung bzw. Entlastung,
2. in der Führung,
3. in der Korrektur.

Die

Korrektur

ist hierbei zweifelsohne auch für den Nichtfachmann zunächst das Eindrucksvollste aller mechanischen Vorgänge. Wird sie — entsprechend den obigen Darstellungen — im Apparat durch die Koppelung starrer Elemente mit Zug- oder Druckelementen erzielt, so ist in jedem Falle die anzuwendende oder angreifende *äußere Kraft* ausschlaggebend für den funktionellen Erfolg. Ob die skoliotische Verkrümmung der Wirbelsäule entsprechend den verschiedenen Konstruktionen redressierender Skoliosenkorsette durch einfachen Gurtenzug beeinflußt wird, oder ob die Redressionskraft im Sinne der Schraube angreift, oder übertragen wird durch Hebel oder Schere, ist für den funktionellen Erfolg gleichgültig. Die „Kraft" allein ist ausschlaggebend dafür, daß die „kinematische Kette" (der orthopädische Apparat) ihre funktionelle Aufgabe — in diesem Falle also die Redression — erfüllt.

In fast allen Fällen ist sie wohl durch uns selbst gegeben. Redressierender Gurt, Hebel oder Schraube werden *manuell* gespannt und so kraftschlüssig gemacht. Ob hierbei elastische oder federnde Teile (Gummizüge oder Spiral-Blatt-Schrauben-Kegelfedern) zwischengeschaltet sind, ist (dynamisch gesehen) gleichgültig.

Wichtig allein ist die Überlegung, wie greift diese Kraft an und wo ist ihr Angriffspunkt.

Gehen wir davon aus, daß jede Form- oder Stellungsänderung, die wir durch die Apparatbehandlung zu erreichen versuchen (sei es die Korrektur eines O- oder

X-Beines, einer Kyphose, Lordose oder Skoliose, einer Gelenkbeugekontraktur oder Fußfehlstellung, wie Spitz- oder Klumpfuß), in einem *Biegen* besteht. Die Krümmungsbögen der Fehlformen oder Fehlstellungen, die sich, mechanisch betrachtet, im Ruhezustand befinden, müssen nun *auf*- oder *zu*gebogen werden. Die korrigierend wirkende Kraft wird damit zur *Biegungsspannung* (die ansteigt mit der Höhe der Korrektur) führen und letzten Endes im Verhältnis stehen müssen zur *Biegungsfestigkeit*. Ihr Angriffspunkt bzw. ihre Angriffspunkte aber sind ausschlaggebend für den mechanisch-dynamischen, kurz funktionellen Erfolg.

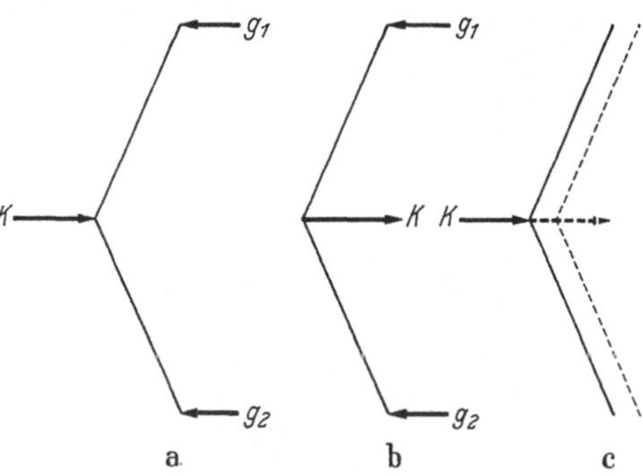

Abb. 124. a) Druckkraft K biegt die Krümmungsachse gerade, wenn Gegenkräfte (Gegenhalt) g_1 und g_2 vorhanden sind. — b) Zugkraft K wirkt im gleichen Sinne. — c) Fehlen g_1 und g_2, so wird das Winkelsystem (Krümmungsachse) als Ganzes in Richtung der angesetzten Kraft verschoben, eine Korrektur wird nicht erreicht.

Für den Angriff der Kräfte bestehen *zwei* Wege:

Der erste ist der, daß ich die mir zur Korrektur zur Verfügung stehenden Kräfte *seitlich* (senkrecht oder in irgendeinem Winkel) zur Achse der Verkrümmung angreifen lasse.

Der zweite Weg wäre, daß die korrigierenden Kräfte in Richtung der Krümmungsachse, also *lotgerecht* (wie etwa beim Extensionsverband) verlaufen würden.

Für den Apparatebau wird uns vornehmlich nur der *erste Weg* interessieren.

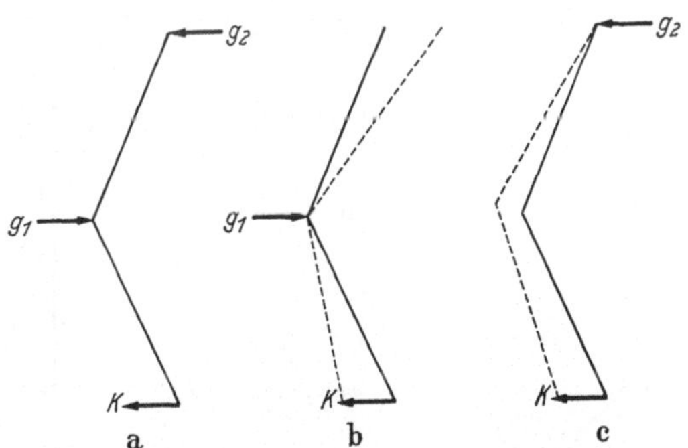

Abb. 125. a) Statt am Scheitelpunkt der Krümmungsachse kann die korrigierende Kraft K auch an einem Schenkel angreifen. — b) Die Korrektur (Aufbiegen) der Krümmungsachse ist nur möglich, wenn das Gesetz der 3 Angriffspunkte beachtet wird. Fehlt Gegenkraft g_2, so verschiebt sich die Krümmungsachse (um g_1), sie wird aber selbst nicht verändert. — c) Fehlt g_1, so tritt die Verschiebung (Verlagerung) bei g_2 ein.

Zum Biegen eines gekrümmten Stabes durch Kräfte, die im Winkel zu ihm angreifen, brauche ich nun — nach dem bekannten Beispiel vom Aufbiegen des geknickten Streichholzes — für die korrigierenden Kräfte *drei* Angriffspunkte. Diese liegen erstens da, wo das betreffende *Zug*- bzw. *Druck*element an dem zu redressierenden Körper anfaßt (bei der X-Beinredression durch Schiene, z. B. also am Knie, wo die Kniekappe sitzt) und ferner dort, wo das zu korrigierende Körperglied seinen Gegenhalt findet (Gegenkraft). (Also bei der X-Beinschiene am Ober- und Unterschenkelteil der Schiene.) Es würde zu weit führen, dies für die einzelnen orthopädischen Apparate näher zu erläutern, wesentlich ist nur, daß immer mit *drei* Angriffspunkten der redressierenden Kraft zu rechnen ist.

Ob hierbei Druck- oder Zugkräfte (Elemente) Verwendung finden, ist ebenso gleichgültig wie die Auswechselung der Angriffspunkte mit den Gegenhalten (Gegenkräften) (vgl. v. BAEYER, SCHRADER). Dies ergibt sich aus Abb. 124—126.

Bei der Betrachtung der Abb. 127 zeigt sich, daß mit der erreichten Korrektur (Biegung, Redression) neben der Größenänderung des Krümmungswinkels gleichzeitig eine Lageverschiebung der ganzen Krümmungsachse verbunden ist. Für die Praxis bedeutet das (neben der Festlegung der meistens

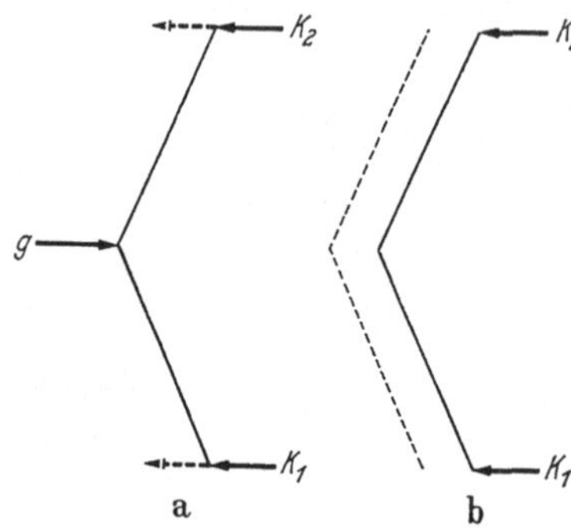

Abb. 126. a) Die Kraft K kann als K_1 und K_2 gleichzeitig an beiden Schenkeln angesetzt werden. — b) Fehlt der dritte Angriffspunkt (Gegenkraft g), so tritt wiederum nur Verschiebung des Winkelsystems, keine Korrektur ein.

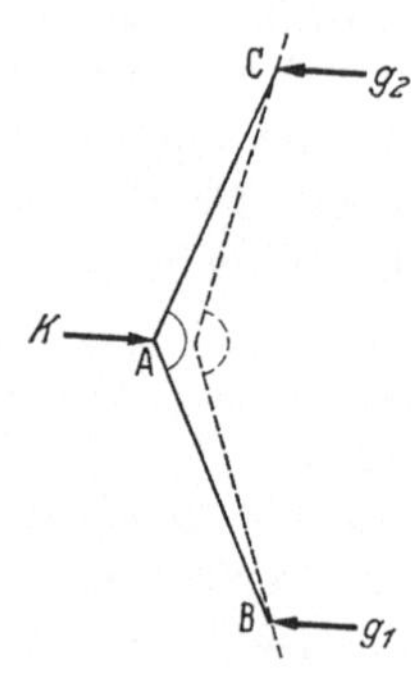

Abb. 127. Mit der Korrektur des Krümmungswinkels durch K (unter Wirkung der Gegenkräfte g_1 und g_2) tritt eine Lageverschiebung des Winkelsystems ein (Wandern des Scheitelpunktes bei A, „Verlängerung" der Schenkel bei B und C).

als Druckpunkte imponierenden Gegenhalte [Gegenkräfte] im orthopädischen Apparat) die Erkennung der *Schub-* und *Scher*kräfte, die zwangsläufig durch die mit der Redression auftretenden Verschiebung der kinematischen Kette (Apparat) in Erscheinung treten und an Körperabschnitt oder -glied häufig als Scheuerstellen zur Auswirkung kommen. Dies ja besonders deshalb, weil die Schenkel der Krümmungsachse nicht frei im Raum stehen, sondern wie z. B. bei der X-Beinkorrekturschiene praktisch nur nach einer Seite (fußwärts), bei dem redressierenden Skoliosenkorsett überhaupt wohl nur gering der mechanisch sich ergebenden „Verlängerung" Folge leisten können. Führt dies einerseits (vgl. Abb. 128) bei der Nichtbeachtung dieses Vorganges (etwa durch absolute Fixation des Fußes) zu entsprechenden Druckerscheinungen am unteren (oder auch oberen) Teil der Schiene, so wird andererseits (bei dem Redressionsversuch eines nicht mehr korrigierbaren X-Beines oder einer nicht mehr redressierbaren fixierten, versteiften Skoliose) umgekehrt nicht die Krümmungsachse (der

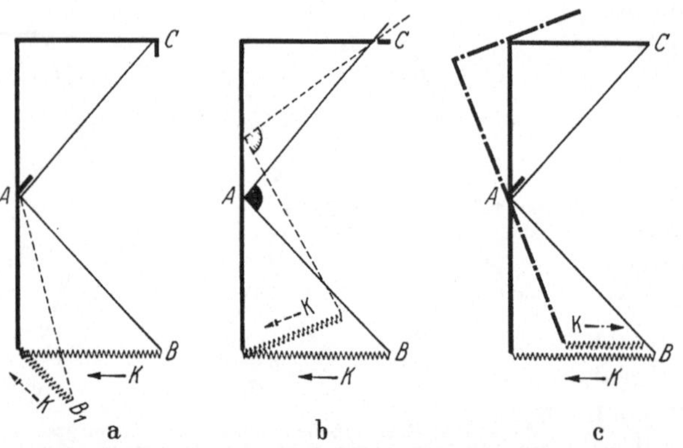

Abb. 128. a) Durch *fixierenden* Gegenhalt (Gegenkraft) bei C kann sich die mit der Streckung des Krümmungswinkels im Sinne der Abb. 127 auftretende Schubkraft nur bei B auswirken; entsprechende Verlagerung von Punkt B nach B_1. Da das Gesetz der 3 Angriffspunkte gewahrt bleibt, wird Korrektur des Krümmungswinkels erreicht (Zugkraft K, Gegenkraft bei A und C). — b) Fehlt die Gegenkraft bei A, so ist eine Korrektur der Krümmungsachse nicht möglich. Da angenommen ist, daß der Gegenhalt (Gegenkraft) C *nicht* gleichzeitig fixierend wirkt, verschiebt sich das Winkelsystem unter der Wirkung der Zugkraft K in eingezeichnetem Sinne. — c) Fehlen Gegenkraft und Fixation bei C, so verschiebt sich bei ebenfalls nichteintretender Korrektur nicht das Winkelsystem (Krümmungsachse), sondern der eingezeichnete Rahmen (Apparat).

Körperabschnitt) im Apparat, sondern dieser (vermöge der einwirkenden äußeren Kraft) auf der Krümmungsachse (also dem Körper) wandern. Gerade dieser Vorgang ist uns aus der Praxis bekannt und somit theoretisch erklärt. Wir wissen, daß überhaupt nur die korrigierfähige, nicht versteifte, Skoliose der Redressionskraft folgen kann und verstehen nach dem Gesagten nicht nur die Wirkungslosigkeit, sondern auch die Schäden der lediglich zu Dekubital- und Scheuerstellen führenden „nie sitzenden" Skoliosenkorsette.

Übersetzen wir das Gesagte in die Praxis, so ist es der Theorie nach also möglich (und ja auch aus der Praxis bekannt), daß beispielsweise der Bau einer X-Beinkorrektionsschiene absolut verschieden sein kann, je nachdem ich den Angriffspunkt der korrigierenden Kraft an den oder die Schenkel oder an den Scheitel der Krümmungsachse lege. Der funktionelle Effekt (das kinematische Ergebnis, nämlich die Redression) ist *immer der gleiche* (vgl. Abb. 129).

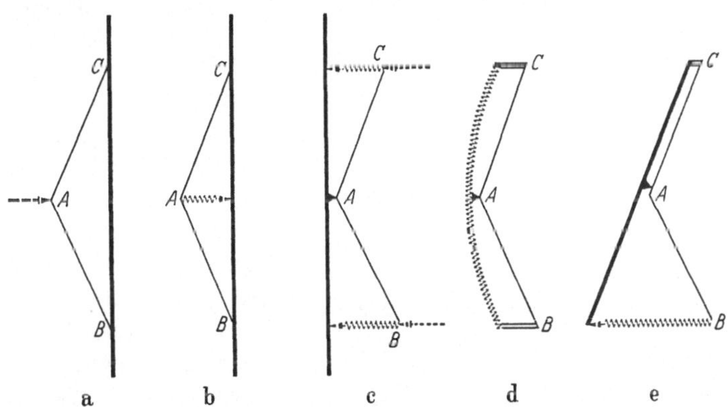

Abb. 129. Der gezeichnete Krümmungswinkel des X-Beins ist korrigierbar: a) Durch angreifende Druckkraft bei *A* (Gegenkraft, Gegenhalt bei *B* und *C*). — b) Durch angreifende Zugkraft bei *A* (Gegenkraft, Gegenhalt bei *B* und *C*). — c) Durch angreifende Zug- oder Druckkraft bei *B* und *C* (Gegenkraft, Gegenhalt bei *a*). — d) Andere Lösung für c). — e) Durch angreifende Zug- (oder Druck-) Kraft bei *B* (Gegenkraft, Gegenhalt bei *A* und *C*).

Daß diese Voraussetzungen für die Redression durch orthopädische Hilfsmittel oder Rüstzeuge (Gips usw.) *durchweg* gelten, ist logisch.

Das Gesetz der drei Angriffspunkte ist für die Erkenntnis der dynamischen Vorgänge in der kinematischen Kette also von grundsätzlicher Bedeutung.

In diesem Zusammenhang möchte ich noch einen Gesichtspunkt hervorheben, der vielleicht gerade das Verständnis erleichtert. Ich habe früher bereits darauf aufmerksam gemacht[1].

Wir sind gewohnt, beim Ausgleich einer Verkrümmung — insonderheit der der Wirbelsäule — manuell zu arbeiten, uns ein Bild des „Ausgleichs" (sprich Redression) zu verschaffen und das Ergebnis der manuellen Redression dann durch den Apparat zu ersetzen. Hierbei dürfen wir nun nicht vergessen, daß *wir und der Patient* bei der Redression dem Boden aufstehen, während z. B. das redressierende Korsett mechanisch ja als frei in der Luft schwebend betrachtet werden muß. Um die manuelle Redression in Parallele mit der Apparatredression zu setzen, müßten wir uns oder den Patienten auf eine frei schwebende Schaukel stellen. Wie der Versuch eindeutig ergibt — und wie es nach dem Gesagten auch nicht anders zu erwarten ist —, ist uns dann der Ausgleich einer Skoliose durch unsere beiden Hände — also nur durch *zwei* Angriffspunkte der redressierenden Kraft — nicht möglich. Jede Kraftausübung der Hände in korrigierendem Sinne hat jedesmal ein Ausweichen des Körpers

[1] SCHRADER: l. c.

auf der Schaukel zur Folge. Es fehlt eben der Gegenhalt am Boden, der als *dritter* Punkt bei der manuellen Redression (bei der Korrektur mit *zwei* Händen) *das Gesetz der drei Angriffspunkte* der Redressionskraft bestätigt[1]. Vielleicht ist gerade in dem „Nachahmen" der Korrektur einer Verkrümmung durch unsere beiden Hände — ohne Berücksichtigung des dritten Punktes — die Erklärung für die mechanisch falsche Konstruktion mancher Hilfsmittel zu suchen. Besonders für die Skoliosenschnürleibchen mit den symbolischen Pelotten, die sich nach allen Richtungen vom Körper abhebeln, und für manche Klumpfußnachtschienen. Gerade letztere lassen sehr häufig noch die — ich möchte fast sagen — „typisch" falsche Konstruktion erkennen. Solange bei der Schienenkorrektur des Klumpfußes nicht mit drei Angriffspunkten der korrigierenden Kraft (in verschiedenen Ebenen) gearbeitet wird, wird niemals eine Redression des Fußes, sondern jedesmal eine überflüssige und schädigende Wirkung auf das Kniegelenk im Sinne der Rotation ausgeübt.

Eine an einer Sandale angreifende HEUSSNERsche Spirale wird deshalb zur Not vielleicht pronierend auf den Klumpfuß wirken können, sie kann aber niemals die Adduktion des Vorfußes und die Hohlfußkomponente ausgleichen und darf deshalb — von funktionell mechanischen Gesichtspunkten aus — nicht mehr als vollkommene Klumpfuß-Nachbehandlungsschiene angesehen werden.

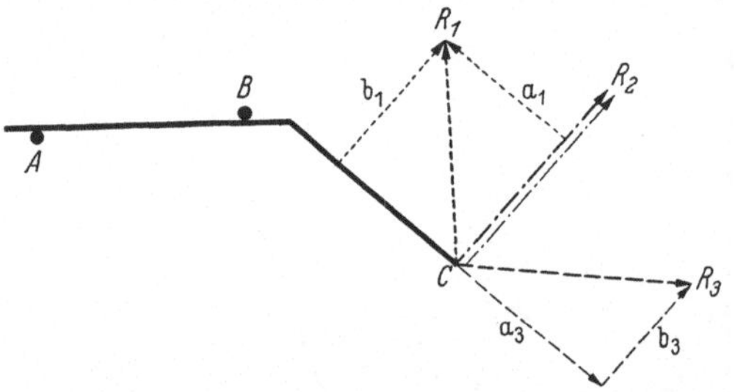

Abb. 130. Nehmen wir an, wir hätten in A, B, C eine Kniebeugekontraktur, die durch Korrektionsschiene ausgeglichen werden soll. A, B würden den Gegenhalt (den ersten und zweiten), C den (dritten) Angriffspunkt der redressierenden Kraft darstellen. Diese kann nun in jedem beliebigen Winkel zur Achse angreifen, eingezeichnet sind drei Möglichkeiten: spitzer, rechter und stumpfer Winkel, R_1, R_2, R_3. Nach dem Parallelogramm der Kräfte stellt nun die redressierende Kraft R_1 die Resultante zweier Seitenkräfte a_1 und b_1 dar, wovon die eine (b_1) in *drehendem* (flektierendem) Sinne auf den Unterschenkel – also korrigierend auf die Kniebeugekontraktur –, die andere (a_1) aber in ungünstig *stauchendem* Sinne auf das Kniegelenk wirken muß. Die drehende Wirkung der redressierenden Kraft R ist am größten, wird *vollkommen* im gewünschten Sinne der Redression ausgenutzt, wenn sie im *rechten* Winkel zur Unterschenkelachse – als R_2 – angreift. Ist der Einfallswinkel größer als ein rechter, so geht wieder ein Teil der Redressionskraft für die eigentliche Korrektur verloren; sie muß wieder in zwei Seitenkräfte, eine *drehende* und eine auf das Kniegelenk *extendierend* wirkende (b_3 und a_3) geteilt werden.

Haben wir im Vorstehenden, um für die Apparatbehandlung den funktionellen Effekt der Redression theoretisch zu erklären, ganz allgemein von dem Angriffspunkt der redressierenden Kraft gesprochen — zunächst also das „Wo" gesucht —, so wäre weiterhin noch die Richtung dieser Kraft, das „Wie", zu untersuchen.

Ich habe bisher vorausgesetzt, die an drei Punkten angreifende redressierende Kraft steht „im Winkel" zur Achse der Verkrümmung. Für den dynamischen Erfolg ist es wichtig, festzustellen, in *welchem* Winkel sie angreift. Ich bringe nichts Neues, wenn ich betone, daß die Größe — oder besser die Ausnutzung — der korrigierenden Kraft davon abhängig ist, in welchem Einfallswinkel sie zur Krümmungsachse steht. Wie hinreichend bekannt sein dürfte, gilt hierfür die Lehre vom Parallelogramm der Kräfte (vgl. Abb. 130).

Betrachten wir unter diesen Gesichtspunkten die mechanischen Vorgänge bei der Redression der Kniebeugekontraktur, so würde die Angriffsrichtung der korrigierenden Kraft R_1 die ungünstigsten mechanischen Verhältnisse ergeben, denn ein Teil der Redressionskraft geht auf Kosten einer noch zumal ungünstig — stauchend — wirkenden Seitenkraft verloren. Die volle Ausnutzung der korrigierenden Kraft erfolgt, wenn sie im rechten Winkel — als R_2 — zur Unterschenkelachse angreift. Praktisch ist dies im Apparatebau kaum durchzuführen, da sich ja die Stellung des Unterschenkels und damit der Einfallswinkel der Redressions-

[1] v. BAEYER spricht von der „verborgenen Kraft".

kraft (Zug) durch die Korrektur dauernd ändert. Es bliebe somit die dritte Möglichkeit, daß der Einfallswinkel der redressierenden Zugkraft ein stumpfer ist (R_3). Mechanisch ist diese letzte Anordnung auf alle Fälle der erstgenannten vorzuziehen, denn wenn schon mit dem Auftreten von Seitenkräften gerechnet werden muß, so ist zweifellos die auf das Kniegelenk streckend wirkende der stauchenden vorzuziehen.

THILO[1] hat die Größe der auftretenden Seitenkräfte mathematisch berechnet; hieraus ist besonders noch zu ersehen, daß ihre Wirkung nicht unterschätzt werden darf. Er konnte feststellen, daß *ein Drittel* der Redressionskraft zur Streckung eines gekrümmten Stabes verlorengeht, wenn sie im Winkel von 50° zur Krümmungsachse angreift; beträgt der Angriffswinkel nur 30°, so wird bereits nur *die Hälfte* der korrigierenden Kraft im gewünschten Sinne ausgenutzt.

Wenn man bedenkt, daß die andere Hälfte sich nun in den eben angeführten Möglichkeiten auslassen kann, so erscheint es berechtigt, daß bei der mechanischen Behandlung — bei der Redression einer Verkrümmung durch seitlich wirkende Zug- oder Druckkräfte — grundsätzlich auf die Angriffsrichtung der korrigierenden Kraft geachtet werden muß. Es sei denn, daß wir durch die anatomischen Verhältnisse in bestimmter Weise festgelegt sind. (So hat v. BAEYER betont, daß die redressierende Kraft bei der Korrektur einer Brustwirbelsäulenverkrümmung immer in Richtung der Rippen verlaufen muß.)

Lassen wir die genannten Forderungen außer acht, so verlieren wir nicht nur einen wertvollen Teil der redressierenden Kraft, sondern — was schließlich gerade für unsere fast immer lang dauernden Behandlungen nicht gleichgültig sein kann — auch Zeit.

Soweit die Redression, die Biegung durch *drei* Kräfte, die *im Winkel* zur Krümmungsachse wirken.

Zu Beginn dieses Abschnittes wurde gesagt, daß der *zweite Weg*, die Korrektur eines Krümmungsbogens zu erreichen, der Ansatz von Kräften ist, die in der Lotlinie der Krümmungsachse (Zugkräfte) angreifen — also im Sinne der *Extension* wirken.

Im Apparatebau ist dieser Konstruktionsgedanke (schon aus äußeren Gründen) weniger vertreten als in der orthopädischen Verbandtechnik. Wenn ich trotzdem darauf eingehe, so deshalb, weil damit übergeleitet werden wird zu dem weiteren Begriff der

Stützung und Entlastung.

Wir haben oben nachweisen können, daß die getriebliche Analyse unserer Apparate, die Zerlegung nach dem stofflichen Aufbau in Elemente, die Aufstellung eines funktionellen Systems für ihre Konstruktion und ihren Bau ermöglichen. Die Koppelung von Zugelement mit Zugelement wird für die „Extension" (Zug mit Gegenzug) ohne weiteres einleuchten.

Ihre wohl älteste Form ist die GLISSONsche[2] Schlinge. (Der Gegenzug ist durch das Schwergewicht des Körpers gegeben.) *Entlastend* kann im orthopädischen Apparat nach mechanischen Begriffen die Extension wirken, *korrigierend* nicht. Dies gilt für die Wirbelsäule (vgl. unten) deshalb, weil der zu überwindende Deformationsdruck von Wirbelsäule und Rumpf (im Durchschnitt 25 kg) *konstruktiv* keinen Apparat zuläßt, der (etwa mit Galgen als Kopfextension) dieser funktionellen, kinematischen Aufgabe gewachsen wäre. Für die Gliedmaßen

[1] THILO: Arch. orthop. Chir. **1908**, 156.
[2] FRANCIS GLISSON 1597—1677.

ist selbst die „*Entlastung*" (wie noch ausgeführt werden wird) nach präzisen theoretischen mechanischen Vorstellungen durch Extension im Apparat unerreichbar.

Daß die volle „*Korrektur*" eines Krümmungsbogens an den Gliedmaßen durch Zug und Gegenzug im Apparat (wie üblich durch Gegenhalt am Tuber und Fußextensionsgamasche) unmöglich ist, sei gleich erwähnt.

Nehmen wir als Beispiel die Korrektur einer Kniebeugekontraktur.

Die Beingliederkette ist mit dem Rumpf durch das Hüftgelenk verbunden. Der Ausgleich der Kniebeugekontraktur — die Aufbiegung der Krümmungsachse — durch Zug am Fuß und Unterschenkel und Gegenzug kopfwärts scheint ohne

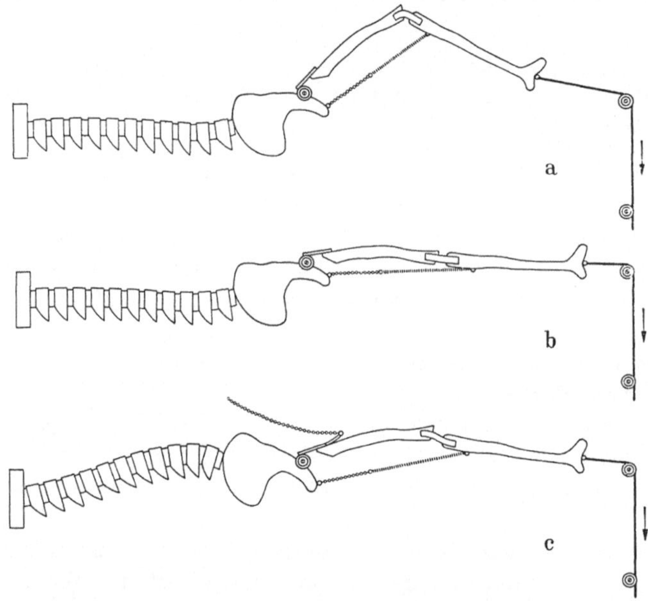

Abb. 131. a) Modell einer Kniebeugekontraktur. — b) Bei völlig streckfähigem Hüftgelenk ist die Kniebeugekontraktur durch Extension ausgleichbar. — c) Bei nicht völlig streckfähigem Hüftgelenk ist Vollkorrektur der Kniebeugekontraktur nicht erreichbar. Die angesetzte Extensionskraft führt zur Subluxationsstellung im Kniegelenk und zur Hyperlordosierung der Lendenwirbelsäule.

weiteres gegeben. Vorbedingung ist jedoch, daß das Hüftgelenk vollkommen streckfähig ist. Stelle ich dieses in Beugestellung fest, so kann ich jedes Gewicht an den Unterschenkel oder Fuß hängen, die Streckung der Kniebeugekontraktur werde ich niemals erreichen (vgl. Abb. 131).

Eine Kniebeugekontraktur *allein* ist relativ selten, fast immer ist die kompensatorische Hüftbeugestellung damit verbunden. Ich lasse es dahingestellt, ob diese durch die extendierende Kraft, welche die Kniekontraktur beseitigen soll, jemals *völlig* mit beseitigt werden kann.

Wir wissen alle, wie unendlich renitent derartige Hüftbeugekontrakturen sind — zumal wenn die korrigierende Kraft nicht direkt am Oberschenkel (wie z. B. beim Hüftquengelverband) angreift.

Geht nun aber die Hüftstreckung mit der Kniestreckung *nicht* Hand in Hand, so ist letztere (wie erwähnt) überhaupt nicht völlig möglich. Auch dann nicht, wenn die extendierende Kraft um das Doppelte oder Dreifache erhöht wird. Die

Folge davon ist lediglich, daß sich die Extensionskraft in anderer, und zwar absolut schädigender Weise auswirkt. Wir erreichen durch die Extension bei nicht völlig streckbarem Hüftgelenk eine Subluxation im Kniegelenk und eine vermehrte Lendenlordose (vgl. Abb. 131). Für die Subluxationsstellung im Kniegelenk ist vorwiegend die nutritive Verkürzung der hinteren Kapselwand verantwortlich gemacht worden; ich habe bereits früher erwähnt, daß auch die zweigelenkigen ischiocruralen Muskeln, und vor allem bei nicht völlig streckbarem Hüftgelenk, mechanische Voraussetzungen für diese Fehlkorrektur *durch Extension* ergeben.

Der Ausgleich einer Kniebeugekontraktur durch Extension am Fuß oder Unterschenkel muß also nach mechanischen Gesichtspunkten als falsch angesehen werden, wenn das Hüftgelenk nicht völlig streckfähig ist. Es ist auch nicht angängig, zu erwarten, daß in jedem Falle die Extension gleichzeitig den Ausgleich der Hüftbeugestellung mit erreicht, denn die Extensionskraft greift ja immer zuerst am Kniegelenk an, und die Kraftübertragung auf den Oberschenkel, auf das Hüftgelenk, wird deshalb nicht sehr groß sein.

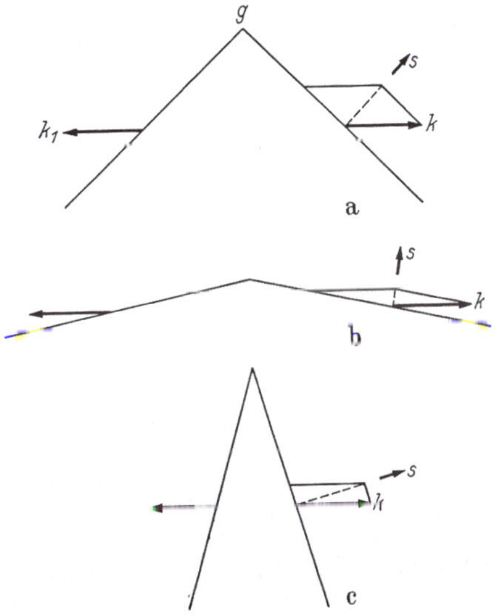

Abb. 132. a) k und k_1 = sind die parallelen Kräfte. s = ist die Größe der streckenden Kraft (senkrecht zum Schenkel). — b) Bei einem stumpfen Winkel ist s sehr klein. Deshalb sind Streckverbände zur Korrektur stumpfwinkliger Kontrakturen wirkungslos (GLISSONsche Streckung). — c) Beim spitzen Winkel wird die streckende Kraft immer größer und nähert sich der Größe der Kraft k.

Völlige Streckung der Hüftbeugestellung wird jedenfalls meines Erachtens nicht vor der völligen Streckung der Kniebeugekontraktur erreicht werden, dies ist aber — wie wir sahen — für den mechanischen Vorgang des „Aufbiegens" der Krümmungsachse Vorbedingung.

Daß auch die Hüftbeugekontraktur allein nicht durch Extension am Fuß oder Unterschenkel ohne Schaden für das Kniegelenk ausgeglichen werden kann, ist nach diesen Überlegungen ebenfalls klar. Ich möchte dies nur erwähnt haben, ohne näher darauf einzugehen.

Wie bereits v. BAEYER in seinen „Grundlagen der orthopädischen Mechanik" dargestellt hat, ist auch die Größe der „streckenden, extendierenden" Kraft natürlich ebenfalls abhängig von ihrer Winkelstellung zum Krümmungsbogen (Winkelschenkel), vgl. Abb. 132, die der Darstellung v. BAEYERS (l. c.) entnommen ist.

Wie sich aus Abb. 132 ergibt, wird die ansetzende extendierende Zugkraft maßgeblich in ihrer Wirkung nach dem Parallelogramm der Kräfte bestimmt. Die Ausschaltung aller hemmenden äußeren Kräfte im Sinne der Reibung ist hierbei ebenso wichtig wie die Richtung des Extensionszuges selbst. Reibung „hält", unterstützt das „Halten", hindert das „Heben, Bewegen" einer Last nach den bekannten physikalischen Gesetzen.

Für die Praxis ist also hieraus zu entnehmen, daß die Korrektur eines Krümmungsbogens durch zwei Kräfte im Sinne der Extension (Zug und Gegenzug) wirkungslos ist bei stumpfwinkligen Kontrakturen. v. BAEYER erwähnt bereits in diesem Zusammenhange die GLISSONsche Schlinge und macht auf das praktisch sehr einleuchtende Beispiel aufmerksam, daß man „eine horizontal freischwebende Kette durch Ziehen an den Enden selbst mit größter Kraft nicht völlig gerade“ strecken kann.

Zu welcher Überschätzung aber die geringen, praktisch wertlosen Zugkräfte für die Korrektur von Gelenkkontrakturen durch den orthopädischen Apparat führen können, kann aus den Ausführungen von G. HESSING entnommen werden. Ich habe an anderer Stelle bereits hierzu Stellung genommen.

Haben wir auf der einen Seite also erkannt, daß die extendierend wirkende Kraft die Korrektur des stumpfwinkligen Krümmungsbogens nicht erreichen kann, so ist andererseits ersichtlich, wie weit sich funktionell diese Kraft am anderen, nichtgewünschten Ort in schädigender Weise auswirken muß. Mit jeder Verbandanordnung ist deshalb zu bedenken, daß die angesetzte Kraft ja

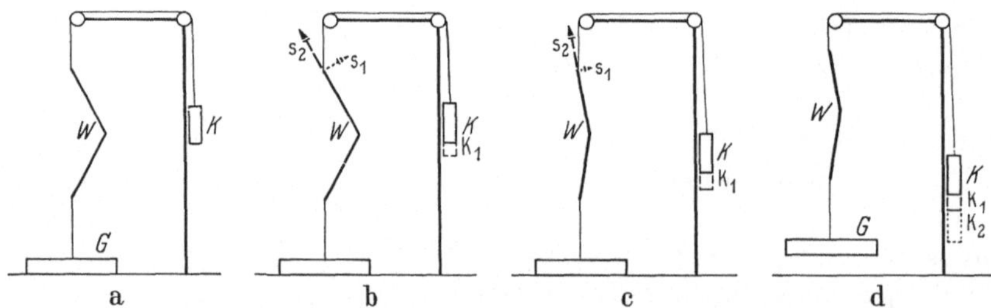

Abb. 133. a) Die Kraft K ist erforderlich, um den Körper w (als Krümmungsachse eingezeichnet) in das labile Gleichgewicht zu bringen (Ausschaltung der Schwerkraft). Gewicht G ist Gegenhalt (Gegenzug). — b) Die zusätzliche Kraft K_1 greift nach dem Parallelogramm in korrigierendem Sinne an. Sie ist die Resultante einer drehenden (also korrigierenden) und einer extendierenden Seitenkraft (s_1 und s_2). — c) Die Korrektur des Krümmungswinkels gelingt nicht mehr durch Extension, da die drehende Kraft s_1 mit fortschreitender Streckung des Krümmungswinkels immer kleiner wird. — d) Auch die Erhöhung der zusätzlichen Kraft K_1 durch K_2 ändert hieran nichts. Sie bedeutet nur Kraftzuwachs für s_2 und wird Verschiebung des gesamten Körpers w (Krümmungswinkel) nach sich ziehen, wenn $K + K_1 + K_2$ größer wird als G.

nie verlorengeht; kann sie vermöge der mechanischen Verhältnisse nicht in gewünschtem Sinne angreifen, so wird sie sich anderweitig (und dann meist unerwünscht schädigend) auswirken.

Es wurde bereits erwähnt, daß die Korrektur eines Krümmungsbogens durch den Ansatz von zwei Kräften im Sinne der Extension in der Apparatetechnik wenig vertreten ist, ihre Besprechung jedoch dienlich ist für den funktionellen Begriff der *Entlastung und Stützung.* Dies ergibt sich zum Teil schon aus dem Gesagten. Jede „Extension“ stellt im funktionellen Sinne anfänglich immer eine „Entlastung“ dar, erst mit fortschreitender Wirkung führt sie zur Korrektur. Sie neutralisiert zunächst die statischen Kräfte (vgl. Abb. 133), um dann zur Redression, zur „Funktion“ zu gelangen.

Nach theoretisch mechanischen Gesichtspunkten ist die „Entlastung“ prinzipiell von der „Stützung“ zu trennen. Praktisch kann dieser Unterschied nicht so scharf gemacht werden, da beide Begriffe im konstruktiven Bau der Apparate teilweise verschmolzen sind oder ineinander übergehen. Das erkrankte Bein z. B. muß theoretisch die Körperlast noch tragen, wenn es nur „gestützt“ wird, es darf die Körperlast nicht aufnehmen, wenn das orthopädische Hilfsmittel „entlasten“ soll. Für die Wirbelsäule ist diese Trennung überhaupt nicht durchzuführen, da hier Stützung und Entlastung praktisch das gleiche bedeuten. (Ich erinnere z. B. an die Apparate bei Halswirbelspondylitis.)

Bleiben wir bei der Wirbelsäule, so haben wir in der bereits erwähnten Glissonschen Schlinge die eindruckvollste Verkörperung des Begriffes „Entlastung". Für die Vollkorrektur ist (s. oben) die Extension nicht ausreichend, die Entlastung ist zweifellos durch sie gegeben.

In der orthopädischen Verbandanordnung ist dieser Vorgang durchzuführen, im Apparat kaum. Hier gilt das gleiche wie für die Gliedmaßen.

Beim Bein-Schienenhülsenapparat sprechen wir von der „Entlastung", wenn Tubersitz, verstellbare Hülsen und Extensionslasche vorhanden sind. Selbst unter weitgehender Würdigung der Auffassung Hessings muß theoretisch mechanisch die funktionelle Wirkung dieser kinematischen Kette (Apparat) im Sinne einer Entlastung durch Extension bedeutungslos sein. Ganz abgesehen von den Fehlern im Bau dieser Apparate und denen, die sich durch den praktischen Gebrauch ergeben (auf die ich noch zu sprechen komme), kann die Extension nach Richtung, An-

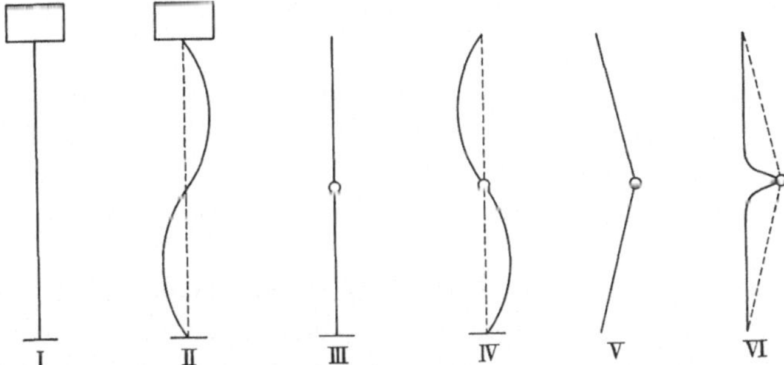

Abb. 104. Die mechanische Kraftübertragung eines Stabes ist unabhängig von seiner Form (*I* und *II*). Es kommt nur auf die gegenseitige Lage der beiden Endpunkte des Stabes an. Entsprechendes gilt von einem Stab mit Gelenk. Maßgebend ist die gegenseitige Lage der Enden der starren Teile (*III* und *IV*). *V* zeigt einen nach links offenen Winkel. *VI* stellt den gleichen mechanischen Winkel wie *V* dar.

griffspunkt und Kraftleistung an sich nicht so eingesetzt werden, daß nach dem Gesagten wirklich eine *präzise* Funktion im Sinne der Gelenkentlastung (also Distraktion!!) resultiert. Ich werde dies im speziellen Teil noch weiter ausführen.

Es ist eine Überschätzung des technischen Baues, wenn angenommen wird, daß die *fremdtätig* (durch einen Rollenzug oder eine Kurbelwelle) gegebene „Kraft" bei der typischen Anlegung des Hessingschen Schienenhülsenapparates in ihrer *absoluten* Größe erhalten bliebe und überhaupt ausreichte, um funktionell in Erscheinung zu treten. Nicht die *fremdtätig* im Sinne der Extension dem Apparat gegebene Spannkraft kann als wirkungsvoll angesehen werden, sondern allein die Abfangung des körpereigenen Gewichts am Sitzring. Es ergibt sich also, daß der funktionelle Begriff der „Entlastung" im Sinne der „Stützung" zu suchen ist. Daß hierfür nur starre, biegungs-, dehnungs-, zug- und druckfeste Stoffe — Elemente — in Frage kommen, ist in Kapitel 30b gesagt.

Die mechanische Kraftübertragung eines Körpers im Sinne der Stützung ist weiter abhängig von seinem Bau und seiner Stabilität, seine Form ist hierbei unwesentlich. Der gekrümmte Stab überträgt das Gewicht in gleicher Weise wie der gerade, es kommt (wie v. Baeyer [l. c.] bereits ausspricht) „nur auf die gegenseitige Lage der beiden Endpunkte des Stabes an" (vgl. seine Abb. 134).

Weiteres ist unter Physiologische Mechanik (A 5) bereits gesagt. Wir machen hiervon in der Formbildung mancher Schienen Gebrauch (z. B. Spiralschiene Hohmanns u. a.).

Die Verbindung der starren Teile untereinander wird der funktionellen Inanspruchnahme entsprechen müssen (Schelle, Strebe, Hülse). Als Beispiel kann die *gegabelte* Verbindung der Unterschenkelschiene mit der Fußsohlenplatte dienen.

Die logische Fortsetzung der Stützung in ihrem praktischen Gebrauchswert ist die

Führung.

Sie habe ich als besonderes kinematisches Ergebnis unserer Apparate herausgestellt, weil gerade sie sowohl im konstruktiven Bau prinzipielle Voraussetzungen erfordert, als allgemein gesehen auch gesetzmäßig vor sich geht. Die „Führung" sehen wir dabei sowohl in der durch die Apparatkonstruktion an sich (Gelenkeinbau) zwangsläufig erzielten Bewegungsbahn, wie auch in der — vermöge der mechanischen Konstruktion — möglichen Übertragung und Leitung äußerer Kräfte (Hebel, Rolle, Wippe).

Beim Einbau von Gelenken in die starren Teile des kinematischen Systems wird zu beachten sein, ob das Körpergelenk selbst eine normale, gestörte oder pathologische (Schlotter-Wackel-) Beweglichkeit hat.

In der Mechanik interessiert uns weniger die Form als die Achsenzahl des Gelenks.

Ohne auf die anatomischen Grundlagen einzugehen, sei erinnert, daß wir ein-, zwei-, drei- und mehrachsige Gelenke nach der Achsenzahl unterscheiden.

Das einachsige Gelenk ist durch das Scharnier- oder Rad- (Dreh-) Gelenk gegeben, das zweiachsige dokumentiert sich im Ei- bzw. Sattelgelenk, als dreiachsig gilt das Kugelgelenk (wenn auch tatsächlich hierin Bewegungen um unendlich viele Achsen auszuführen sind).

Für die verschiedenen Körpergelenke sind je nach ihrem Bau die passenden Schienengelenke zu wählen. Wichtiger als der Einbau dieser Gelenke, die bekannterweise wiederum „teilgesperrt" werden können, ist für die „Führung" ihre Lage zum Körpergelenk. Betrachten wir dies ausführlicher für das Kniegelenk, so ergibt sich folgendes:

Die Bewegung des Kniegelenks besteht in der Abrollung und Gleitung der Oberschenkelkondylen von den Tibiagelenkflächen (Flexion und Extension) und in einer Kreiselung des Schienbeines zum Oberschenkelknochen (Innen- und Außenrotation des Unterschenkels). Das übliche Ersatz- (Scharnier-) Gelenk wird nur der Beuge- und Streckbewegung gerecht, bewegt sich um eine festliegende Achse, während ja für den komplizierten Bewegungsmechanismus des natürlichen Gelenkes keine festliegende quere Achse existiert, sondern diese im Gegenteil während der Bewegung (Beugung) wandert. Einfachheit, Billigkeit und Dauerhaftigkeit kompensieren diesen an und für sich schon vorhandenen Fehler, kommt aber dazu noch eine Verlagerung der Achse des künstlichen zu der des natürlichen Gelenkes, so wird, wenn mit dieser Verlagerung nicht ein bestimmter Zweck verfolgt ist, jedes orthopädische Hilfsmittel — vom Quengelgips bis zur Prothese — grob fehlerhaft werden und Schäden aufweisen, für die dann sehr leicht andere Faktoren verantwortlich gemacht werden (vgl. Abb. 135—140).

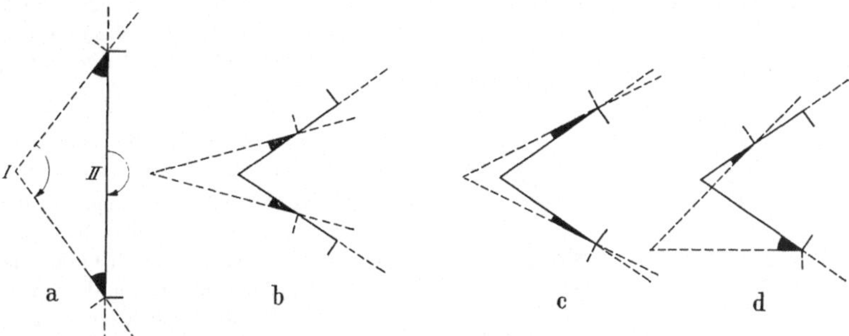

Abb. 135. Zwei mit ihren Schenkeln untereinander in Verbindung stehende, mit ihren Scheitelpunkten aber nicht zusammenfallende Winkel (a) können sich nur dann gleichzeitig verkleinern, wenn an beiden Schenkeln eine Verschiebung bzw. Abhebelung zwischen ihnen erfolgt (b) oder der Scheitelpunkt des einen Winkels wandert (c und d). Je nachdem wie nun die Scheitelpunkte der beiden Winkel zueinander liegen, und wieweit sich die Schenkel gegeneinander verschieben können, wird die „Verschiebung" oder „Abhebelung" erfolgen.

1. Verlagerung des Scharniergelenks in horizontaler Ebene.

a) *Nach vorn.* Das Scharniergelenk (gestrichelt) stellt einen stumpfen Winkel dar, dessen Schenkel bei der Beugung eine zentripetale Zugkraft ausüben (vgl. Abb. 136).

Wir bekommen also erstens eine zum Gelenk *hin* gerichtete zentripetale *Zug*wirkung ($AB{:}A_1$, B_1) auf Ober- und Unterteil des Apparates, die davon abhängt, wie weit das Scharniergelenk vorgelagert ist, und zweitens eine *Hebelung* ($\sphericalangle\alpha{:}\sphericalangle\alpha_1$) des Ober- und Unter-

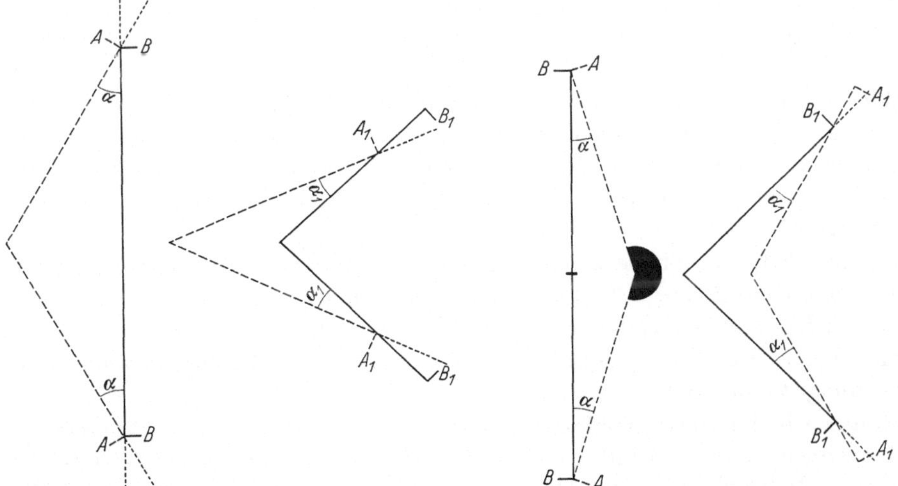

Abb. 136. Vorwärtsverlagerung des Apparatgelenks zum Körpergelenk. Beschreibung im Text.

Abb. 137. Rückwärtsverlagerung des Apparatgelenks zum Körpergelenk. Beschreibung im Text.

schenkels zum Apparatschaft (ausgezogen). Die Auswirkung dieser Kräfte, über die noch zu sprechen sein wird, wird — wie bereits erwähnt — bei den verschiedenen Apparaten verschieden sein. Im Vordergrund steht also die Verschiebung zwischen Apparat und Glied in Längsrichtung (Zugkraft).

b) *Nach hinten.* Betrachten wir die entgegengesetzte *Rückwärtsverlagerung* des Scharniergelenks, so ist es das naheliegendste, mit dem — auch zutreffenden — Gegenteil aller angegebenen Punkte zu rechnen. Das rückwärts verlagerte Gelenk (vgl. Abb. 137) stellt einen überstreckten Winkel dar, dessen Schenkel bei der Streckung und nachfolgenden Beugung in der Hauptsache eine vom Gelenk *weg*gerichtete, zentrifugale *Schub*wirkung (AB: A_1, B_1) auf Ober- und Unterteil des Apparates ausüben. Gleichzeitig besteht die *Hebelung* ($\sphericalangle\alpha : \sphericalangle\alpha_1$) von Ober- und Unterschenkel zum entsprechenden Apparateteil, nur in entgegengegestztem Sinne.

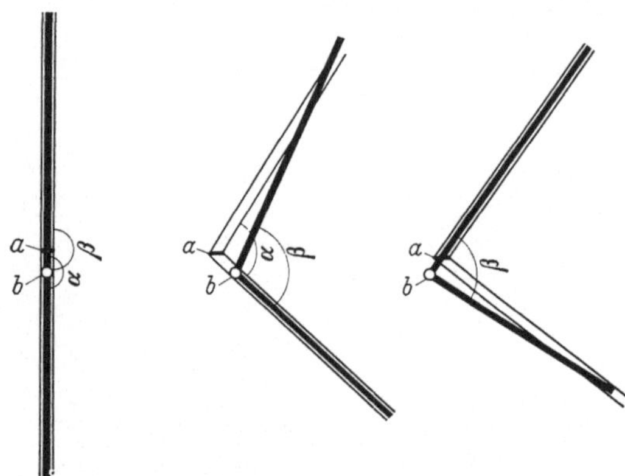

Abb. 138. Verlagerung des Apparatgelenks nach oben. Beschreibung im Text.

2. Verlagerung des Scharniergelenks in frontaler Ebene.

a) *Nach oben.* Während bei der exzentrischen Anordnung der beiden Gelenkachsen in horizontaler Ebene die zentripetale *Zug*- bzw. zentrifugale *Schub*wirkung im Vordergrund stand, haben wir es bei der Verlagerung in frontaler Ebene im wesentlichen mit den *senkrecht* zur Gliedachse gerichteten Kräften zu tun, also statt Apparat-„verlängerung" oder -„verkürzung" hier ausgesprochene „Verlagerung", „Hebelwirkung". Vgl. Abb. 138:

Winkel α und β fallen mit ihren Schenkeln zusammen, die Scheitelpunkte (*a* und *b*) liegen übereinander. Eine Verkleinerung beider Winkel ist nur möglich, wenn sich die Schenkel voneinander abheben, nicht, wenn sie sich wie in Abb. 136, 137 gegeneinander (längs) verschieben.

Die Hebelung zwischen Apparat und Körperglied muß also bei der Gelenkverlagerung in frontaler Ebene das Hauptsächlichste sein. Daneben besteht noch eine — nur geringe — Verkürzung bzw. Verlängerung zwischen beiden.

b) *Nach unten.* Die entgegengesetzte Verlagerung des Apparatgelenks *nach unten* ergibt die gleichen Auswirkungen.

Wie aus früheren Darstellungen bekannt ist, machen wir bewußt von der Verlagerung zwischen physiologischer Gelenkachse und Schienengelenk Gebrauch, wenn bestimmte hierdurch begründete Effekte in der orthopädischen Therapie ausgenutzt werden sollen. Auch kosmetische Überlegungen können hierbei mitsprechen.

Ergänzend führe ich die Zeichnungen an, die v. BAEYER in seinen „Grundlagen der orthopädischen Mechanik" für die Verlagerung des Knie- und Fußscharniergelenks gebracht hat (vgl. Abb. 139 u. 140).

Sinngemäß ist das Gesagte für die Gelenke der oberen Extremität in Anwendung zu bringen.

Haben wir im vorstehenden gewissermaßen die „Führung" körpereigener Kraft kennengelernt, so gilt es noch zu zeigen, wie äußere Kräfte (etwa im Sinne der Redression) konstruktiv zu „geführten" und damit wirkungsvollen werden. In gewissem Sinne stellt dies also eine Ergänzung dar zu den bereits gegebenen Ausführungen über den Ansatz dieser Kräfte (Dynamik und Kinetik).

Im Teil 30c) sprachen wir von Zug- und Druckkräften, und ich habe betont, daß es für den funktionellen Effekt der kinematischen Kette (den Apparat) gleichgültig ist, ob die äußere Kraft als „Zug" oder „Druck" angreift. Die Eigenart unserer Hilfsmittel erfordert jedoch, daß die Richtung dieser Kräfte häufig geändert „geführt" werden muß.

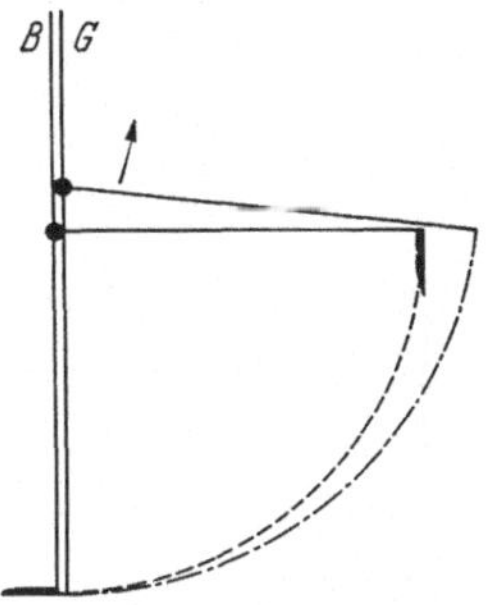

Kniegelenk der Schiene *G* nach oben verlagert:
I. Extension bei Beugung im Knie.
II. Tibiakopf wird nach hinten geschoben.

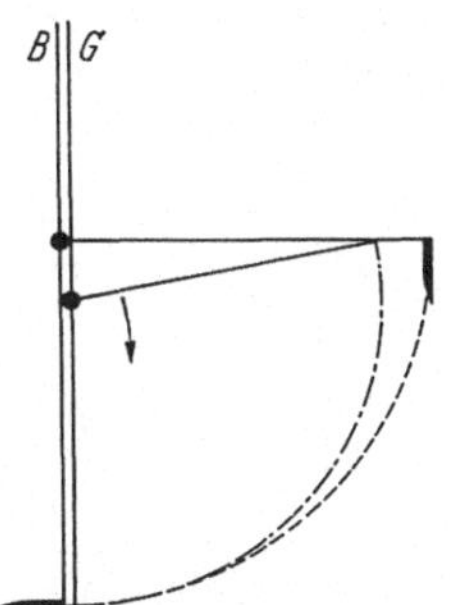

Gelenk nach unten:
I. Kompression bei Beugung
II. Tibiakopf nach vorn geschoben.

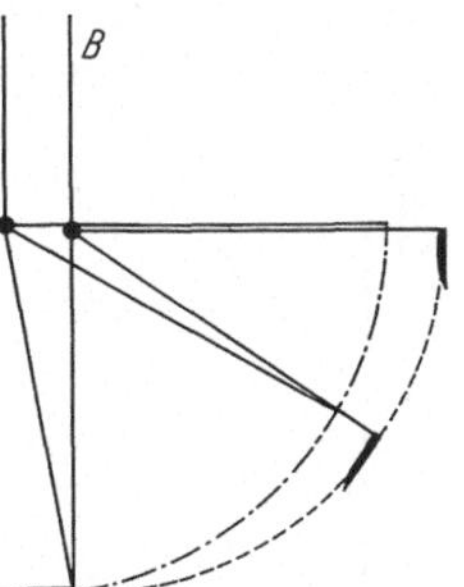

Gelenk nach vorn:
I. Kompression.
II. Tibia nach hinten.

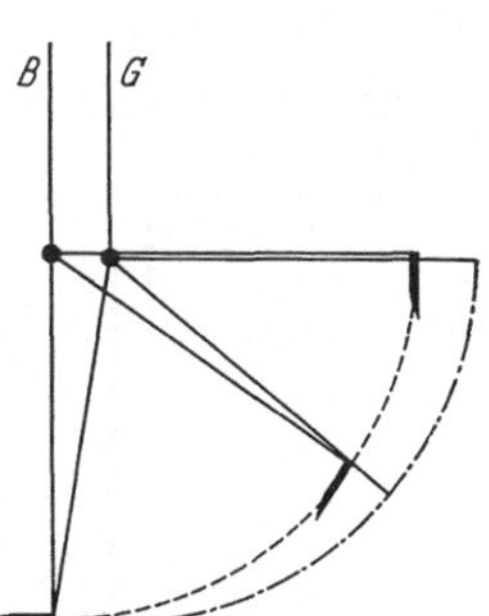

Gelenk nach hinten:
I. Extension.
II. Tibia nach vorn.

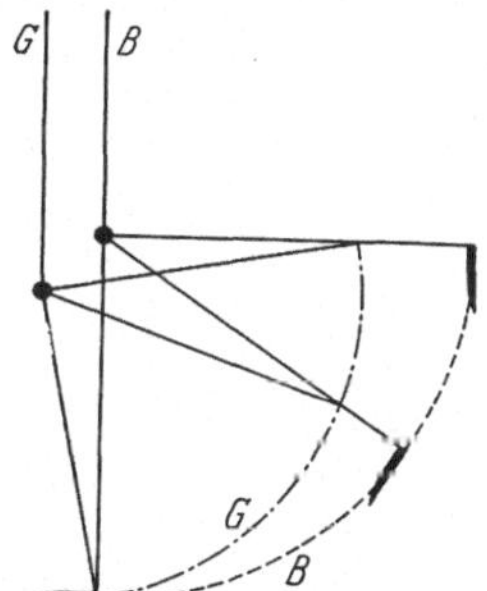

Gelenk nach vorn und unten:
I. Doppelte Kompression in Beugestellung.
II. Tibiakopf wird wenig vorgeschoben.

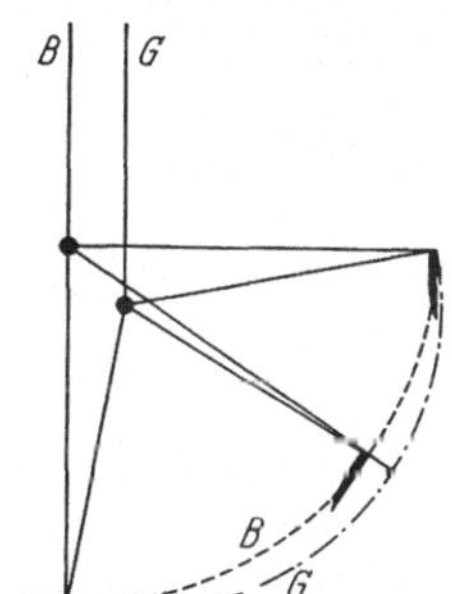

Gelenk nach hinten und unten:
I. Fast keine Extension.
II. Tibiakopf wird doppelt stark nach vorn verschoben.
(Die Schiene liegt erst hinter der Beinachse, dann vorn.)

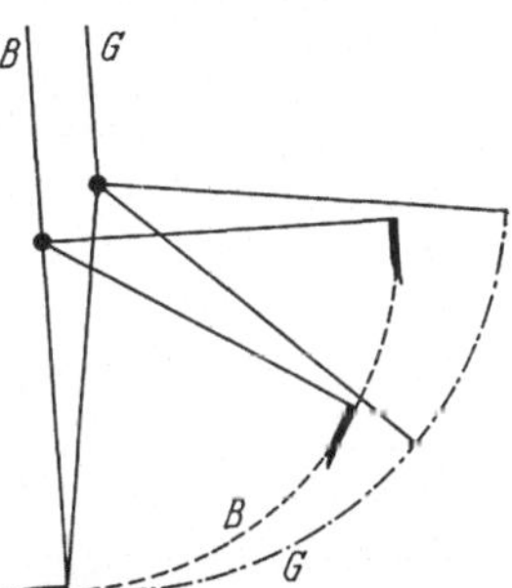

Gelenk nach hinten oben:
I. Doppelte Extension.
II. Geringe Verschiebung des Tibiakopfes.
Geeignet für kurze Unterschenkelstümpfe.

Abb. 139 (v. BAEYER).

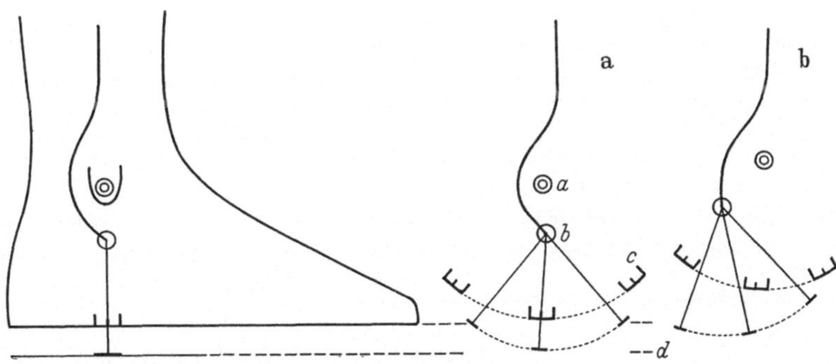

Aus kosmetischen Gründen verlagert man das Knöchelgelenk. Platz hierfür ist hinten und unten vorhanden. *a* Oberes Sprungbeingelenk, *b* Knöchelgelenk der Schiene, *c* Marke an der Fußsohle, *d* Sohlenplatte.

a) Verlagerung nach unten: Bei rechtwinkligem Fuß ist der Abstand zwischen Fußsohle und Sohlenplatte am größten. Bei Beugung und Streckung verringert er sich. Bei Plantarbeugung verschiebt sich die Sohle zehenwärts (wenn Knöchelgelenk zum Unterschenkel unverrückbar ist). Bei Dorsalflexion ist die Verschiebung fersenwärts. Es empfiehlt sich, wegen dieser Verschiebungen den Fuß nicht zu fest im Fußteil zu fixieren.

b) Verlagerung nach hinten und unten: (Nur bei Sprungbeingelenkentlastung) Fuß-Platteabstand bei Spitzfuß am größten. Verschiebungen wie bei a, aber nicht so stark. Diese Stellung des Knöchelgelenks empfiehlt sich in gebirgiger Gegend wegen des Abwärtsgehens. Bei Verlagerung direkt nach hinten wird der Abstand bei Plantarflexion zu groß, er nimmt dann bei Hebung der Fußspitze schnell ab.

Abb. 140 (v. BAEYER).

Nehmen wir als Beispiel ein Skoliosen-Hebelkorsett. Die Kraftübertragung wird nach den *Hebelgesetzen* erfolgen (vgl. Abb. 141).

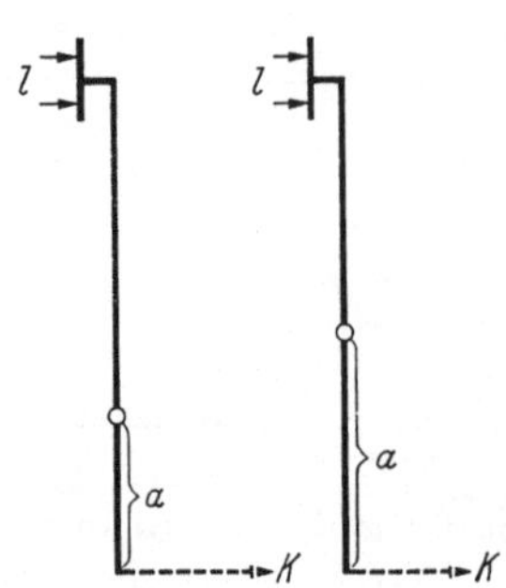

Abb. 141. Die Länge des Hebelarmes a bestimmt maßgeblich die Wirkung der ansetzenden Kraft K (Drehmoment = Hebelarm × Kraft). Je größer der Kraftarm a, desto kleiner die (äußere) Kraft K bei gleichbleibender Last l (Redressionswiderstand) und umgekehrt.

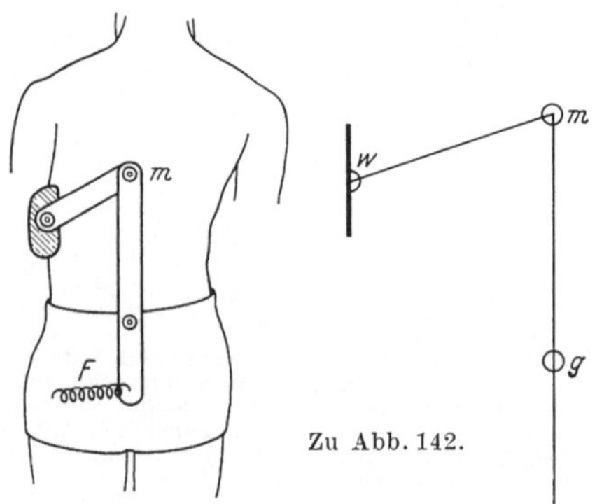

w = Wippengelenk, m = Mittelgelenk, g = Grundgelenk, F = Zugfeder. Gelenke sind durch Kreise angedeutet.

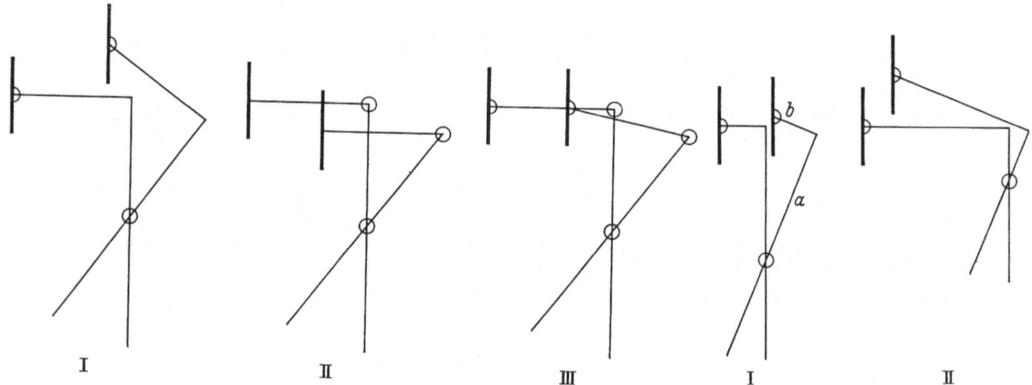

I. Gelenke nur bei w und g. Die Wippe hebt sich.
II. Gelenke nur bei m und g. Die Wippe senkt sich bei Parallelverschiebung.
III. Gelenke bei w, m und g. Die Wippe kann auf gleicher Höhe wie bei der Ausgangsstellung bleiben und kommt trotzdem nicht aus der parallelen Lage.

Abb. 142 (v. BAEYER).

I. Der Schenkel a ist lang und der Schenkel b ist kurz. Die Wippe steigt nur wenig aufwärts und macht einen größeren Weg nach rechts als bei II.
II. a ist kurz und b ist lang. Die Wippe steigt beträchtlich aufwärts.

Neben der sich durch die „Führung" also ergebenden Änderung in der *Kraftleistung und -richtung* kann weiterhin aber der *Angriffspunkt* beeinflußt werden.

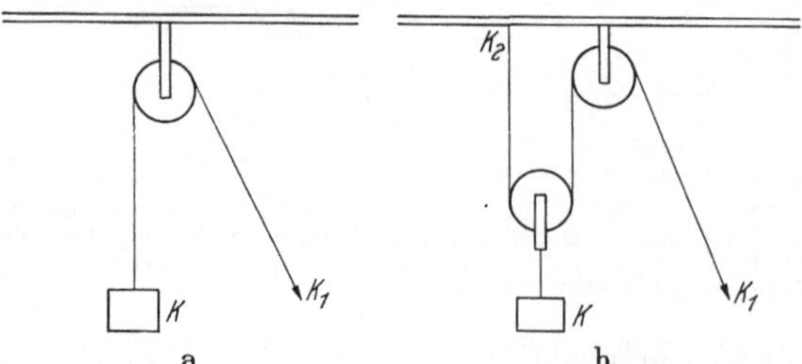

Abb. 143. a) Feste Rolle: $K_1 = K$. Richtungsändernd. — b) Lose Rolle: $K_1 = K - K_2$. Kraftgewinn.

Ich kann hierbei auf die Ausführungen von v. BAEYER verweisen, dessen Konstruktionszeichnung über die „Wippe" ich hier bringe (vgl. Abb. 142).

Eine „Führung" ist weiterhin in der Anwendung der Rolle zu ersehen. Dient die feste zur Änderung der Kraft*richtung*, so bringt die lose (im Sinne des Flaschenzuges) gleichzeitig Kraft*gewinn* (vgl. Abb. 143).

Die aufzuwendende Kraft zur Spannung der Druckpelotte beim Skoliosenkorsett ist z. B. halb so groß, wenn eine lose Rolle zwischengeschaltet wird (vgl. Abb. 144).

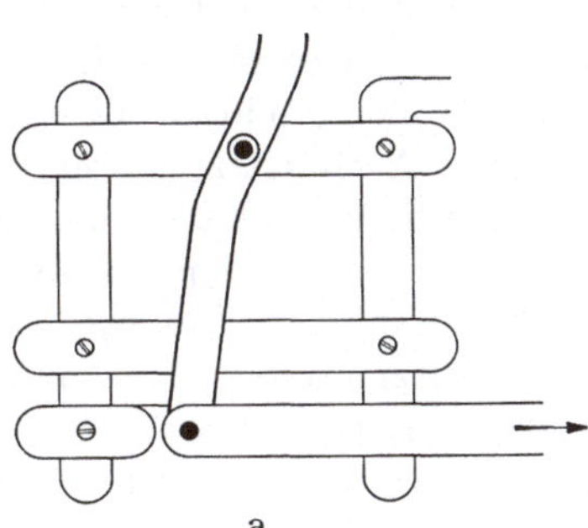

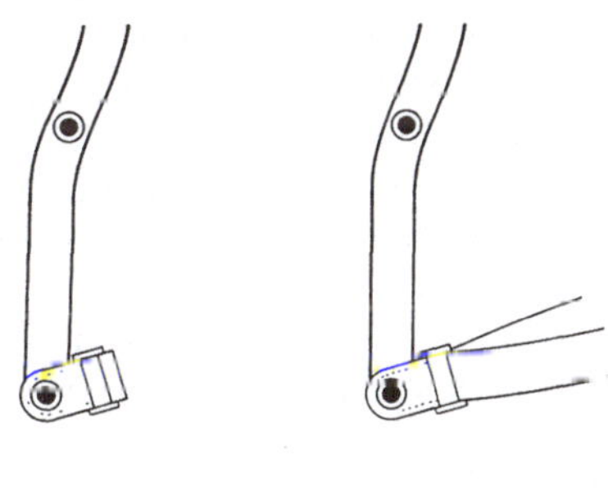

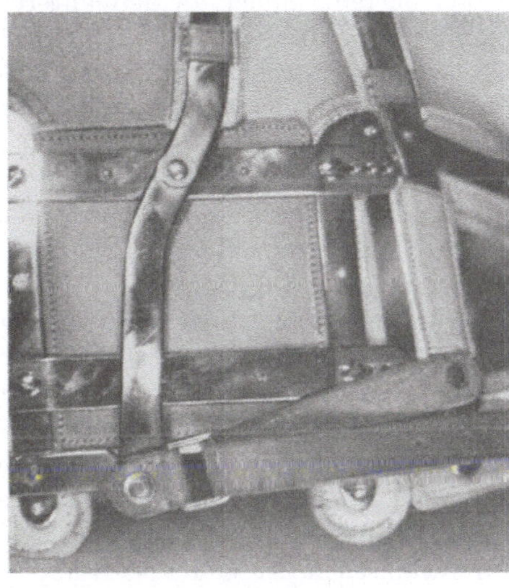

Abb. 144. a) Teilausschnitt vom Hebelkorsett, übliche Anbringung der Spannlasche. b), c), d) Zwischengeschaltete „Rolle" im Sinne der Schnalle ohne Dorn, dadurch bessere Kraftausnutzung als bei a).

Fassen wir das Gesagte zusammen, so geben uns also die Konstruktionsprinzipien zunächst feste Begriffe über die Konstruktionsaufgaben, die für den orthopädischen Apparat gestellt werden können. Vermöge der dargestellten Theorie im stofflichen Aufbau der orthopädischen Apparate lassen sich diese theoretisch auf einen gemeinsamen Nenner bringen. Resultiert so die Form des orthopädischen Hilfsmittels, so ist das Gesetzmäßige in seiner Funktion nach physikalischen Begriffen abzuleiten.

31. Technische Ausführung.

Vorausgesetzt werden kann, daß die *nach der Funktion* abgeleitete Einteilung der orthopädischen Apparate in solche, die

1. stützen bzw. entlasten,
2. führen,
3. korrigieren,

auch klare Grundlagen für die technische Ausführung gibt. „Stützvorrichtungen" werden bei Gliedmaßen und Rumpf in Anwendung kommen, wenn auf Grund von Muskel-, Knochen- und Gelenkerkrankungen, -fehlstellungen und -fehlfunktionen sowohl eine vorhandene *Be*lastungsschwäche gebessert, als auch eine teilweise *Ent*lastung sowie Ruhigstellung erreicht werden soll. Ist hierbei schon die „Führung" in der technischen Ausführung des Apparates mit gegeben, so wird sie, wie auch die „Korrektur", im besonderen bei den durch Lähmungen vorhandenen funktionellen Verhältnissen anzustreben sein. Ob sich Stützung, Führung und Korrektur nur auf Teilabschnitte des betreffenden Körperteiles beziehen (Schlottergelenk, Hängefuß, Hängehand usw.) oder den ganzen Körperabschnitt betreffen (Gelenktuberkulose, Spondylitis, Skoliose, schlaffe Gesamtlähmung, Pseudarthrose u. ä.), gibt für die technische Ausführung jeweils bestimmte Voraussetzungen. Lastabnehmende Konstruktionen werden weniger an den oberen, immer an den unteren Gliedmaßen und am Rumpf in Frage kommen. Für diese Apparate gilt deshalb (nach den Gedanken HESSINGS) die Regel, daß die tragfähigen Stützflächen bzw. die Stützpunkte vom kranken Körperabschnitt aus gegen das Becken hin gefunden werden müssen.

Der lastauffangende Stützapparat für Fußgelenkerkrankungen wird seine hauptsächlichste Stützfläche bereits an dem vermöge seiner „ausladenden" anatomischen Form geeigneten Schienbeinkopf finden, beim entlastenden Stützapparat für das ganze Bein müssen die Stützflächen und -punkte des Beckens mit herangezogen werden (Sitzbeinknorren, teilweise auch absteigender Schambeinast).

Je nach den funktionellen Erfordernissen wird die direkte Verbindung des Apparates mit dem Körperabschnitt oder -glied eine nur „befestigende" sein (Riemen, Gurt, Schelle) oder bereits in sich selbst das funktionelle Geschehen tragen (Hülse, Mieder, Walklederkorsett u. ä.).

Das korrigierende Hilfsmittel hat immer zur Voraussetzung, daß eine innige und unverschiebbare Verbindung mit dem Körper besteht. Wie z. B. der Beckenkorb durch seinen „Sitz" gewissermaßen die Grundlage, der Ausgangspunkt für den technischen Aufbau der Rumpfapparate (s. unten) ist, so wird für jede Apparatkorrektur an anderen Teilabschnitten des Körpers oder der Gliedmaßen immer zunächst eine unverrückbare Verbindung zwischen Apparat und Körper zu fordern sein (Hülsen, und zwar lange zur Sicherung des Gelenkspiels, zur Korrektur von Kontrakturen, Fehlstellungen und Fehlhaltungen).

Im einzelnen wird das dynamisch anzusetzende Element (als Zug oder Druck) in Form der Spannlasche, -gurt, Feder, Schere, Hebel, Schraube usw. arbeiten.

Wesentlichster Bestandteil aller orthopädischen Apparate ist die profilgeschmiedete *Stahlschiene* mit ihrer absoluten Stabilität. Leichtmetall- und Blanchette- (Federband-) Stahlschienen finden auch Verwertung; sie haben den Vorzug des geringeren Gewichtes, allerdings bei mangelnder Stabilität und federnder Elastizität.

Die technische Ausführung der Apparate im einzelnen ist zu vielseitig, als daß sie zusammenhängend besprochen werden könnte. Am einfachsten erscheint sie noch an den Beinstützschienen, wo so gut wie immer zwei seitlich gelegene Schienen an der Außen- und Innenfläche der Extremität liegen, die untereinander mit halbringförmigen Stahlbändern verbunden sind, am Fußende meistens steigbügelförmig schließen und so zum Schienensystem werden. Dienen die Bänder durch Lederriemen gleichzeitig der Verbindung des Apparates mit dem Körper, so nennt sie der Fachmann Schellen, den entsprechenden Apparat *Schienenschellenapparat*.

Ist das Schienensystem durch die gewalkte Lederhülse mit dem Körper verbunden, so ergibt sich der *Schienenhülsenapparat*.

Letzterer ist durch FRIEDRICH v. HESSING (1838—1918) in genialer Weise in seiner Anstalt in Göggingen geschaffen worden; er führte dadurch die Individualisierung des orthopädischen Apparates (wie ZUR VERTH schreibt) durch. JOHANN GEORG HEINE (1770—1838) aber war es, der gerade für die Orthopädie in Deutschland erstmalig planmäßig (neben seinen übrigen Behandlungsmethoden) seine hervorragenden Kenntnisse als Bandagist und Mechaniker im Apparatebau einsetzte. Als ihm das alte Stephanskloster (das heutige Regierungsgebäude) in Würzburg auf Veranlassung des Königs zur Verfügung gestellt worden war, errichtete der inzwischen zum Doktor der Chirurgie und Demonstrator der Orthopädie Ernannte die erste orthopädische Heilanstalt in Deutschland[1].

Die *Lederteile* der Apparate werden den jeweiligen funktionellen Ansprüchen entsprechend ausgewählt werden müssen (Walk- und Blankleder, chromgegerbte, fettgegerbte Leder). Ich verweise hierbei auf die Ausführungen von zur Verth (A 3 Werkstoffe). Die Form der Lederteile (Hülsen usw.) ergibt sich durch ihre Bearbeitung (Walken), die zusammen mit der handwerklichen Anmodellierung der Schienen auf dem Gipsmodell schließlich zum fertigen Apparat führen.

Bänder und Gurte, Drelle, Filze, Polsterung sind von zur Verth bereits erwähnt, so daß ich hierauf verweisen kann. Für leichtere Korsette und Leibbinden dienen als Versteifung Federbandstahl oder Fischbeinstäbchen.

Zu erwähnen wäre noch die *Celluloid-Aceton*-Technik, die seit Jahren eingeführt und bewährt, in Deutschland vornehmlich von Fritz Lange ausgebaut worden ist. Die nach diesem Verfahren (begrenzt!) herstellbaren orthopädischen Apparate können auch durch weniger geschulte Kräfte leicht hergestellt werden, sind in der Anschaffung wesentlich billiger und besitzen deshalb eine besondere Bedeutung sowohl für die sog. Behelfstechnik, wie auch für die orthopädische Apparatversorgung in der Fürsorgearbeit. Neben der Kostenfrage spielt gerade ihre schnelle Herstellung, ihre bei geringstem Gewicht höchste Stabilität eine Rolle; auch sind sie praktisch unangreifbar von Schweiß und Exkrementen und deshalb leicht sauber zu halten.

In allerneuester Zeit scheint das *Plexi-Glas* nach der von W. Marquardt[2] gegebenen Darstellung geeignet, für gewisse orthopädische Hilfsmittel Verwendung zu finden.

Leim und Wasserglas gehören einer vergangenen Zeit an.

Die Technik der Herstellung aller Apparate ist im wesentlichen seit Jahren die gleiche geblieben, so daß ich hierin auf frühere Darstellungen verweisen kann (s. Hoffa, Gocht, Schanz).

Mit Ausnahme der von Hessingschen Anstalt in Göggingen, wo noch nach der von Friedrich v. Hessing geübten Modellabnahme mittels Konturschnitt aus Papier und deren Übertragung auf ein Holzmodell festgehalten wird, wird wohl der orthopädische Apparat überall über dem Gipsmodell und direkt auf dem Körper gearbeitet. Dem Arzt ausschließlich obliegt die Maßnahme und die Modellabnahme. Es ist wichtig, hierauf besonders hinzuweisen.

Die von Gocht unterschiedenen vier Arten der Modelle (in weitester Bedeutung) sind wohl — auch aus früheren Darstellungen — hinreichend bekannt, so daß es nur eines Hinweises bedarf (Umrißzeichnung, Abdruck, plastische Halbform, Ganzform oder Vollmodell). Das Vollmodell aus Gips (in der als bekannt vorausgesetzten Weise hergestellt) ergänzt sich durch die Maßnahme mit dem Zentimetermaß.

Wichtige Punkte (Gelenklinien, Knochenhöcker, Skeletteile) werden auf dem Körper durch Tintenstift markiert, vom Gipsnegativ übernommen und so wieder

[1] Vgl. E. Medicus: Johann Georg Heine. Arch. orthop. Chir. **17**, 132.

[2] Z. Orthop. **69** (1940). Die Acrylharze „Plexiglas“ und „Plexigum“ in der orthopädischen Technik.

auf das Positiv übertragen. Für die Rumpfapparate ist wichtig hervorzuheben, daß die Modellabnahme unter leichter Suspension des Patienten in der GLISSONschen Schlinge erfolgt.

Hüftbügel bzw. Beckenkorb werden direkt nach dem Körper gearbeitet, wobei die Länge mit dem Maßband, die Form mit dem aufgelegten Bleistreifen bestimmt werden. Daß letzterer auch zur Abnahme anderer Umrisse Benutzung findet, dürfte bekannt sein.

Alle Modelle der Gliedmaßen (speziell untere Extremität) müssen in der Stellung abgenommen werden, die mit der erwünschten Wirkung des Apparates gleichläuft.

Am *liegenden* Bein kann nicht das Modell für die *Geh*schiene genommen werden, die Form des *Stand*beines ist eine andere als die der hängenden *entlasteten* Extremität! Das gleiche trifft besonders auch für die Fußstellung zu.

Werden durch gutes Modellieren bereits die wichtigsten Formen des Modells herausgearbeitet (z. B. Kondylen, Tuber, Fußwölbung, Crista iliaca usw.), so gibt die Nacharbeitung dem aus dem Negativ gewonnenen Rohmodell die endgültige Form. Hiermit ist sowohl die Beseitigung der technischen Fehler (Rillenbildung durch Bindenschnürung) gemeint, als auch die besondere Bearbeitung des Modells für die gewünschten funktionellen Zwecke des Apparates.

Als ganz besonders wichtig erscheint mir, darauf hinzuweisen, daß der „Sitzring" des Schienenhülsenapparates (auf den ich noch zurückkommen werde) eine einwandfreie Modellierung erfordert. Kniebeugesehnen und innerer Knöchel müssen Spielraum haben.

Die „gelenkigen" Verbindungen von Apparatteilen können (wie im vorigen Kapitel ausgeführt wurde) lose (aber zwangläufig) oder fest (und zweckläufig) sein. Vom einfachen Lederriemen„gelenk" bis zum dreiteilig gefrästen Gelenk mit Kugellager finden sich alle bekannten Übergänge.

Wie bereits erwähnt wurde, kommt der genauen Bestimmung der Gelenklage für die funktionelle Wirkung des Apparates eine erhöhte Bedeutung zu.

GOCHT hat in seiner Orthopädischen Technik allgemein gezeigt, wie die Lage des Schienengelenkes gefunden wird:

Am *Hüft*gelenk fällt die quere Gelenkachse in die Verbindungslinie der beiden Rollhügelspitzen.

Am *Knie*gelenk finden wir sie in der Horizontalen, die durch den Schnittpunkt der Waagerechten in Höhe des unteren Kniescheibendrittels mit der äußeren seitlichen Mittellinie gegeben ist.

Am *Fuß*gelenk liegt die Gelenkachse in der Horizontalen in der Mitte „etwas oberhalb" der Spitze des äußeren Knöchels, sie trifft unterhalb des inneren Knöchels die Innenseite.

Die *Hand*gelenksachse liegt in der Verbindungslinie zwischen Radius- und Ulnaspitze.

Die *Ellbogen*gelenkachse $^3/_4$—$1^1/_2$ cm unter der Verbindungslinie zwischen lateralen und medialen Epicondylus hum. Sie ergibt sich in der bei Beugung des Ellbogens entstehenden oberen queren Hautfalte.

Die *Schulter*gelenksachse liegt in der Horizontalen, dicht unter der Verbindungslinie beider Acromii.

Schrifttum.

v. BAEYER: Grundlagen der orthopädischen Mechanik. Berlin: Julius Springer 1935. — GOCHT: Orthopädische Technik. Stuttgart: F. Enke 1917. — HOFFA: Orthopädische Chirurgie.

Stuttgart: F. Enke 1925. — HOHMANN: Orthopädische Apparate und Bandagen. Stuttgart: F. Enke 1936. — HESSING, G.: Aufbau und Handhabung des Schienenhülsenapparates. Z. Orthop. **70**, 349 (1940). — ROST: Wie viele von den orthopädischen Apparaten werden von den Kranken getragen? Münch. med. Wschr. **1928**, Nr 38. — SCHANZ: Handbuch der orthopädischen Technik. Jena: G. Fischer 1923. — SCHRADER: Die Grundsätze der mechanischen Behandlung in der Orthopädie. Verh. dtsch. orthop. Ges. **1930** — Über die Auswirkungen der Verlagerung des technischen Kniescharniers zur physiologischen Gelenkachse. Z. orthop. Chir. **51**, 451 (1929) — Aufbau und Handhabung des Schienenhülsenapparates. Z. Orthop. **71**, 71 (1940). — ZUR VERTH: Orthopädische Hilfsapparate. Teil III. Handbuch der gesamten Unfallheilkunde. Stuttgart: F. Enke 1934.

II. Spezielle orthopädische Hilfsmittel.

32. Rumpf und Kopf.

Bei der Betrachtung der verschiedenen Apparate des Rumpfes können nach dem unter I a Gebrachten zwei große Konstruktionstypen unterschieden werden, die — getrennt oder miteinander verbunden — den einzelnen Apparat jeweils darstellen:

die Apparate, deren Funktion in einer „Stützung“ bzw. „Entlastung“ besteht und

die Apparate, die „korrigieren“, „redressieren“ sollen.

Wie bei jedem praktischen Apparatebau überhaupt (und das ist bereits betont worden) ist speziell beim Bau der Rumpfapparate zu beachten,

ob auf Grund der technischen Möglichkeiten überhaupt der für einen bestimmten Fall zu konstruierende Apparat nach Form und Bau so geschaffen werden kann, daß er in der Lage ist, funktionell das zu leisten, was von ihm verlangt wird und

ob sich eine Apparatkonstruktion, die wohl theoretisch richtig und technisch ausreichend gearbeitet ist, nicht durch Rücksichtnahme auf die übrigen körperlichen Verhältnisse verbietet.

In diesen beiden Einschränkungen ist ein wichtiger Punkt für die Praxis im Aufbau der verschiedenen Apparate des Rumpfes festzuhalten: die Erkenntnis, wieweit es nach Lage des Falles *überhaupt* erreichbar ist, durch technische Möglichkeiten und ohne Schaden zu stiften eine Stütz- oder Korrektionswirkung durch ein „Korsett“ zu erzielen. Gerade durch die Nichtbeachtung dieser Einschränkungen erklärt sich eine gewisse Zahl von Fehlkonstruktionen, die — theoretisch wohl richtig — vermöge ihrer technischen Unzulänglichkeit oder durch ihre sekundären Schäden für den Kranken aber versagen müssen und versagt haben.

Wenn wir unter diesen Voraussetzungen die Verhältnisse bei der Konstruktion der Rumpfapparate betrachten, die Auswahl treffen, ob der Apparat stützen, korrigieren oder beides tun soll und kann, so erreichen wir eine übersichtliche Gliederung, wenn gleichzeitig noch unterschieden wird unter Apparaten, die

1. für die Verbiegung der Wirbelsäule in sagittaler Ebene und
2. für die Verbiegung der Wirbelsäule in frontaler Ebene verabfolgt werden.

In die erste Gruppe sind speziell die Veränderungen der Wirbelsäule bei Spondylitis tbc., Bechterew, auch Spondylosis def. und Adolescentenkyphose, in die zweite Skoliose und Lähmungsskoliose einzuordnen, soweit sie ein Korsett erfordern.

a) Der stützende bzw. entlastende Apparat.

α) Für die Verbiegung der Wirbelsäule in sagittaler Ebene.

Seine funktionelle Bedeutung liegt im Namen, er soll den Rumpf, die Wirbelsäule „stützen“, d. h. also, in der gegebenen Form und Stellung halten, Deformierungen in dieser Ebene vermeiden bzw. schon vorhandene vor Verschlimmerung bewahren. Der Prototyp dieses Stützapparates ist das „Spondylitiskorsett". Wir verabfolgen es bei einer Wirbelerkrankung, bei der wir aus Heilungsbestrebungen eine völlige Ruhigstellung der Wirbelsäule nach allen Seiten erzielen wollen und nach den Erfahrungen über den Verlauf der Krankheit ein Zusammensinken der Wirbelsäule in sagittaler Ebene befürchten müssen.

Die Auffassungen darüber, wieweit der Apparat eine Entlastung der Wirbelsäule erzielen soll und kann, sind nicht einheitlich, was wohl am besten daraus zu ersehen ist, *wann* das Korsett verordnet wird. Die einen geben es erst nach Ablauf der floriden Erscheinungen — im Heilungsstadium —, die anderen schon früher. Letztere offenbar also in der Erwartung, auch mit dem Korsett eine Entlastung der Wirbelsäule erzielen zu können. Eine andere Erklärung für dieses Vorgehen gibt es wohl kaum, denn daß die Entlastung der Wirbelsäule neben der völligen Ruhigstellung Voraussetzung ist für die Heilung der Wirbeltuberkulose, ist wohl Allgemeingut unserer Lehre und schließlich tieferer Sinn der ganzen Gipsbettbehandlung.

In diesem Zusammenhang ist es deshalb wichtig, die Frage zu klären, wieweit *mit einem Korsett* die Wirbelsäule überhaupt *entlastet* werden kann.

Sie stellt einen vielgliedrigen Stab dar, der durch straffe Bandverbindungen an und für sich eine sehr erhebliche elastische Steifheit (Eigenform nach Fick) besitzt. Wieweit diese Eigenform durch die in Frage stehende Krankheit geschädigt wird, ist uns bekannt aus dem Bilde der Spondylitis tbc., worauf ich hier nicht näher eingehen will (Aufstützen der Hände usw.). Um nun entlasten zu wollen, gibt es für diesen Wirbelstab, der also in sagittaler Ebene zusammensinken will, nur einen Weg (wenn wir von der oben bereits erwähnten Kopfextension absehen), *und das ist die Lordosierung des erkrankten Wirbelsäulenabschnittes* — der Vorgang, den wir im Gipsbett zu erreichen versuchen, und den wir verstärken, um evtl. eine schon vorhandene gibböse Verbiegung zu bessern. Wir lüften gewissermaßen die ventralen Wirbelkörperränder voneinander und verlagern durch diesen Halt in sagittaler Ebene die Last von den Wirbelkörperrändern mehr auf die Gelenkfortsätze. Dies ist der einzige Weg, um im Apparat eine Entlastung der Wirbelsäule — also durch „Stützung"! — zu erzielen.

Betrachten wir, von diesen Vorstellungen ausgehend, den Bau von Spondylitisapparaten, so sehen wir immer noch die Konstruktionen, die durch hochsitzende Achselkrücken „entlastend" wirken sollen und deshalb auch als „Entlastungsapparat" der Wirbelsäule bezeichnet werden.

Der Ausgangspunkt für diese Konstruktionen war wohl die Kopfschlinge, die Aufhängung, die nun etwas tiefer gelegt werden sollte. Eine Kopfschlinge ist zweifellos in der Lage, wie bereits früher betont, da sie an der Wirbelsäule (an der Gliederkette selbst) anfaßt, die ganze Wirbelsäule zu lüften, zu entlasten — die Abstützung an den Achseln ist aber etwas ganz anderes. Hier wird keine Last, kann keine Last abgefangen werden, denn der Schultergürtel, an dem diese Achselkrücken ja angreifen, ist beweglich dem Rumpf aufgesetzt (was jeder durch Hochheben seiner Schultern demonstrieren kann). Die hauptsächlichsten Verbindungen mit dem Rumpf sind — wenn wir von der gelenkigen der Clavikel mit dem Brustbein absehen — Muskeln, und diese stellen keine Wirbelsäule fest und entlasten sie nicht. Die Vorstellung also durch hochgeschobene Schultern irgendwie eine Entlastung der Wirbelsäule zu erzielen, ist völlig abwegig. Wieweit dieser Fehler auch bei der Konstruktion der Rumpfapparate bei seitlicher Ausweichung der Wirbelsäule wiederkehrt, werde ich zur gegebenen Zeit erwähnen. Die wesentlichste Aufgabe eines Stützkorsetts bei Spondylitis tbc. wird also die allseitige Ruhigstellung der Wirbelsäule unter möglichster *Lordosierung* der erkrankten Partie sein. Dies ist gleichzeitig die Konstruktion, die für alle Verbiegungen des Rumpfes in sagittaler Ebene maßgebend sein wird.

Wie ist nun dieses Stützkorsett zu bauen?

Als Beispiel für eine Wirbelsäulenstütze kann der Baumpfahl erwähnt werden; er erfüllt seine stützende und in gewissem Sinne auch richtende Aufgabe dadurch in erster Linie, daß er unverrückbar mit dem Boden verankert, eingerammt ist. Der feste Halt am bzw. im Boden bildet die Basis und die Voraussetzung für den ganzen Stützvorgang. Das gleiche gilt für den Bau unserer Rumpfapparate — dies kann allgemein für alle Typen gesagt werden. Alle Apparate bekommen erst einen Sinn, wenn sie in einem fest und unverrückbar sitzenden Beckenkorb eine Grundlage, einen Halt- und Ruhepunkt gefunden haben. Auf dem Beckenkorb baut sich alles auf, er ist immer der Ausgangspunkt für alle Konstruktionen und konstruktive Überlegungen. Er darf, wenn er die Grundlage für ein die Wirbelsäule stützendes oder ein redressierendes Korsett geben soll, nicht als Beckenring gearbeitet werden (was ich besonders hervorheben möchte), sondern muß unverrückbar nach vorn und nach der Seite, auch nicht drehbar (um die Körperachse) mit dem Becken verbunden sein. Er muß auch tief genug am Becken hinabreichen, damit er den nötigen Gegenhalt geben kann — was im einzelnen noch zu erläutern wäre.

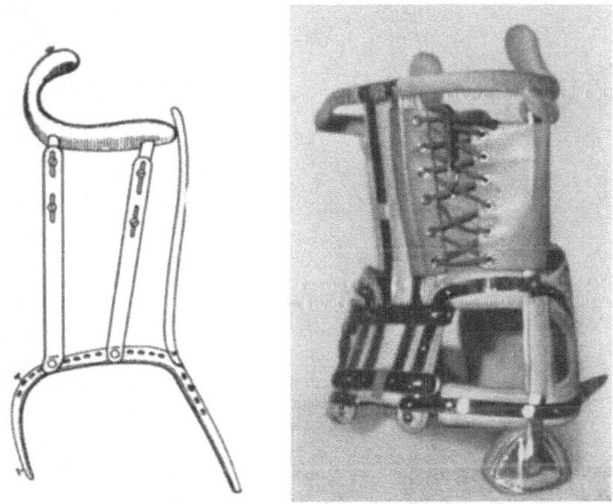

a b

Abb. 145. a) Stahlgerüst für Hessing-Korsett, linke Hälfte, nach SCHANZ, nur Hüftbügel! — b) Starres Korsett, das den Becken„korb“ in starrer Verbindung zeigt.

HESSING benutzte in seinen Apparaten nur Hüftbügel, die senkrecht hinten am Becken ansteigen und, dem Darmbeinkamm aufliegend, nach vorn ziehen. Sie waren untereinander nicht fest verbunden, konnten somit die geforderte Verankerung des Apparates am Becken nicht geben (vgl. Abb. 145a).

Erst durch die hinzugekommenen Beckenbügel (Trochanterbügel nach SCHANZ), die oberhalb der trochanteren auf jeder Seite das Becken umfassen und mit den freien Enden des Hüftbügels verbunden sind, entstand die heutige Gerüstform des Becken„korbes“. Seine beiden Hälften werden hinten starr durch verstellbare Streben oder beweglich durch das „Schloß“ (eingebautes Türflügel-Scharniergelenk) vereinigt (vgl. Abb. 145b).

Überlegen wir nun weiter, welche Fixierung die Wirbelsäule bei drohenden oder vorhandenen Verbiegungen in sagittaler Ebene braucht, so wissen wir schon, daß das Zusammensinken unter gleichzeitiger Deformierung in mehr oder weniger starker, mehr oder weniger umschriebener Kyphose die Hauptsache ist. Daneben sind natürlich Ausbiegungen auch nach den Seiten möglich, jedoch treten diese mehr in den Hintergrund. Also die Stützen von vorn und hinten stehen im Vordergrund. Wir erläutern den notwendigen Apparat am besten an Hand der

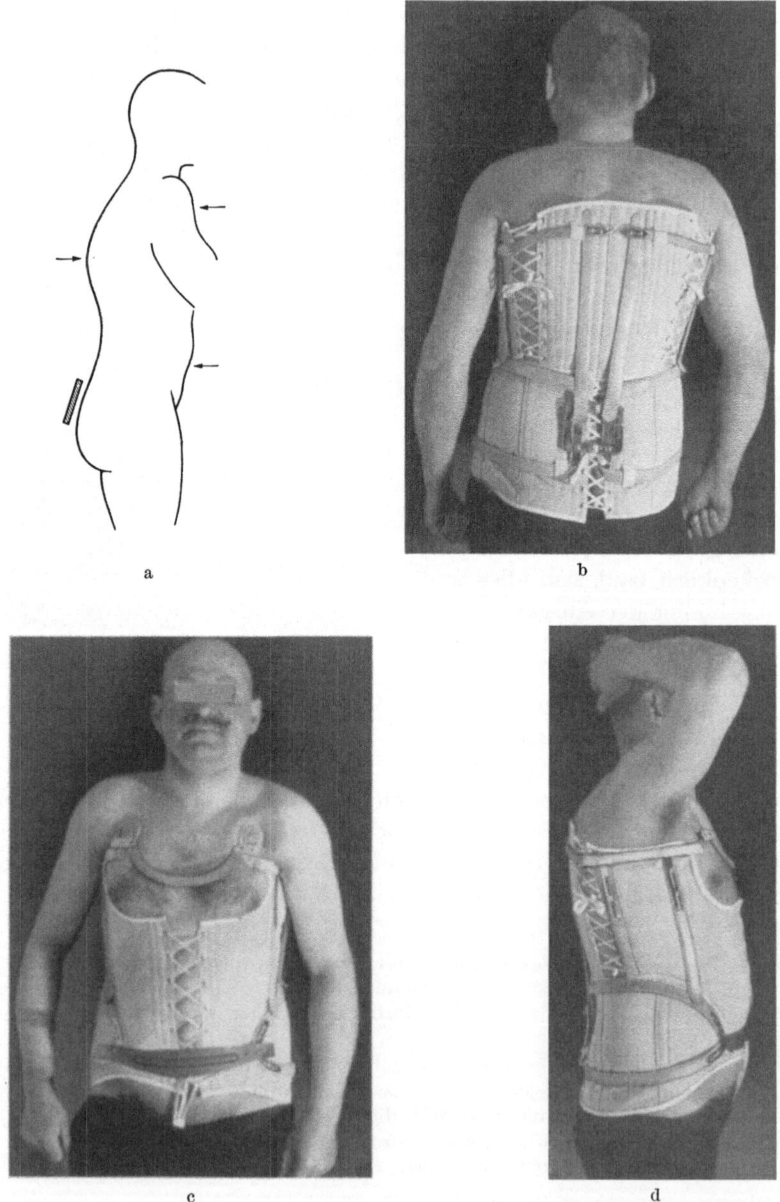

Abb. 146. a) Konstruktionszeichnung: Das Zusammensinken der Wirbelsäule in sagittaler Ebene wird durch den Gegenhalt an drei Stellen (Pfeile) verhütet. Wichtig ist, daß die Rückenstütze bis zum Kreuzbein hinabreicht, da sonst ein Ausweichen der Wirbelsäule durch stärkere Lordosierung in ihrem Lendenteil das Korsett funktionell wirkungslos machen würde. — b), c), d) Ausführung.

Abb. 146. Also fest umschließender Beckenkorb, der bis zum Kreuzbein hinabreicht (Gegenhalt), Seitenstützen, die seitlichen Halt geben, nach vorn ziehen und unter der Clavikel enden, um *von vorn den Gegenhalt zu geben.* Keine Achselkrücken, der Schultergürtel bleibt frei beweglich. Mieder, das das Stahlgerüst auf dem Körper mit verankert, Ausweichen des Leibes (Lendenlordose!) verhütet und gleichzeitig Hilfstragorgan (SCHANZ) darstellt durch Bauchpresse.

Haben wir eine saubere technische Konstruktion, die nach diesen Überlegungen aufgebaut ist, so wissen wir, daß diese dem Kranken den Halt geben muß, den er braucht. Wir sind uns dabei bewußt, daß das Korsett an sich durch die Ruhigstellung gewisse Schäden, Atrophie der Muskeln usw. unvermeidbar macht, jedoch ist *in diesen Fällen* der Schaden aufgewogen und in Kauf genommen durch den Erfolg und Gewinn, den das ja nur für eine bestimmte Zeit,

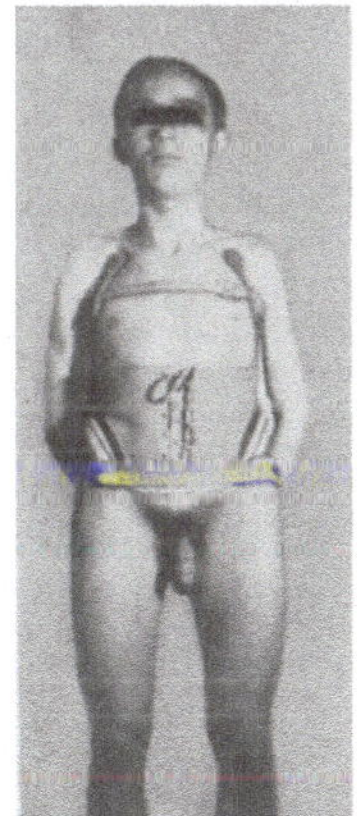
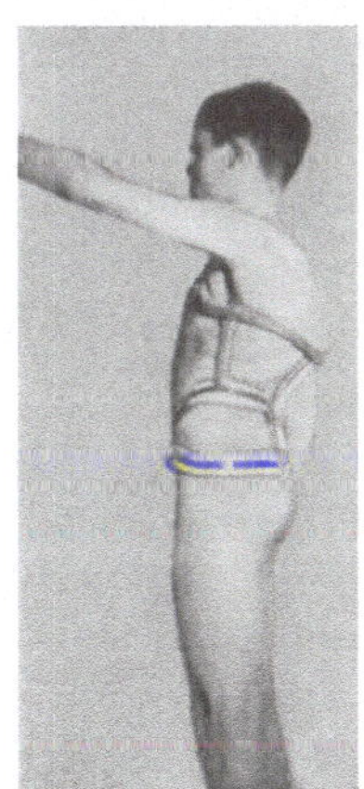
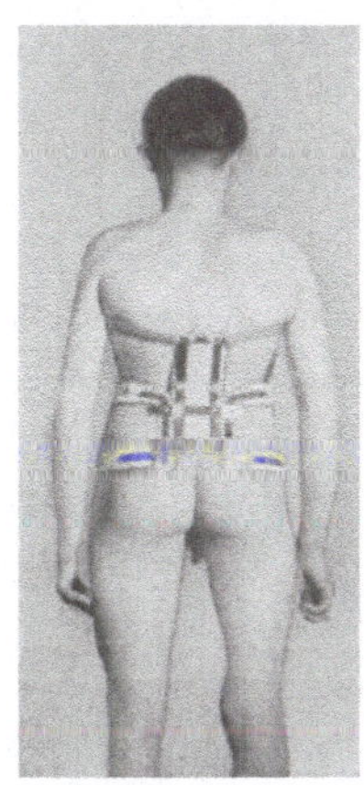

Abb. 147. Reklinationskorsett für abgelaufene Spondylitis.

vorübergehend, zu tragende Korsett später bringt: die Ausheilung eines Krankheitsherdes, der das Leben des Patienten kosten bzw. zu schweren irreparablen Schäden führen kann (Lähmungen, Kompressionen usw.).

Wie bereits HOHMANN erwähnt, sind diese Spondylitiskorsette nach dem Vorbild des „Heidelberger Korsetts" gebaut. Abb. 146b, c, d zeigt die Korsettform, wie sie unter v. BAEYER an der Heidelberger Klinik entstand. HOHMANN gibt in seinen Ausführungen eine so ausführliche Darstellung, daß ich hierauf verweise.

Wichtig erscheint mir jedoch zu betonen, daß bei allen diesen Konstruktionen die supragibbäre Reklination, die Aufbiegung der Krümmungsachse, nur dann erreicht werden kann, wenn der hintere obere Rand des Stahlkorsetts *nicht* über den Gibbus nach oben hinaufreicht (vgl. Abb. 147). Ich habe bereits früher darauf aufmerksam gemacht, daß für stärkste Deformierungen in sagittaler Ebene eine Stützung bereits durch die in Abb. 148 gegebene Konstruktion erreicht wird. Dieses „Blumentopf"-Korsett[1] wird von HOHMANN auch für seitliche Verkrümmungen der Wirbelsäule benutzt.

Für den *Kopf* bzw. die Halswirbelsäule sind Funktion und Bau des Stützkorsetts in einfachster Form zu verstehen an Hand des SCHANZschen Watte-

[1] Nach SCHRADER.

verbandes (vgl. Abb. 149). Seine technisch einwandfreie Anlegung setze ich voraus. Mit seinem unteren Rand findet er Auflage an den Schultern, das obere Ende „stützt“ den Kopf an dessen Unterflächen ab. Durch die Elastizität des straff zusammengedrückten Wattepolsters ergibt sich eine gewisse extendierende und auch immobilisierende Wirkung für die Halswirbelsäule.

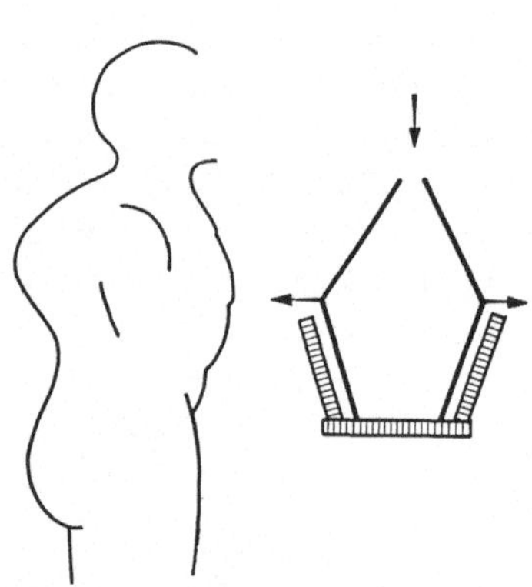

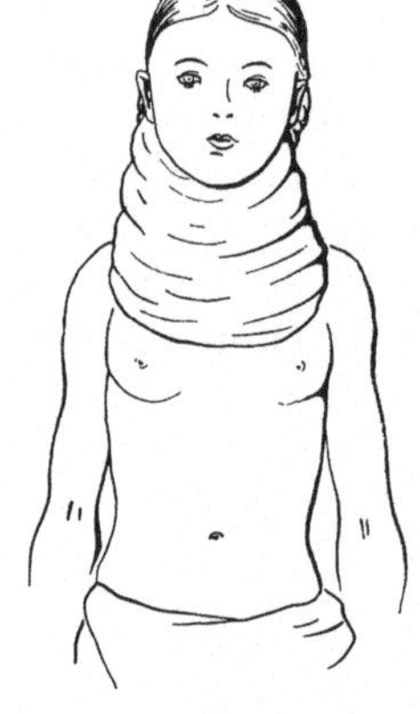

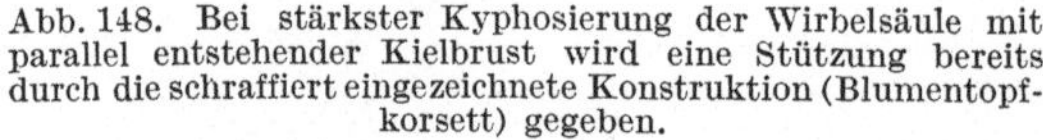

Abb. 148. Bei stärkster Kyphosierung der Wirbelsäule mit parallel entstehender Kielbrust wird eine Stützung bereits durch die schraffiert eingezeichnete Konstruktion (Blumentopfkorsett) gegeben.

Abb. 149. Schematische Zeichnung des Watteverbandes nach SCHANZ.

Die Auflage auf beiden Schultern allein kann aber für den stützenden orthopädischen Apparat nach dem oben Gesagten nicht ausreichend sein, da der Schultergürtel ja gegen die Gesamtwirbelsäule beweglich ist und die Hals-

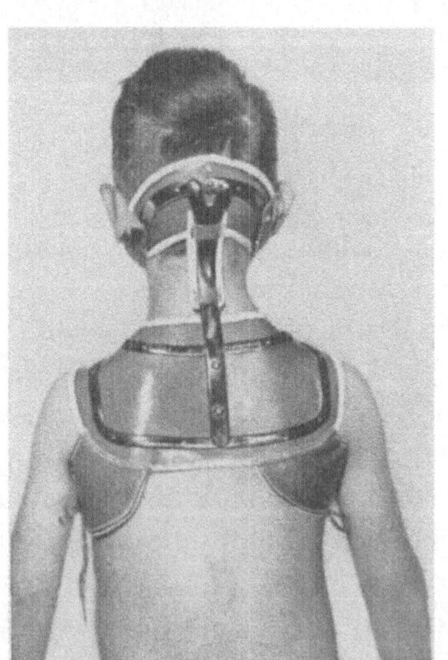

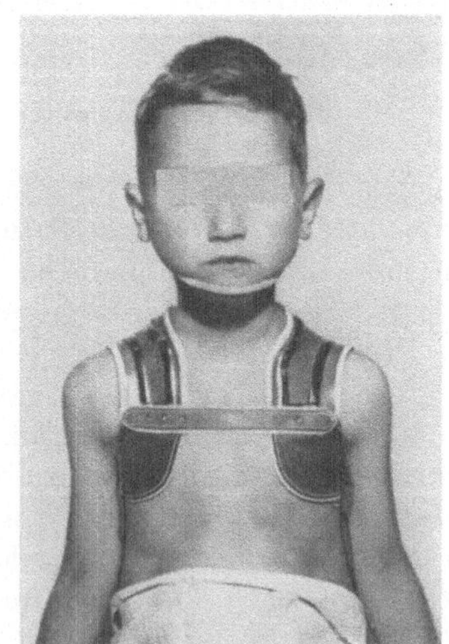

Abb. 150. Stützkorsett für die Halswirbelsäule mit kragenförmigen Schulterteil.

wirbelsäule wiederum beweglich in den Brustabschnitt übergeht. Folglich muß das Hilfsmittel so gebaut sein, daß es den Rumpf mit umschließt. Ob im einzelnen dabei ein Heruntergehen bis zu dem obenerwähnten alleinigen festen Halt (Beckenkorb) nötig wird, richtet sich nach dem Krankheitsbild (vgl. Abb. 150 u. 151).

Da der Kopf gelenkig der Wirbelsäule aufgesetzt ist, kann die stützende Wirkung des Apparates nicht wie beim Rumpfteil der Wirbelsäule durch Lordosierung erzielt werden, sondern muß in einer reinen Abstützung des knöchernen Schädels und Ruhigstellung der Halswirbelsäule in ihren verschiedenen Ebenen gesucht werden.

Die Abstützung am knöchernen Schädel (Grund- und Seitenteile des Hinterhauptbeines, Körper und beide Äste des Unterkiefers) entspricht dem Angriffspunkt der Extension durch Kopfschlinge. Wird über die Stützung hinaus die Extension eingesetzt (sei es zur verstärkten Entlastung oder Korrektur, z. B. Schiefhals), so liegt es nahe, konstruktiv die Kopfschlinge in den Apparat einzubauen oder die äußere Kraft in anderer Weise wirken zu lassen (Distraktionsschraube nach KRUKENBERG, Feder, Gummizüge usw.).

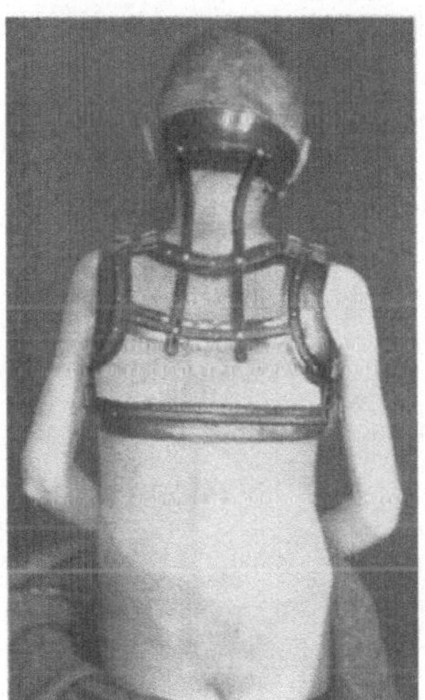
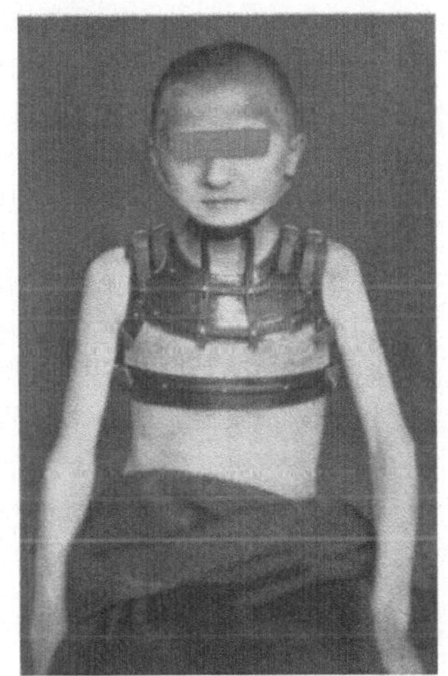
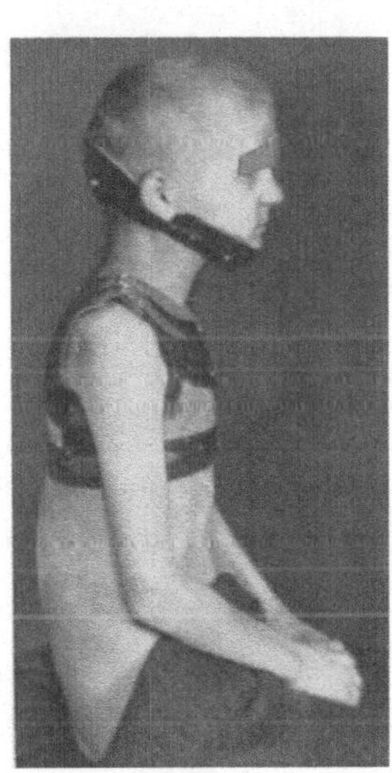

Abb. 151. Stützkorsett für die Halswirbelsäule, Rumpf mit gefaßt.

Die Einzellösungen sind so vielseitig, daß sie eine nähere Beschreibung nicht zulassen. Von den an die „Halsberge“ der alten Ritterrüstungen erinnernden leichten Lederstützen finden sich alle Übergänge bis zum geteilten, gegeneinander verschieblichen Korrektionsapparat, wie ihn HOHMANN (l. c.) darstellt.

Historisches Interesse verdienen die Abb. 152a—c.

β) Für die Verbiegungen der Wirbelsäule in frontaler Ebene.

Eine reine Stützkonstruktion eines Rumpfapparates kann auch erforderlich sein bei starker seitlicher Deformierung der Wirbelsäule, speziell bei den Formen der Skoliose, die bereits schon mit einem Überhängen des Rumpfes nach einer Seite verbunden sind. Für die Apparate bei der Verbiegung der Wirbelsäule in vorwiegend frontaler Ebene — also bei allen Formen der Skoliose — gilt ganz besonders die Einschränkung, die ich an den Anfang unserer Betrachtung über den Bau von Rumpfapparaten überhaupt gestellt habe. Die statisch-dynamischen Kräfte des deformierten Rumpfes werden fast immer unterschätzt; es entstehen dann Apparate, die auf Grund ihrer konstruktiven Verhältnisse versagen müssen oder solche, die in ihrer Konstruktion den mechanischen Verhältnissen wohl gerecht werden, dafür aber durch Sekundärschäden (Einengung des Brustkorbes, Behinderung der Atmung, Druck- und Scheuerstellen usw.) unmöglich sind. Daß dies bei den Skoliosenapparaten in ganz besonderem Maße für das sog. „starre“ Korsett gilt, darf ich an dieser Stelle gleich einflechten.

Bei der Skoliose mit seitlichem Überhängen des Rumpfes ist bekannt, daß auch bei den in der Deformierung an sich schon abgelaufenen Formen durch die an der Gleichgewichtslage und Aufrechterhaltung des Rumpfes angespannt arbeitenden Muskeln erhebliche Beschwerden ausgelöst werden, die wir als „statisch“ zu bezeichnen gewohnt sind. Die in Frage stehende Stütze hat also hauptsächlich eine Entlastung und Erholung dieser Muskeln zu bringen. Wieweit sie bei den noch nicht völlig fixierten Fällen über dieses Maß hinausgehen und im Sinne eines aktiv wirkenden Korsetts arbeiten (also neben der Stütze korrigieren) kann, werde ich später noch besprechen. Jedenfalls wird eine korrigierende Wirkung im alten Sinne (durch Druck oder Zug auf den Rippenbuckel) bei allen Fällen mit seitlichem Überhängen des Rumpfes wegen der Unmöglichkeit, dies durch technische Maßnahmen mit einem Apparat (Korsett) — ohne Schäden zu setzen — zu erreichen, ausfallen müssen.

a

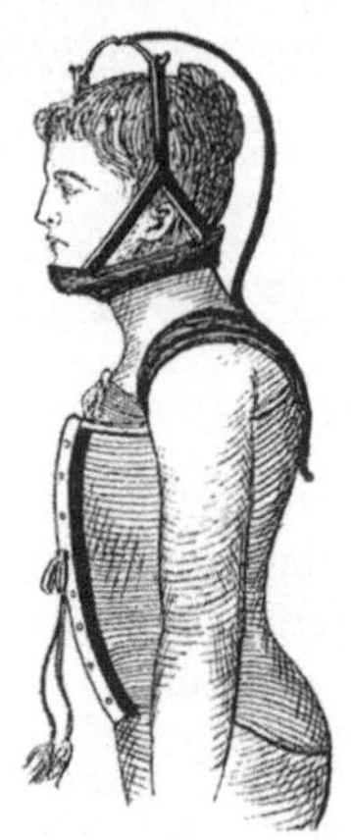

b

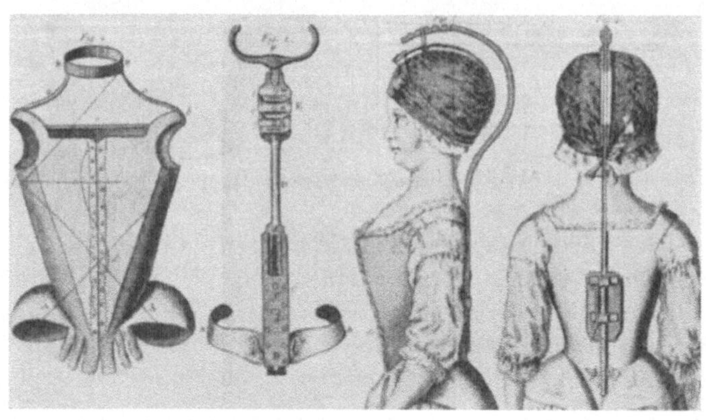

c

Abb. 152. a) Kopfextension nach HOFFA. — b) Jury-Mast. — c) Extensionsmaschine von LEVACHER DE LA FEUTRIE (1772).

Wir brauchen uns nur daran zu erinnern, wie groß der zu überwindende Deformationsdruck ist, daß Gewichte von über 2 Zentner nicht ausreichen, um eine bestehende Verkrümmung auszugleichen, um daran die Unzulänglichkeit technischer Mittel zu erkennen. Diese Überlegung ist ungeheuer wichtig für die Konstruktion der Apparate des Rumpfes bei Verbiegung in frontaler Ebene, denn bei ihrer Verordnung liegen Vorteil und Schaden so dicht beieinander, daß nicht scharf genug darauf aufmerksam gemacht werden kann, wie leicht bei kritikloser Auswahl oder Verordnung der Konstruktionstypen der Arzt, in dem Wunsche zu helfen, nur größeren Schaden anrichtet. Oberste Forderung dieser Apparatkonstruktionen ist also die, daß sie den an der Aufrechterhaltung des Rumpfes tätigen Muskeln Last abnehmen, sekundäre Schäden verhüten. Der Apparat darf keinesfalls durch seine Konstruktion und seinen Bau dazu führen, daß die noch verbliebenen Muskeln der Wirbelsäule und des Rückens durch Steifstellung oder Behinderung des Rumpfes völlig erlahmen oder atrophieren.

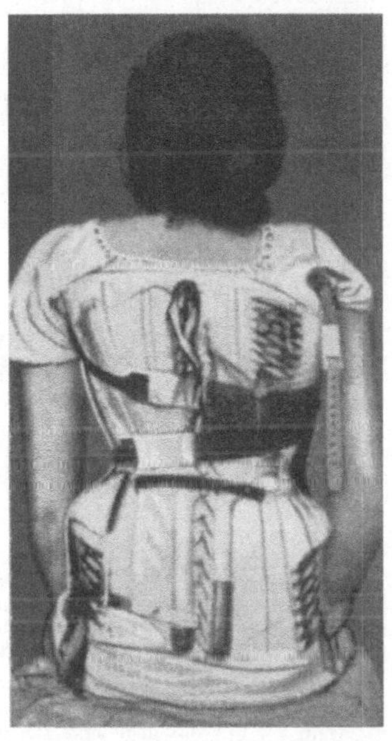

Abb. 153. Altes HESSINGsches Bügelkorsett bei Skoliose mit typisch hochgeschobenem Schultergürtel (nach JOTTKOWITZ).

Ohne Einschränkung kann ausgesprochen werden, daß die Zeit eines sog. „starren“ Korsetts (Hessing-Korsetts) für die seitlichen Verkrümmungen der Wirbelsäule vorüber ist, nur schwerste Lähmungsskoliosen können noch eine Ausnahme machen (vgl. Abb. 145b). Wir kennen alle die Endresultate dieser Hessing-Korsette, besonders wenn sie längere Zeit getragen wurden, um die Schäden dieser starren Konstruktionen genügend beurteilen zu können. Hierbei gilt das, was ich über die Aufhängung des Rumpfes in den Achselkrücken bereits gesagt habe, in ganz besonderem Maße. Es ist ein nicht mehr verzeihlicher Kunstfehler, wenn wir Apparatkonstruktionen zu Gesicht bekommen, die durch Aufhängen der Schultern in Achselkrücken eine Stützung oder Korrektur der Wirbelsäule herbeiführen und auf diesem Wege (im Sinne meiner vorstehenden Ausführungen) statische Beschwerden der Wirbelsäule (also im starren Korsett) beseitigen sollen. Die muskellosen Rümpfe mit den extrem hochgeschobenen Schultern, die zusammensinken sowie sie aus dem Apparat genommen werden, sind warnendes Beispiel genug für diese Fehlkonstruktionen (vgl. Abb. 153).

Um diese seitlichen Ausbiegungen der Wirbelsäule zu stützen, ist deshalb erste Voraussetzung, so wenig wie möglich zu schaden.

Betrachten wir unter diesen Gesichtspunkten die Konstruktion eines solchen Apparates, so können wir auch hier wieder nur ausgehen von der festen Basis, dem Beckenkorb. Er ist Halt und Grundstock für die Last, die den Rumpfmuskeln durch die sich auf ihm aufbauenden Hilfskonstruktionen abgenommen werden soll. Während bei der Stütze der Wirbelsäulenverbiegungen in sagittaler Ebene erfahrungsgemäß mit weniger starkem Gegendruck des Körpers zu rechnen ist, haben wir es bei der seitlichen Ausbiegung der Wirbelsäule mit ganz erheblichen Kraftauswirkungen zu tun. Weiterhin aber erfolgt bei der seitlichen Verkrümmung der Wirbelsäule die Abtragung der „Last“ nicht, wie es bei der Stützung der Verkrümmung in sagittaler Ebene annähernd der Fall ist, ziemlich gleichmäßig auf alle Teile (Seiten) des Beckenkorbes, sondern es liegen absolut asymmetrische Lastverteilungen vor und dadurch bestimmte mechanische Verhältnisse, die Berücksichtigung finden müssen. Die Stützkonstruktion[1] ergibt sich aus Abb. 154. Praktische Ausführungen zeigen Abb. 160, 163, 164.

Wir sehen also, daß sich der Bau der Apparate für die Funktion der Stützung technisch auf die allergrößte Einfachheit beschränkt und nur bei der Wirbeltuberkulose oder Lähmungsskoliose in größerem Maße den Rumpf umschließt. Aber auch hier ist die Beweglichkeit des Schultergürtels durch Wegfall der „Achselkrücken" möglichst freigelassen.

Es ist die Ansicht vertreten worden, daß die Achselkrücken — was ich an dieser Stelle einflechten kann — ursprünglich (nach HESSING) nicht eine entlastende Wirkung für den Rumpf darstellen, sondern die Last der Arme abfangen sollten, um dadurch gewissermaßen also auch den Rumpf zu entlasten. Wenn dies der Fall gewesen ist, so hat sich diese Ansicht HESSINGS nach dem Schrifttum nicht erhalten. Ich halte auch die Überlegung, daß durch die Achselkrücken die Last der Arme dem Rumpf abgenommen werden könnte, mechanisch

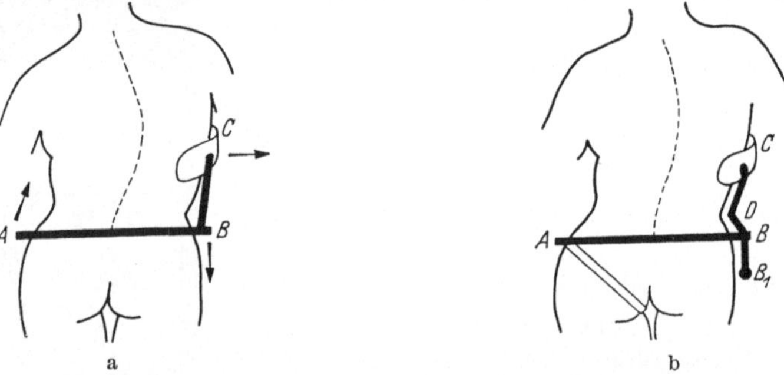

Abb. 154. Schematische Zeichnung für die Wirkung des Stützkorsetts.
a) Der Gegendruck des Körpers (Rumpfes) wird die Stützkonstruktion durch direkte Last *nach unten* und durch gleichzeitig auf die Stütze in abdrängendem Sinne wirkende Seitenverschiebung *im Sinne des Uhrzeigers* drehen. Diese Kraftauswirkungen wären im wesentlichen durch die Apparatkonstruktion aufzuheben. Da wir keine Korrektur der Verkrümmung beabsichtigen, sondern das Korsett lediglich als lastauffangendes Organ — als Stütze — betrachten, so wären, um es funktionell wirksam zu machen, die genannten Verschiebungen der Stütze auf ein Minimum zu beschränken. Für diesen Fall müßte dann eine Stützfunktion des Apparates resultieren. b) Wenn wir uns das gegebene Beckenkorbpelottendreieck einzeichnen, so ergibt sich, daß die Fixierung des Stützapparates theoretisch (und praktisch) gelingt, wenn wir das Wandern des Beckenkorbes verhüten: 1. durch den Schenkelriemen bei A; 2. durch Verhüten des Tiefersteigens von Punkt C durch Abstützung am Beckenkamm bei D; 3. durch breite Pelotte am Trochanter bei B (B_1). Gleichzeitig wäre dieser Punkt B_1 möglichst tief zu legen, denn er wird einer Drehbewegung nach der Mittellinie zu (im Sinne des Uhrzeigers, wie beschrieben) einen um so größeren Widerstand entgegensetzen, je tiefer er zu A liegt.

für eine falsche Vorstellung. Man berücksichtige nur, daß die hängenden Arme dicht unter ihrem Ansatz nicht „abgestützt" werden können, noch dazu an einer Stelle, wo zweifellos ihre Blut- und Nervenversorgung auf das ernstlichste durch „Krücken" (gleichgültig welcher Art und Form) gefährdet ist (siehe bei ZUR VERTH, S. 64).

b) Der redressierende, korrigierende Apparat.

α) Für die Verbiegungen der Wirbelsäule in frontaler Ebene.

Wohl die größten Schwierigkeiten, besonders bei Beachtung der Schäden, die die Rumpfapparate setzen können, haben in ihrer Konstruktion die „Korsette" gezeigt, deren Aufgabe eine „Korrektur", eine „Formung" der verbogenen Wirbelsäule sein sollte. Die Unzahl von Einzelkonstruktionen, die uns im Laufe der Zeit bekanntgeworden sind, sagen hier mehr als Worte. Während früher — auch bei den noch mehr oder weniger ausgleichbaren Rückgratsverkrümmungen — so gut wie immer ein Korsett verordnet wurde, ist man heute bei diesen Fällen

[1] Vgl. hierzu v. BAEYER u. SCHRADER.

immer mehr vom Korsett losgekommen und hat den viel größeren Wert auf die übrige Behandlung (in erster Linie Gymnastik und Massage) gelegt. Mag auch die Frühbehandlung der Skoliose eine Rolle spielen, jedenfalls besteht für ein redressierendes, korrigierendes Korsett nicht mehr das Bedürfnis wie früher. Seine Indikation setzt eine korrigierfähige, also nicht fixierte Wirbelsäule voraus, die ihrerseits nach unserer neueren Auffassung durch den Apparat viel leichter geschädigt als gebessert werden kann. Bei der Behandlung einer noch korrigierbaren Skoliose wird jedenfalls das redressierende Korsett niemals mehr die Hauptrolle spielen, allein verordnet wird dies immer als ein Kunstfehler bezeichnet werden müssen.

Wir bezeichnen die in Frage stehende Gruppe von Rumpfapparaten als redressierend, korrigierend wirkend, erwarten also, daß sie neben der Stütze (die sie als tragbare Apparate ja geben) eine Form- und Stellungsverbesserung der Wirbelsäule bzw. des Rumpfes erzielen.

Für die Konstruktion und Verordnung eines korrigierenden Apparates für sagittale und frontale Verbiegungen der Wirbelsäule müssen wir uns wieder daran erinnern, wie stark der zu überwindende Deformationsdruck von Wirbelsäule und Rumpf (selbst bei nichtfixierter Wirbelsäulenverkrümmung) ist, daß allein für die lastende Schwere des Rumpfes durchschnittlich ein Gewicht von 25 kg angenommen werden muß. Wir müssen uns weiter klarmachen, daß wir mit irgendwelchen korrigierenden Kräften — wenn wir von der Kopfschlinge absehen — niemals direkt an der verbogenen Wirbelsäule angreifen können (an der Brustwirbelsäule über die Rippen, an der Lendenwirbelsäule über die dicke Muskelweichteilschicht!).

Wenn diese Überlegungen angestellt werden, so kann bei kritischer Betrachtung unseres Könnens meines Erachtens für den Bau von korrigierenden Apparaten (wie ich schon sagte) — wenn überhaupt — nur eine verschwindend kleine Zahl von Rückgratsverbiegungen übrigbleiben, für die ein solcher Apparat in Frage kommt. Dieses sind meines Erachtens die Fälle, bei denen noch keine wesentliche Seitenverschiebung des Rumpfes vorliegt (erkennbar am Lot bei freiem Stand), deren Wirbelsäulenverbiegung noch nicht sehr stark ist, d. h. praktisch noch nicht zu einem sichtbaren Rippenbuckel geführt hat und sichtlich progredient ist.

Alle übrigen Fälle, und ich betone nochmals, daß dies meines Erachtens die größere Zahl der Skoliosen sowohl beim Kleinkind wie Schulkind sein wird, können wohl mit einem Redressionsapparat ausgerüstet werden, doch wird von einer Redressionswirkung an sich, einer Korrektur, nichts zu erwarten sein. Das Redressionskorsett wird die Funktionen eines Stützkorsetts übernehmen, darf dann natürlich aber dessen Schäden, die ich schon aufzählte, nicht im Gefolge haben.

Ihrer Funktion und Konstruktion nach haben wir bei den redressierenden Apparaten des Rumpfes zwei Haupttypen zu unterscheiden:

die Apparate, die vermöge von Druck- oder Zugelementen die Rumpfform und -stellung bessern, in bezug auf die Korrektur *direkt* arbeiten, und

die Apparate, die durch Änderung, Verlagerung des Rumpfgleichgewichtes Verbesserung der Rumpfform und -stellung, Aufrichtung der Wirbelsäule durch dem Körper eigene (Muskel-) Kräfte ermöglichen. Sie werden auch als aktive (in bezug auf Korrektur), besser *indirekt* arbeitende Korsette bezeichnet.

Theoretisch mechanisch haben wir es beim Vorliegen reiner Seitenverbiegungen der Wirbelsäule im großen ganzen mit Verhältnissen zu tun, wie sie etwa bei der Korrektur eines X-Beines bestehen. Alle Betrachtungen über Torsionswirkungen usw.[1] können wir uns schenken, sie spielen für praktische Apparatkonstruktionen keine Rolle und können deshalb unberücksichtigt bleiben.

Um einen Stab geradezubiegen, der nach Art einer skoliotischen Wirbelsäule verbogen ist, brauchen wir — wie früher erwähnt — drei Kräfte, die an den Scheitelpunkten der Krümmungen angreifen. v. BAEYER hat schon darauf aufmerksam gemacht, daß es wichtig ist, den Angriffspunkt dieser korrigierenden Kräfte genau einzuhalten. Für die Brustkrümmung liegt er — wegen des schrägen Verlaufs der Rippen (die ja kraftübertragend wirken müssen) — immer tiefer als der Scheitelpunkt des Dornfortsatzbogens der Wirbelsäule. Der Gegenhalt oben — Halswirbelsäule — darf nicht am Hals (wie es LANGE empfiehlt), sondern an den obersten Rippen liegen, da sonst eine Aufrichtung des Wirbelbogens durch den auf Hals und meistens mit auf Schulter lastenden Gegendruck behindert, wenn nicht unmöglich gemacht und die Gegenkrümmung der Halswirbelsäule (die durch ihren anatomischen Bau für seitliche Verbiegungen sehr nachgiebig ist) vermehrt wird (vgl. Abb. 155).

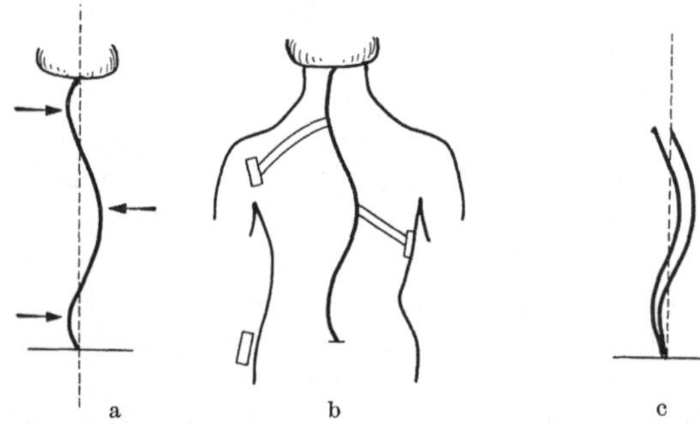

Abb. 155 (nach v. BAEYER): a) Theoretische Angriffspunkte der redressierenden Kräfte. — b) Praktische Angriffspunkte, Gegenhalte, für die Hals-, Brust- und Lendenkrümmung. — c) Günstige Veränderung des Gesamtbildes einer Verkrümmung durch Verstärkung der Lendenwirbelkrümmung. (Verminderte Seitenabweichung der Wirbelsäule zur Körperachse.)

Prinzipiell ist überhaupt zu fordern, daß die Schultern auch bei diesen Apparatkonstruktionen frei bleiben. Es ist ein Widerspruch in sich, wenn manche Apparatkonstruktionen, die durch Druck oder Zug auf die verbogene Wirbelsäule korrigierend wirken sollen, gleichzeitig beide Schultern mit Riemen oder Gegenzügen erfassen. Hierdurch wird doch das Aufrichten, das Längerwerden der Wirbelsäule (also letzten Endes die erstrebte Korrektur) unmöglich gemacht (vgl. Abb. 156).

Achselkrücken und -züge sind weiterhin entbehrlich, da sie immer (selbst wenn sie nicht als „Abstützung“ in dem bereits beschriebenen falschen Sinne, sondern als „Gegenhalt“ oder ähnliches gedacht sind) die Bewegungsfreiheit des Schultergürtels und der Arme einschränken und damit den Träger des Apparates nicht nur merkbar behindern, sondern auch weitgehend die selbsttätige Muskelarbeit im Korsett lähmen.

Der Gegenhalt unten, Lendenwirbelsäule, kann wegen der verhältnismäßig starken Widerstandskraft der Lendenwirbelsäule gegen Seitenverbiegungen von der Lendenwirbelsäule weg an den Beckenrand verlegt werden. Hierbei kann auch die Möglichkeit einer Verstärkung der Lendenwirbelsäulengegenkrümmung gern in Kauf genommen werden, da wir dadurch ja das Gesamtbild der Wirbelsäulenverkrümmung (wie die Erfahrung lehrt und Abb. 155c zeigt) noch am

[1] Vgl. v. BAEYER: l. c.

besten bessern können, denn eine eigentliche Korrektur der Verbiegung in den einzelnen Wirbelsäulenabschnitten darf ja doch (was ich wiederum betonen möchte) nur in geringerem Ausmaß erwartet werden. Dieser Gegenhalt am Becken muß so tief wie möglich hinabreichen, um mit breiter Pelotte evtl. noch am Trochanter einen guten Halt zu finden. Prinzipiell ist zu dem Korsett, das im Hinblick auf Anbringung und Auswahl der redressierend wirkenden Elemente (Zug- oder Druck, Gurt oder Pelotte) dem Konstrukteur freie Hand läßt, noch zu sagen: Sein unterer Teil, seine Basis muß als tragender Teil am stärksten gearbeitet werden; die sich auf ihn aufbauenden Hilfsvorrichtungen und Konstruktionen müssen um so leichter sein, je weiter weg sie von dieser Basis, dieser Plattform, entfernt sind. Während bei den Stützapparaten, wie ich ausführte, das Stoffmieder als Hilfsorgan — vermittels der Bauchpresse — funktionieren kann und deshalb erwünscht ist, bleibt bei der besprochenen Form des Rumpfapparates am besten das Mieder ganz weg. Erstens ist der Sitz und vor allem die Funktion des Apparates besser zu kontrollieren, dann aber soll auch nicht durch ein Mieder noch eine Möglichkeit gegeben werden, den kindlichen Rumpf (denn um Kinder wird es sich ja vorwiegend handeln) irgendwie einzuengen, Atmung, Nahrungsaufnahme, Verdauung zu stören. Ein vorderer Halt muß für Schultern und Brustkorb gegeben werden, denn sonst ist bei diesen korrigierend wirkenden Apparaten ein Ausweichen des Rumpfes nach vorn, ein Herausdrehen aus dem Korsett, Lordosierung der Lendenwirbelsäule oder ähnliches zu erwarten.

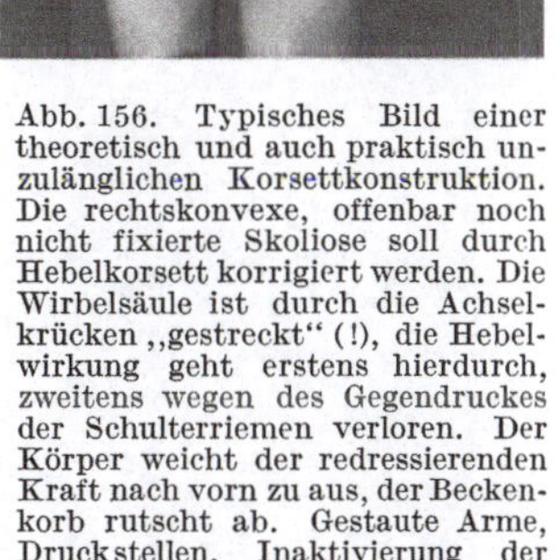

Abb. 156. Typisches Bild einer theoretisch und auch praktisch unzulänglichen Korsettkonstruktion. Die rechtskonvexe, offenbar noch nicht fixierte Skoliose soll durch Hebelkorsett korrigiert werden. Die Wirbelsäule ist durch die Achselkrücken „gestreckt" (!), die Hebelwirkung geht erstens hierdurch, zweitens wegen des Gegendruckes der Schulterriemen verloren. Der Körper weicht der redressierenden Kraft nach vorn zu aus, der Beckenkorb rutscht ab. Gestaute Arme, Druckstellen, Inaktivierung der Rückenmuskulatur!

Alle diese aufgeführten Punkte wären bei dem passiv, *direkt* wirkenden, redressierenden Rumpfapparat zu beachten, und ich glaube, daß dann diese Art von Konstruktion (mit aller Einschränkung) ihren Zweck erfüllen kann.

Immer wird man sich dabei vor Augen halten müssen, daß die theoretisch richtige Konstruktion nicht ohne weiteres auch immer das praktisch brauchbare Korsett darstellt. GAUGELE hat bereits früher darauf aufmerksam gemacht, daß Konstruktionen, wie sie seinerzeit von SCHEDE und v. BAEYER (auch von BIESALSKI, SCHLEE, MÖHRING u. a.) — vgl. Abb. 157 — angegeben wurden, in ihrem praktischen Gebrauchswert die gleichen Nachteile haben wie das alte starre Korsett — wenn sie konstruktiv auch etwas anderes darstellen.

Ich persönlich bin bei dem Stangenkorsett (vgl. Abb. 158) geblieben, das ich 1931 auf dem Mannheimer Kongreß demonstriert habe, sofern es nach Lage des Falles auf die unbedingte Erfüllung aller Korrekturfaktoren ankommt. Das von HOHMANN vor ein paar Jahren angegebene Doppelhebelkorsett (vgl. Abb. 159) verhütet in diesen Fällen nicht das obenerwähnte Ausweichen des Rumpfes im Korsett nach vorn. Das Hebelkorsett (ursprünglich von BLUMENTHAL angegeben) benutze ich bei sich ergebender Indikation auch, aber in der aus Abb. 160 ersichtlichen Konstruktion.

Statt des zweiten Hebels (wie bei HOHMANN) hält ein entsprechend angepaßter Stahlbügel die Überkorrektur durch den ersten Hebel auf und gibt gleichzeitig (mit breiter Pelotte subclaviculär) den vorderen Halt. Der pelottenseitig gelegene Hüftbügel weicht zur Beckenaußenseite aus.

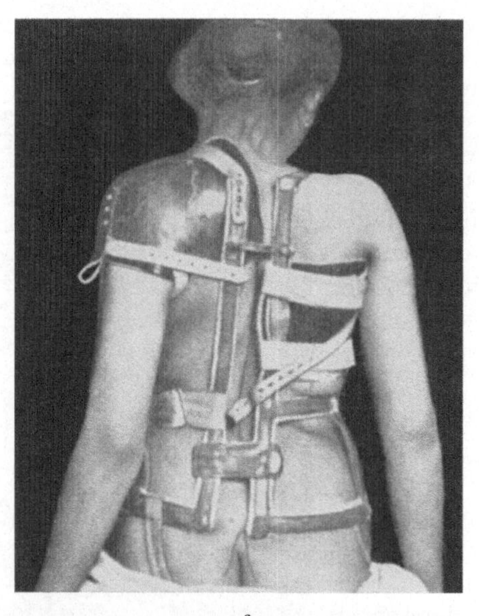

a

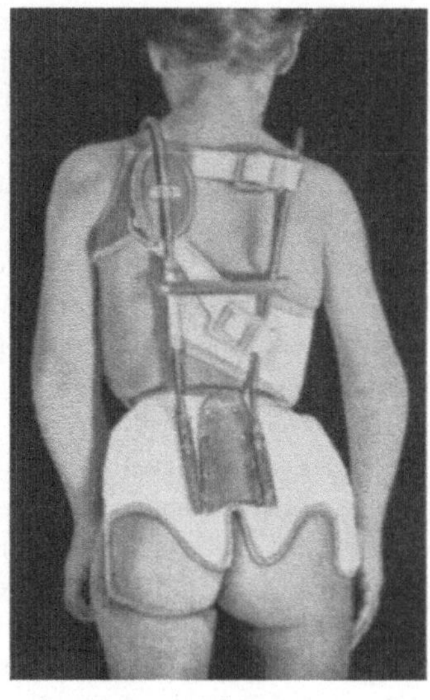

b

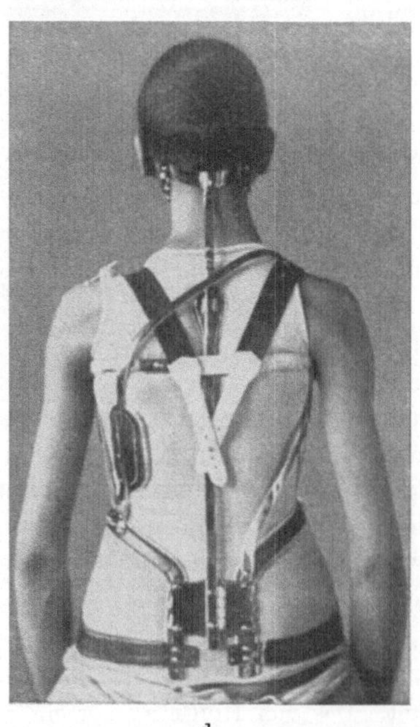

d

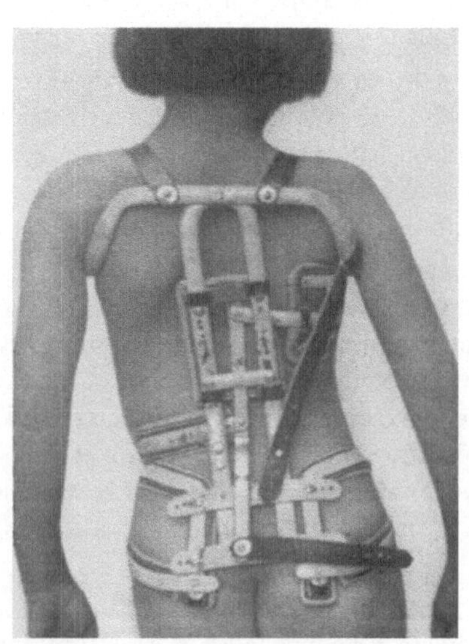

e

Abb. 157. (nach GAUGELE). Redressionskorsette: a) Nach LANGE-SCHEDE. — b) Nach v. BAEYER. — c) Nach BIESALSKI. — d) Nach SCHLEE. — e) Nach MÖHRING (vgl. Text).

Wie Abb. 158 zeigt, wird bei dem Stangenkorsett der obere Bügel des Beckenkorbs durch einen Lederriemen ersetzt, wodurch ein besonders guter Sitz des Beckenkorbes für diese Fälle resultiert. Die Spannlasche für den Korrektionshebel bei meinem Hebelkorsett berücksichtigt die Kraftersparnis durch Anwendung der Rolle (vgl. Abb. 144). Ich mache hierauf besonders aufmerksam unter Hinweis auf die Ausführungen auf S. 154.

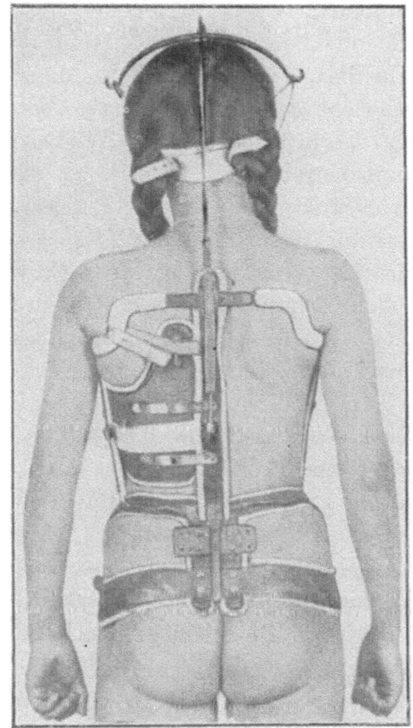

Abb. 157 c.

Wir kämen zur Besprechung der sog. aktiven Korsette der — wie ich sie besser zu bezeichnen glaube — *indirekt* korrigierenden Rumpfapparate. Daß diese Korsettarten nur bei *nicht*fixierten Wirbelsäulenverkrümmungen in Frage kommen, ist nach dem Gesagten klar. Das „aktive Korsett“ (SCHEDE) ist geschaffen worden aus dem Willen heraus, den Rumpf so wenig wie möglich einzuengen, dem Apparat alles Starre zu nehmen und durch Verlagerung des Schwerpunktes eine Selbstaufrichtung der Wirbelsäule und des Rumpfes vermittels der Rumpf und Wirbelsäulenmuskeln (die das Gleichgewicht wieder einzunehmen bestrebt sind) zu erzielen. Es basiert auf der bereits von LORENZ angewandten Methode des „Seitenzugverbandes“ (1886) — vgl. GAUGELE.

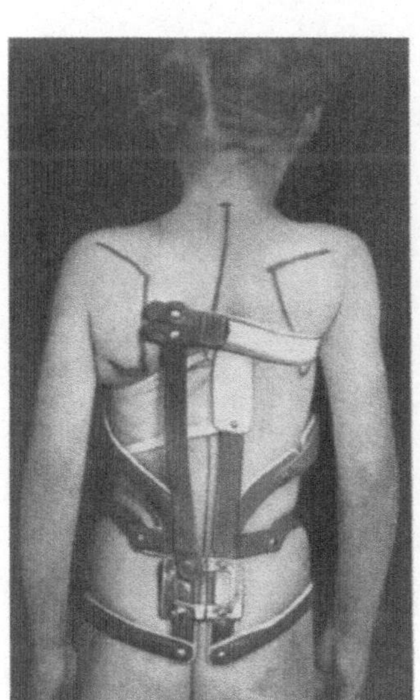

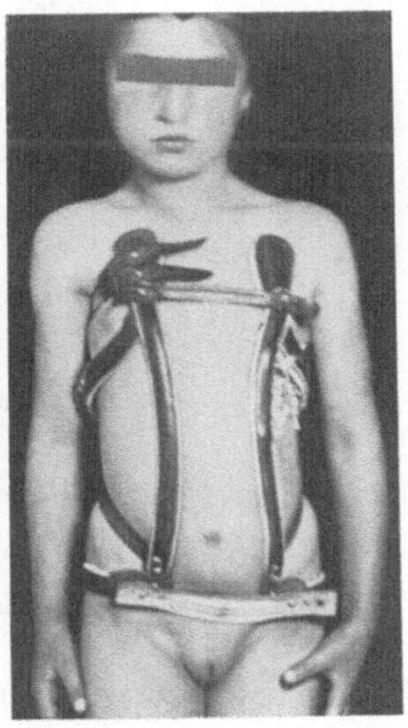

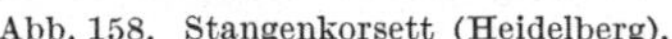

Abb. 158. Stangenkorsett (Heidelberg).

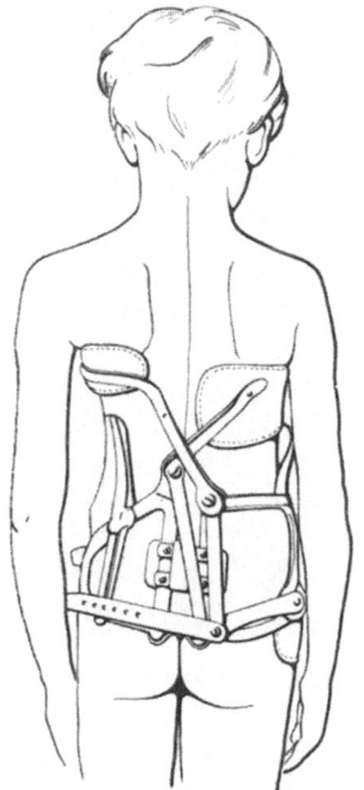

Abb. 159. Doppelhebelkorsett nach HOHMANN.

Ich will nicht im einzelnen auf seine verschiedenen Formen eingehen, für seinen Aufbau ist prinzipiell auch wieder die Forderung nach einer festen Grundlage, einem gutsitzenden Beckenkorb zu stellen.

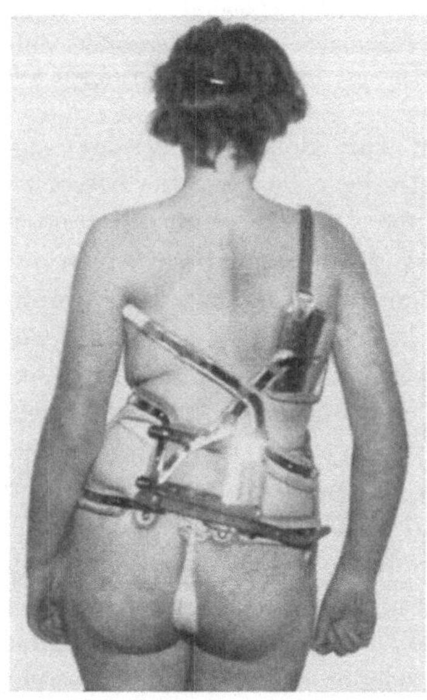

Die Konstruktion dieser Art von Rumpfapparaten und ihr Bau haben viel Ähnlichkeit mit den bereits erwähnten Stützkorsetten bei starker seitlicher Verkrümmung der Wirbelsäule, nur mit dem Unterschied, daß das *aktive* Korsett die Wirbelsäule nicht in ihrer mehr oder weniger starken Deformitätsstellung beläßt und nur abstützt, sondern sie durch Verlagerung des Schwerpunktes und Gleichgewichtes aus dieser Stellung herausbringt und dadurch Muskeln mobilisiert und aktiviert, die ihrerseits korrigierend wirken können und sollen. Theoretisch wird also eine Gesamtverschiebung des Rumpfes entgegen seiner Hauptverkrümmung angestrebt. Der Bau des Apparates wird durch die starke, vorwiegend einseitige Belastung des Beckenkorbes technisch nicht immer leicht sein. Im großen ganzen bestehen die gleichen Verhält-

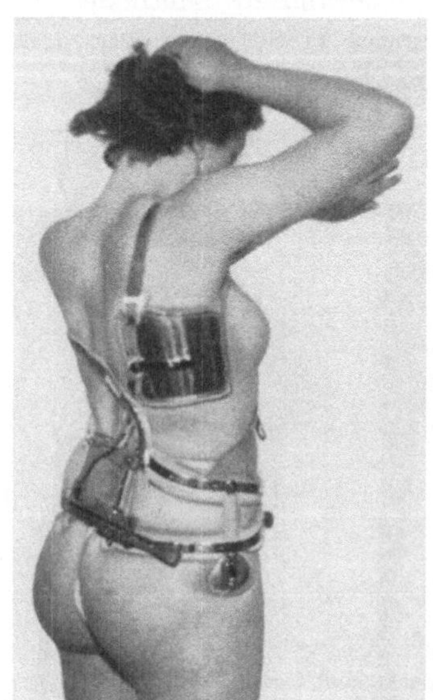

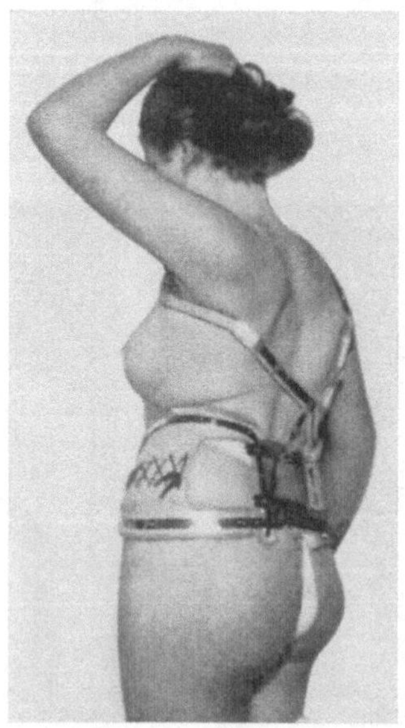

Abb. 160. Hebelkorsett mit Gegenbügel eigener Konstruktion (Beschreibung im Text).

nisse wie bei den *Stütz*korsetten dieser Art, bloß mit dem Unterschied, daß die als Last bezeichnete statisch-dynamische Kraft der Verkrümmung nicht nur aufgefangen, sondern gewissermaßen auch noch umgeworfen werden muß.

An und für sich wird die Last des Rumpfes kleiner sein als bei den nur zu stützenden schweren Fällen, da ja die praktisch unüberwindliche Seitenverschiebung des Rumpfes der fixierten Fälle noch fehlt. Es kommt jedoch zu dieser Last noch der Gegendruck, den der aus dem Gleichgewicht gebrachte Rumpf in beträchtlichem Maße ausüben wird.

Aus den uns bekannten Korsettkonstruktionen ersehen wir, wie sich die vorhandenen und unter der Funktion des Apparates auftretenden Kräfte auswirken und wie sie technisch aufgefangen werden können (vgl. Abb. 162 a—c).

Ich beschränke mich auch in diesen Fällen auf die größte Einfachheit in der Konstruktion und ziehe die Hebelpelotte dem v. Baeyerschen Wippengelenk vor.

Abb. 163 u. 164 zeigen unsere Konstruktion, die (bis auf die bessere Ausnützung der Redressionsspannlasche durch zwischengeschaltete Rolle und andere Führung des pelottenseitigen Hüftbügels) die gleiche ist wie die von Hohmann angegebene (vgl. Abb. 162 c).

Bei kleinen Kindern gelingt es, in geeigneten Fällen nur mit einer Hälfte des Beckenkorbes auszukommen (wie Abb. 165 zeigt), doch sind diese Konstruktionen — die nur stundenweise am Tage angelegt werden — eigentlich schon Korrektionsschienen und keine „Korsette“ mehr.

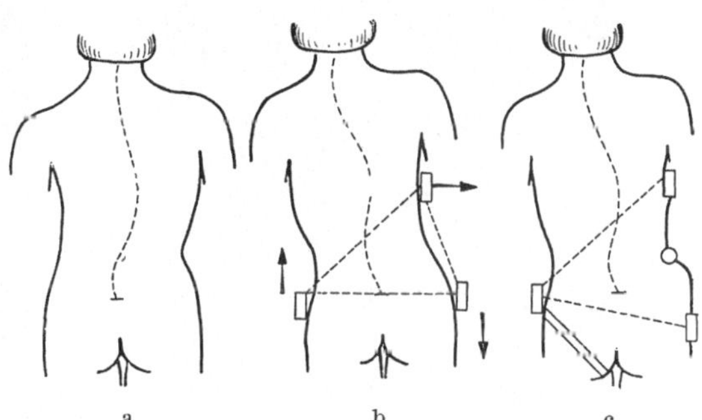

Abb. 161. Schematische Zeichnung für die Wirkung des „aktiven“ Korsetts (nach v. Baeyer). Erzielt werden soll die Gesamtverschiebung des Rumpfes entgegen seiner Hauptkrümmung. Sie wird mechanisch erreicht durch das eingezeichnete Beckenkorbpelottendreieck (b), das funktionell wirksam ist in (c).

Daß es nicht leicht ist, den Apparat unverrückbar (ohne Druckstellen zu setzen) zu fixieren, ist wohl bei den auf ihm lastenden Kräften ziemlich einleuchtend. Das Ergebnis der Wirkung — die Aufrichtung des skoliotischen Bogens in seiner Hauptkrümmung — wird also vornehmlich abhängen von all diesen, bei der Konstruktion zu beachtenden Punkten. Wenn dabei eine Verstärkung der Gegenkrümmung an der Lende auftreten sollte, so wäre dies meines Erachtens nicht als Gegenindikation für das aktive Korsett aufzufassen, da erfahrungsgemäß diese Gegenkrümmung schon in ganz kleinem Maße an der Hauptkrümmung einen sehr beachtlichen Ausschlag im Sinne einer Verbesserung der Rumpfform erzielt (vgl. Abb. 155 c).

β) Für die Verbiegungen der Wirbelsäule in sagittaler Ebene.

Wenn wir schließlich noch die korrigierenden Apparate betrachten wollen bei Verbiegung der Wirbelsäule in sagittaler Ebene, so kommt eine Indikation für diese Apparate so gut wie nie in Frage. Wir können sie deshalb unberücksichtigt lassen. Verbiegungen der Wirbelsäule in sagittaler Ebene, die wir *korrigieren* können, sind zum größeren Teil sog. Haltungsfehler, und diese haben mit einer Apparatbehandlung ja nichts zu tun. Es wäre wohl mehr als ein Kunstfehler, wenn die passiv völlig ausgleichbaren runden und hohlrunden Rücken mit Korsett — gleichgültig welcher Konstruktion — behandelt würden.

Den Geradehalter in seiner einfachsten Form, der gewissermaßen nur ein Mahnmal zum Geradehalten sein soll, lasse ich hierbei unberücksichtigt und verweise bezüglich seines Baues auf die bekannten Vorbilder (NYROPscher Halter, Spiralgeradehalter, Mahnbandage von HOHMANN, SPITZY, MURC JANSEN, SCHANZ u. a.).

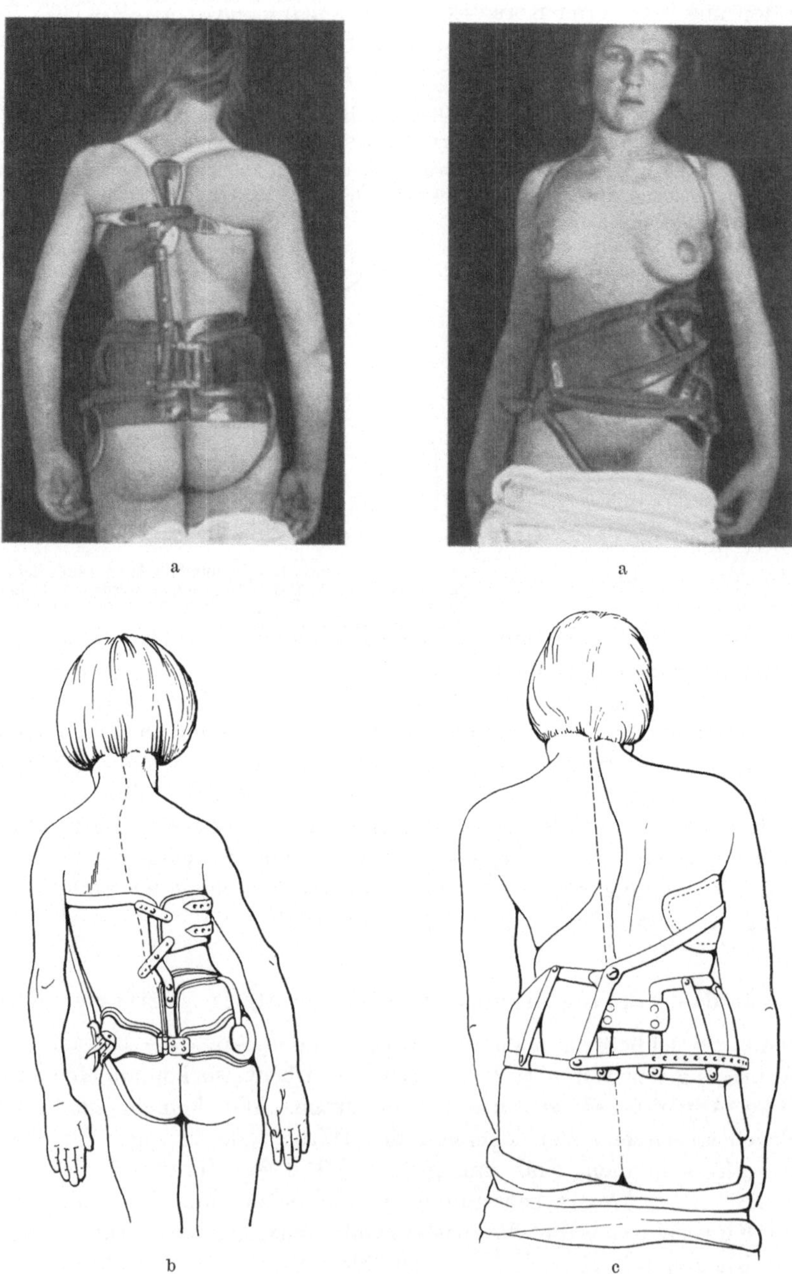

Abb. 162. Stützkorsette. a) Nach v. BAEYER. — b) Nach SCHEDE. — c) Nach HOHMANN.

c) Bandagen.

Korrigierende Apparate für den Rumpf im weiteren Sinne stellen schließlich noch die Bandagen und korrigierenden Hilfsmittel dar, die in manchen Fällen

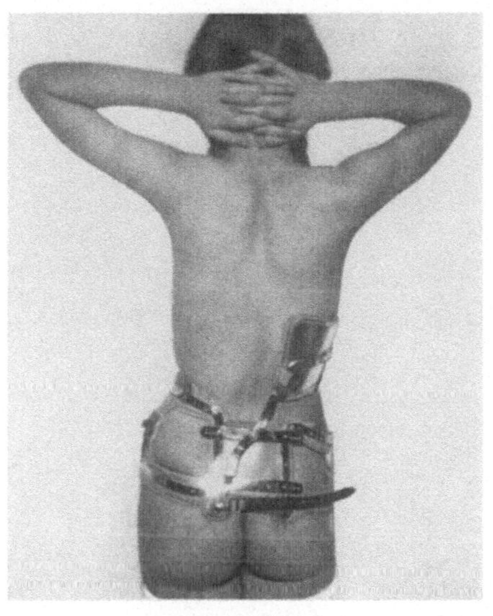

a

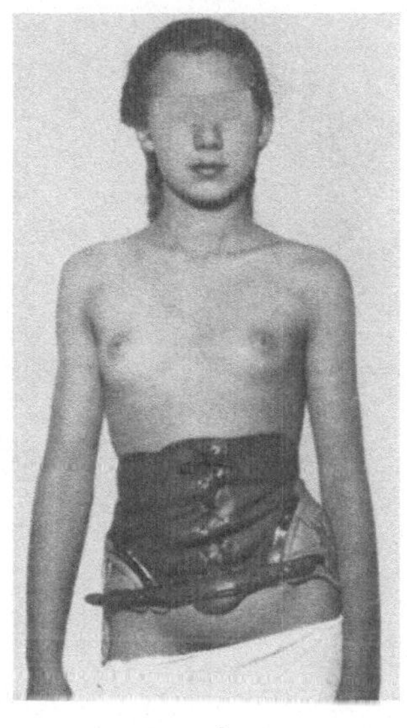

b

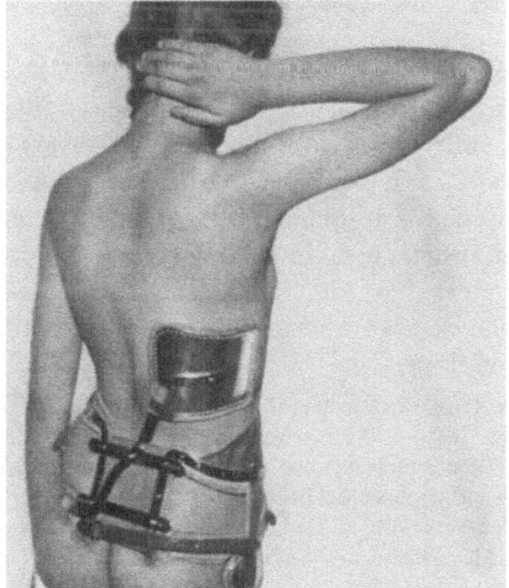

c

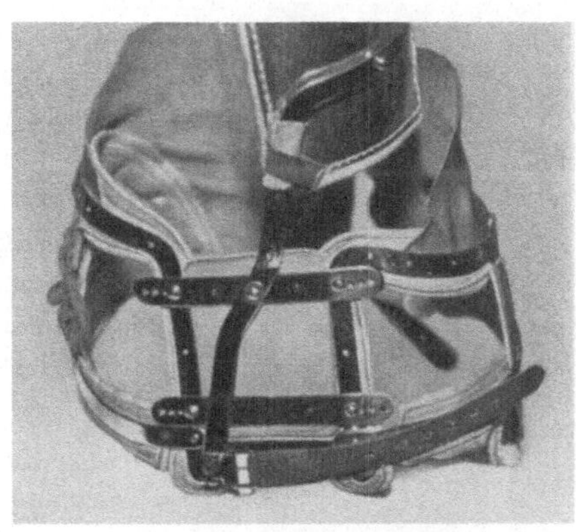

d

Abb. 163 a, b, c und d. Hebelkorsett eigener Konstruktion (Beschreibung im Text). Schenkelriemen nicht angelegt, Pelottenhebel nicht gespannt.

bei reinen (rachitischen oder angeborenen) Brustkorbdeformierungen in Frage kommen. Speziell die Vortreibung im Bereich des Brustbeines, die *Kiel-* oder *Hühnerbrust,* fällt hierunter.

Wenn überhaupt eine Wirkung auf diese Deformierung durch den orthopädischen Apparat möglich ist, so gilt hier wieder die Voraussetzung, so wenig wie möglich durch die Apparatbehandlung zu schaden.

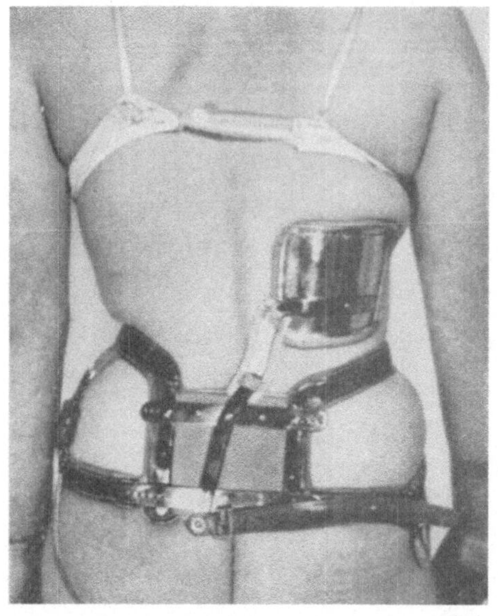

a

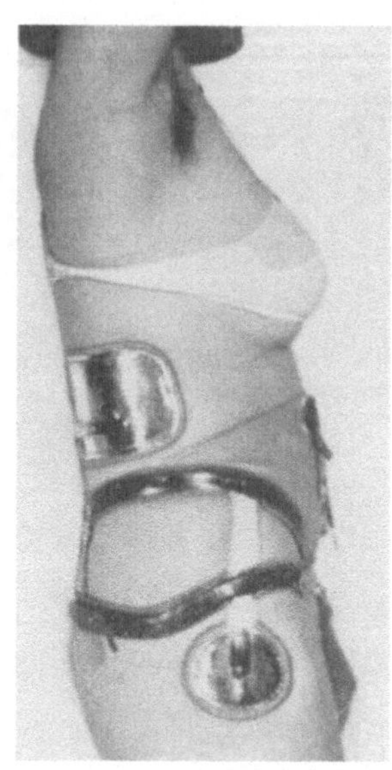

b

Abb. 164a, b. Hebelkorsett wie Abb. 163 mit Schenkelriemen, gespanntem Hebel und Trochanterpelotte.

Nach dem Gesetz der drei Angriffspunkte bei *jeder* Korrektur werden auch diese Apparate konstruiert sein und ebenfalls die prinzipielle Voraussetzung haben, daß sie, um wirken zu können, möglichst unverrückbar mit dem Körper verbunden sind. Einfache Gurtbandagen mit großer oder kleiner, dem vorspringenden Brustteil mehr oder weniger gut anmodellierter Pelotte werden deshalb wirkungslos sein und nur eine lästige und unnütze Belastung für den Träger bedeuten.

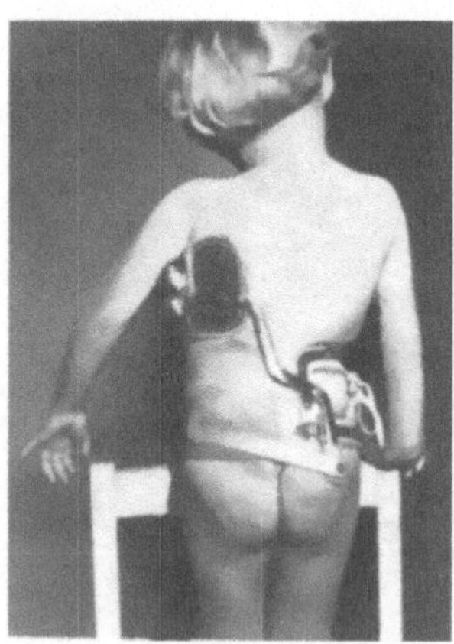

Abb. 165. Korrigierende „Schiene" eigener Konstruktion bei Skoliose des Kleinkinds (Beschreibung im Text).

Selbst die von HOHMANN angegebene Brustkorbpelottenbandage hat nach meinen Erfahrungen die Nachteile der unzureichenden Körperverbindung, um wirklich funktionell wirken zu können. Man wird deshalb hierbei zum mindesten ohne das Rumpfmieder nicht auskommen, allerdings werden dann Vorteile und Nachteile des Korrektionsapparates dicht beieinanderstehen.

Zu erwähnen ist weiterhin noch die Bandage bei *Serratuslähmung*. Sie erreicht gewissermaßen erst auf einem Umweg den Ausgleich der Leistungsstörung. Der Ausfall des M. serratus anticus (Parese des N. thoracalis long.) bedingt neben dem Abstehen des unteren Schulterblattwinkels die Unmöglichkeit, den Arm über die Horizontale zu erheben. (Drehung des Schulterblattes um seine sagittale Achse!)

Der Sinn der Bandagen ist der, dem bei Bewegungen des Armes sich vom Brustkorb abhebenden Schulterblatt einen festen Widerhalt zu geben, um durch diese Fixation die meistens vorhandene Restkraft des Muskels sowohl auszunützen wie zu üben. Die alte tornisterförmige Bandage nach NEUMEISTER ist bei SCHANZ (Praktische Orthopädie, S. 124) abgebildet, eine wirkungsvollere Konstruktion ist die von HOHMANN (l. c. S. 35).

d) Leibbinden.

Hilfsmittel, deren konstruktiver Bau einfacher gestaltet ist, sind für den Rumpf schließlich noch die Leibbinden, Mieder, Kreuzstützbandagen (HOHMANN) und die Bruchbänder.

Haben besonders die Kreuzstützmieder in der Behandlung oft unklarer Kreuzschmerzen in letzter Zeit auch eine erhöhte praktische Bedeutung erhalten, so ist das funktionelle Geschehen, die theoretische Erklärung ihrer Wirkung noch unklar gewesen. Fast in allen Fällen beruht diese entweder auf dem Ersatz oder der Wiederherstellung der verlorengegangenen Spannung der Bauchwandmuskulatur, also in einer Abnahme der Bauchlast (Hängebauch, Gravidität usw.) oder in der nach der Auffassung von SCHANZ und v. RENESSE durch die konzentrische Zusammenpressung erzielten Verstärkung des Bauchblasendruckes (Hilfstragorgan der Wirbelsäule nach SCHANZ), die damit eine vermehrte „Stützung" der Wirbelsäule nach sich ziehen soll.

HOHMANN will die oft empirisch erreichte subjektive Besserung durch Kreuzstützbandagen oder einfache Beckengurte in einer Aufhebung der schmerzhaften „scherenden Verschiebung in dem scheibenartigen Kreuz-Darmbeingelenk" sehen.

Wir wissen einerseits, daß chronische Kreuzschmerzen durch Erschlaffung der Bauchwand oder durch primäre Muskelschwäche der Bauchdeckenmuskeln unterhalten werden und können andererseits oft ein vermehrtes Hohlkreuz und Vorwärtsneigung des Beckens dabei feststellen.

Für Theorie und Bau dieser Leibbinden und Stützmieder ist folgende Überlegung wichtig:

Am stehenden Kranken gelingt es, den Hängebauch zu stützen, wenn beide Hände des Arztes *von hinten her* den Leib nach oben und hinten drücken. Sind beide Arme bzw. Hände in dieser kinematischen Kette also die Zugelemente, so finden sie beim Bodenstand des Arztes in dessen *steif gehaltenem Rumpf* das sie funktionell wirksam machende Starrelement.

Um statisch mechanisch wirken zu können, muß folgerichtig also die Leibbinde sowohl wie das Kreuzstützmieder in der Kreuzbeingegend starr „aufgehängt" sein, und zwar sowohl mit einer der Höhe der Binde (bzw. des Mieders) genügend entsprechenden Höhe als auch Breite. v. RENESSE hat bereits betont, daß in der Kreuzgegend die einzige unnachgiebige und auch flächenhafte Stelle am Rumpf ist, die eine Last tragen kann. HOHMANN hat hierfür die entsprechend zu arbeitende Auflage (Kreuzbeinpelotte) angegeben (vgl. Abb. 166). Von diesem fixen Punkt (Starrelement) aus werden die Zugelemente in Richtung ihrer Angriffspunkte laufen müssen. Beim Schnitt des Mieders muß also der Längsfaden in die Zugrichtung eingestellt werden, ebenfalls sind alle Gurte, Bänder, Verschlüsse, Schnürungen usw. der Beanspruchungsrichtung anzupassen.

Mit dieser „funktionellen“ Betrachtung kann man, glaube ich, die praktische Wirkung unserer Leibbinden und Kreuzstützmieder ausreichend erklären. Im einzelnen sind dabei Druck und Gegenhalt gegen das betroffene Kreuz-Darmbeingelenk (HOHMANN) wohl nicht so wichtig wie die Tatsache, daß dieser Gegenhalt (die richtige Aufhängung) die Leibbinde funktionell erst wirkungsvoll macht und sie damit weit über die ladenübliche Anfertigung stellt.

Wie v. RENESSE bereits ausführte, werden damit die Verhältnisse nachgeahmt, wie sie auch am normalen Körper bestehen. Die einzelnen Bauchmuskelschichten und -fascien finden ihre festen Ansätze am Skelet, die Leibbinden an der Kreuzbeinpelotte.

Ob nun allein die dadurch wiedererlangte oder ersetzte Spannung der Bauchwandmuskulatur bereits genügend wirksam ist oder erst die Bauchpresse (ähnlich der aktiven Anspannung der Bauchmuskeln), ist nur von untergeordneter Bedeutung.

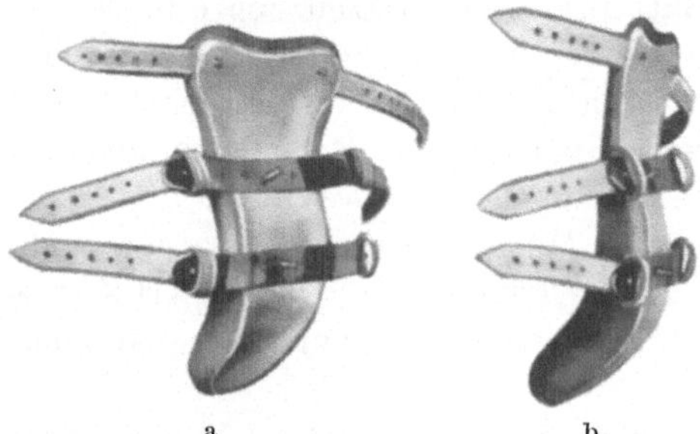

Abb. 166. Kreuzbeinpelotte der Kreuzstützbandage nach HOHMANN. a) Die Form der Kreuzbeinpelotte bei der Kreuzstützbandage ist der Krümmung des Kreuzbeins angepaßt. — b) Die Kreuzbeinpelotte in rein seitlicher Ansicht. Dieselbe ist an ihrem unteren Ende besonders gut mit Gummistoff gepolstert.

Von vornherein aber muß einleuchten, daß *direkt* durch die Bandagen oder Leibbinden eine korrigierende Wirkung auf die Beckenstellung oder den unteren Wirbelsäulenabschnitt nicht erreicht werden kann. Alle Vorgänge dieser Art (Ausgleich einer verstärkten Lendenlordose, Kippstellung des Beckens, Ruhigstellung der Kreuz-Darmbeingelenke usw.) sind wohl in der Stützung und Kompression der Bauchblase ursächlich bedingt. Damit ist sowohl eine Begrenzung für die Indikationsstellung wie für die Modifikation dieser Leibbinden gegeben.

e) Bruchbänder.

Bei *Bauchwandbrüchen* ist das „Bruchband“ vornehmlich in Richtung der oben skizzierten Wirkung einer Leibbandage zu suchen. Da sich Form und Spannungszustand des Bauches — abgesehen von dem temporären Wechsel durch die Nahrungsaufnahme — besonders durch die Rumpfbewegungen fortgesetzt ändern, ist anzustreben, daß der Leibteil der Bandage möglichst von starren Teilen frei bleibt. Nur dann ist sie in der Lage, sich der Bauchform vollends anzuschmiegen. Aus diesem Grunde können bei Bauchwandbrüchen — wenn überhaupt — starre Pelotten nur bei besonders großen Bruchpforten erforderlich werden. Meistens kommt man mit der Bandage an sich, gegebenenfalls mit Stoff- oder Lederverstärkung, aus (vgl. Abb. 167). Die operative Behandlung ist immer anzustreben.

Die *Leistenbrüche* sind so gut wie immer durch Operation anzugehen und dadurch auch zu beseitigen. Das Bruchband kann hier nur Notbehelf oder Prophylaxe sein. Die Auffassung der „Spontanheilung“ ist (abgesehen vielleicht vom wachsenden Körper) Selbsttäuschung.

Die so oft im Vordergrund stehende Preisfrage hat ausschlaggebend die Herstellung der Leistenbruchbänder bestimmt. So hat sich das „fertige Bruchband“ auf Grund der billigeren

Fabrikarbeit eingeführt. Da es als Fertigfabrikat natürlich nicht individuell sein kann, ist es nicht immer brauchbar, führt zu unzureichender Versorgung des Kranken und wirft darüber hinaus auch ein falsches Licht auf die handwerkliche Kunst des Bandagistengewerbes (Preisgestaltung).

Für die Leistenbruchbänder ist deshalb — wie für alle orthopädischen Hilfsmittel überhaupt — auch die Maßarbeit anzustreben. Der „billigere" Preis des Fertigfabrikates ist letzten Endes ja doch immer nur eine scheinbare Ersparnis.

Ein brauchbar anzusprechendes Bruchband muß in seiner ganzen Form nach der Körperform des Trägers, in Pelotte und Federkraft nach den speziellen anatomischen Verhältnissen des Einzelfalles gearbeitet sein.

Die Verschiedenheit der äußeren Körperform, die verschiedene Weite der Bruchpforte, Lage des Bruchkanals sind ebenso zu berücksichtigen, wie die Dicke der über der Bruchpforte liegenden Fettschicht und die Straffheit des Gewebes an sich. Auch der Beruf des Trägers spielt insofern eine Rolle, als ja beim Heben, Lastentragen usw. ein sehr viel stärkerer Bauchdruck zu kompensieren ist.

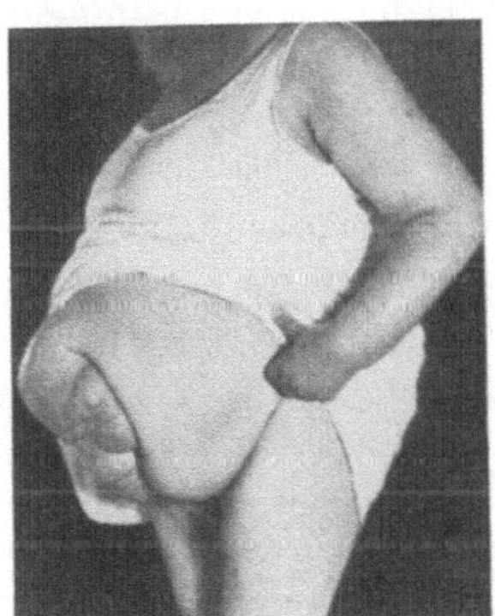
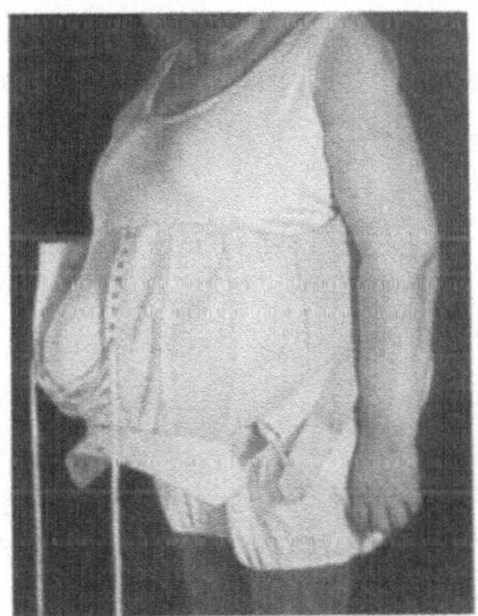
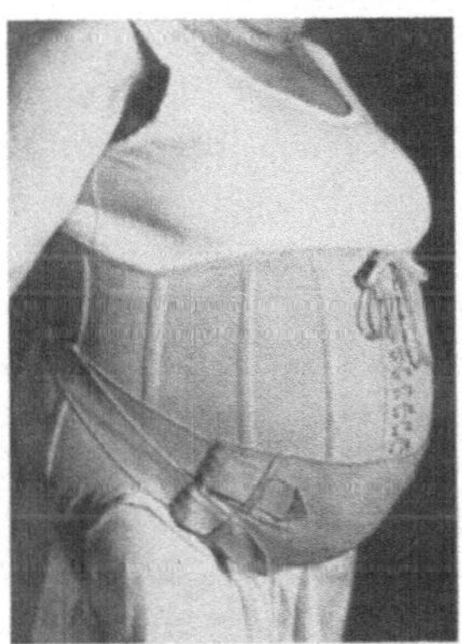

Abb. 167. Bandage bei groteskem Bauchwandbruch (Abb. Vbd. d. Orth.-Mech.). Erklärung im Text.

Die funktionelle Wirkung des Bruchbandes liegt in der Federkraft[1], die das Druckkissen (Pelotte) gegen die äußere Bruchpforte preßt. Wie bei allen korrigierenden Wirkungen orthopädischer Hilfsmittel ist auch hierbei Voraussetzung, daß eine unverschiebbare Lage *auf* und innige Verbindung *mit* dem Körper besteht. Empfindliche Stellen sind entsprechend zu berücksichtigen.

Die *Maßnahme* erfolgt zweckmäßigerweise nach einer Maßfigur, in die alle sich ergebenden Zahlen eingetragen werden. Die Federkraft ist keineswegs immer nur nach der Größe des Bruches zu wählen, sondern wird jeweils durch Untersuchung bestimmt. Der Bruch wird reponiert, die auf der Bruchpforte liegenden Finger schätzen bei Hustenstößen oder Pressen des stehenden Kranken die aufzuwendende Repositions- (Feder-) Kraft ab.

Kleine Brüche können nicht selten eine große Federkraft erfordern, größere bloß einen überraschend geringen Druck nach außen ausüben.

Wichtigster Teil des Bruchbandes ist die *Pelotte* bzw. das Druckkissen. Vollmodellpelotten aus Elfenbein, Holz, Hartgummi und ähnlichem Material finden kaum noch Verwendung. Die (handelsübliche!) Form des Druckkissens ist

[1] Erstmalig von P. Camper 1722—1789 eingeführt.

birnenförmig. Die Dreiecksform (sog. anatomische Pelotte) ist eine seltener verwendete Abart. Seine Polsterung erfolgt heute aus Faktis, Roßhaar und ähnlichem Material und ist so geformt, daß sie die Bruchpforte bausch- bzw. muldenförmig (nicht stopfenartig) verschließt. Stärkeres Fettpolster erfordert dickere Polsterung, um genügend in die Tiefe wirken zu können, damit die Bruchpforte erreicht wird.

Streng genommen braucht die Pelotte nicht größer zu sein als die Bruchpforte, denn nur der hier auftreffende Druck dient ja der Zurückhaltung des Bruches. Um die Unverschieblichkeit besser zu erreichen, wird aber das Pelottenschild etwas größer gehalten. Der Schenkelriemen ist hierfür eine weitere gute Hilfe. Bei doppelseitigem Bruchband ist er immer, bei einseitigem möglichst häufig noch anzubringen. Daß er, wie manchmal geglaubt wird, die federnde Wirkung des Bruchbandes stört, ist bei sachgemäßer Anbringung ausgeschlossen.

Wichtig ist noch hervorzuheben, daß das Pelottendruckkissen in der Ebene der Bruchpforte zu liegen hat und nicht in der der äußeren Körperform. Seine Längsachse fällt also nicht mit der des letzten geraden Teils der Feder zusammen. Meistens ist dies bei den fabrikbezogenen Bruchbändern der Fall, bedingt einerseits einen unvollkommenen Abschluß der Bruchpforte und andererseits lästigen Kantendruck.

Das an sich ältere sog. *federlose* Bruchband ist dem Federbruchband schon aus funktionellen Gründen unterlegen. Die Federkraft soll durch stärkere Polsterung des Druckkissens, der mangelnde Gegenhalt durch entsprechende Riemenführung ersetzt werden.

Für leichteste Brüche mag die Konstruktion genügen, jedoch ist zu bedenken, daß jede dauerhafte Reposition einer Hernie den Bauchinnendruck an der Bruchpforte nicht nur *aufzufangen*, sondern zu *überwinden* hat! (Hockstellung!) Dies gelingt zuverlässig aber nur durch den Ansatz der entsprechend *bestimmbaren* Federkraft.

Die marktschreierische Reklame, die das „federlose“ Bruchband hin und wieder als „Neuheit“ erfährt, dient dem Hersteller, nicht dem Kranken.

Die mit der Feder *gelenkig* verbundene Pelotte hat ebenfalls nicht die praktische Bedeutung, die ihr oft zugeschrieben wird. Ausgehend von dem alten Salmonschen Bruchband (dessen Feder gelenkig sowohl mit der Pelotte wie mit der Federstützplatte in der Lendengegend verbunden war), finden sich alle möglichen Konstruktionen gelenkiger, teils auch verstellbarer Pelottenverbindung. Theoretisch sind sie oft bestechend, praktisch steht ihnen das *einfachere und billigere* gelenklose Federbruchband nicht nach.

Aus der ganzen Darstellung ergibt sich zwangsläufig, daß Bruchbänder nur in der Zusammenarbeit zwischen Arzt und Bandagist wirkungsvoll gestaltet werden können. Man kann sie weder nach Zeitungsinserat bestellen, noch im Umherreisen als Fertigfabrikat verkaufen. Es ist an der Zeit, daß diese Mißstände endlich behoben werden.

Schrifttum.

v. Baeyer: Zur Theorie des Skoliosenkorsetts. Z. orthop. Chir. **48**, 412 (1927). — Gaugele: Über Erfolge der heutigen Skoliosenbehandlung. Z. Orthop. **57**, 321 (1932). — Hohmann: Orthopädische Apparate und Bandagen. Stuttgart: F. Enke 1938. — Jottkowitz: Orthopädische Stützapparate. Arb. u. Gesdh. **1927**, H. 4. — v. Renesse: Theorie und Bau der

Leibbandagen. Zbl. Chir. **1935**, 189. — SCHANZ: Praktische Orthopädie. Berlin: Julius Springer 1928. — SCHRADER: Die Theorie im Aufbau der verschiedenen Apparate des Rumpfes. Verhandlungen Orthopädenkongreß. Stuttgart: F. Enke 1934 — Theoretisches zur Konstruktion und Indikation der Stütz- und Korrektionsapparate des Rumpfes. Zbl. Chir. **1935**, 1073 — Demonstration von Neukonstruktionen orthop. Hilfsmittel. Verhandlungen Orthopädenkongreß. Stuttgart: F. Enke 1927. — VALENTIN: Orthopädie vor 100 Jahren. Stuttgart: F. Enke 1935. — Weitere Literaturangabe bei HOHMANN (s. oben).

33. Obere Gliedmaßen.

Stützung, Führung und Korrektur stellen auch in den orthopädischen Apparaten für die oberen Gliedmaßen den funktionellen Effekt dar, der in der Konstruktionsaufgabe gesucht wird. Ihr Bau ist dadurch erleichtert, daß die Körpergewichtsbelastung, die bei den Apparaten für die unteren Gliedmaßen vorwiegend bestimmend ist, keiner Berücksichtigung bedarf. Er ist hierfür erschwert durch Anbringung, Befestigung und Aufhängung der Hilfsmittel.

Wie bei allen Apparaten müssen in besonderem Maße die Eigenschwere des Hilfsmittels, seine kosmetische Bedeutung (wird meistens unterschätzt!) beachtet werden und vor allem die Voraussetzung, *funktionell* für die Gliedmaße wirklich eine Verbesserung zu schaffen. Es gibt viele konstruktive Möglichkeiten, etwa ein Schlottergelenk des Ellenbogens oder eine radialisgelähmte Hängehand mit einem Apparat zu versorgen, nicht alle aber bedeuten eine wirkliche Verbesserung der funktionellen Gebrauchsfähigkeit der ganzen Gliedmaße — und hierauf kommt es letzten Endes ja an. Die theoretisch bis ins einzelnste gehende Konstruktion (ich erinnere nur an manche Radialisschiene der Weltkriegsorthopädie) ist so gut wie immer der allereinfachsten (natürlich mechanisch richtigen) Lösung unterlegen.

Die nach ihrem praktischen Gebrauchswert z. B. nur als eine Behinderung anzusehende und deshalb heute ja auch vergessene Radialisschiene nach VOLK ENGEL (Ersatz der gelähmten Muskeln durch Federzüge) hat einmal nachstehende Beurteilung erfahren:

„Diese Schiene ist ein Schulfall für die Vereinigung von zahlreichen elastischen Kräften als Muskelersatz auf kleinem Raum unter sorgsamster Berücksichtigung der anatomisch-physiologischen Verhältnisse und der praktischen Bedürfnisse.“ (!)

Nichts kann besser unsere veränderte Auffassung im Bau neuzeitlicher orthopädischer Hilfsmittel beleuchten, als diese heute absolut unzutreffende „Wertung“.

Dazu kommt der *Grundsatz, daß für die obere Extremität der orthopädische Apparat nur dann in Frage kommen darf, wenn eine operative Verbesserung der funktionellen Verhältnisse nicht mehr möglich ist* oder aus anderen Gründen unterbleiben muß. Es muß angestrebt werden, z. B. bei Oberarmpseudarthrose den Schienenhülsenapparat durch die operative Behandlung überflüssig zu machen, durch Teilversteifungen, Muskelplastiken usw. die gelähmte Hand von dem funktionell unterlegenen Apparat zu befreien. Selbst die beste Bandage ist bei habitueller Schulterluxation schlechter als die heute erreichbare operative Wiederherstellung.

Der orthopädische Apparat steht deshalb auch für die Gliedmaßen nicht am Anfang, sondern immer nur am Ende jeder Behandlung!

a) Der stützende, führende Apparat.

α) Ganzer Arm.

War es für die Rumpfapparate der Beckenkorb, der Grundpfeiler jeder Konstruktion ist, so muß für die orthopädischen Apparate des *ganzen* Armes eine

Basis am Schultergürtel gesucht werden. Ursprünglich fand man sie an den Armkrücken eines den Rumpf mit einschließenden Korsetts, gebrauchte späterhin eine die ganze Schultergegend umfassende (und damit zwangsläufig steif stellende) gewalkte Lederkapsel (vgl. GOCHT, Orthopädische Technik, S. 116, Abb. 180) und den Hessingschen Schulterring und übernahm schließlich aus der Prothesenkunde das zweckmäßige Riedingersche Schulterkummet. Auch dieses ist bis auf schwere Fälle, wo es darauf ankommt, eine falsche Beweglichkeit bei Schulter-

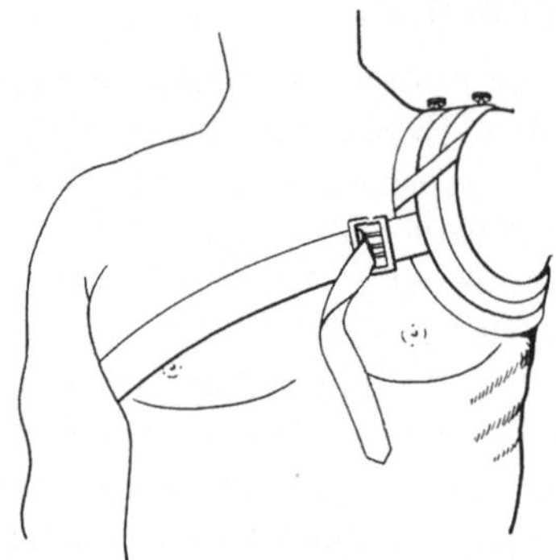

Abb. 168. Schulterring nach HESSING (Abb. JOTTKOWITZ).

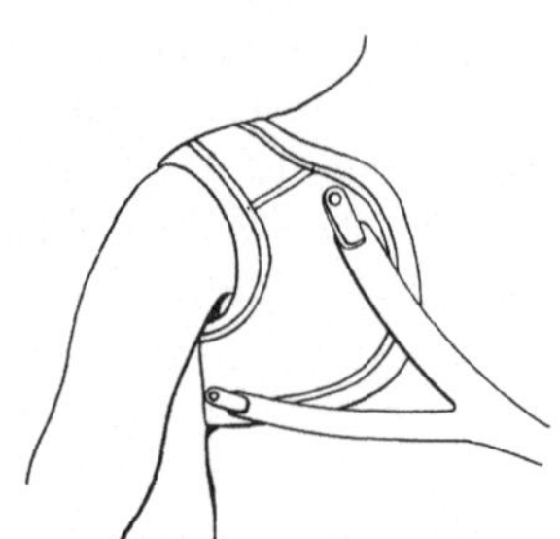

Abb. 169. Schulterkummet.

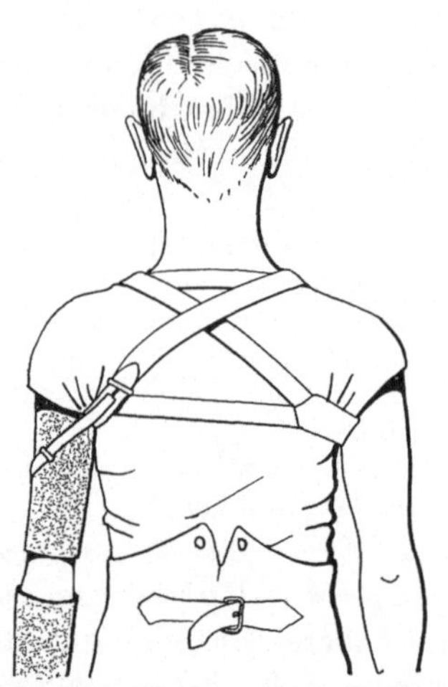

Abb. 170. Carnes-Bandage (Abb. JOTTKOWITZ). (Ansprengerring 27, s. Abb. 94a u. b).

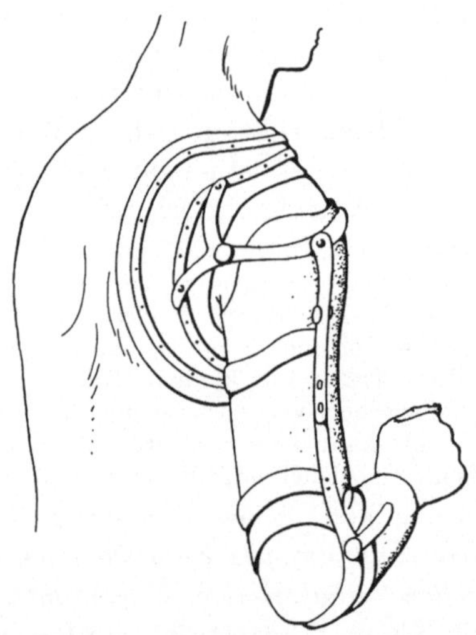

Abb. 171. Schulterkummet nach BÖHM mit dreigelenkiger Aufhängung der Oberarmhülse (Abb. ZUR VERTH).

schlottergelenk oder hochsitzender Oberarmpseudarthrose zu verhüten, noch entbehrlich und kann durch die für die Befestigung von Kunstarmen bekannte Carnes-Bandage, gegebenenfalls weicher oder gewalkter Schulterkappe (-auflage) mit Riemenverbindung ersetzt werden (vgl. Abb. 168—171).

Der Schienenhülsen- oder Schienenschellenapparat für den *ganzen Arm*[1], der bei den Kriegsbeschädigten des Weltkrieges anfänglich bei kompletter Plexus-

[1] Ob der orthopädische Apparat für die oberen Gliedmaßen als Hülsen- oder Schellenapparat ausgeführt werden muß, wird sich vornehmlich nach den individuellen Verhältnissen richten. Im Gegensatz zum folgenden Kapitel ist deshalb bewußt von einer besonderen Beschreibung dieser Apparattypen abgesehen worden.

lähmung gegeben wurde, „um die tote Masse am Rumpf aufzuhängen“, ist mehr Behinderung als Besserung. Selbst wenn die Unterarmhülse kurz gehalten und die Carnes-Aufhängung gewählt wird, sind hülsen- bzw. schellenbedingte Kreislaufstörungen, Druckschäden und chronische Reizerscheinungen nicht vermeidbar. Durchweg ergibt ja auch die zwangsläufig sich einstellende Atrophie sehr bald von sich aus die Gewichtsverminderung, so daß physiologische „Aufhängung“ und „Last“ wieder in ein gewisses Gleichgewicht kommen. Ist die operative Schultergelenksversteifung (beim Jugendlichen bei erhaltener Schultergürtelmuskulatur die Methode der Wahl) beim Erwachsenen nicht mehr durchzuführen, so könnte in Einzelfällen (trophische Störungen usw.) eher die Amputationsfrage gestellt werden, als daß man monatelange quälende Versuche mit allen möglichen Stützapparaten durchführt. Daß wesentliche Arbeitshilfen (auch in Form irgendwelcher dem Stützapparat auf- oder anzusetzender Ansatzstücke) durch den Schienenhülsenapparat bei *kompletter* Armlähmung kaum gegeben werden können, haben die Weltkriegserfahrungen gezeigt.

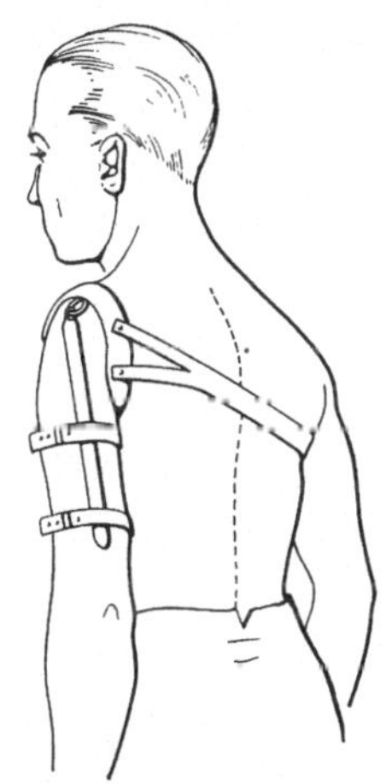

Abb. 172. Einfachste Bandage bei Schlottergelenk der Schulter (nach SCHANZ), Schulterring mit Doppelringgelenk.

Funktionell wichtiger können die Schienenhülsenapparate bei *Teillähmungen* des Armes sein, ihre wesentlichste Aufgabe für die obere Extremität besteht jedoch in der Stützung und Führung von *Schlottergelenken* und schweren *Pseudarthrosen*, wie sie besonders nach Kriegsschußverletzungen bekannt sind. Dabei sei jedoch erneut betont, daß das Hilfsmittel nicht immer eine wirkliche Besserung für den Verletzten bedeutet. Gerade in der Apparatbehandlung von Defektpseudarthrosen trifft auch heute noch zu, was HOHMANN seiner Zeit in seiner Monographie nach den Erfahrungen des Weltkrieges niedergelegt hat. Das Hilfsmittel kann mehr hindern als nützen, Ausgangspunkt für die Konstruktionen sind deshalb immer die individuellen Verhältnisse!

Kann bei hochsitzender Pseudarthrose des Oberarmknochens die Aufhängung mittels Carnes-Bandage, Schulterkappe oder gar Kummet nicht entbehrt, auf die Unterarmhülse aber sehr gut verzichtet werden, so trifft für die tiefsitzende Pseudarthrose das Umgekehrte zu und für die Falschgelenkbildung etwa in der Mitte des Oberarmschaftes können gegebenenfalls Aufhängung *und* Unterarmhülse des Apparates in Wegfall kommen.

Ausschlaggebend müssen die mechano-pathologischen Vorgänge sein, so wie sie sich in der Armkettenfunktion ergeben, es wäre verfehlt, auch hier schematisch den Schienenhülsenapparat „bei Pseudarthrose des Oberarmes“ zu „verordnen“ und die Ausführung dem Orthopädiemechaniker zu überlassen.

Mit der Betrachtung des Armes im Sinne der Gliederkette (synhaptisches Verhalten nach v. BAEYER) lassen sich seine Fehlfunktion und -stellung erst restlos auswerten. Dadurch, daß nicht nur der Schaden an sich — also z. B. die Pseudarthrose oder isolierte Lähmung — Beachtung findet, verlieren sich auch von allein die Konstruktionen orthopädischer Apparate, die dieser funktionellen Betrachtung nicht gerecht werden. Es gilt ja nicht (um bei dem

Beispiel der Pseudarthrose zu bleiben), den unterbrochenen Knochen wieder zu verbinden, indem man etwas um ihn herum baut (immer nur den Defekt als solchen sehend), sondern es ist anzustreben, die unterbrochene Armgliederkette wieder kraftschlüssig zu machen. Der Kranke hat dies empirisch gefunden, indem er große Stützapparate, die nach dem morphologischen Zustand der Gliedmaße, aber nicht nach ihrer funktionellen Störung konstruiert waren, ablegte und durch selbst „erfundene“ ersetzte.

Abb. 172 (nach SCHANZ) zeigt eine solche Konstruktion bei Schlottergelenk der Schulter.

Man muß sich über diese Dinge klar sein und z. B. auch an die Bedeutung denken, die die Armlähmung sowohl wie natürlich erst recht der orthopädische Apparat durch Einwirkungen auf die Pendelbewegungen des Armes für Gehen und Laufen des ganzen Menschen hat.

So wird auch der im Ellbogen gebeugt gehaltene oder versteifte Arm in anderer Weise die Apparatversorgung einer Oberarmschaft-Pseudarthrose erfordern als das bewegliche Gelenk. In der Streckhaltung ist zwangsläufig durch die Eigenschwere des Armes eine achsengerechte Einstellung der Pseudarthrose gegeben, bei winkliger Ellbogenversteifung oder -stellung aber „pendelt“ das Glied im Pseudarthrosenbereich ins stabile Gleichgewicht und führt ebenso zwangsläufig zur Achsenknickung (vgl. Abb. 173).

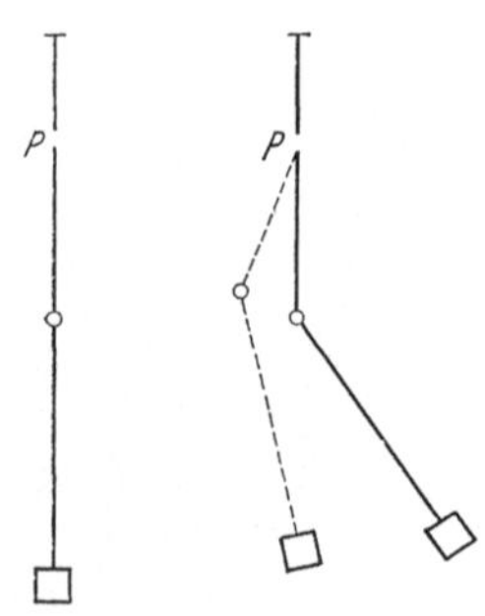

Abb. 173. Skizzierte Armachse, P = Oberarmpseudarthrose. Beschreibung im Text.

Wie ZUR VERTH bereits betont hat, ist weiterhin bei der Apparatversorgung der oberen Gliedmaßen zu bedenken, daß bei gebeugtem Ellbogengelenk die Schwere des Unterarmes (bei Oberarmpseudarthrose oder Schulterschlottergelenk) zu einer Drehung des Armes (gegen das proximale Fragment bzw. den Rumpf) führt. Die nicht mehr kraftschlüssige Oberarm- bzw. Schultermuskulatur kann möglicherweise den gestreckten Arm noch „führen“, mit der durch die Ellbogenbeugung einsetzenden Drehung sinkt jedoch die Hand herab und erreicht nicht (wie ZUR VERTH schreibt) „den Punkt, an den sie geführt werden soll“.

Diese Vorgänge sind oft die Ursachen für Druckstellen, Hülsenverschiebungen, schlechten Sitz usw., die vergeblich in der handwerklichen Ausführung des Apparates gesucht werden.

β) Schultergelenk.

Von der habituellen Luxation bis zu den schweren Schlottergelenken (speziell nach Kopfdefekten) ergeben sich für das *Schulter*gelenk wiederum nach der funktionellen Störung die Ausgangspunkte für die Apparatkonstruktion. Die Pelottenbandagen, so wie sie von BAUMBACH[1] und HOHMANN[2] angegeben wurden, haben den Vorzug, daß sie die Bewegungsfreiheit des Schultergelenks in allen Ebenen weitgehend zulassen; wo die „Führung“ des Gelenks im Vordergrund steht, wird sie durch gelenkige Verbindung der Oberarmhülse mit dem bereits er-

[1] Vgl. SCHANZ: Praktische Orthopädie, S. 114.
[2] Vgl. HOHMANN: Orthopädische Apparate und Bandagen, S. 37.

wähnten Schulterkummet erreicht. Ob hierbei das Lederriemengelenk oder die einfache Kettengliedverbindung ausreichen, das Kugelgelenk bzw. die dreigelenkige Aufhängung nach BÖHM[1] erforderlich werden, wird durch die individuellen Verhältnisse bestimmt.

Für die vollkommene Ruhigstellung des Schultergelenks kommt die bereits erwähnte Gochtsche Walklederkapsel in Frage, sie kann durch aufgenietete Schienen verstärkt werden.

γ) Ellbogengelenk.

Das *Ellbogen*gelenk wird im Hülsenapparat durch Scharniergelenk ersetzt. Dies bietet die Möglichkeit der temporären Gelenkfeststellung (ähnlich wie beim Kunstglied) bei Totallähmung, erlaubt wie beim Beinapparat (s. unten) bügel-

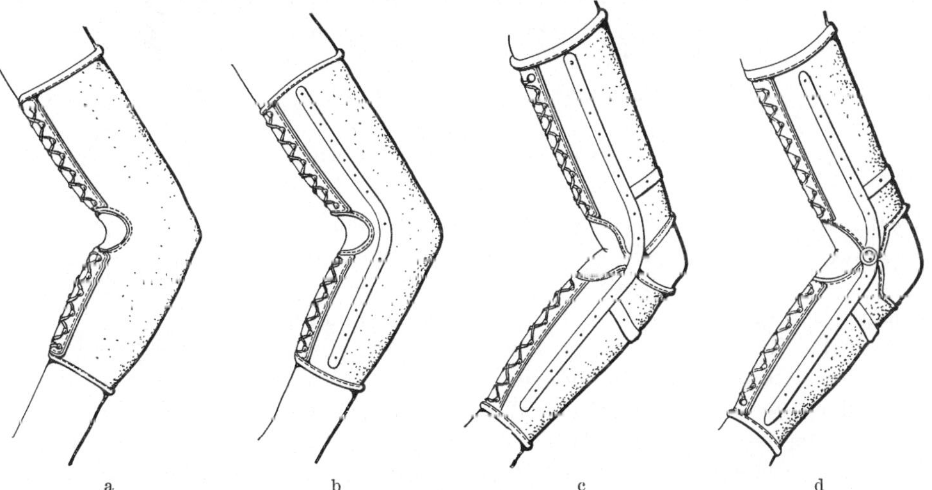

Abb. 174a) und b) Walklederhülse für versteiftes Ellbogengelenk, ohne und mit Schienenauflage. — c) und d) Schienenhülsenapparat für das Ellbogengelenk, ohne und mit Scharniergelenk. (Aus Kunstglieder und Stützapparate. Berlin 1940.)

artige Einsteckvorrichtungen zum Übertragen korrigierend wirkender Gummi- oder Federzüge. Letztere haben praktisch keine besondere Bedeutung (vgl. Abb. 174—176).

Da der gelenkige Ellbogenschienenhülsen- oder -schienenschellenapparat (Abb. 176, 175) die Pro- und Supinationsmöglichkeit des Unterarmes aufhebt, damit also eine für die Handfunktion unendlich wichtige Bewegung ausschaltet, muß im Einzelfall sorgfältig geprüft werden, ob die Apparatversorgung funktionell wirklich als Gewinn zu buchen ist.

Eine besondere Bedeutung hat der Schienenhülsenapparat für das Schlottergelenk des Ellbogens nach Resektion oder Schußdefekten. Hierbei ist zu beachten, daß nicht nur der haltlos baumelnde Unterarm Stütze und Führung braucht, sondern auch die auf Grund des Defektes nicht mehr zu „kraftschlüssigen“ Bewegungen fähige, funktionell meistens schwer gestörte Hand brauchbarer gemacht werden muß.

---

[1] ZUR VERTH: Handbuch der gesamten Unfallheilkunde, Teil III, S. 636.

Das von GOETZE angegebene Prinzip, durch operativen Eingriff Beuge- und Streckmuskulatur im Bereich des Schlottergelenks zu trennen, zwischen ihnen einen überhäuteten Kanal zu schaffen, der nun die durchgehende Achse des Schienenhülsenapparates aufnehmen und durch entsprechende Spannung die Muskeln im Apparat wieder kraftschlüssig machen kann, hat hierbei wesentlich geholfen.

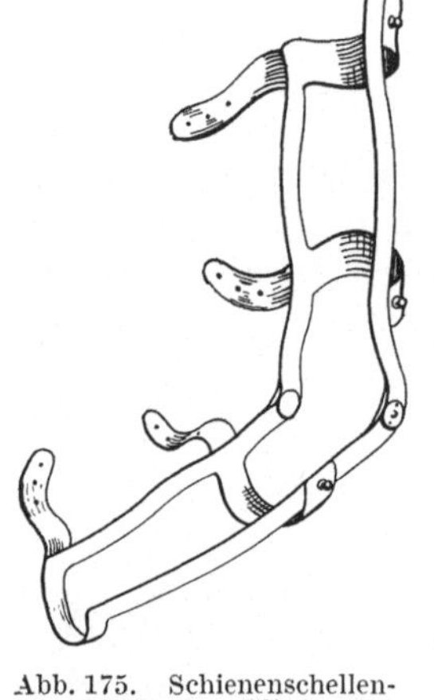

Abb. 175. Schienenschellenapparat für obere Gliedmaßen (ZUR VERTH).

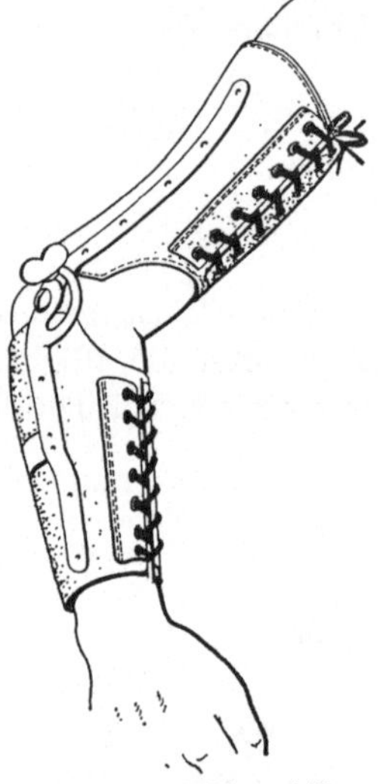

Abb. 176. Schienenhülsenapparat für das Ellbogengelenk mit STILLMANNscher Sektorenschraube zur Feststellung in jedem beliebigen Winkelgrad (nach GOCHT). Die Feststellung kann konstruktiv auch durch Schieber- oder Riegelfeststellung, springende Feder u. a. erreicht werden.

Um versteifte Ellbogengelenke zu sichern, reicht im allgemeinen die einfache Walklederkapsel aus. Sie gilt auch für Hand- und Handwurzelgelenke, gegebenenfalls wird sie mit Schienenauflage verstärkt (vgl. Abb. 174, 176).

δ) Handgelenk und Hand.

Der Hülsenapparat für *Unterarm und Hand* wird je nach dem Sitz des Leidens (proximal oder distal) den Ellbogen mit einbeziehen (Ledergelenk- oder Scharniergelenkverbindung) und an der Handwurzel enden, oder bis zur Mittelhand (Fingerbeugefalte der Hohlhand) reichen und unterhalb des Ellbogengelenkes aufhören. Das eventuelle Verrutschen der letztgenannten Hülsenapparate zum Handgelenk hin kann ebenfalls ihre Aufhängung am Oberarm notwendig machen. Für diese Fälle genügt die Achterbindung oder die sog. Neumann-Bindung (vgl. Abb. 177 u. 90, S. 117). Lediglich für die Aufhängung ist die Oberarmhülse mit Scharniergelenk nicht erlaubt.

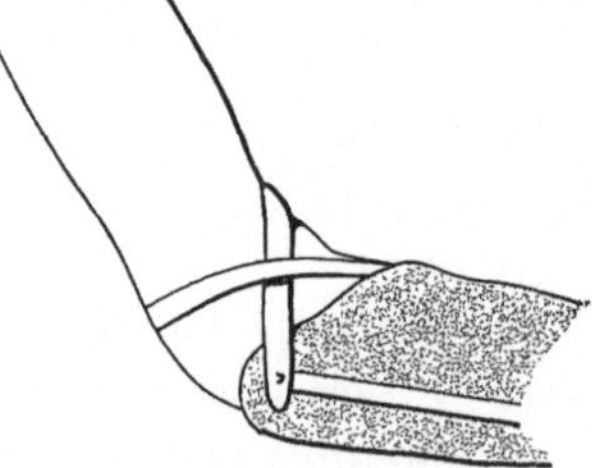

Abb. 177. Ellbogenaufhängung des Unterarmschienenapparates (Achterbindung).

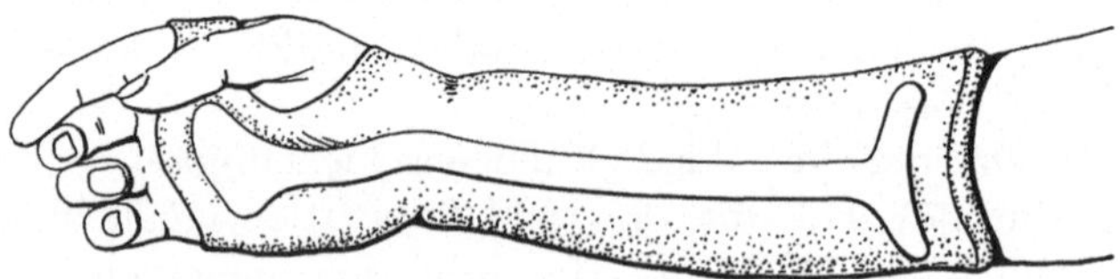

Abb. 178. Hülsenapparat für Handwurzelgelenke (Abb. ZUR VERTH).

Der Unterarm ist wegen seines paarigen Skelets im allgemeinen nur mit dem Hülsenapparat zu stützen, wenn b e i d e Knochen erkrankt, frakturiert bzw. pseudarthrotisch sind. Bei Falschgelenkbildung der Elle oder der Speiche allein ist die durch den Apparat gegebene Behinderung größer als der angestrebte Nutzen — ganz abgesehen davon, daß es am Unterarm ebensowenig wie am Unterschenkel gelingt, die Pseudarthrose eines Knochens durch Fixierung zu heilen, solange der andere im Sinne der Strebe „sperrt“.

Die Fixierung des Handgelenks und der Handwurzel erfordert (speziell bei entzündlichen Erkrankungen, aber auch Kahnbeinpseudarthrosen) immer die gute Ausarbeitung des Hohlhandtellers unter Einbeziehung des Daumenballens. Die volle Beweglichkeit der Finger muß gewährt bleiben, die Modellabnahme der Hand erfolgt im Spitzgriff! (Daumenoppositionsstellung; vgl. Abb. 178.)

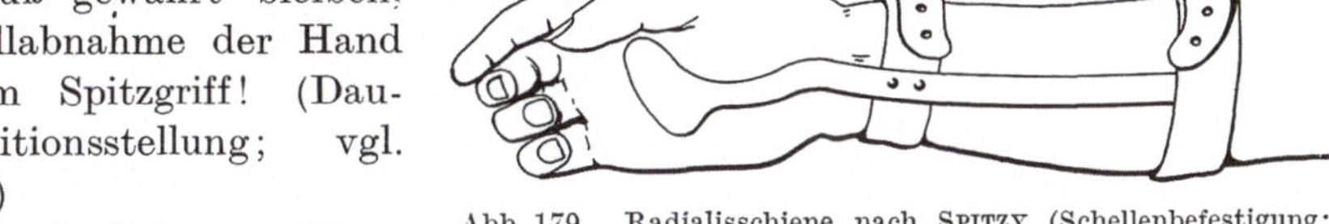

Abb. 179. Radialisschiene nach SPITZY (Schellenbefestigung; Abb. ZUR VERTH).

Die für die Gebrauchsfähigkeit der Hand im Vordergrund aller Dauerschädigungen stehenden isolierten Lähmungen des N. radialis, ulnaris und medianus haben (besonders in der Weltkriegsorthopädie) eine große Zahl Schienen- und Apparatkonstruktionen gezeitigt.

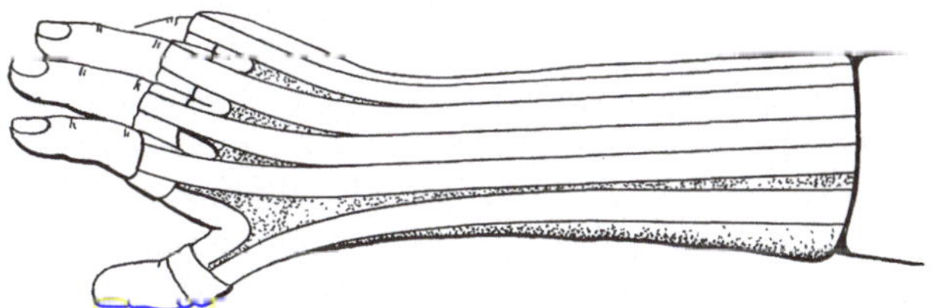

Abb. 180. Radialisschiene nach BUNGE (Abb. ZUR VERTH).

Die Lähmung des *Speichennerven* ist allein wirkungsvoll durch das orthopädische Hilfsmittel zu bessern.

Je nach der beruflichen Betätigung wird eine Konstruktion zu wählen sein, die die Hängehand von volar hochstützt oder von dorsal hochzieht. Die erste Form (wie sie, vgl. Abb. 179, von SPITZY konstruiert wurde) eignet sich mehr für

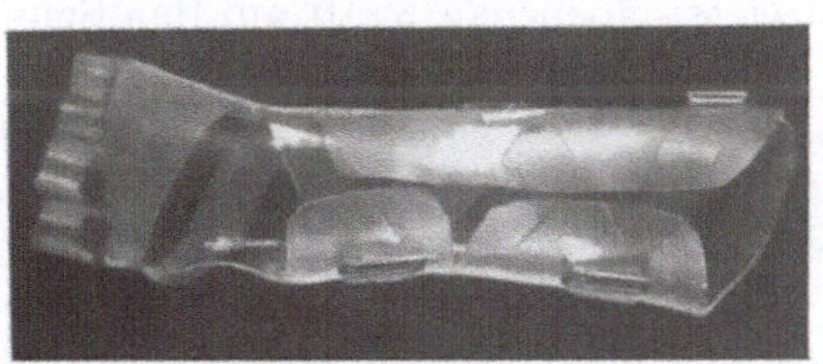

Abb. 181. Radialisschiene aus Plexiglas (nach MARQUARDT).

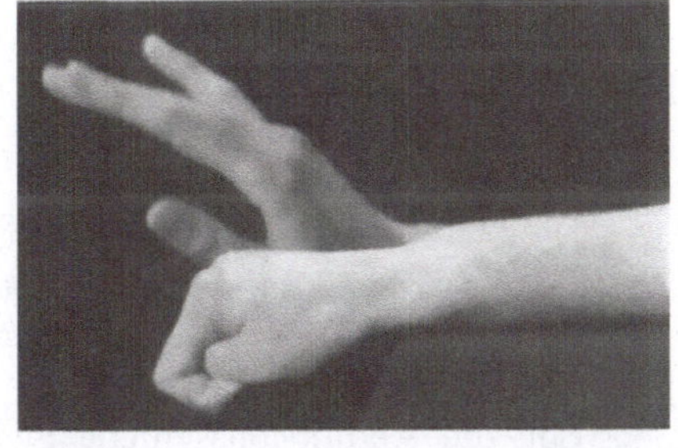

Abb. 182. Durch Muskelplastik nach PERTHES behandelte Radialislähmung (Bewegungslichtbild, Doppelaufnahme auf eine Platte). Eigene Beobachtung.

den mit Spitzgriff arbeitenden Kopf- oder Feinarbeiter, die zweite (wie sie von BUNGE, vgl. Abb. 180, angegeben ist) ermöglicht durch die Freilassung des Handtellers besser den Breitgriff und kraftvollen Faustschluß des Grobarbeiters. Kosmetisch ist die Spitzysche Schiene besser. Abb. 181 zeigt eine Radialisschiene aus Plexiglas. Ob die volare Stütze mit zwei Schellen oder durch schnürbare Manschette am Unterarm fixiert wird, ist für die Funktionsverbesserung ziemlich gleichgültig.

Für die *Ulnarislähmung* hat ERLACHER die bei SCHANZ „Praktische Orthopädie", S. 153 abgebildete Bandage angegeben, doch ist schon erwähnt, daß sie (ebenso wie alle übrigen für Ulnaris- und auch *Medianuslähmung* konstruierten orthopädischen Hilfsmittel) einen praktischen Gebrauchswert nicht besitzt.

Die operative Behandlung aller isolierten Lähmungen der drei Nerven ist *jeder* Apparatkonstruktion überlegen. Dies gilt auch für die Radialisschiene.

Ist die Nervennaht als solche nicht mehr auszuführen, so sind die angegebenen Ersatzoperationen (bei Radialislähmung nach PERTHES, Abb. 182, Ulnarislähmung nach WITTEK, Medianuslähmung durch Daumengrundgliedarthrodese in Oppositionsstellung) anzustreben.

b) Der korrigierende Apparat.

Neben den stützenden und führenden sind die ausschließlich korrigierenden Apparate der oberen Extremität der ganzen Darstellung entsprechend sinngemäß zu gestalten. Abgesehen vielleicht von der tellerförmigen Handnachtschiene bei spastischer Lähmung haben sie aber weder für das Kind noch den Erwachsenen als portativer Apparat eine wesentliche Bedeutung. Redressionsschienen werden nach den in Teil I aufgeführten Grundsätzen zu bauen sein, so daß sich eine spezielle Beschreibung erübrigt. Für die viel gebrauchte Schulterabduktionsschiene hat KNORR die Konstruktionsprinzipien dargestellt.

Hat sie nur die Aufgabe, das Gewicht des abduzierten Armes zu tragen (Schmerzausschaltung, Kontrakturverhütung usw.), so genügen einfachste Konstruktionen.

Das Hauptprinzip aller dafür konstruierten Apparate bildet eine Winkelschiene, deren einer Schenkel den Arm stützt, während der andere am Rumpf befestigt ist. Durch die Schwerkraft des Armes treten dabei Kräfte auf, welche sowohl die Schiene als Ganzes caudalwärts zu drängen, als auch den Winkelhebel um den Unterstützungspunkt am unteren Ende des dem Rumpf anliegenden Schenkels zu drehen (also vom Rumpf abzuhebeln) versuchen.

Der abhebelnden Komponente läßt sich durch einen die Brust umgreifenden Gurt entgegenwirken, während die caudalwärts schiebende Kraft auf den Schultern ihren Gegenhalt finden muß.

Da dieser Druck nicht sehr stark ist, so daß er auch von einer Schulter allein getragen werden kann, empfiehlt es sich häufig, den Traggurt nur über die gesundseitige Schulter zu führen, um die schmerzhaften Gebiete der kranken Schulter frei zu lassen.

Soll die Abduktionsschiene gleichzeitig eine korrigierende Wirkung auf das Schultergelenk ausüben, so muß bedacht werden, daß das krankseitige Schulterblatt genügend Gegenhalt gibt (nicht mitgehen kann), da sonst nur eine Scheinkorrektur erzielt werden würde. Es kommt also auf korrekteste Fixation des krankseitigen Schulterblattes an.

Die einfachste Lösung ist das Armabduktionsbrett aus der Heidelberger Klinik unter v. BAEYER (vgl. Abb. 183). Es erlaubt sowohl eine Stellungsänderung des Armes für Adduktion und Abduktion wie auch Rotation. Es ist durch Umstecken des Armauflagebrettes für rechts und links verwendbar.

Abschließend ist in bezug auf die *handwerkliche Ausführung* der Apparate für die oberen Gliedmaßen noch folgendes zu erwähnen:

Je geringer das Eigengewicht ist, um so größer ist der Nutzen. Soweit gelenkige Verbindungen nicht wegen der Funktion massiver gestaltet werden müssen (Teilsperre usw.), ist das einfache Nietgelenk ausreichend. Zur Versteifung und Verstrebung der Hülsen dient der Blanchettestahl, ihre Durchlöcherung verringert die Nachteile des engen, fast luftdichten Abschlusses. Jede Hülsenschnürung ist möglichst so anzubringen, daß der Patient ohne fremde Hilfe auskommt (Armbeugeseite!).

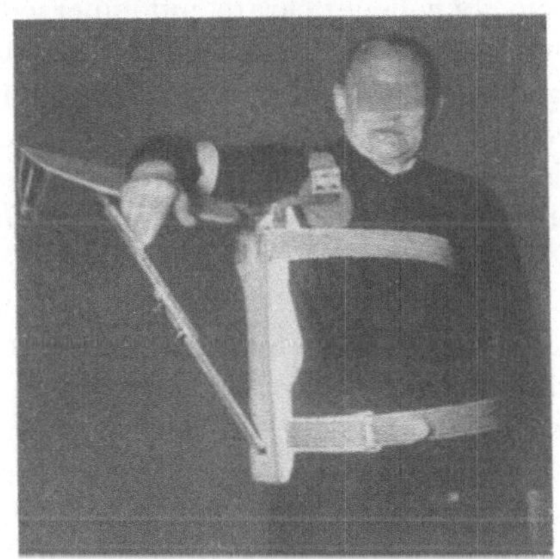

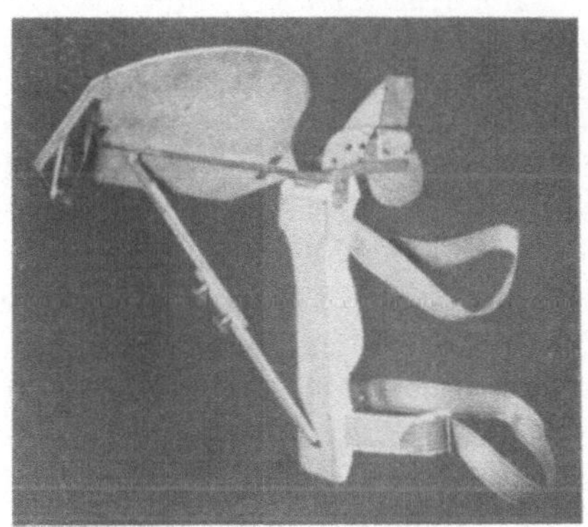

Abb. 183. Schulterabduktionsbrett nach VON BAEYER. Beschreibung im Text.

Schrifttum.

v. BAEYER: Der lebendige Arm. Jena: G. Fischer 1930. — GOCHT: Orthopädische Technik. Stuttgart: F. Enke 1917. — GOCHT u. DEBRUNNER: Orthopädische Therapie. Leipzig: Vogel 1925. — GOETZE: Ein neues Prinzip zur Wiederherstellung aktiver Beweglichkeit bei Schlottergelenken mit großem Knochendefekt. Zbl. Chir. **1918**, 477. — HOHMANN: Die Pseudarthrosen und die durch Knochendefekte entstandenen Schlottergelenke. Deutsche Orthopädie **5**. Stuttgart 1921. — JOTTKOWITZ: Orthopädische Stützapparate. Arb. u. Gesdh. **1927**, H. 4. — KNORR: Konstruktive Prinzipien der Schulterapparate. Arch. orthop. Chir. **27**, H. 4 (1929). — MARQUARDT: Die Acrylharze „Plexiglas" und „Plexigum" in der orthopädischen Technik. Z. Orthop. **69**, H. 4 (1939). — SCHRADER: Konstruktionsfragen orthopädischer Hilfsmittel. Verhandlungen Orthopädenkongreß. Stuttgart: F. Enke 1938 — Funktionelles Ergebnis einer durch Muskelplastik behandelten kompletten Radialislähmung. Verhandlungen Orthopädenkongreß. Stuttgart: F. Enke 1938. — ZUR VERTH: Orthopädische Hilfsapparate im Handbuch der gesamten Unfallheilkunde von König und Magnus. III. Teil. Stuttgart: F. Enke 1934.

34. Untere Gliedmaßen.

Im Kapitel I, 3 ist das Wesentlichste bereits gesagt, was auch bei den Apparaten der unteren Gliedmaßen — allgemein betrachtet — Bedeutung haben könnte. Von den Kenntnissen der Mechanologie ausgehend, wird wiederum anzustreben sein, das Pathologische in der Statik und Kinematik der Gliedmaßen (so wie es durch das Krankheitsgeschehen resultiert) festzulegen und hieraus die Schlußfolgerungen für die mechanische (Apparate-) Behandlung zu ziehen.

Stützung bzw. Entlastung, Führung und Korrektur sind alle drei im Apparatebau für die unteren Gliedmaßen vertreten, die Festlegung des Zweckes (Funktion) ergibt wiederum den konstruktiven Bau (Form) des Hilfsmittels.

Für die Deskription konnte nicht die gleiche Unterteilung wie in den vorigen Kapiteln gewählt werden, da die orthopädischen Hilfsmittel für die unteren Gliedmaßen in vielen Fällen die obenerwähnten Begriffe für den funktionellen Effekt (Stützung bzw. Entlastung, Führung, Korrektur) in sich vereinen.

a) Der Schellenapparat.

Die einfachste Form der Schienenapparate ist in ihrer Verbindung mit dem Schuh (auch orthopädischen Schuh) gegeben. Schellenapparate mit einer oder zwei seitlichen Schienen sind als Ganzes entweder starr mit dem Schuh verbunden oder dem an ihm befestigten Bügel gelenkig aufgesteckt. Die schuhverbundenen Apparate kommen den Schienenapparaten mit Sandale nicht gleich, haben aber den Vorzug der Billigkeit, des leichteren Gewichtes und können vom Patienten nicht ohne weiteres weggelassen werden. Aufgesetzte Lederlaschen lassen sich korrigierend als „Knöchelzüge“ anbringen.

Ist in dem schuhverbundenen Apparat im Schuhbügel gleichzeitig der Aufstützpunkt des Beinapparates gegeben, der ein Verrutschen des angelegten Hilfsmittels verhütet, so wird dies bei Trennung von Schuh und Apparat in einfachster Form durch den steigbügelartigen Trittsteg oder die einlagenmäßig gearbeitete Tritt- (Sohlen-) Platte erreicht. Die vollkommenste Lösung gibt die HESSINGsche Fußsandale, die gleichzeitig selbst wie ein Schuh den ganzen Fuß mit hält und dadurch auch ihrerseits bereits korrigierende Einwirkungen auf den Fuß ermöglicht. Ob die an Trittsteg, Trittplatte oder Hessing-Sandale angreifenden bzw. ansitzenden Schienen nun ein- oder doppelseitig sind, durch Schellen oder Hülsen verbunden werden, wird sich wiederum aus den funktionellen Erfordernissen ergeben. Je nach dem Stütz- und Führungsbedürfnis der Extremität wird der Schellenapparat auch Knie und Hüftgelenk (Becken) mit erfassen (schmaler Beckenring, breiter gewalkter Beckengurt oder Beckenkorb) und aus seiner funktionellen Aufgabe heraus letzten Endes im Schienenhülsenapparat das ganze Bein aufgehen.

In dieser „funktionellen Reihenfolge“ sind somit die orthopädischen Apparate der unteren Gliedmaßen in ihrer Typisierung zweckentsprechend einzuordnen. Dabei ist — wie bei den Rumpfapparaten bereits erwähnt wurde — immer zu beachten, daß alle Vorteile, die das orthopädische Hilfsmittel bringt oder bringen soll, gegen seine Nachteile (wie sie neben dem Eigengewicht im besonderen in eng anliegenden, schnürenden Hülsen für Muskelspiel und Hautatmung bestehen) sorgsam abgewogen werden müssen.

α) Fußgelenk.

Der am Schuh mit zwei seitlichen Schienen befestigte Schellenapparat *ohne Gelenk* dient vornehmlich der Fixation bei völliger Fußlähmung. Er kann bei Kindern, die durch schnelles Wachstum teuere Apparate funktionell besserer Konstruktion frühzeitig verbrauchen, besonders in der Fürsorgepraxis, empfohlen werden. Anbringung an Kauf- oder orthopädischen Schuh, gegebenenfalls verbesserte Wirkung durch Knöchelzüge (vgl. Abb. 184).

Die ebenfalls starr mit dem Schuh verbundene, nur einseitig angebrachte, Schiene ist als GOCHTsche Hebelschiene bekannt. Sie ist vornehmlich für die Korrektur leichterer Fußfehlstellungen im unteren Sprunggelenk (Pro- und

Supination) gedacht. Ihre Anwendung in der von GOCHT her bekannten Form (vgl. Abb. 185 a, b) wird sich auf das frühe Kindesalter beschränken.

Ist der Schellenapparat mit dem Schuh *gelenkig* (durch Steckscharnier am Schuhbügel; vgl. Abb. 186) verbunden, so wird (speziell bei stärkerer Beinverkürzung und Ausgleich durch orthopädischen Schuh) vornehmlich die Führung

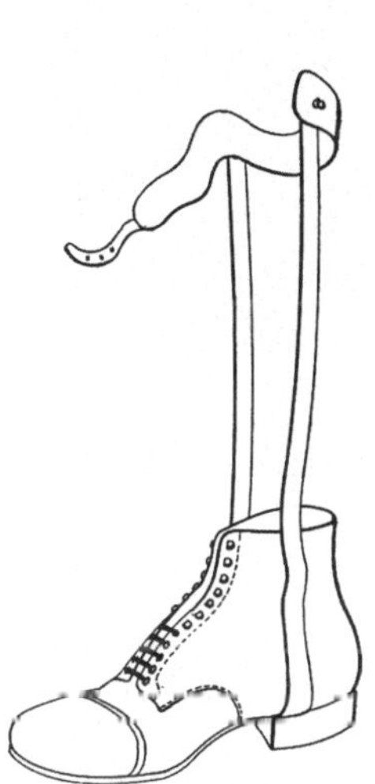

Abb. 184. Schuhverbundene starre Schiene
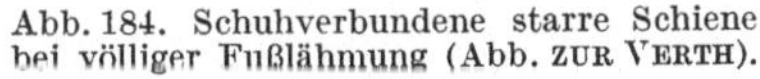
bei völliger Fußlähmung (Abb. ZUR VERTH).

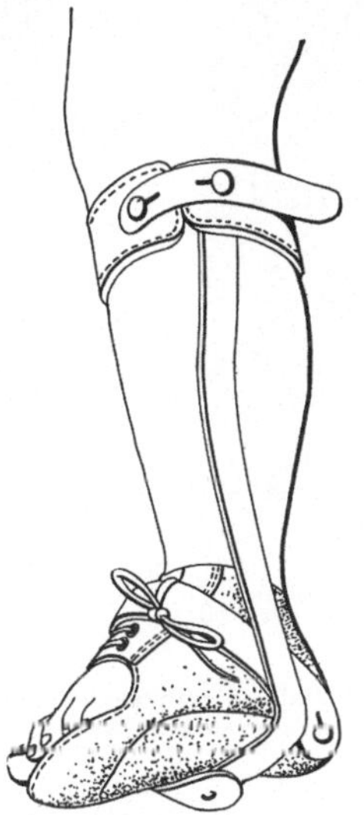

Abb. 185 a. GOCHTsche Hebelschiene mit Sandale.

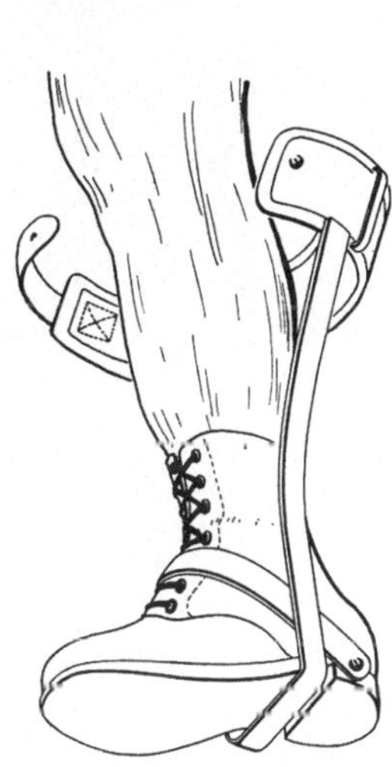

Abb. 185 b. GOCHTsche Hebelschiene am Schuh.

des Fußgelenks (Halt vor seitlichem Umkippen) erreicht. Die aus der orthopädischen Technik früherer Zeiten bekannten ergänzenden Konstruktionen, so bei Teillähmungen des Fußes (speziell Peroneuslähmung; vgl. Abb. 190 u. 191), können heute durch bessere Apparate ersetzt werden (s. unten).

Das Einsteckgelenk verschleißt schnell, gibt weiterhin nicht die Möglichkeit, den Bewegungsausschlag zu begrenzen (Teilsperre). Wird die einseitige oder doppelseitige Unterschenkelschiene (mit ein oder zwei Wadenschellen) gelenkig, aber *nicht abnehmbar* mit dem Schuhbügel durch ein gefrästes Scheibengelenk (dreiteilig mit Schrauben) verbunden, so erweitert sich die Indikationsbreite dieser schuhverbundenen Apparate. Die feste Verbindung zwischen Schuh und Schiene hat jedoch Nachteile für den Träger (spez. Erwachsenen), die erst mit dem Schellenapparat im engeren Sinne (mit Trittsteg oder Sandale) wegfallen.

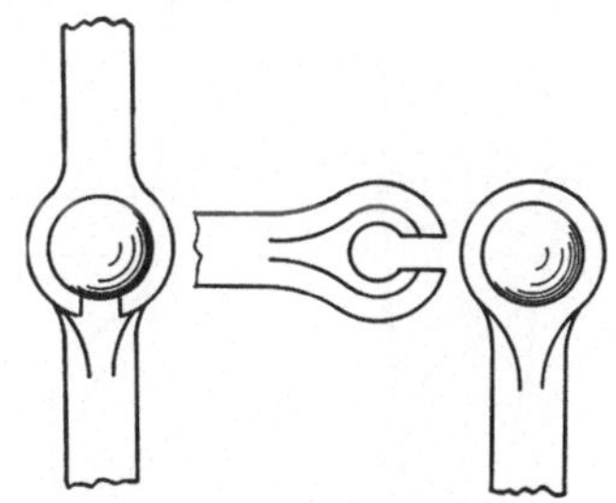

Abb. 186. Gabelförmiges Steckscharniergelenk am Schuhbügel.

Bereits GOCHT hat seine Hebelschiene (wie aus Abb. 185 a u. b ersichtlich ist) sowohl am Schuh wie mit Fußteil (Sandale) konstruiert und dadurch der Anwendung in breiterem Rahmen Raum gegeben. Gerade mit der wesentlich innigeren Verbindung, die durch die Sandale mit dem Fuß gegeben ist, werden auch — sowohl fixierend wie korrigierend — sicherere Wirkungen erzielt.

Schließlich kann die Fixierung des Schienenapparates durch eine Knöchelgamasche noch vergrößert werden (vgl. Abb. 187 a u. b).

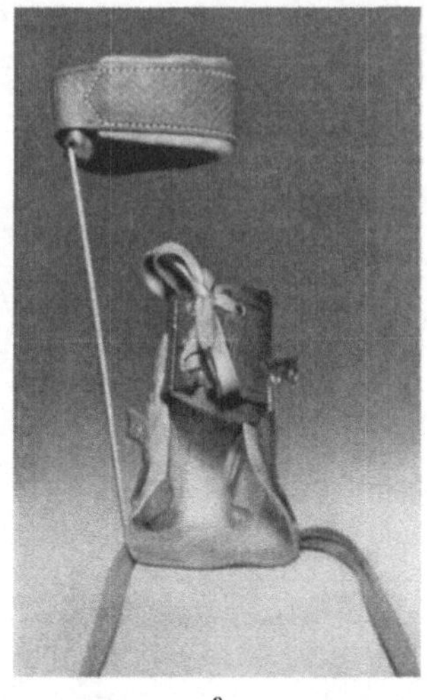

a

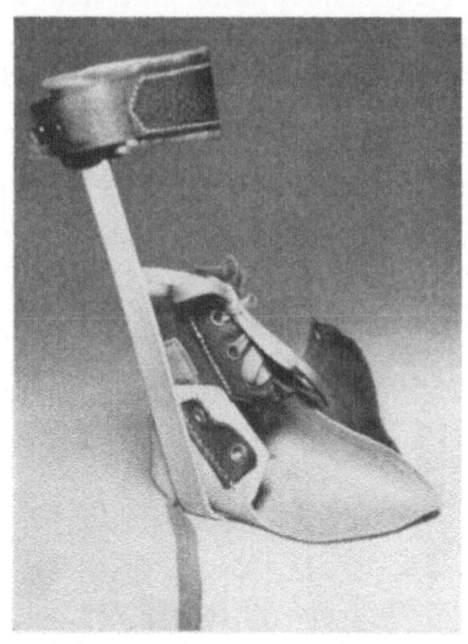

b

Abb. 187. Hebelschiene an Walkledersandale. Fixierung des Fußes durch Knöchelgamasche. (Eigene Konstruktion.)

Um bei der Korrektur von Fußfehlstellungen im Apparat neben der Kantung im Sinne der erwähnten GOCHTschen Hebelschiene gleichzeitig spiralige Drehungen (Plattfuß, Klumpfuß) zu korrigieren, hat HOHMANN der außen oder innen einseitig angesetzten Schiene die Form einer halb den Unterschenkel umgreifenden Spirale gegeben (vgl. Abb. 188).

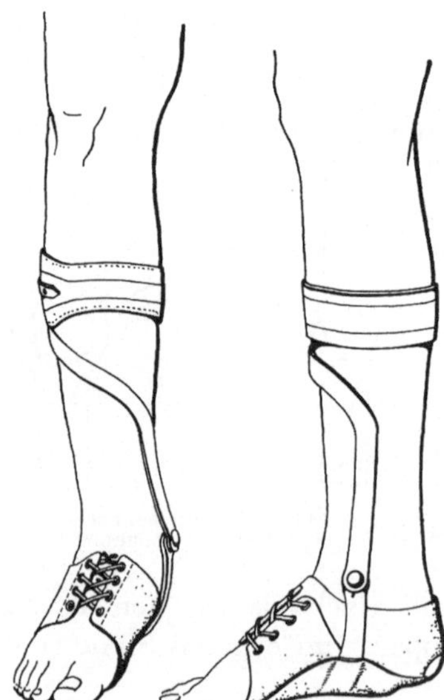

Abb. 188. Spiralschieneneinlage nach HOHMANN bei contractem Knickplattfuß.

Ich habe diese Konstruktion etwas abgeändert, die Spiraltour der Schiene horizontaler und vor allem (wegen der empfindlichen Schienbeinkante) auf die Rückseite des Unterschenkels gelegt. Dabei habe ich weniger den Ausgleich einer „Verdrehung" angestrebt als eine bessere Korrektions- und Stützwirkung durch den Schienenhebelarm.

Dieser liegt nicht mehr (wie bei der GOCHTschen Hebelschiene) an der gleichen, sondern entgegengesetzten Seite seiner (gelenkigen oder gelenklosen) Verbindung mit der Sandale. Er wird dadurch nicht allein durch die Schelle in Korrektionsstellung gehalten, sondern gibt bereits selbst (durch seinen Verlauf) einen flächenhaften Gegenhalt und damit eine sichere Fixation der Korrekturstellung (vgl. Abb. 189).

Die Gelenkverbindung zwischen Trittplatte bzw. Sandale und Schiene (bzw. Schienen) kann (bei Apparatausführung in Blanchettestahl) schon das einfache

Nietgelenk sein, wird sonst aber durchweg im Scharnierbolzengelenk (zwei- oder dreiteilig gefrästem Scheibenscharnier) bestehen.

Dieses erlaubt einerseits eine Beschränkung der Gelenkbeweglichkeit an sich (Teilversteifungen) und ermöglicht andererseits, im vorderen oder hinteren Anschlag (der auch nasenförmig gestaltet werden kann) Bewegungen des Gelenkes, die über das normale Maß hinausgehen, zu „sperren".

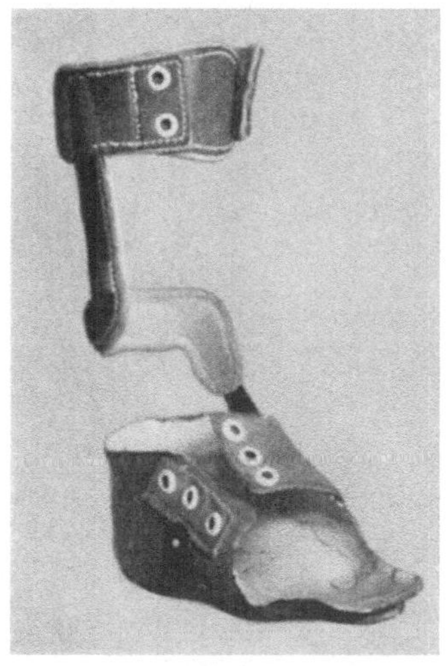

Abb. 189 a. Abgeänderte Spiralschienenkonstruktion bei schwerstem Plattknickfuß (Beschreibung im Text).

Dies kann wiederum für die Funktion des ganzen Beines ausgenutzt werden, indem z. B. das „spitzfüßig" gesperrte Fußgelenk beim Abwickeln hebelnd aufs Knie (die Beinachse) und dadurch streckend aufs Kniegelenk wirkt. Quadricepslähmungen lassen sich hierdurch kompensieren speziell dann, wenn das Bein durch weitere Muskelausfälle stützbedürftig ist und einfachere Gurtbandagen, wie sie von RENESSE, RADICKE, SCHLEGELMILCH, HOHMANN angegeben sind, nicht ausreichen.

Der doppelseitige Schienenschellenapparat mit Fußsandale gestattet schließlich die Anbringung von Gummizügen, um speziell bei Folgezuständen von Kinderlähmungen ausgefallene Muskelgruppen zu ersetzen (Hängefuß, Hackenfuß).

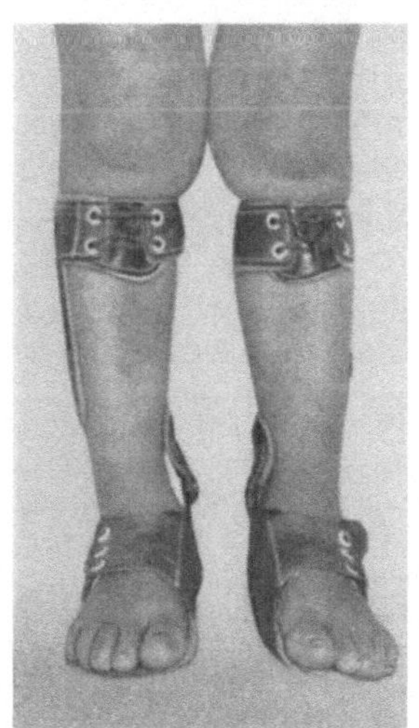

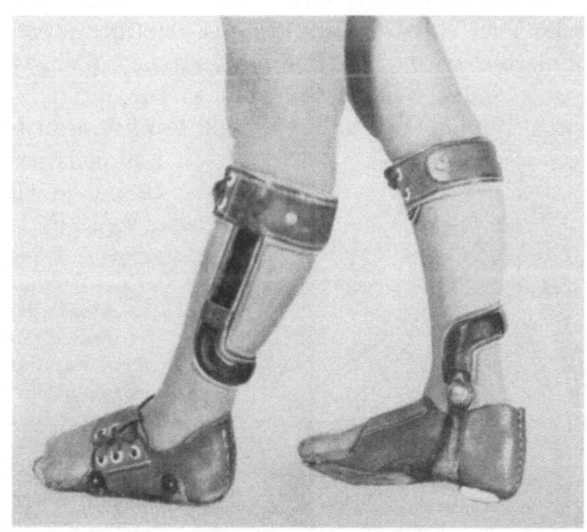

Abb. 189 b. Eigene Spiralschienenkonstruktion bei schwerstem Plattknickfuß.

Eine besondere Schienen-Schuhverbindung ist die bei *Peroneuslähmung.* Vom vorderen Gummizug über die KRUKENBERGsche Spiralfederkonstruktion (vgl. Abb. 190, 191) bis zum sog. Heidelberger Winkel (im Schuh, am Schuh, ohne oder mit Gelenk und Wadenschelle) finden sich alle Übergänge. Sie hat in früheren Darstellungen bereits ihre ausführliche Würdigung erfahren, so daß ich hierauf verweise. In neuerer Zeit wird ihr, wenn irgend möglich, der orthopädische Schuh mit erhöhtem Schaft und versteifter hinterer Walklederkappe vorgezogen. Dies trifft nicht nur für das Kind, sondern auch für den Erwachsenen zu[1].

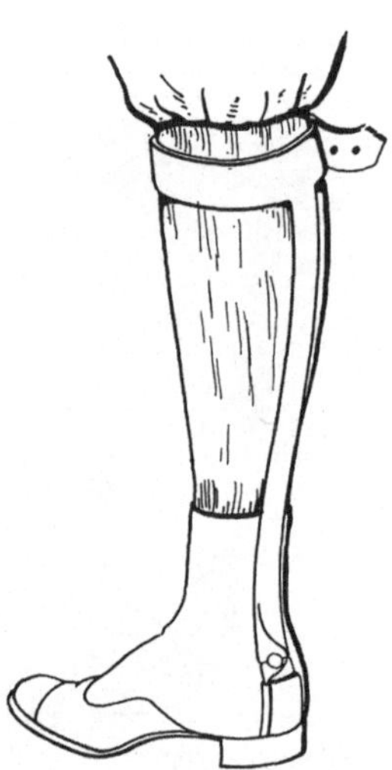

Abb. 190. Schuh mit hinterer, gelenkig angesetzter Feder bei Peroneuslähmung (Abb. ZUR VERTH.)

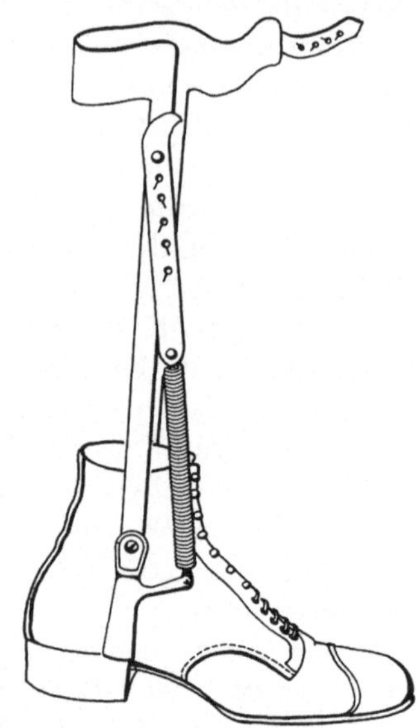

Abb. 191. Schuh mit Spiralfederzug bei Peroneuslähmung (Abb. ZUR VERTH).

Funktionell wirkt der „Schuh" wie der „Apparat", kosmetisch ist er wesentlich besser; der Wegfall der „Apparat"reparaturen erhöht seine praktische Bedeutung. Immerhin wird die „Peroneusschiene" nicht aus der orthopädischen Technik verschwinden, jedoch erscheint es berechtigt, zu betonen, daß der sog. Heidelberger Winkel (vgl. Abb. 192) den Funktionsausfall so gut wie immer ausreichend kompensiert und Schellenapparate überflüssig macht.

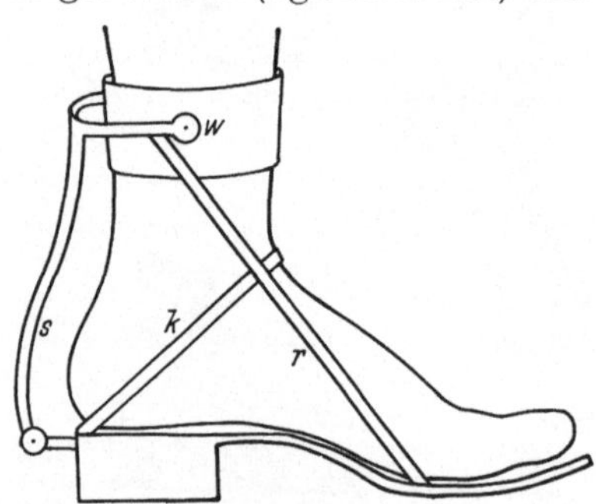

Abb. 192. Konstruktion der Peroneusschiene (v. BAEYER). Die Schiene *s* muß einen gewissen Abstand von der Ferse haben, um bei Dorsalflexion des Fußes nicht gegen die Ferse zu drücken. Schiene *s* und Absatz des Stiefels sind gelenkig verbunden. Der Riemen *r* verhindert die Plantarflexion des Fußes. Der Halt *k* wird durch die Schnürung des Stiefels erreicht. Die Schelle *w* ist als Wippe ausgebildet, um Reibungen an der Rückseite des Unterschenkels zu verhüten. Das obere Ende der Schiene *s* wandert bei Dorsalflexion des Fußes abwärts, weil das Gelenk am Absatz und das natürliche obere Sprungbeingelenk nicht konachsial liegen.

Allerdings genügt nicht die einfache Blanchette-Schiene mit Schelle als versteifende Strebe — auch wenn sie (was vorausgesetzt werden muß) gelenkig am Absatz befestigt wird. Da mit der Abrollung des Fußes (Dorsalflexion) die Schienenschelle abwärts wandert (Absatzgelenk und oberes Sprunggelenk liegen nicht in der gleichen Gelenkachse), muß sie der Strebe beweglich (als Wippe) angesetzt sein (v. BAEYER). Ich habe es weiterhin für zweckmäßig gefunden, die Schiene selbst in Form der Autochassisfeder aus 3 Teilen zu bauen, um eine erhöhte Sicherheit gegen Brüche zu haben. Abb. 190 und 191 geben frühere, noch bekannte Konstruktionen wieder, Abb. 194 zeigt die HOHMANNsche Konstruktion, Abb. 192 gibt die Konstruktionstheorie, wie sie v. BAEYER beschreibt. Aus Abb. 193 ist die Ausführung zu ersehen, die ich gebrauche.

[1] Vgl. Merkblatt 11, Oberkommando Wehrmacht.

β) Kniegelenk.

Der Schellenapparat wird für das Kniegelenk mit wenigen Ausnahmen nur bei Beinlähmungen Verwendung finden. Als „Vierschellenapparat“ (zwei am Unter-, zwei am Oberschenkel; vgl. Abb. 195 und 198) ist er in der orthopädischen Technik geläufig. Seine Herstellung aus Blanchettestahl bedeutet eine wesentliche Gewichtsersparnis; je nach den funktionellen Erfordernissen ist sein Fußteil als Trittsteg oder Sandale zu wählen oder bleibt ganz weg.

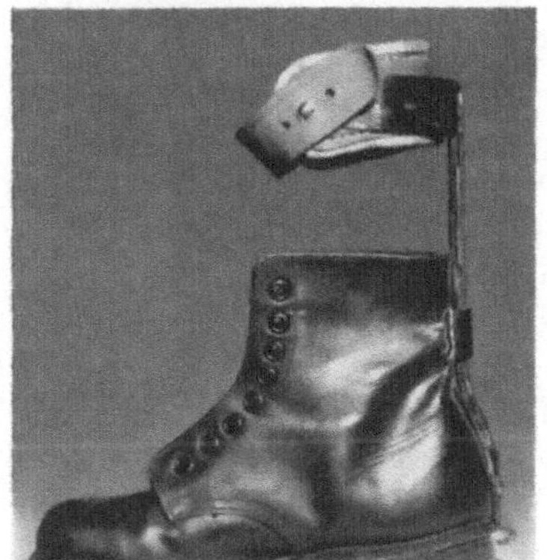

Abb. 193. Schuh mit hinterer Peroneusfeder. Die 3teilig (wie die Autochassisfeder) gearbeitete Feder greift hakenförmig (und damit gelenkig) in eine im Absatz eingelassene Öse. Die Wadenschelle ist als Wippe angesetzt, der Spitzfußzug ist im Lichtbild abgenommen. (Eigene Beobachtung.)

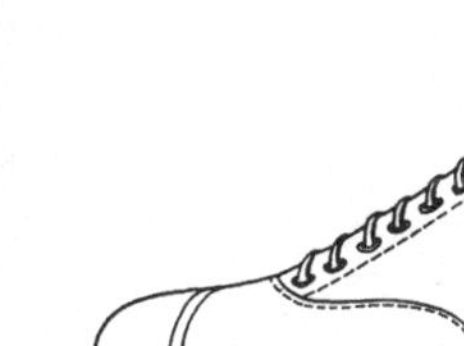

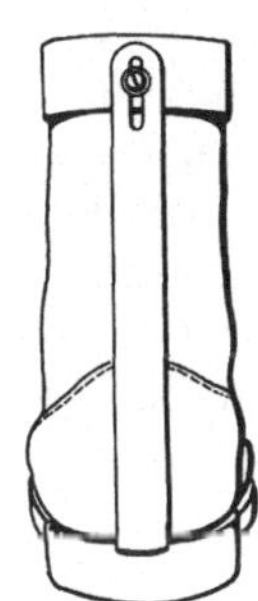

Abb. 194. Peroneusschiene nach HOHMANN. Federnde Schiene im Absatz eingelassen, das Querband (Schelle) wandert im Schienenschlitz, um „Kantung“ bei Dorsalflexion des Fußes zu vermeiden.

Ich habe bereits erwähnt, daß Gummi- bzw. Federzüge als Ersatz ausgefallener Muskelgruppen Verwendung finden. Dies geht schon auf DELACROIX, DUCHENNE und v. VOLKMANN zurück.

Es kommt dabei darauf an, den Zug einerseits wirkungsvoll angreifen zu lassen (vgl. Teil I, S. 144) und andererseits zu ermöglichen, daß die Spannungskraft in der Ruhestellung der Gliedmaßen möglichst ausgeschaltet ist. Die Übertragung des als Quadriceps wirkenden Gummizuges z. B. geschieht in der bekannten Weise (nach HESSING) durch den am Schienenkniegelenk einsteckbaren Kniebügel. Federstahl- (Schlägerklingen-) Konstruktionen ermöglichen gleichzeitig Korrekturen der Kniegelenksbeugestellung.

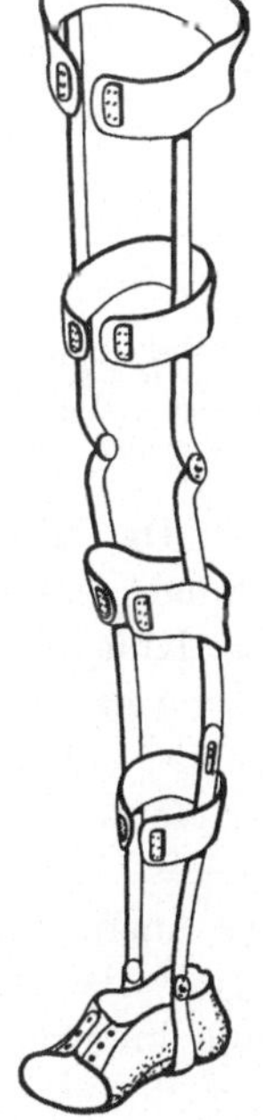

Abb. 195. Skizze eines Vierschellenapparates für die unteren Gliedmaßen (Abb. ZUR VERTH).

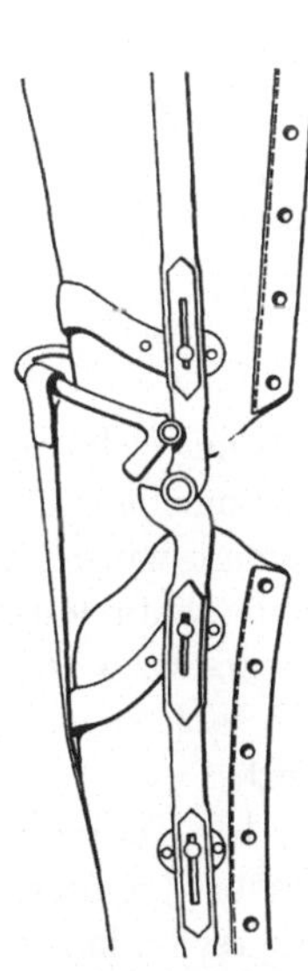

Abb. 196. Mit Bügel verbundene, doppelseitige Sperrvorrichtung für das Kniegelenk, sog. Schweizergelenk. (Feststellung s. auch Abb. 68.)

Für die Ausschaltung kraftschlüssiger Zugvorrichtungen in der Ruhestellung sind verschiedene Konstruktionen bekannt, von denen die einfachste neben der von KRUKENBERG angegebenen in der Verschiebung des Aufhängepunktes besteht.

Immer wird auch hier eine Parallele zu ziehen sein zwischen möglichster Leistung solcher Zugkräfte und statisch-dynamischem Korrekturwiderstand. Nur so lassen sich die praktisch wertlosen Phantasiekonstruktionen vermeiden.

Wie das Knöchelgelenk des Apparates, so kann auch das Kniegelenk teilgesperrt werden. Sei es wiederum im entsprechend gefrästen Scheibenscharnier oder durch andere Konstruktionen, wie sie vom HESSINGschen Schlitzbügel an über die springende Feder, die im gezahnten Radbogen angreift, bis zur STILLMANNschen Sektorenschiene bekannt sind. Dies trifft für Schellen- und Hülsenapparate in gleicher Weise zu.

Die Beugefreiheit des Kniescharniergelenkes wird im Lähmungsapparat nicht nur wegen der besseren Gehfähigkeit (Treppensteigen), sondern auch wegen der geringeren Störung beim Sitzen angestrebt. Ist hierbei die Standfestigkeit nicht durch Rückwärtsverlagerung des Apparatgelenkes zu erreichen (oder entfällt diese Lösung aus anderen Gründen), so bleibt die temporäre Kniefeststellung übrig, wie sie (einspringender Zapfen, Riegelfeststellung, Schweizersperre) in der mit Bügel verbundenen Sperrvorrichtung heute am gebräuchlichsten ist. Wegen der besseren Haltbarkeit muß sie doppelseitig angreifen (vgl. Abb. 196). v. BAEYER empfiehlt (Arch. orthop. Chir. *37*), die Abkröpfung des Verbindungsbügels nach oben, so daß beim Hinsetzen „der Druck der Kniefläche die Sperrung automatisch auslöst“. Die unbedingte Notwendigkeit der Übereinstimmung von mechanischer und natürlicher Gelenkachse hat (wie bereits an anderer Stelle gezeigt wurde) für das Kniegelenk eine erhöhte Bedeutung, da dieses als Roll- und Gleitgelenk am schwierigsten durch das einfache Apparat-Scharniergelenk zu ersetzen ist. Abb. 197 soll ein Beispiel dafür geben, wie die Auswirkungen bei nach vorn verlagertem Scharniergelenk für den Stütz- (Vierschellen-) Apparat sind.

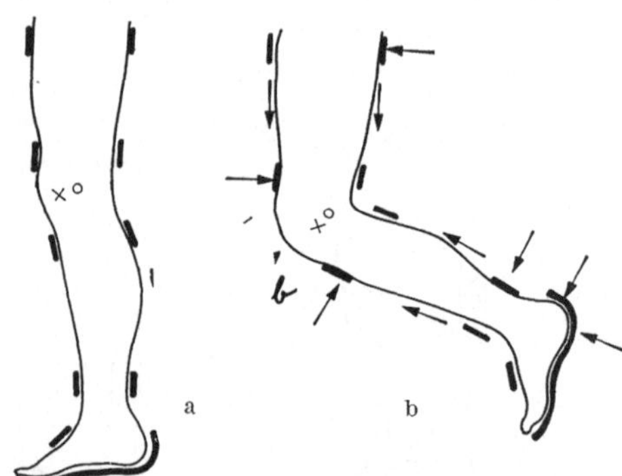

Abb. 197 a) Skizze eines Vierschellenapparates mit Sandale. — b) Auswirkungen der Druck- und Scherkräfte, die entstehen, weil Scharniergelenk und Kniegelenk nicht konachsial liegen (vgl. Text).

In Ergänzung der Ausführungen auf S. 151 finden wir: Druck der Fußplatte (-sandale) gegen die Fußsohle, insonderheit Ferse und Zerrung der Oberschenkelweichteile kniewärts, gleichzeitig Schellen- bzw. Manschettendruck durch Hebelung hinten unten und vorn oben am Unter-, hinten oben und vorn unten am Oberteil des Apparates. Stauchung für Knie- und Fußgelenk.

Mechanisch läßt sich der physiologische Gelenkmechanismus des Kniegelenks am besten ersetzen durch das Schede-Habermann-Gelenkviereck, welches eine wandernde Drehachse besitzt. Doch ist diese Konstruktion schon an den Schienenhülsenapparat (s. unten) gebunden.

Zu erwähnen wäre noch, daß der das Kniegelenk steif stellende (gelenklose) Vierschellenapparat immer die mit Riemen angebrachte Kniekappe erfordert (vgl. Abb. 198), da sonst bei der Belastung ein Ausweichen des Knies nach vorn erfolgt.

γ) Hüftgelenk.

Entsprechend den bisherigen Ausführungen wird die Indikation des Bein-Schellenapparates beschränkt sein auf die Fälle, wo Lähmungen Stützung, Fixierung, möglicherweise auch Führung der Beingelenke erfordern. Mit der Ergänzung des Vierschellenapparates durch Beckengurt oder -korb, mit oder ohne Trochantergelenk, ist seine Indikation für das Hüftgelenk sinngemäß zu vervollständigen.

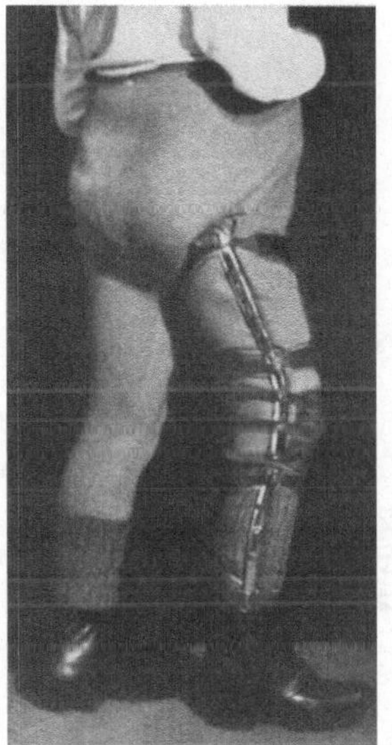

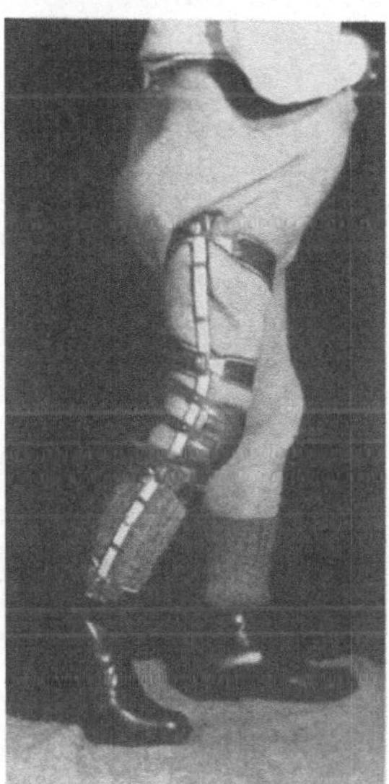

Abb. 198. Vierschellenapparat mit Kniekappe.

Ausdrücklich sei betont, daß die Ausführungen über die Schellenapparate (ebenso wie die sich anschließenden über die Hülsenapparate) nur das zum Verständnis Wesentlichste bringen. Wie bei der Behandlung der orthopadischen Apparate für die oberen Gliedmaßen ist bewußt von der Beschreibung von Einzelheiten, Hilfs- und Sonderkonstruktionen (auch kleineren Hilfsmitteln, die mehr zur Verbandtechnik gehören) abgesehen worden.

Daß eine Verbindung zwischen orthopädischen Apparaten für die unteren oder oberen Gliedmaßen mit denen des Rumpfes (Leibbinde, Korsett) möglich ist, wird als bekannt vorausgesetzt.

b) Der Schienenhülsenapparat.

Haben die Schienenhülsenapparate in früheren Darstellungen — besonders in der Form des großen HESSINGschen Entlastungsapparates — bei der Betrachtung der orthopädischen Hilfsmittel für die unteren Gliedmaßen im Vordergrund gestanden, so trifft dies heute nur noch bedingt zu. Schon aus dem bisher Gesagten ist dies zu entnehmen, aus der praktischen Erfahrung ergibt es sich zwangsläufig.

Selbstverständlich ist die durch „Hülsen" erfolgende Verbindung zwischen Schienen und Gliedmaßen bei stützenden, führenden oder korrigierenden orthopädischen Hilfsmitteln mechanisch das Vollkommenste, ihre Vorzüge dürfen jedoch nicht die durch Sekundärschäden bedingten Nachteile vergessen lassen.

Ich habe an anderer Stelle darauf aufmerksam gemacht, daß alle korrigierenden Wirkungen der Hilfsmittel wegen der dafür notwendigen *innigen* und *unverschieb-*

baren Verbindung mit dem Körperglied die Hülse nicht entbehren können, glaube jedoch, daß im großen ganzen gesehen in vielen Fällen der Schienenhülsenapparat (besonders in der Form, wie ihn HESSING schuf) in den vergangenen Jahren eine zu zahlreiche Anwendung fand. Im einzelnen betrachtet war sie sowohl nach funktionellen und statisch-mechanischen, wie nach rein medizinischen Gesichtspunkten nicht gerechtfertigt.

Selbstverständlich ist hierin weder eine Minderung der Verdienste des genialen HESSING zu sehen, noch eine Ablehnung von Hülsenapparaten überhaupt.

Es erscheint zweckdienlich, bei der speziellen Besprechung des Schienenhülsenapparates von der obigen Unterteilung in Fuß-, Knie-, Hüftgelenk abzusehen. Sinngemäß ist das bereits Gesagte auch für den Schienenhülsenapparat zutreffend, wenn eben die funktionellen Verhältnisse seine Indikation erfordern.

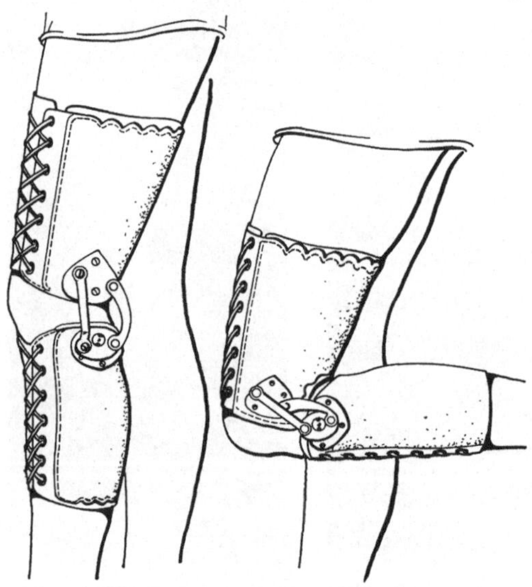

Abb. 199. Kniehülse mit „physiologischem“ Kniegelenk in Streck- und Beugestellung (nach HOHMANN).

So ist er für die Fehlfunktionen des *Kniegelenks* (Wackelknie, Schlotterknie, Schubladengelenk) der allein richtige Apparat. Die Sicherung des Gelenkspiels ist nur durch Hülsen möglich. Diese brauchen jedoch nicht über Mitte Oberschenkel nach oben, Mitte Unterschenkel nach unten zu reichen. Um ein Verrutschen des Hülsenapparates zu vermeiden, können die seitlichen Unterschenkelschienen bis zur Fußtret-(Sohlen) Platte fortgesetzt werden.

Die Hessing-Sandale (und damit der orthopädische Schuh!) ist ebenso überflüssig wie die noch zu beobachtende Abstützung am Sitzknorren. Bei guter Modellierung der Hülsen und gutem Muskelrelief des Beines wird der Fußteil ganz wegfallen können, besonders wenn das Schienengelenk im Sinne der Darstellung HOHMANNS nach SCHEDE-HABERMANN gebaut ist (vgl. Abb. 199).

Fuß- und Hüftgelenk erfordern durchweg zur Gelenkführung ebenfalls nur kurze Hülsenapparate, die jeweils in Kniehöhe abschließen. Die absolute Ruhigstellung des Fußgelenks wird in der sog. Arthrodesenhülse erreicht (vgl. Abb. 200).

Eine erhöhte Bedeutung hat der Schienenhülsenapparat für die Behandlung der Krankheitszustände oder Unfallfolgen, die eine *„Entlastung“* notwendig machen.

Am Fuß und Unterschenkel sind es vornehmlich die deform geheilten Fersenbeinbrüche, die Erkrankungen des Fußgelenks bzw. Fußskelets, die Pseudarthrosen, die neben der durch den Schienenapparat gegebenen Gelenkführung oder -sperre die Entlastung erfordern. Bei manchen Erkrankungen des Knie- und Hüftgelenks sowie auch bei denen des Beinskelets kann weiterhin eine möglichst weitgehende Abnahme der Körperlast durch den Apparat erwünscht sein.

Wie bereits erwähnt wurde, gilt hierfür die Regel, tragfähige Stützflächen bzw. Stützpunkte vom kranken Körperabschnitt aus gegen das Becken hin zu finden.

Allgemein kann gesagt werden, daß der funktionelle Wert der ,,Entlastung" des Fuß-, Knie- oder Hüftgelenks in der gegebenen Reihenfolge abfällt. Dies ist logisch, da ja schließlich nur Sitzknorren und Schambeinast als Stützpunkte übrigbleiben.

Der entlastende Apparat für *Fußgelenk* und *Fußskelet* schließt meistens unterhalb Knie ab. Er findet die tragfähigen Stützflächen am oberen Schienbeinende.

Für *Knie-* und *Hüftgelenk* hängt die lastauffangende Wirkung des Hilfsmittels im wesentlichen von der einwandfreien Abstützung am Sitzknorren ab. Fixation und Extension sind Voraussetzungen, die v. HESSING durch seine verstellbaren Hülsen und Anbringung eines Fersenzuges forderte. Für die Kernfrage der funktionellen Wirkung, nämlich der Abstützung des Beines am Becken so, daß es praktisch im Apparat schwebt, erscheinen sie nicht bedeutungsvoll, für den praktischen Gebrauchswert des Apparates sind sie nebensächlich, wenn nicht (was noch auszuführen ist) überflüssig.

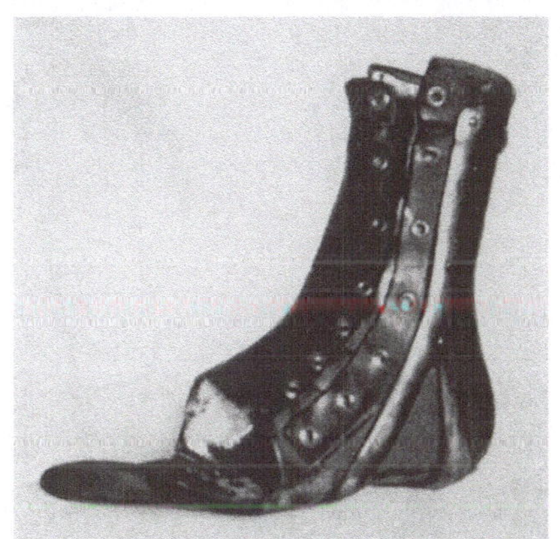

Abb. 200. Walklederschuh mit gegabelten Schienen und Trittplatte zur Ruhigstellung des Fußgelenks, sog. Arthrodesenhülse. (Eigene Beobachtung.)

Es ist durchaus überzeugend, daß der nach Vorschrift HESSINGS *erstmalig* angelegte Schienenhülsenapparat (wie es HESSING, GOCHT u. a., neuerdings nochmal G. HESSING, beschrieben haben) seinen an ihn gestellten Forderungen gerecht wird. Dies beruht darauf, daß das *fremdtätig* (Kurbelwelle mit Zahnrad[1]) extendierte Bein im Apparat durch Anziehen der Spannlasche und Einstellen der Schienen- bzw. Hülsenstellung gehalten wird. Mit dem ersten Ausziehen und *Wieder*anziehen des Schienenhülsenapparates (selbst wenn dies nach Vorschrift im Liegen erfolgt, was also jedesmal fremde Hilfe erfordert) ist die *fremdtätig* ihm gegebene ,,Spannung" aber verlorengegangen und kann in keiner Weise wieder eingesetzt werden. Es sei denn, daß eine neue Einstellung mit Kurbelwelle, Verschieben der Hülsen usw. erfolgt. Dieser Vorgang wird viel zu wenig beachtet, bedeutet aber schließlich alles, was heute den ,,Original" HESSINGschen Schienenhülsenapparat noch ausmacht. Da wir in der Therapie von Gelenkerkrankungen, speziell Tuberkulose, bei der jetzigen Auffassung vom Zeitpunkt der Behandlung mit Hülsenapparaten diesen einsetzen, wenn der Patient nicht mehr dauernder Krankenhauspflege bedarf, so ist die geschilderte Apparatkonstruktion nicht nur umständlich und zeitraubend, sondern auch durch Überflüssigkeiten unnötig teuer und im praktischen Gebrauch kompliziert. Ihn etwa lediglich noch deshalb zu geben, weil er (einmal *richtig* angelegt) wochenlang

[1] Vgl. G. HESSING.

liegenbleiben und nun „funktionell" wirken soll, ist ebenfalls unbegründet, da wir dies mit einfacheren Mitteln genau so gut, wenn nicht besser, erreichen (s. unten).

Zwangsläufig hat uns die theoretische Beschäftigung mit den unseren orthopädischen Hilfsmitteln zugeschriebenen „Funktionen" (wie z. B. also beim Hessing-Apparat: Fixation, Entlastung und Extension) in der Bewertung ihrer wirklichen Leistung kritisch werden lassen.

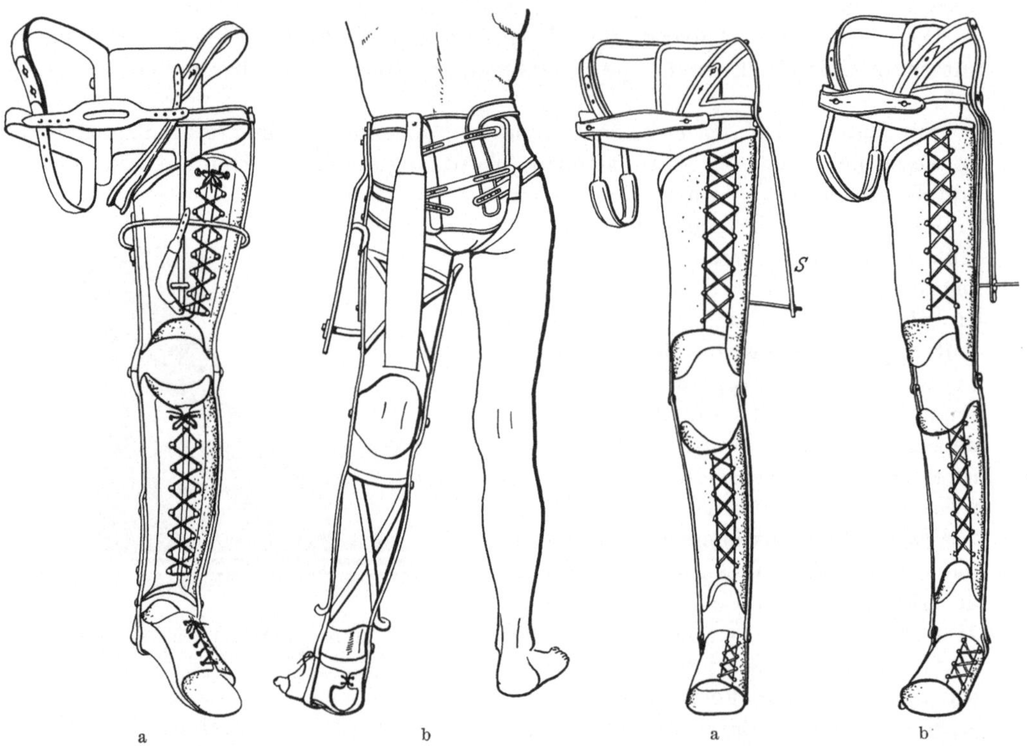

Abb. 201 a. HESSINGscher Schienenhülsenapparat mit „Streckvorrichtung" für das Hüftgelenk (feststehender Stahlbügel am Oberschaft, Gummizug! Vgl. Text).

Abb. 201 b. Schienenhülsenapparat mit Beckenkorb. HOFFAscher Gummizug zur „Streckung" des Hüftgelenks (vgl. Text).

Abb. 202. HESSINGscher Schienenhülsenapparat mit Beckenkorb. Abduzierte Stahlschiene *s* soll durch Druckschraube „korrigierend" auf das Hüftgelenk wirken (vgl. Text!). [a) Ausgangs-, b) Korrektionsstellung.]

Wenn wir aus der Praxis einerseits ersehen, daß z. B. eine tuberkulöse Hüftbeugekontraktur unendlich schwer zu korrigieren ist, andererseits nach den Gesetzen der Mechanik wissen, wie eine korrigierende Kraft angesetzt werden muß, um überhaupt wirken zu können, so kann es nicht verwundern, daß z. B. eine berechtigte Skepsis gegen *korrigierende* Wirkungen im Sinne des „vorderen" (HESSING; Abb. 201 a) oder „hinteren" (HOFFA) Zuges (Abb. 201 b) beim Coxitisapparat mittels eines (wenn auch breiten) Gummibandes in solchen Fällen besteht oder bestehen muß. Ab- und Adduktion lassen sich ebenfalls nicht wirkungsvoll beeinflussen durch die übliche federnde Stahlschiene mit Druckschraube. Man kann unmöglich den langen Hebelarm der Extremität mit so geringen Kräften in der Nähe seines *Dreh*punktes bewegen (Abb. 202 a u. b).

Es entspricht auch noch dem Zeitalter der alten (nicht durch Drahtzug am Knochen selbst angreifenden) Extensionsbehandlung, wenn weiterhin in dem Apparatfersenzug (sei es nun nach HESSING oder NEBEL; vgl. Abb. 203) *funktionell* etwas Wirkungsvolles im extendierenden Sinne für die Gliedmaßen gesehen werden soll. Die Vorstellung, damit gar eine wirkliche „Distraktion" aufeinanderstehender Gelenk- oder Knochenflächen zu erreichen oder zu halten, kann nach individueller Abstufung nur vom Wunschtraum bis zur Einbildung reichen, weiter nicht! Zu einer wirkungsvollen Extension der unteren Extremität gehören Gewichte von 5—7—10 kg! (ERLACHER); es hätte nicht der unentwegten Fortentwicklung der Knochendrahtextensionsbehandlung bedurft, wenn die „Extension" (als „funktioneller" Faktor) in einfacherer Form wirkungsvoll gestaltet werden könnte. Welche fehlerhaften Auswirkungen die einfache Fersenzugextension daneben bringen kann, ist oben erwähnt.

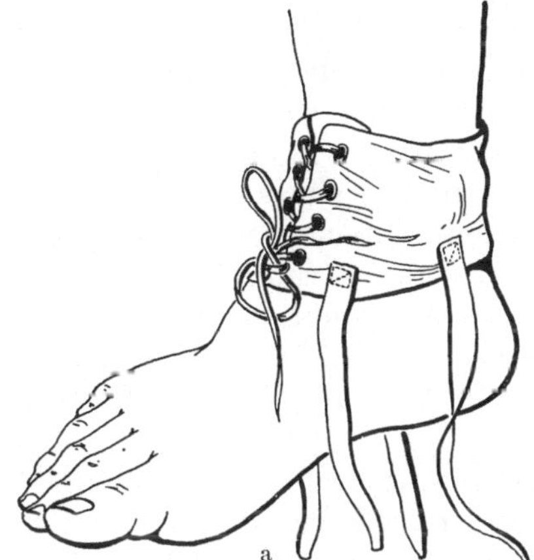

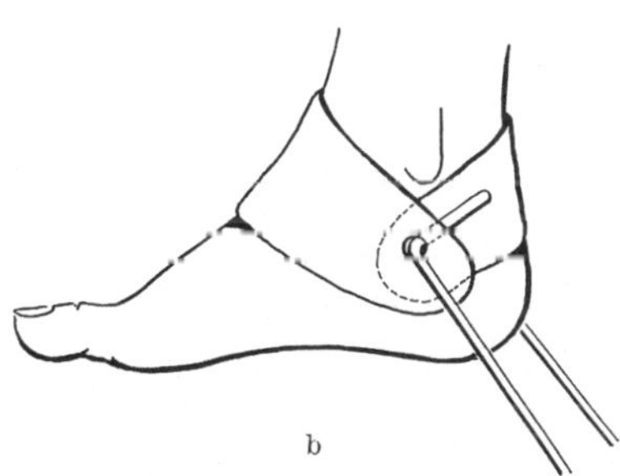

Abb. 203a) Extensionsmanschette nach HESSING. — b) Extensionsmanschette nach NEBEL.

Die auch heute noch vertretene Auffassung, im HESSINGschen Schienenhülsenapparat *ambulant* Frakturen behandeln zu können, muß deshalb auf das entschiedenste abgelehnt werden.

An anderer Stelle habe ich früher bereits darauf aufmerksam gemacht, daß sich durch die gewandelte Auffassung über die Indikation des HESSINGschen Schienenhülsenapparates schließlich ebenfalls noch ein wesentlicher Punkt für unsere Betrachtung ergibt.

Haben wir früher auf dem Standpunkt gestanden, daß für eine Reihe krankhafter Zustände des Hüft- und Kniegelenks, speziell der Arthrosis deformans, immer in erster Linie durch die Apparatversorgung eine „Entlastung" erreicht werden müßte, und nahmen wir an, diese durch den HESSINGschen Entlastungsapparat zu erzielen, so hat sich in neuerer Zeit (erstmalig durch HOHMANN) gezeigt, daß wesentlich einfachere Konstruktionen durchaus ausreichen. In der HOHMANNschen Hüft- und Kniebandage sind nicht nur gleichwertige, sondern bessere Hilfsmittel zur Behandlung der gleichen Krankheitszustände vorhanden. Wir haben erkannt, daß nicht die „Entlastung" das Wesentlichste in der Behandlung mit Apparat war, sondern die „Führung".

Trotzdem werden natürlich immerhin Krankheitszustände zurückbleiben, die eine möglichst weitgehende lastauffangende Apparatkonstruktion erfordern.

Wenn ich somit auf das oben bereits Gesagte zurückkomme, so ist dies weiterhin noch zu ergänzen.

Aus der Gipstechnik wissen wir (und dies ist im Schrifttum hinreichend betont), daß eine Entlastung des Hüft- und Kniegelenks durch den Entlastungsgips nur dann möglich ist, wenn der Gipsverband unterhalb des Kniespaltes weit „wie ein Ofenrohr" gehalten wird. Ist er unterhalb des Knies anmodelliert, so wird bei der Abstützung die Körperlast an den Tibiakondylen abgefangen und erst recht auf das Hüft- bzw. Kniegelenk übertragen.

Ist nun der entlastende Schienenhülsenapparat mit einer eng dem Unterschenkel anliegenden Hülse versehen, so ist wichtig, hervorzuheben, daß in Anlehnung an die obigen Ausführungen eine wirkliche Entlastung des Hüft- und Kniegelenks kaum erzielt wird. Ganz besonders dann nicht, wenn der erstmalig nach der Vorschrift von Hessing richtig angelegte Apparat im praktischen Gebrauch die ihm fremdtätig gegebene „Distraktions"wirkung verliert. Daß dies eintreten muß, ist oben erwähnt.

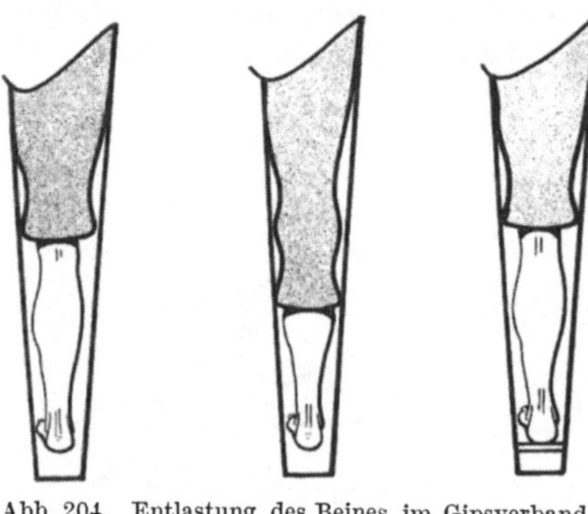

Abb. 204. Entlastung des Beines im Gipsverband. Beschreibung im Text.

Für eine einwandfreie Wirkung des Schienenhülsenapparates im Sinne der Entlastung — neben seiner eigenen richtigen Konstruktion selbst — ist aber weiterhin wichtig, zu wissen, daß auch bestimmte statische Verhältnisse, die im erkrankten Gliedabschnitt liegen, eine Bedeutung besitzen. Dies ergibt sich aus den nachfolgenden Ausführungen.

Das den „Grundlagen der orthopädischen Mechanik" von v. Baeyer entnommene Bild der Entlastung des Beines durch Gipsverband (Abb. 204) zeigt, daß der Entlastungsgips nur dann wirksam wird, wenn der Bodendruck weder durch Anmodellieren des Gipses unterhalb Kniegelenk noch durch Aufstehen der Ferse auf Knie- oder Hüftgelenk übertragen werden kann.

Diese Voraussetzung der Konstruktion gilt für die Betrachtung in *frontaler* Ebene.

Es ist jedoch wichtig, bei der Entlastung auch die Verhältnisse in *sagittaler* Ebene zu berücksichtigen. Schon bei der Anlegung des entlastenden Gipsverbandes spielt dies eine Rolle.

In Abb. 205 ist angenommen, daß eine *Hüftbeugekontraktur* besteht, die (wie üblich) bei der „Streck"stellung des Gelenks durch Lendenlordose kompensiert wird (*a*). Ist nun der entlastende Gips mit Gehbügel angelegt (*b*), so versucht der Körper die erzwungene Lendenlordose beim Gang und Stand auszugleichen: 1. ist sie als solche unbequem und 2. muß ein Druck des oberen Gipsrandes an der angezeichneten Stelle (Pfeil) dauernd bestehen.

Wird nun die Lendenlordose ausgeglichen, so ist die Folge, daß der Unterstützungspunkt des Gipses, Auftrittspunkt des Gehbügels, *vor* die Schwerlinie fällt und somit wird weder ein sicherer Gang noch eine einwandfreie Entlastung, d. h. „Abstützung am Sitzknorren" erzielt (*c*). Der Oberschenkelteil des Gipsverbandes bewegt sich zum Glied in der eingezeichneten Pfeilrichtung (*c*).

Die so erkennbaren statisch-mechanischen Folgerungen (Abb. 206 a) werden meistens nun als eine „falsche" Anbringung des Gehbügels gedeutet und dieser wird „lotgerecht" eingestellt (Abb. 206 b). Damit ist aber nichts gewonnen, denn auch dieser (für Gang und

Stand scheinbar richtige Entlastungsgips) trägt ebenfalls die bereits genannten Fehler in sich und kann nach statisch-mechanischen Überlegungen keineswegs „entlastend" auf das Hüftgelenk wirken (Abb. 206).

Weiterhin führt er aber durch die Verschiebung zwischen Glied und Gips zu Verhältnissen, die wir als Druckstellen usw. kennen und meistens als Fehler der Gipstechnik auslegen (Kniekehlendruck, Abstehen des vorderen oberen Gipsrandes vom Rumpf usw.), ganz abgesehen davon, daß durch die „Sitzstellung" die Beugekontraktur verstärkt werden muß.

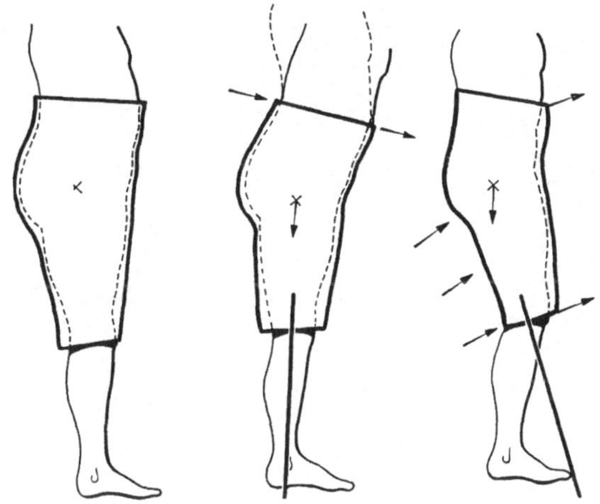

a b c

Abb. 205.

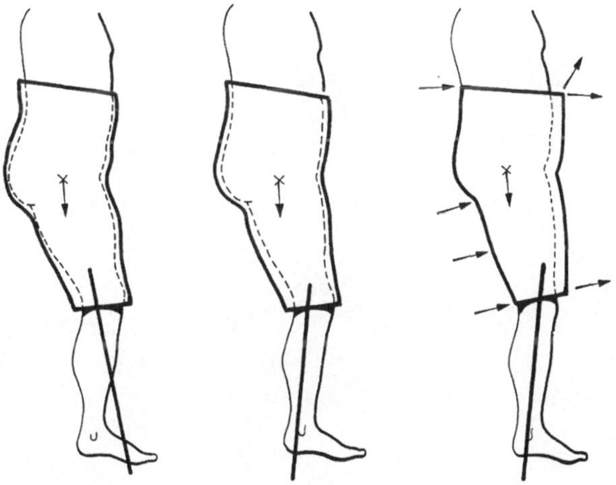

a b c

Abb. 206.

Abb. 205 und 206. Skizze zur „Entlastung" eines in Beugekontraktur stehenden Hüftgelenks durch Gehgips. Beschreibung im Text.

Wie sind nun die Verhältnisse beim Hessing-Apparat?

Ich habe bereits betont, daß dieser nur ohne Unterschenkelhülse gearbeitet werden kann, wenn eine Entlastung des Hüftgelenks durch Abstützung am Tuber erzielt werden soll. Steht dieses Hüftgelenk nun ebenfalls in Beugekontraktur, so treffen die gleichen Voraussetzungen zu wie in Abb. 205.

Da der Schienenhülsenapparat im Kniescharnier meistens beweglich ist, muß sich beim Stand zum Ausgleich der verstärkten Lendenlordose dieses Kniescharnier in Beugung einstellen. Es tritt somit zwischen Apparat und Gliedmaße eine Verschiebung in der eingezeichneten Weise ein. Wir kennen die eingezeichneten Fehler wiederum als Druckstellen usw. und führen sie meistens auf den Apparatebau zurück, obwohl dies de facto nicht der Fall ist. Daß eine Entlastung des Hüftgelenks nicht gegeben ist, brauche ich nicht weiter zu betonen (vgl. Abb. 207).

In den wiedergegebenen Abbildungen (Abb. 208 u. 209) zeigt sich am Kranken das typische Bild dieser Apparatverhältnisse. Der ungezwungene Stand ist nur unter Einhaltung einer Kniebeugestellung möglich mit der erkennbaren Apparatverschiebung und *Be*lastung des Hüftgelenks.

Wird beim Gang und Stand dieses Bein im Knie gestreckt, so muß selbstverständlich der umgekehrte Zustand eintreten und die Lendenwirbelsäule bzw. der gesamte Rumpf in Zwangshaltung gebracht werden. Dies ist aus der Abbildung ebenfalls ersichtlich.

Betrachten wir eine versteifte Kniebeugestellung, die ebenfalls mit Gips bzw. Apparat entlastet werden soll.

Leichtere Grade der Kniebeugekontraktur lassen sich ohne weiteres im typischen Hüftentlastungsgips mit Gehbügel entlasten (Abb. 210a). Die der Schwere des Unterschenkels entsprechend ausgeführte Bewegung im Sinne der Streckung im Knie (Pfeil) ist erwünscht und wird evtl. durch Bindenzug (wie bekannt) unterstützt.

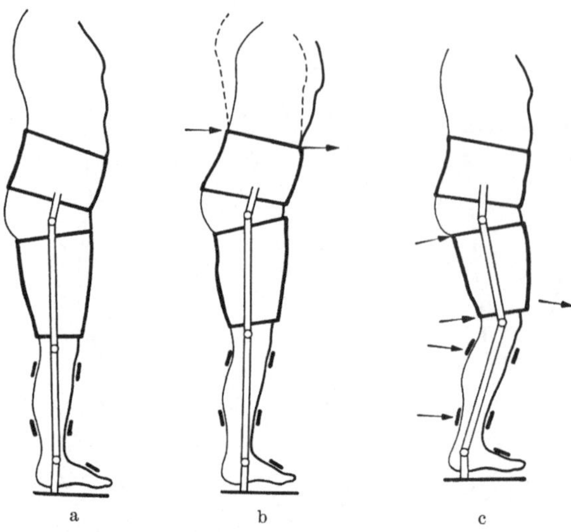

Abb. 207. Skizze zur „Entlastung" eines in Beugekontraktur stehenden Hüftgelenks durch Schienenhülsenapparat. Beschreibung im Text.

Ist jedoch die Kniebeugekontraktur in größerem Grade vorhanden, so sind die Auffassungen über die Wirkung dieses entlastenden Gipses schon geteilt. LANGE schlägt die Konstruktion vor, wie sie in Abb. 210b eingezeichnet ist. v. BAEYER hat bereits betont, welche Nachteile diese Verbandordnung nach mechanischen Gesichtspunkten in sich trägt (keine einwandfreie Entlastung des Knies, Subluxation!). Er empfiehlt deshalb die Konstruktion Abb. 210c, die wie Abb. 210b seinem bereits genannten Buch entnommen ist.

Die Verhältnisse des Entlastungsapparates bei versteifter Kniebeugekontraktur ergeben sich aus Abb. 211.

Durch die Beugestellung im Knie stellt sich, wie bekannt, beim Stand das Hüftgelenk in Beugung,

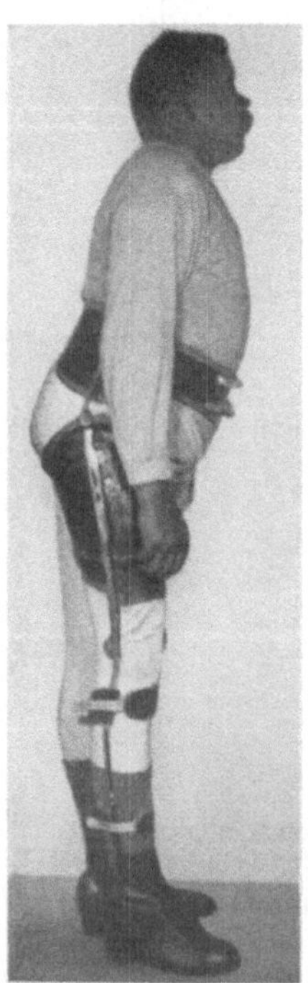

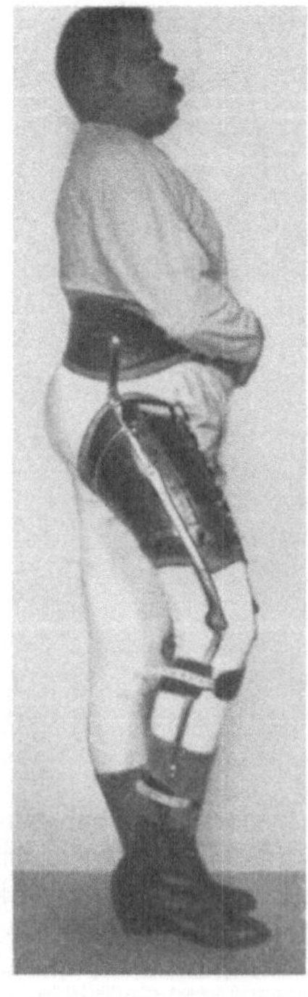

Abb. 208.

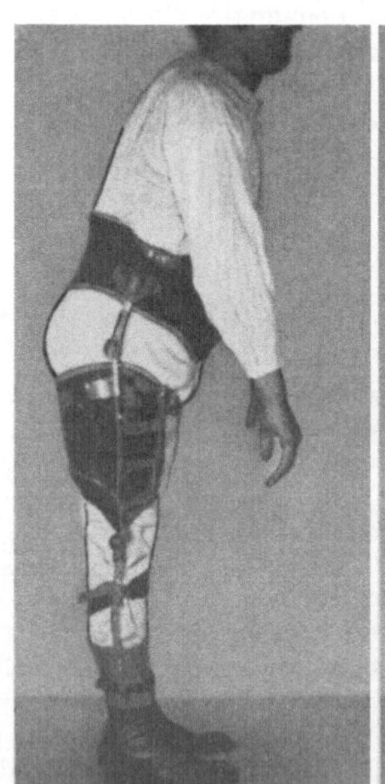

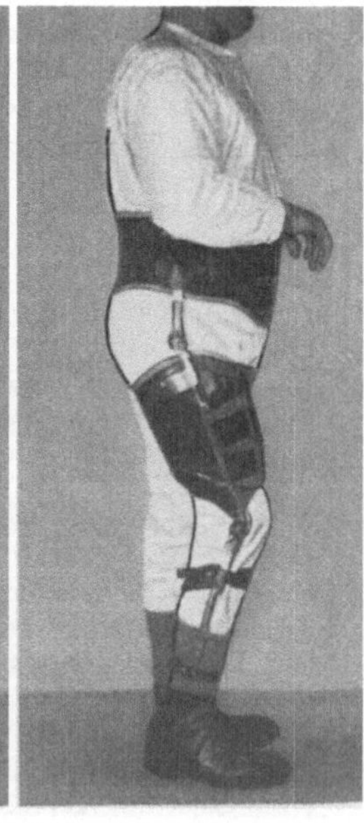

Abb. 209.

Abb. 208 und 209. Die in Abb. 207 skizzierten Verhältnisse am Kranken mit Schienenhülsenapparat. Beschreibung im Text.

der Fuß spitz ein. Ganz abgesehen davon, wie weit mit der üblichen Ausführung des Entlastungsapparates bei diesen Verhältnissen eine Entlastung des Kniegelenks überhaupt erzielt werden kann, treten zwangsläufig wiederum Verschiebungen zwischen Gliedmaße

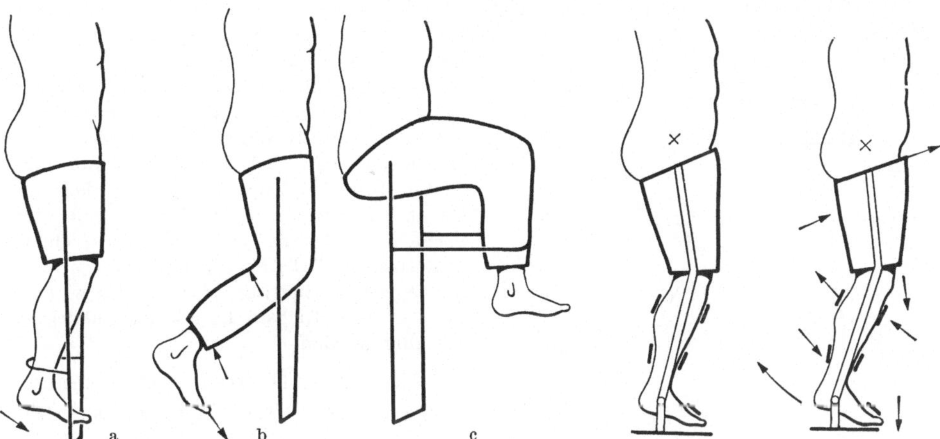

Abb. 210. Skizze zur „Entlastung" eines in Beugestellung stehenden Kniegelenks durch Gipsverband. Beschreibung im Text.

Abb. 211. Skizze zur „Entlastung" eines in Beugestellung stehenden Kniegelenks durch Schienenhülsenapparat. Beschreibung im Text.

und Apparat ein, die sich an den eingezeichneten Stellen (Pfeil) bemerkbar machen und meistens der handwerklichen Ausführung des Apparates, also dem Orthopädiemechaniker, zugeschoben werden — obwohl sie in den statisch-mechanischen Verhältnissen des betreffenden Falles selbst zu suchen sind.

Ersehen wir also, daß die Entlastung des Hüft- und Kniegelenks durch Abstützung am Sitzknorren an und für sich durch bestimmte Voraussetzungen in den statisch-mechanischen Verhältnissen der Extremität begrenzt ist, so sind weiterhin auch im praktischen Gebrauch des Stützapparates prinzipielle Forderungen zu erfüllen, damit er seine funktionelle Aufgabe wirklich lösen kann.

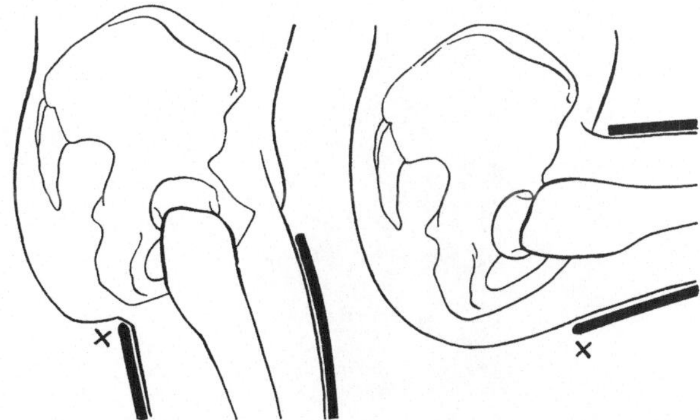

Abb. 212. Skizze zur Darstellung der „Wanderung" des Sitzrings bei der Hüftbeugung. Beschreibung im Text.

Ein in Rückenlage bei gestrecktem Hüftgelenk dem Tuber gut anliegender Sitzring wird bei Hüftbeugung (im Sitzen!) den Kontakt mit dem Sitzknorren verlieren.

Er verschiebt sich wohl *mit*, aber nicht zum *Glied* und trifft erst bei der Hüftstreckung (Stand) wieder den ihm zur Abstützung dienenden Punkt. (Höftmann hat früher hierauf schon aufmerksam gemacht.) Abb. 212.

Voraussetzung hierfür ist aber, daß der Apparat richtig angezogen wird. Dies ist bei dem Hessingschen Schienenhülsenapparat *mit* Beckenkorb, bei versteiftem Hüftgelenk, zwangsläufig wohl nur in Rückenlage möglich. Der Apparat ohne Beckenkorb wird (wie die Erfahrung lehrt) häufig aber in sitzender oder halbsitzender Stellung angelegt, wodurch (vgl. Abb. 213) folgende Fehler entstehen können:

Ist der Sitzring nicht hoch genug (also die Oberschenkelhülse zu tief) angezogen, so wird beim Stand (abgesehen von den damit allein schon bedingten Auswirkungen hinsichtlich der Verschiebung zwischen physiologischen Gelenkachsen und Apparatgelenken) das Bein in den Apparat hineinrutschen und nicht zuletzt durch die Schnürhülse des Unterschenkels keine *Ent-*, sondern volle *Be*lastung des Kniegelenks erzielt werden.

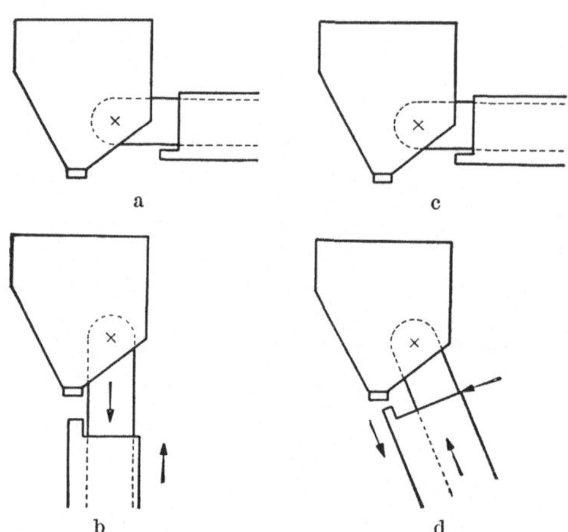

Abb. 213. Skizze zur Darstellung der Fehler, die für die „Entlastung" des Beines im Schienenhülsenapparat entstehen, wenn dieser zu tief a), b), oder zu hoch c), d) angelegt wird. Beschreibung im Text.

Wird der Sitzring (was wohl seltener ist) zu hoch angezogen, so trifft er bereits vor völliger Hüftstreckung den Sitzknorren. Hierdurch wird bei lockerer Schnürung, weiter Hülse (und das ist ja bei dem im Sitzen angezogenen Apparat wegen des vermehrten Oberschenkel- [Dicken-] Querschnittes der Fall) ein Abrutschen des Sitzknorrens vom Sitzring erfolgen, also wiederum der wesentlichste Punkt der *Entlastung* hinfällig werden.

Aus diesen Darstellungen erkennen wir einerseits die Wichtigkeit guter und einwandfreier Modellabnahme, andererseits die Grenzen des konstruktiven Baues überhaupt und — nicht zuletzt — die *Forderung nach einfach*

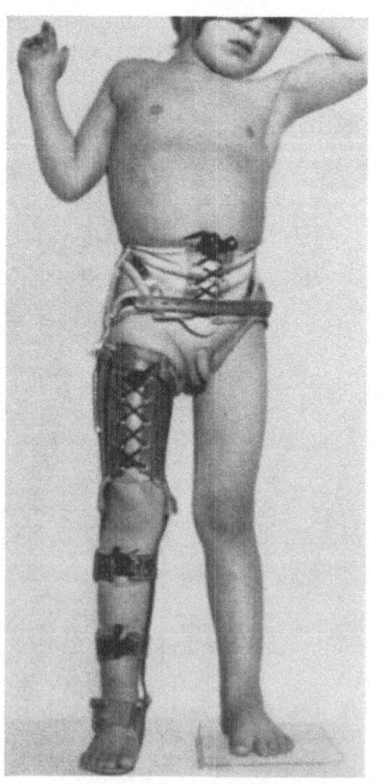

a b

Abb. 214. Entlastender Stützapparat für das Hüftgelenk. Oberschenkelhülse mit Abstützung am Sitzknorren, Beckenkorb mit Trochantergelenk (gesperrt, teilgesperrt oder frei) und Schenkelriemen. Keine Unterschenkelhülse, nur Schellenbefestigung der Schienen. Vereinfachte Hessing-Sandale ohne Knöchelzug. Das Bein „schwebt" bzw. „hängt" im Apparat, das Loch im Fersenteil der Sandale (vgl. auch Abb. 215) ermöglicht schnelle Kontrolle darüber, daß die Ferse nicht auftritt, das Bein also wirklich „entlastet" ist.

zu handhabenden orthopädischen Hilfsmitteln, die trotzdem kosmetisch allen Ansprüchen genügen.

Mögen die theoretischen Voraussetzungen für die Funktion eines Apparates auch richtig erscheinen, so bleibt dieser letzten Endes doch nicht in der Hand des Arztes (der seine — wenn komplizierte — Anlegung natürlich beherrscht), sondern soll den Kranken ja gerade von der ärztlichen Dauerbehandlung befreien. Ob dies nun das Kind oder den bereits Erwerbsfähigen betrifft, ist praktisch gleichgültig.

Ergeben sich durch den praktischen Gebrauch aber Möglichkeiten, die die Vorteile der theoretisch durchaus richtigen Konstruktion zu Nachteilen gestalten, so muß, von dem praktischen Gebrauchswert ausgehend, die Konstruktion überprüft und geändert werden.

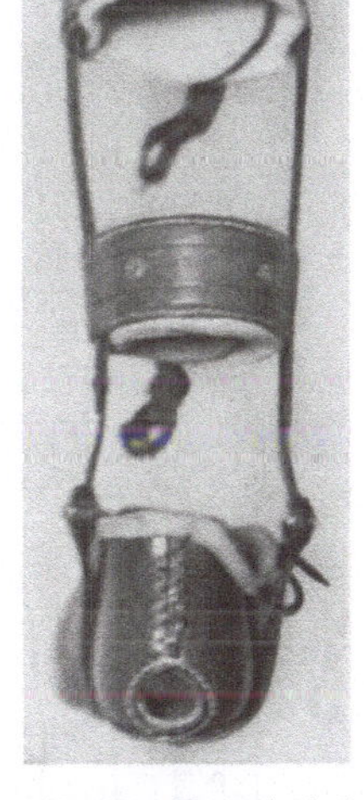

Abb. 215. Fersenloch in der Sandale des entlastenden Stützapparates (vgl. Abb. 214 Text).

Dies erscheint mir für den Hessingschen Entlastungsapparat bei Hüft- und Knieerkrankungen, die eine weitgehende Abnahme des Körpergewichtes erfordern, darin zu bestehen, daß statt der Unterschenkelhülse Schellen verwendet werden, die „Extensions"lasche (wenn sie nicht führend wirken soll) wegfallen kann und das Hauptgewicht auf die Tuberabstützung bei im Apparat frei hängendem Bein gelegt wird. Diese Ausführung des Apparates wird im *praktischen Gebrauch* nach dem Gesagten die entlastende Wirkung besser garantieren als die alte Hessingsche. Dazu ist seine Herstellung einfacher und billiger (vgl. Abb. 214a u. b).

Dient der portative Apparat noch der Behandlung im engeren Sinne, bleibt er also — einmal angelegt — *liegen,* so ist die Hessingsche Konstruktion mit verstellbaren Hülsen, Anlegung bei Extension usw. die bessere Lösung.

Für die Fürsorgebehandlung kann jedoch unser Vorgehen auch in solchen Fällen noch einen billigeren und für die Garantie des Erfolges (Nichtablegen des Apparates) sichereren Weg darin finden, daß wir die alte Konstruktion nach Ducroquet (vgl. Abb. 216) wählen. Die Ausführung in Celluloid-Acetontechnik spart Zeit und Geld, der auf dem Körper sitzende Hülsenapparat garantiert einwandfreie und dauernde Fixation, der zusätzliche Gehbügel zuverlässigste Entlastung. Diese Zweiteilung des Hilfsmittels ist auch in der Ledertechnik von Spitzy und Schanz — gerade wegen der absoluten Fixation und Entlastung — empfohlen worden.

Die *redressierend, korrigierend* wirkenden Schienenapparate der unteren Extremität, wie sie bei X- und O-Bein, Klump-, Spitz-, Plattfuß und Gelenkfehlstellungen (Beugekontrakturen) erforderlich werden, sind zu vielseitig, als daß sie im einzelnen besprochen werden könnten.

Ihr Bau ergibt sich nach dem unter I, 2 Gesagten, ihre Verordnung verlangt eine ganz besonders scharfe Indikationsstellung. Bei den Beinverkrümmungen im frühesten Kindesalter ist praktisch so gut wie immer jede „*Korrektionsnachtschiene*" überflüssig, da wir wissen, daß der Ausgleich spontan erfolgt. Es ist, abgesehen von der Kostenfrage, nur eine Belastung für Kind und Mutter, wenn allabendlich die Schienenapparate angelegt werden. Wir empfinden bereits das zu stramme Strumpfband als lästig und quälend, wie soll da die Korrektions-„kraft“ des Apparates ertragen werden — ertragen werden, wenn der Körper „ruht“.

Es ist so typisch für die Unterschätzung statisch-mechanischer Probleme und die Überschätzung des orthopädischen Hilfsmittels, wenn gar mit „*Korrektionstagschienen*“ gearbeitet wird unter der — man möchte sagen fast selbstverständlichen — Voraussetzung, daß diese Schienen wirken müssen, weil sie „richtig“ konstruiert sind! Daß die belastete Extremität der korrigierenden Schiene eine Deformationskraft entgegensetzt, die *nie* mit einem portativen Apparat ausgeglichen werden kann, dürfte wohl einleuchten. Wie stellt man sich aber die Wirkung der „Korrektion“ vor, wenn die hierfür nun (je nach der Bauart) durch Zuglasche, Schraube, Feder usw. gegebene fremde Kraft von vornherein doch in gar keinem Verhältnis zum Deformationsdruck steht bzw. stehen muß? Mit dem portativen Apparat kann man *Achsen*abweichungen an der *belasteten* Extremität stützen, korrigieren kann man sie nie! Alle Erfolge in dieser Richtung sind Täuschungen und beruhen auf dem körpereigenen Selbstausgleich, der auch ohne „Schiene“ erreicht worden wär.

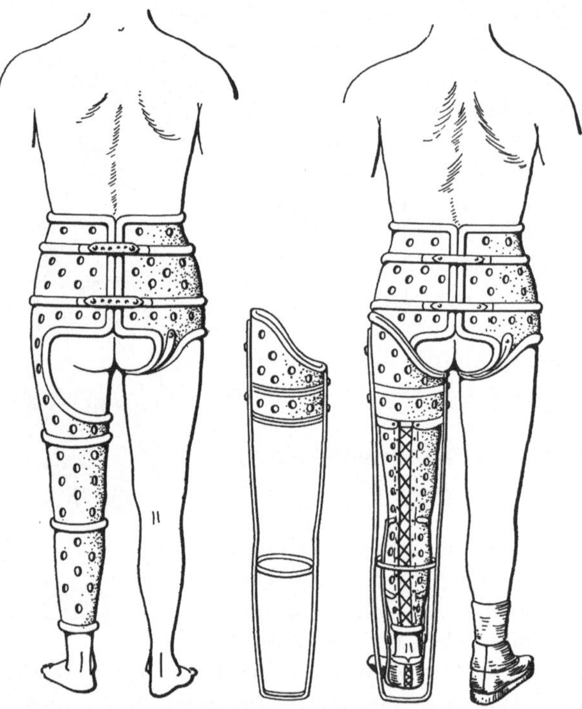

Abb. 216. DUCROQUETs Apparat zur Behandlung der Coxitis. Celluloid-Acetontechnik (nach SCHANZ).

Nachtschienen für *Fußfehlformen* haben nach dem Gesagten ebenfalls nur dann Sinn, wenn sie den *korrigierten* Fuß in der gegebenen Stellung halten sollen und auch halten können. Dies setzt einerseits voraus, daß die *Vollkorrektur* bereits auf anderem Wege erreicht wurde und erfordert andererseits die Beachtung aller Deformitätskomponenten in der Konstruktion dieser Schienen.

Nach allem kann abschließend immer wieder nur darauf aufmerksam gemacht werden, die Grenzen der mittels orthopädischer Apparate überhaupt erreichbaren Besserung vor Augen zu behalten. Die Behandlung mit orthopädischen Hilfsmitteln stellt auch immer nur *einen* Weg unserer Therapie dar; haben wir die Möglichkeit, auf anderen Wegen (sei es durch unblutige oder blutige Redression, operative Gelenkversteifungen usw.) schneller und vor allem im Erfolg sicherer zum Ziel zu kommen, so ist *dieser* Weg die Methode der Wahl. Nicht nur das Krankheitsgeschehen an sich ist hierbei ausschlaggebend, sondern seine Bedeutung für den ganzen Menschen — sowohl im Rahmen seiner Persönlichkeit wie seiner körperlichen Leistungsfähigkeit und Einsatzbereitschaft in Arbeit und Beruf.

Schrifttum.

v. BAEYER: Grundlagen der orthopädischen Mechanik. Berlin: Julius Springer 1935. — ERLACHER: Die Technik des orthopädischen Eingriffs. Berlin: Julius Springer 1928. — GOCHT: Orthopädische Technik. Deutsche Orthopädie **1**. Stuttgart: F. Enke 1917. — GOCHT-DEBRUNNER: Orthopädische Therapie. Leipzig: Vogel 1925. — HOFFA: Lehrbuch der orthopädischen Chirurgie. Stuttgart: F. Enke 1894. — HOHMANN: Orthopädische Apparate und Bandagen. Stuttgart: F. Enke 1936. — HESSING, G.: Aufbau und Handhabung des Schienenhülsenapparates. Z. Orthop. **70**, 349 (1940). — JOTTKOWITZ: Orthopädische Stützapparate. Arb. u. Gesdh. **1927**, H. 4. — LANGE, F.: Die epidemische Kinderlähmung. München: Lehmann 1930. — SCHANZ: Praktische Orthopädie. Berlin: Julius Springer 1928 — Handbuch der orthopädischen Technik. Jena: G. Fischer 1923. — SCHRADER: Konstruktionsfragen orthopädischer Hilfsmittel. Verhandlungen Orthopädenkongreß. Stuttgart: F. Enke 1938 — Aufbau und Handhabung des Schienenhülsenapparates. Z. Orthop. **71**, 189 (1940) — Über die Auswirkungen der Verlagerung des technischen Kniescharniers zur physiologischen Gelenkachse. Z. orthop. Chir. **51**, 451 (1929) — Zum Arbeitsgebiet der Orthopädie. (Die Mechanopathologie des Beines.) Med. Klin. **1930**, Nr 34 — Die blutige Behandlung des Plattfußes. Verhandlungen Orthopädenkongreß. Stuttgart: F. Enke 1931. — SPITZY u. F. LANGE: Orthopädie im Kindesalter. Leipzig: Vogel 1930. — ZUR VERTH: Orthopädische Hilfsapparate im Handbuch der gesamten Unfallheilkunde von König und Magnus. III. Teil. Stuttgart: F. Enke 1934 — Allgemeine und spezielle physikalische Nachbehandlung. Aus BORCHARD-SCHMIEDEN: Kriegschirurgie. 3. Aufl. Leipzig: J. A. Barth 1937.

35. Die Schuheinlage.

Von M. ZUR VERTH, Hamburg.

Die Einlage ist eines der wohltätigsten orthopädischen Hilfsmittel. Für weite Kreise bedeutet sie die Grundlage der ökonomischen und der sozialen Existenz.

Die Einlage ist zwar ein notwendiger, aber an sich unerwünschter Behelf. Das Bedürfnis nach der Einlage tritt überall da ein, wo die Leistungsfähigkeit des Fußes den Anforderungen, die an ihn gestellt werden, nicht gewachsen ist.

Gegen die Einlage macht sich besonders unter den Bestrebungen der biologischen Medizin, die bei Ärzten und Laien viel Anklang finden, eine gegnerische Einstellung bemerkbar. Die Einstellung will die statischen Fußbeschwerden mit physikalischen Heilmitteln bekämpfen, sie besonders mit Massage, Wechselbädern und Heilgymnastik meistern. Sehr bemerkenswerterweise läßt ein Teil der Ablehner der Einlage den orthopädischen Schuh für die statischen Fußbeschwerden wieder zu, der doch nichts anderes ist als ein Schuh mit einer fest eingearbeiteten, daher nicht so gut anpaßbaren Einlage. — Darauf komme ich zurück. — Das Verdienst der Anhänger dieser Richtung besteht darin, auf die Wichtigkeit der physikalischen Heilverfahren wieder hingewiesen zu haben. Sie sind als zusätzliche Hilfsmittel bei der Heilbehandlung sehr willkommen. Aber für die ausschließliche Behandlung der statischen Beschwerden, besonders der fortgeschrittenen statischen Beschwerden, ist ihre Durchführung zu umständlich, zeitraubend und teuer, ihre Wirkung zu unzuverlässig und zu wenig nachhaltig. Die nachhaltige Wirkung der Einlage tritt um so mehr zutage, je besser sie gebaut ist. Die grundsätzliche Ablehnung der Einlage findet zum Teil durch die ungenügende Technik der Verfertiger der Einlage ihre Erklärung. Hier und da begegnet man noch wahren Marterinstrumenten, von denen man eine heilsame Wirkung auf statische Beschwerden verlangt.

Gewiß ist die ätiologische Behandlung der Fußschwäche, die Hebung seiner Leistungsfähigkeit zweckmäßig. Ihre Schwierigkeiten treten besonders im Arbeitsleben hervor. Im Militärdienst sind erfolgreiche Versuche gemacht, durch Übung, Gewöhnung und andere Maßnahmen die Leistungsfähigkeit der Füße zu steigern. Für die Jugend sollen sie an der Spitze stehen. Auf das Arbeitsleben sind sie leider schwer oder nicht übertragbar. Keineswegs soll aber auf Übung und sonstige kräftigende Behandlung verzichtet werden. Diese Behandlung muß die Einlage wirksam ergänzen.

Auf die Verfahren zur Erzielung der Leistungssteigerung gehe ich hier nicht ein. Sie schließen sich den allgemein gebräuchlichen Kräftigungsverfahren an.

Belastungsbeschwerden des Fußes kommen vor unter mancherlei Voraussetzungen. *Sie sind nicht an krankhafte Fußformen gebunden.* Für sie die allgemeine Bezeichnung Plattfußbeschwerden zu gebrauchen, kann leicht irreführen. Sie werden häufiger an platten und an Hohlfüßen gefunden; aber auch der Normalfuß wird von ihnen heimgesucht.

Normalfuß.

Als Normalfuß habe ich 1930 den morphologisch und funktionell den natürlichen Lebensbedingungen angepaßten Fuß bezeichnet; 1938 habe ich die funktionelle Seite noch mehr in den Vordergrund gestellt und unter normal den Fuß eingereiht, der in harmonischer Zusammenarbeit seiner Einzelteile zur angemessenen Leistung in der Lage ist. MÖHLER spricht 1939 den Fuß dann als normal an, ,,wenn er haltungsrichtig dauernde Stand- und Marschleistungen ohne bleibende Ermüdungserscheinungen oder Schmerzäußerungen zu vollbringen befähigt ist“. Unter Benutzung dieser Definitionen bezeichne ich heute den Fuß als *normal, der haltungsrichtig und schmerzfrei unter harmonischer Zusammenarbeit seiner Einzelteile zu angemessener Leistung in der Lage ist.*

Zu den haltungsrichtigen, funktionstüchtigen Formen müssen aber der flache wie der hochgesprengte Fuß gezählt werden; der erste, soweit nicht jede Gewölbeform so sehr verlorengegangen ist, daß jeder Teil der Fußsohle bei Belastung zum Mittragen herangezogen wird, der letztgenannte, soweit der äußere Gewölbebogen überhaupt noch an der Mitbelastung beteiligt wird, so daß nicht Ferse und Querballen das Körpergewicht allein tragen.

Auch die Knickfüßigkeit, das ist die Abknickung des Fußes im Sprunggelenk im nach außen offenen Winkel, liegt innerhalb der richtigen Fußhaltung. Sie ist durchaus physikalisch bedingt: die Belastungslinie des Beines trifft die Unterstützungsfläche erheblich nach innen vom Auflagepunkt des Fersenbeines. Die Erscheinung, daß die Belastungslinie nicht normal durch die Auflagelinie verläuft, möge als Knickbereitschaft des Fußes gekennzeichnet sein (MÖHLER s. Abb. 39).

Mit der Schmerzfreiheit wird für den normalen Fuß nicht Ermüdungsfreiheit gefordert. Auch der normale Fuß ermüdet wie jeder beanspruchte Körperteil im direkten Verhältnis zu seiner Ausnutzung und im umgekehrten Verhältnis zu seinem Leistungsvermögen.

Auch die harmonische Zusammenarbeit seiner Einzelteile muß für den Normalfuß verlangt werden. MÖHLER hat nachgewiesen, daß der Fußmuskulatur, dem aktiven Spanner, die Hauptarbeit für die Gewährleistung der Haltungsrichtigkeit des Fußes zukommt. Wenn diese überwiegende Muskelarbeit nachläßt und damit die harmonische Zusammenarbeit der Einzelteile verlorengeht, ist der Fuß nicht mehr normal.

Die Angemessenheit der Leistung ergibt sich aus der Erfahrung.

Das Widerstandsvermögen des normalen Fußes kann nun auf mannigfache Art gestört werden.

Belastungsbeschwerden.

Am häufigsten gehen Fußbeschwerden auf *Überbelastung* oder *einseitige* Belastung zurück. Die Leistungsfähigkeit des Fußes ist für die Anforderungen zu gering, das Widerstandsvermögen des Fußes entspricht nicht der Durchschnittshöhe, oder die geforderten Leistungen überschreiten das Durchschnittsmaß.

Die *ersten* Erscheinungen beim beginnenden Versagen des Fußes treten in Form von *Ermüdungserscheinungen* auf. Besonders treffen sie den Lehrling, der vom sitzenden Schulleben zum Leben der Arbeit mit ungewohnt langem Stehen und Gehen übergeht, den Rekruten, von dem ungewohnte Marschleistungen gefordert werden. Auch der junge Mediziner, der seine Sporen als Assistent am Operationstisch verdienen muß, kennt sie.

Dieser ziehende Ermüdungsschmerz stellt sich meist erst nach einigen Stunden der Beanspruchung des Fußes ein. Er mag unter den Plattfüßigen und Hohlfüßigen sich die zahlreichsten Opfer suchen; an eine Formveränderung des Fußes ist sein Auftreten nicht gebunden. Er befällt auch den wohlgeformten Fuß.

Man kann diese Leistungsbehinderung noch nicht als Krankheit bezeichnen. Meist wird dieses erste Stadium schnell überwunden. Der Fuß arbeitet sich ein.

In anderen Fällen jedoch werden die Beschwerden ernster. Die Muskeln, die aktiven Haltungsorgane, versagen. Die Gewölbesteine des Fußes hängen in ihren Bändern. Der Bau des Fußes ist einem untergurteten Sprengwerk (Tragewerk mit Untergurtung) vergleichbar. In diesem künstlichen Bau treten Zug- und Druckspannungen auf. Das *zweite* Stadium der „Plattfußbeschwerden“ ist erreicht.

Schon nach kurzer Beanspruchung wird der Fuß schmerzhaft und leistungsunfähig. Oft stellt sich eine gewisse Starre der Fußgelenke ein. Auch in diesem zweiten Stadium ist die Form des Fußes noch nicht verfallen. Aber die Arbeitsfähigkeit ist ernstlich bedroht.

Setzt im zweiten Stadium keine zweckmäßige Behandlung ein, so drohen *Formveränderungen* des Fußes. Muskeln und Bänder vermögen die Form des Fußes nicht mehr aufrechtzuerhalten. Zunächst stellt sich meist eine beachtliche Knickung ein, der eine Abflachung mit dem Hinuntersinken und Vortreten des Sprungbeinkopfes folgt. Auch der vordere Querbogen wird flach. Der Großzehenballen erfährt zum hinteren zusammensinkenden Fußteil eine relative Hebung (Supination). Die Ferse geht in Pronation.

Für die Belastung ungeeignete Teile der Fußsohle erfahren den anhaltenden Druck der Körperlast. Es entstehen schmerzhafte Schwielenbildungen mit Knochenhautreizungen und Gelenkbeteiligung, besonders an den Grundgelenken der Zehen im Querballen.

Schon in diesem *dritten* Stadium kann die Kontraktur (entzündlicher Plattfuß) die Gebrauchsfähigkeit des Fußes auf das äußerste beschränken.

Anhaltende Belastung bei zusammengesunkener Form führt schließlich zum *vierten* Stadium, in dem sich an den Stütz- und Spanngeweben des Fußes, besonders an den Gelenken und Muskelansätzen des Fußes, funktionsmechanische Veränderungen einstellen.

Sie können einmal *degenerativ* sein. Die Überbeanspruchung des formveränderten Fußes kann zur Fußdystrophie mit Atrophie der Fußknochen führen. Es handelt sich um ein lang dauerndes schmerzhaftes, die Leistungsfähigkeit erheblich störendes Leiden. Der Marschfuß, dessen schwere Schädigung auf Umbauzonen oder Spaltzonen, besonders am zweiten Mittelfußknochen, beruhen, kommt zwar vorwiegend unter den Einwirkungen des Militärdienstes zustande, wird aber auch im Arbeitsleben nicht selten beobachtet.

Die reaktiven Veränderungen können aber auch *produktiv* sein. Besonders am Fuß des Sportmannes sind diese produktiven Veränderungen nachgewiesen, die im einzelnen durchaus nicht immer schmerzhaft oder hinderlich sind. Ganz anders wird das Bild, wenn sich schwere Abnutzungserscheinungen in Form arthrotischer Veränderungen einstellen. Bei ihrer Entstehung spielen entzündliche oder hormonale Komponenten neben dem akuten oder chronischen Trauma eine oft geringere, oft größere Rolle.

Die Arthrose führt vielfach zum *kontrakten* Fuß, jener ticartigen, spastisch bedingten, schmerzhaften, völligen Fixierung des Fußes, deren letzte Ursache rein mechanisch nicht zu erklären ist. Sie erfolgt häufiger in Plattfußstellung, selten in supinatorischer Kantenstellung, so daß die Fußfläche nach innen sieht. Bei beiden Formen, besonders bei der letzten, spielen neurotische Beteiligungen eine gewisse Rolle.

Zahlenmäßig stehen den statischen Belastungsbeschwerden die übrigen Fußkrankheiten erheblich nach.

Ausfälle im aktiven Spannapparat durch Muskellähmungen infolge Poliomyelitis oder infolge Verletzungen, durch Muskelkontraktur infolge cerebraler Schäden, Verbildungen im passiven Stützapparat besonders infolge äußerer Gewalteinwirkung, Unfall und Kriegsverletzung oder infolge infektiöser Erkrankungen der Gelenke (Rheuma, Tuberkulose, Gonorrhöe, Osteomyelitis), Ausfälle am Spannapparat und Stützapparat besonders infolge von Keimfehlern (angeborener Plattfuß, angeborener Klumpfuß) sind ihre häufigsten Ursachen.

Es genügt, an dieser Stelle die Krankheiten aufzuzählen, ohne näher auf sie einzugehen.

Behandlung der Belastungsbeschwerden.

Zur Behandlung dieser Belastungsbeschwerden und Fußkrankheiten stehen neben Kräftigungsmaßnahmen für den Fuß, die nicht unterbleiben dürfen — das wurde eingangs betont —, zwei orthopädische Behelfe zur Verfügung, die Einlage und der orthopädische Schuh. Jeder dieser Behelfe hat seine fest umschriebene Indikation.

Die *Einlage* beschränkt ihre Wirksamkeit im wesentlichen auf die Einwirkungen von der Fußsohle her gegen die Belastungslinie des Fußes. Gewiß können durch Zungen und Krempen in beschränktem Maße auch Einwirkungen quer zur Belastungslinie von den Fußseiten her ausgeübt werden. Die Beeinflussung dieser Art ist aber eher Sache des orthopädischen Schuhes, dem Einwirkungen in Richtung der Belastungslinie wie in der Quer- und Schwingrichtung jeder Art möglich sind. Der orthopädische Schuh feiert im übrigen bei wesentlichen, ständigen oder zeitweisen Abweichungen der Fußform, also besonders bei traumatischen oder angeborenen Fußveränderungen, seine Triumphe.

Besonders bei dem Fußschwächling mit Versorgungs- oder Versicherungsanspruch erfreut sich der *orthopädische Schuh* einer großen Beliebtheit. Er erwartet von ihm neben der kostenlosen oder kostenniedrigen Beschaffung oft eine gesteigerte Wirkung. Es wird dokumentiert: ich klage solange über die Einlage, bis mir der orthopädische Schuh gewährt wird. Soweit die Fußform nicht wesentlich geändert ist, sind innerhalb statischer und auch der übrigen, besonders traumatischen Belastungsbeschwerden diese Schlußfolgerungen falsch.

Bei diesen Leiden sind der Einlage erhebliche Vorteile vor dem orthopädischen Schuh eigen.

Die Einlage läßt sich ohne Schwierigkeiten in jedem Einzelteil nach der Funktionsform des Fußes herstellen und ebenso leicht ändern, nacharbeiten und umarbeiten. Die Einlage läßt sich in jeden zweckmäßig gearbeiteten Schuh einlegen, gestattet daher ausgiebigen Schuhwechsel. Die Einlage ist formbeständig, wohlfeil und leicht zu ersetzen.

Die Stütze im orthopädischen Schuh ist zwar nach der Fußform über dem Gipsabdruck leicht herstellbar; ihre Nacharbeitung und Änderung indes stößt auf recht große Schwierigkeiten.

Trotz aller Mühe gelingt es nicht, die Gelenkstütze im orthopädischen Arbeitsschuh genügend beständig herzustellen. Die Stütze hält im Arbeitsschuh der Beanspruchung nur einige Monate stand. Der orthopädische Arbeitsschuh schreit dann bald wieder nach einer Schuheinlage.

Die Einlage ist daher unter der Voraussetzung der Erhaltung normaler oder nahezu normaler Fußform, wie sie oben verstanden wurde, *in ihrer therapeutischen Wirkung dem orthopädischen Schuh erheblich überlegen.*

Nach dem großen Kriege suchten versorgungsberechtigte Beschädigte mannigfach ihre Ansprüche auf orthopädische Schuhe statt Einlagen im Klagewege bei den Versorgungsgerichten (Oberversicherungsämtern) durchzusetzen. Vielfach blieb ihnen der Erfolg entsprechend der oben gegebenen Beweisführung versagt.

Ein Teil der Schuld an der in weiten Kreisen beobachteten Ablehnung der Einlage trifft indes fraglos den Orthopäden. Die Einlage ist für viele Orthopäden ein einheitlicher Begriff. Sie sind verschworen auf *eine* Einlagengruppe. Die Handelseinlage erfreut sich nur noch einiger Anhänger; andere verordnen in jedem Fall die Celluloid-Stahldraht-Einlage nach LANGE, andere die Holzeinlage nach SCHOTTE, andere die LETTERMANN-Einlage, andere die Leichtmetalleinlage und so fort.

Wer sich aber der verschiedenen Bedürfnisse der eben aufgezählten Stadien der Belastungsbeschwerden bewußt wird, kommt zur *Unterteilung des Begriffes „Einlage“*.

Für das erste Stadium, in dem eine behandlungsbedürftige Krankheit bei dem meist noch formbaren jugendlichen Fuß noch nicht vorliegt, langt die zweckmäßig geformte Handelseinlage. Sie wirkt *prophylaktisch* und unterliegt nicht ärztlicher Verordnung. Für das zweite Stadium und den größten Teil der Fußschwächlinge im dritten Stadium langt eine Beihilfe. Die eigenen Kräfte reichen nicht aus, sind aber durchaus noch tätig. Sie fordern eine *unterstützende* Einlage. Erst bei völligem Versagen, wie es für den Rest der dritten Gruppe eintreten kann, und bei irregeleiteter Arbeit der aktiven Halteorgane, tritt eine völlig starre Einlage, die „absolute“ Einlage, die dem Fuß die Form vorschreibt, in ihr Recht.

Ich unterscheide also die *käufliche Handelseinlage, die unterstützende Einlage und die absolute Einlage.*

Anforderungen an die Einlage.

Ihrer Bestimmung gemäß muß die Einlage einer Anzahl von Forderungen genügen, die im einzelnen festzulegen zweckmäßig ist.

Die Anforderungen richten sich besonders an die *stützende* Einlage, wie sie für die bei weitem häufigsten Fußschwächlinge der Gruppe II und III in Betracht kommt. Sie erfahren für die käufliche Einlage und die absolute Einlage gewisse Änderungen, auf die ich kurz zurückkomme.

Die Art, wie die verschiedenen Einlagentypen diesen Forderungen gerecht werden, ermöglicht es, ein Werturteil über sie abzugeben.

Von der Einlage muß gefordert werden:

1. *Die orthostatische Aufrichtung des Fußes und Stützung seiner natürlichen Form.* Die Knickbereitschaft des Fußes, über die oben (S. 76 u. 212) gesprochen wurde, erfährt, sobald der Fuß der Belastung nachgibt, eine natürliche Steigerung. Dieser Knickbereitschaft gilt es entgegenzuarbeiten. Der Fuß muß mindestens so weit aufgerichtet werden, daß die Belastungslinie die wirksame Unterstützungsfläche trifft. Damit stellt sich die Längsgewölbeform wieder her. Sie muß am Fersenteil supinierend, am Vorfuß pronierend wirken. Auch den Ballenbogen gilt es zu stützen sowie sonstige formverändernde Einflüsse der Schwerkraft auszuschalten.

2. *Formbeständigkeit* (Konstanz der Eigenform). Die Einlage muß selbst in der Lage sein, ihre Form nachgebend wiederzugewinnen. Eine Anleihe beim Schuh zur Erhaltung ihrer Form und damit der Stützfähigkeit macht die Einlage unbrauchbar. Indes soll die Einlage nicht starr sein. Sie soll nicht als Herrin wirken, sondern als Dienerin. Dazu ist Elastizität erforderlich.

3. *Einfach auszuführende Änderung der Form bei immer wiederholter Anpassung und Nachpassung.* Der an die Einlage gewöhnte Fuß verlangt eine Nachpassung der Form. Der Gipsabguß hat als entscheidendes Mittel der Formgebung versagt. Die Funktionsform ist maßgebend, nicht die anatomische Form.

4. *Vermeidung der Einzwängung und unnatürlicher Formerzwingung.* Besonders muß das Knochengerüst berücksichtigt werden.

5. *Platzsparung,* so daß die bis dahin getragene Schuhgröße beibehalten werden kann. Der Werkstoff muß dünne Schicht gestatten. Alle zum Zweck der Stützung nicht unbedingt erforderlichen Zutaten und Teilausführungen müssen fortfallen.

6. *Geringes Gewicht.* Die Empfindlichkeit der Füße gegen das Gewicht ist sehr verschieden. Mit einem Höchstgewicht bis 60 g läßt sich je nach Größe und Beanspruchung eine brauchbare Einlage herstellen.

7. *Wohlfeilheit und Haltbarkeit.* Als Höchstpreis für den *Massenbedarf* erscheinen mir bei niedrigerem Durchschnittspreis und bei einer Durchschnittstragezeit von einem Jahr RM. 10,— genügend. Die Einlage muß mindestens 1 Jahr halten.

Die sieben Anforderungen sind nicht alle vom gleichen Gewicht. Die ersten vier sind die wesentlichsten. In ihrer Gesamtheit indes müssen sie der Technik der Einlage zugrunde gelegt werden.

Einlagenform.

Gewiß ist die Fußform maßgeblich für die *stützende* Einlage. Indes kommt dieser stützenden Einlage doch eine bestimmte Zweckform zu, die auf der einen

Seite die rein morphologische Rücksicht etwas in den Hintergrund drängt, auf der anderen Seite allgemeingültige Regeln als Richtschnur zuläßt. Der geschickte Mechaniker kann daher um so mehr auf den Gipsabdruck verzichten, als der Gipsabdruck ja nur rein anatomische Formen wiedergibt, über die Veränderungen der Fußform bei der Funktion aber nichts aussagt. Diese Veränderungen sind individuell durchaus verschieden. Sie sind abhängig von Alter und Geschlecht, von der Konstitution, vom Einsatz des Fußes, vom Schuh und endlich von der Lebensweise.

Für den geschickten Mechaniker genügt es, wenn er durch einen guten Fußabdruck über die allgemeine Fußform und in kurzen Stichworten über die aufgezählten, bestimmenden Faktoren unterrichtet wird.

Für den Fußabdruck ist das zweckmäßigste Verfahren der unmittelbare Abdruck des Fußes als Stempel auf Papier unter Belastung, mit Umrißzeichnung, nachdem die Fußsohle mittels Auftreten auf ein großes Stempelkissen mit Stempelfarbe beladen wurde.

Bewährt hat sich als Stempelfarbe folgendes Rezept: Bismarckbraun 4,5,
Aqua dest. deferroid. 45,0,
Glycerin ad 75,0.

Neben den Namen werden auf den Abdruckbogen die Angaben eingetragen, wie sie oben als erforderlich bezeichnet wurden.

Für die Zweckform maßgeblich sind die 7 Anforderungen an die Einlagen, die ich eben begründet habe. Die wesentlichste ist die erste.

Wir verdanken vor allem MÖHLER die Erkenntnis, daß die Belastungslinie der Ferse mit der Schwerlinie des Beines nicht fluchtet. Sie verläuft nicht unerheblich innen der Schwerlinie. Darauf beruht die Knickbereitschaft des Fußes. Je stärker der Fuß geknickt ist, desto länger wird der knickende Hebelarm, desto erheblicher die knickende Kraft (s. Abb. 39).

Diese Knickung gilt es durch die Einlagen auf das normale Maß zu beschränken oder zurückzubringen. Der Knickbereitschaft gilt es entgegenzuwirken.

Die Gegenwirkung muß dementsprechend am Fersenbein angreifen. Das Fersenbein selbst ist nicht oder nur unzureichend zu fassen, indes sind die nach vorn liegenden Knochen, besonders das Kahnbein und die Keilbeine, genügend fest mit dem Fersenbein verbunden, so daß sich von ihnen aus eine erhebliche Hilfswirkung auf das Fersenbein erzielen läßt. Es ist zweckmäßig, die Gegend des Sustentakulum Tali, des Kahnbeins und der Keilbeine flächig zu stützen (s. Abb. 217b). Die meist nach unten vorspringende Basis des ersten Mittelfußknochens darf der Gipfel dieses Längsbogens nicht erreichen. Druck daselbst, besonders längerer Druck, wird beim flachen Fuß schmerzhaft empfunden.

Der äußere Längsbogen soll in dieser Stützung nicht ganz leer ausgehen. Er droht sonst nach unten durchzubrechen. Auch mag ein leichter Längsbogen außen zur Pronation des Vorfußes, besonders des Großzehenballens, wie die Abwicklung sie erfordert, mit beitragen. Indes muß sich der äußere Längsbogen sehr niedrig halten (s. Abb. 217d). Insbesondere muß er Druck auf die Basis des fünften Mittelfußknochens vermeiden. Er darf die korrigierende, die Knickung ausgleichende Wirkung des inneren Längsbogens nicht beeinträchtigen. Der Längsbogen ist also stets außen erheblich niedriger als innen. Die Einlage fällt im

Bereich des Längsbogens stets von innen nach außen ab. Es ist leider sehr gebräuchlich, aber falsch, diese abfallende Linie nach unten konvex zu gestalten und die Innenseite fast zungenförmig in der Gegend der vorderen Fußwurzel nach oben heraufzuführen. Diese zungenförmige Verlängerung verdrängt lediglich den Fuß nach außen, ohne noch eine hebende Wirkung auf den inneren Längsbogen auszuüben. Dieser noch sehr beliebte nach unten konvexe Querschnitt der Einlage in der Fußmitte arbeitet dem am Vorfuß erforderlichen, nach oben konvexen Querschnitt entgegen. Er zwingt dadurch die Mittelfußknochen zu

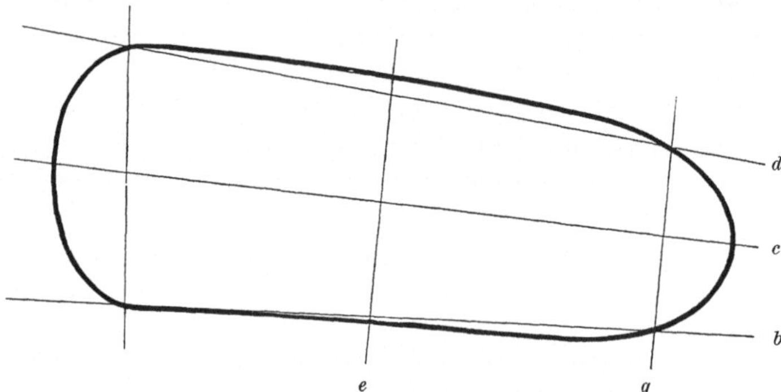

Abb. 217 a. Normaleinlage für rechten Fuß; Aufsicht. Die folgenden Durchschnitte sind durch das Strichnetz angedeutet.

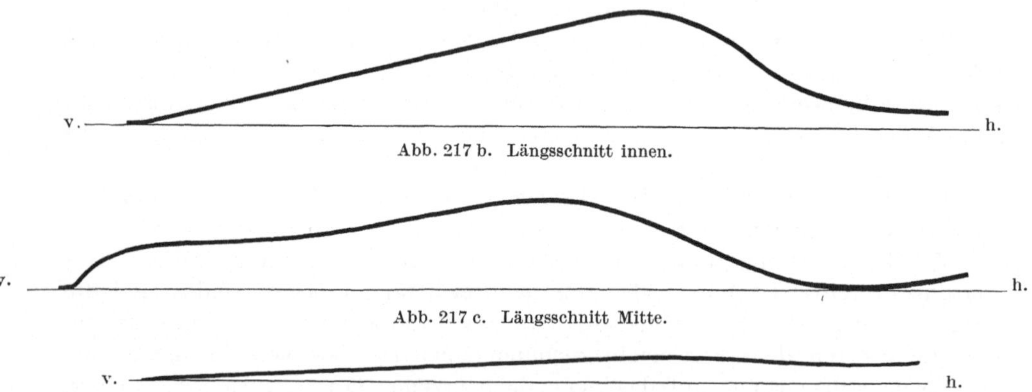

Abb. 217 b. Längsschnitt innen.

Abb. 217 c. Längsschnitt Mitte.

Abb. 217 d. Längsschnitt außen.

einer Verwringung. Der Querschnitt der Einlage im Bereich des Längsbogens muß leicht nach oben konvex gestaltet werden (s. Abb. 217e).

Diese Konvexität nach oben nimmt nach vorn stetig zu und geht entsprechend dem vorderen Teil des Schaftes der Mittelfußknochen in eine etwas ausgesprochenere Konvexität über (s. Abb. 217c u. f). Sie sichert dadurch die Köpfchen der mittleren Mittelfußknochen gegen Überbelastung. Beim Spreizfuß fängt sie den Bodendruck gegen die Mittelfußzehengelenke auf. Es kommt ihr eine korrigierende Eigenschaft zu.

Zur Ferse hin werden für den Querschnitt andere Gesichtspunkte maßgeblich. Es empfiehlt sich nicht, der Ferse ein zu sehr ausgehöhltes nestähnliches Lager zu bauen. Das Fersenbein liebt den flächigen Auftritt. Doch läßt sich dem Außenrand der Einlage im Fersenanteil zur Verhinderung des Abrutschens nach außen leicht eine Kröpfung nach oben verleihen (s. Abb. 217g).

Die Längsachse der Einlage muß gerade sein. Gewiß weicht die Längsachse beim Plattfuß im Vorfußanteil gegen den Nachfuß oft winklig geknickt nach außen ab. Aber die Einlage stellt die Fußform wieder her. Sie ist bestrebt, diese Abknickung aufzuheben, darf ihr also keinesfalls in ihrer Formgebung folgen (s. Abb. 217a). Nebenstehende Schnittzeichnungen verdeutlichen die sich ergebende Form.

Von großer Bedeutung ist die *Länge* der Einlage. Zu große Länge behindert Abwicklung und Gang erheblich. Unzureichende Länge bedeutet Schmälerung der Einlagenwirkung. Die Einlage hat im vorderen Anteil die Bestimmung, die Spreizbeschwerden unter den Köpfchen der Mittelfußknochen zu beheben. Ihre vordere Querwölbung muß zu diesem Zweck am Schaftstück der Mittelfußknochen möglichst nahe den Köpfchen angreifen. Die Köpfchen selbst darf sie nicht erreichen. Dadurch ist die Ausdehnung der Einlagen nach vorn gegeben.

HOHMANN hat vorgeschlagen, die Einlagen nach vorn an der Außenseite bis unter das Köpfchen des fünften Mittelfußknochens reichen zu lassen. Durch Hebung des Köpfchens *V* beabsichtigt er, den Großzehenballen zu senken, den Vorfuß also zu pronieren. Bei der sehr lockeren Bindung der vorderen Teile der Mittelfußknochen ist die Erreichung dieses Zieles nicht wahrscheinlich. Die Unterbauung des Köpfchens *V* kann aber zu Druck Veranlassung geben. Ich halte es daher für geraten, von dieser Unterbauung abzusehen.

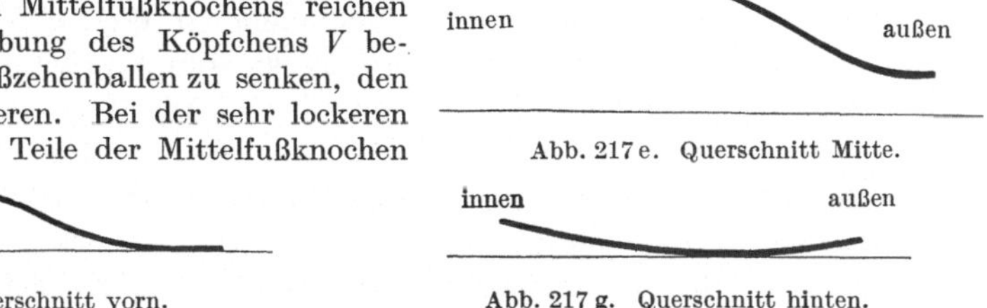

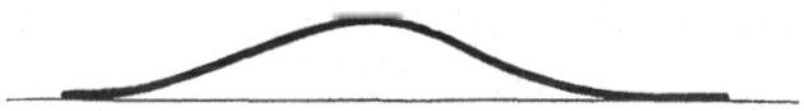

Abb. 217e. Querschnitt Mitte.

Abb. 217f. Querschnitt vorn.

Abb. 217g. Querschnitt hinten.

Die vordere Begrenzung der Einlage läuft also schwach bogenförmig. In der Mitte ist die Einlage am längsten, an der Kleinzehenseite am kürzesten (s. Abb. 217a).

Nach hinten muß die Einlage das Fersenbein völlig unterbauen. Es ist falsch, die Einlage erst vor der Auftrittsfläche des Fersenbeins beginnen zu lassen und sich so der Einwirkung der Einlage auf den Nachfuß ganz zu begeben. Der steile Anstieg des Fersenteils innen zum Längsbogen und die geringe Kröpfung des äußeren Randes, die dem Fersenbein Halt gibt gegen Abgleiten nach außen und dadurch weiterer Fußsenkung entgegenarbeitet, sind oft von großer Bedeutung.

Die mit geschulter Einfühlung nach diesen Grundsätzen kunstgerecht gebaute Einlage vermag *nur durch ihre Horizontalteile* einen nachhaltigen Einfluß auf statische Fußbeschwerden jeder Art auszuüben. Sie durch seitliche, vertikal angeordnete Zungen oder Ränder zu ergänzen, ist im allgemeinen überflüssig. Diese Zungen haben stets eine gewaltsame, einschneidende Wirkung, drücken oft, machen die Einlage unhandlich und zerstören das Schuhwerk. Geschickte Führung und Ausnutzung des Bodenreliefs der Einlage, und der gute Schuh machen diese vertikalen Zugaben meist überflüssig. Vielleicht ist die Zunge am Außenrand des vorderen Fersenbeinanteils beim weichen, kindlichen Knickplattfuß nicht immer abzulehnen. Je geschickter der Mechaniker, desto weniger Vertikalteile pflegt er anzubringen.

Die Formgebung für die stützende Einlage unterliegt ärztlichem Einfluß, der gegebenenfalls Abweichungen von den Regeln veranlaßt.

Auf Grund von Deduktionen aufgestellte Funktionstheorien für den Fuß haben zum Vorschlag neuartiger, völlig abweichender Einlagenformen geführt (HACHTMANN u. a.). Sie berücksichtigen zu wenig den kranken Fuß. Ich gehe auf sie nicht ein.

Alle diese Regeln gelten für den Bau der stützenden Einlage. Für die *absolute Einlage* sind nur die Fußform sowie das Gesetz des orthostatischen Aufbaues maßgebend, wie es beim Kunstgliedbau entwickelt wurde.

Die Form der Handelseinlage lehnt sich an die Regeln für den Bau der unterstützenden Einlage eng an. Da sie auf Einzelanpassung verzichtet, ist sie mehr auf weiche oder stark elastische Werkstoffe angewiesen.

Die Handelseinlage ist in ihrer Form, in ihrem Werkstoff und in ihrer Preisgestaltung zweckmäßig an zentrale ärztliche Zulassung zu binden.

Der Werkstoff.

Die weichen, mehr oder minder nachgiebigen *Werkstoffe* stehen den eigenfesten, mehr oder minder elastischen oder starren Werkstoffen gegenüber. Die nicht eigenfesten Werkstoffe erhalten ihre Stützfähigkeit vom Schuhboden, besonders von seiner Gelenkgegend. Die Gelenkgegend ist aber der nachgiebigste Teil des Schuhes. Auch eine eingebaute Stahlfeder gibt mit der Zeit nach. Rost und Bruch sind ihre Feinde. Alle nicht eigenfesten Werkstoffe sind zur Herstellung von individuellen Einlagen unbrauchbar. Dazu gehören Weichgummi, Leder, Kork, Filz und andere Textilien.

Als *eigenfeste Werkstoffe* stehen zur Verfügung zunächst *Holz* in genügend dicker Schicht. Indes ist Holz gemeinhin zu sperrig; es zwingt daher zu einem größeren Schuh. In der zur Festigkeit genügenden Schichtdicke fehlt ihm die Elastizität. Zwar sind kunstvoll gearbeitete Hölzer auch in dünner Schicht genügend fest bei großer Elastizität, aber die Holzeinlage ist schwer nachzupassen und zu ändern. Leicht läßt sich an Entlastungsstellen eine Holzschicht wegnehmen, aber nur schwer und unvollkommen haltbar und ausreichend anfügen. Holz ist als Werkstoff für Einlagen im allgemeinen nicht zweckmäßig.

Zellhorn (*Celluloid*) *oder Zellon* haben bestechende Eigenschaften. Die Zellhornplatte läßt sich in jede Form biegen, hält die Form fest, ist nicht sperrig, federt sehr ausgiebig; aber sie läßt sich nicht genügend einfach nachformen, ändern und anpassen. Dieser Mangel macht Zellhorn und ähnliche Werkstoffe unbrauchbar.

Das *Metallblech* hat sich den Markt erobert. Zunächst wurde meist Durana, eine Messinglegierung, verwendet. Indes ist das gut treibbare und haltbare Duranametall zu schwer. Viel leichter ist das Leichtmetall in Form des Duraluminiums. Mit sehr geringem Gewicht vereinigt es ein beachtliches, von der Vorbehandlung, Schichtdicke und Treibarbeit abhängiges Federn, sehr geringe Raumbeanspruchung und eine noch genügende Haltbarkeit. Als wesentlichster Nachteil ist ihm Zerfall besonders unter der Schweißeinwirkung eigen und mit dem Zerfall das Schwärzen von allem, was mit ihm in Berührung kommt.

Die Technik hat den Kampf gegen den Zerfall des Duraluminiums aufgenommen. Reines Aluminium ist chemisch widerstandsfähiger, aber mechanisch zu weich. Zink- und Kupferlegierungen des Aluminiums sind fester, aber chemisch unbeständig. Am besten bewährt haben sich Magnesiumlegierungen. Oberflächenbezüge der Schicht werden in der Technik viel verwendet (Eloxalverfahren). Dem Schweiß gegenüber sind sie auf die Dauer nicht genügend widerstandsfähig. Freilich ist die Zusammensetzung des Schweißes bei verschiedenen Menschen und bei denselben Menschen zu verschiedenen Zeiten verschieden. Der verderblichste Bestandteil des Schweißes scheint der bei Zersetzung des dem Schweiß beigemengten Harnstoffs sich bildende Ammoniakgehalt zu sein.

Ein sehr gut federnder und chemisch nicht angreifbarer Werkstoff zur Einlage ist der *Kruppstahl.* Auch verwandte Stahlarten werden zur Einlagenherstellung verwendet. Indes sind diese Stahlarten schwer und — was hinderlicher ist — zu ausgeprägten Formen nur mit Mühe treibbar.

Der ideale Werkstoff ist noch nicht gefunden. Es scheint aber, daß wir ihm nahe sind. In den Kunstharzen sind uns formbare, chemisch sehr indifferente, elastische, eigenfeste Werkstoffe gegeben, die voraussichtlich den aufgestellten Forderungen gerecht werden (Schichtstoffe, Plexiglas). Für die fertige Handelseinlage haben sie als Kombinationsmaterial in Form von Hartpapier, das mit Textilgewebe durchgesetzt ist, nützliche Verwendung gefunden (Resitex, Arcophor u. a.). Nicht befriedigend erfüllt ist das Bedürfnis nach einfach ausführbarer Änderung und Umformung, bei denen oft Millimetermaße nicht überschritten werden dürfen.

Nach dem jetzigen Stande der Technik ist *Duraluminium* der beste Einlagenstoff. Gegen den Zerfall und das Schwärzen muß das Aluminiumblech mit einer Lackhülle oder mit einer Lederhülle umgeben werden.

Die Frage, warum trotz dieser anerkannten Vorzüge immer wieder neue Einlagenwerkstoffe auftauchen, ist in erster Linie dahin zu beantworten, daß an das handwerkliche Können und Einfühlungsvermögen bei der Herstellung der Einlagenform große Anforderungen gestellt werden. Nicht jedem Orthopädiemechaniker gelingt der Wurf. Füße, die der *geschickte* Mechaniker nicht befriedigend zu versorgen vermag, sind recht selten.

Einige Einlagentypen.

Erst nach Erörterung aller dieser Vorfragen ist es möglich, an die *Beurteilung einiger Einlagenarten der Neuzeit* heranzugehen. Zunächst sind die *fertigen Einlagen des Handels* für die *ärztliche* Verordnung zu verwerfen. Sie müssen, um den unendlich zahlreichen Fußformen sich anzupassen, ganz oder größtenteils aus nicht eigenfestem Material gebaut sein. Sie sind daher unzuverlässig im statischen Aufbau sowie in der Entlastung, halten größtenteils nicht ihre Eigenform und sind nicht genügend anpassungsfähig, vielfach auch zu sperrig. Das hat weniger Geltung für die Belastungsbeschwerden der normalen Fußform; wenn man dem Senkfüßigen im Lehrlingsalter einen Bausch Watte unter die Fußgewölbe legt, ist ihm vielfach schon geholfen — das wurde schon erwähnt. Von derartig leichten Fällen entspringt der Ruf mancher fertiger Einlagen des Handels. Je schwerer die den Belastungsbeschwerden zugrunde liegenden Formabweichungen des Fußes — innerhalb statisch erkrankter Fußformen — sind, desto mehr Geltung haben die oben aufgestellten Forderungen an die Einlage.

Die Anhänger der Fabrikeinlage weisen hin auf die mannigfache Modifikation, die an ihren Fabrikaten vorgesehen sind in Form von Taschen mit Plättchen und Bäuschen usw. Das geht zum Teil innerhalb normaler Fußform, genügt aber nicht für erheblich abweichende Formen und überbrückt nicht den Mangel an Formbeständigkeit.

Die *Celluloid-Stahldrahteinlage* nach LANGE ist genial erdacht. Sie ist indes nicht nachpassungsfähig. Sie stellt den *Typ* der absoluten Einlage dar. Sie bettet den Fuß und enthebt ihn allzusehr der Eigenarbeit. Sie beansprucht zuviel Platz und ist auch unerwünscht kostspielig. Das sind ihre Hauptnachteile. Sie wird für gewisse Fälle immer ihre Bedeutung behalten. Als stützende Gebrauchseinlage für den statischen Plattfuß ist sie überholt.

Die Einlage wird über einen Gipsabguß gearbeitet, dessen Technik LANGE im einzelnen angibt. „Die Einlage soll die ganze Sohle mit Ausnahme des vor dem Metatarsophalangealgelenk gelegenen Teiles stützen. Um ein Abgleiten des Fußes von der Sohle zu verhüten, erhält die Einlage in der Regel einen 2—3 cm hohen Außenrand. Auf dem Fußgewölbe des Gipsmodelles wird zunächst ein Stück Filz befestigt, dann kommt eine Lage Längsgurte (Matratzengurte 4 cm breit), die auf beiden Seiten mit Celluloid-Aceton-Lösung (3 Teile Celluloid zu 10 Teilen Aceton) bestrichen sind. Darauf kommt ein längsverlaufender und zwei quere 2 mm starke Stahldrähte. Die Stahldrähte werden sorgfältig dem Modell angebogen und dann dick in Celluloid eingebettet. Nach dem Trocknen der ersten Schicht wird noch eine Lage Quergurte darübergelegt, die wieder mit Celluloid-Aceton-Lösung bestrichen werden: Um ein Verschieben der Drähte und Gurte zu verhindern, wird jede Lage mit starkem Garn umwickelt. Nach 2 Tagen wird die Einlage abgenommen, zugeschnitten und mit dünnem Glacéleder überzogen.“

Der *Holzeinlage* von SCHOTTE fehlt die flächige Stütze. Die Haupttragarbeit wird auf den Höcker verlegt. Er greift am hinteren Teil des Längsbogens an. Das ist ein Vorteil der Fersen-Ballenstütze. Ob freilich das Sustentaculum tali gehoben wird, erscheint zweifelhaft. Sie nützt die übrigen tragfähigen Teile des Fußes zu wenig aus. Sie federt nicht. *Der Vorfuß wird nicht versorgt.* Das ist in vielen Fällen ein schwerer Nachteil. Wie allen Holzeinlagen mangelt ihr die Möglichkeit ausreichender Nachpassung und Anformung. Gewiß kann man durch Materialverminderung bestimmte Stellen leicht entlasten, aber man kann nicht auftragen. Das knetbare Holz ist nur ein unzureichender Notbehelf. Es bleibt nichts anderes übrig, als immer neue Einlagen zu beschaffen. Das aber verstößt gegen die Grundanforderung ökonomischer Behandlung.

Vom entgegengesetzten Gesichtspunkt wie SCHOTTE geht WIESBRUNN aus. Auch in der WIESBRUNN*schen Fußstrebe* stecken durchaus richtige Gedanken. Sie legt nicht das Knochengerüst des Fußes zugrunde, sondern die Form des weichteilumkleideten Fußes. Zum Knochengerüst treten Fußsohlenaponeurose und Sohlenpolster. Dementsprechend faßt die Fußstrebe den Fuß flächig. Vor allem wird die so oft noch verständnislos angewandte schiefe Ebene vermieden. Die so oft als unmotivierter Buckel gebaute Querwölbung hinter dem Ballen wird durch eine schräg verlaufende Leiste ersetzt. Indes hat WIESBRUNN sicher nicht recht, wenn er der Knochenform gar nicht Rechnung trägt. Auch die Fußsohlenaponeurose bleibt elastisch. Es ist ein gewaltiger Unterschied, ob auf der Tafel, die der mittlere Teil der Fußstrebe darstellt, der knöcherne äußere Fußstrahl drückt oder die gewiß straff gespannte, aber immer noch federnde Fußaponeurose. Der Druck unter dem äußeren Fußrand, besonders am fünften Mittelfußknochen, ist bei Benutzung der Fußstrebe auf die Dauer unerträglich.

Sehr beachtenswert ist das Vorgehen LETTERMANNS. Im Gegensatz zu rein morphologischen Verfahren legt es die Funktionsform zugrunde. Er überläßt es dem Fuß, sich die endgültige Einlage aus einer harzhaltigen Masse zu formen. Er macht den Arzt unabhängig vom Orthopädiemechaniker, ein gewiß beachtlicher Vorteil. Zwei Einwendungen habe ich gegen diese in manchen Fällen, besonders bei arthrotischen Füßen, wohltätige Einlage. Einmal: die Einlage hat keine Eigenkonstanz. Sie ist vom Schuh abhängig. Senkt sich die Gelenkgegend des Schuhes, so verliert die Einlage ihre Unterstützungsmöglichkeit. Schon dadurch ist für den Schwerarbeiter schon nach wenigen Wochen ihre anfangs wohltätig empfundene Wirkung zu Ende. Zweitens ist es nicht ganz einfach, der Einlage eine therapeutisch wirksame, genügend entlastende und stützende Zweckform zu geben. Der helfenden und formenden Hand des Arztes sind Schranken gesetzt. Immerhin, besonders dem empfindlichen Fuß des Alters, wird die Einlage LETTERMANNS in manchen Fällen dienen.

Wenn ich vorstehend mich kritisch mit einigen Einlagenformen der Jetztzeit beschäftigt habe, so bitte ich, das nicht als Kritik schlechthin aufzufassen. Alle diese Formen enthalten richtungsweisende Gedanken und werden in vielen Fällen Gutes leisten. Aber der große soziale Gesichtspunkt verlangt sichere Richtsätze in der Beurteilung der vorhandenen Hilfsmittel und sichere Bahnen für die Schaffung neuer Hilfsmittel. Der Aufstellung dieser Richtsätze sollen meine Ausführungen dienen.

Zusammenfassung.

1. Die Einlage ist in nicht seltenen Fällen die Grundlage der ökonomischen Existenz.

2. Der Wirrwarr in der Technik der Einlage ist unendlich. Feste Richtlinien zur Beurteilung sind erforderlich.

3. Im Verlauf der statischen Plattfußbeschwerden werden zweckmäßig vier Stadien unterschieden:

I. Der Ermüdungsschmerz als prämonitorisches Anzeichen.

II. Der Spannungsschmerz ohne Formveränderung.

III. Einleitende Formveränderungen, in deren Gefolge Druckerscheinungen an druckungewohnter Stelle auftreten.

IV. Reaktive funktionsmechanische Veränderungen an Knochen, Bändern und Gelenken im degenerativen oder produktiven Sinne. Kontraktur.

Zu I. Das erste Stadium der Ermüdungsschmerz des Lehrlingsfußes, als prämonitorisches Symptom, bedarf nicht des großen Apparates ärztlicher Versorgung und der Kassenbetreuung. Die *Fußstütze* ist das prophylaktische Mittel. Die zweckmäßige Form ist die fertige Handelseinlage. Sie unterliegt nur in der Art der Herstellung und im Preisanspruch zentraler ärztlicher Zulassung.

Zu II. und III. Tritt zum Ermüdungsschmerz der Spannungsschmerz und stellen sich Formveränderungen des Fußes ein mit Druckerscheinungen an den belastungsungewohnten Stellen, dann ist der Fußschwächling fußkrank. Die Einlage unterliegt in ihrer Einzelgestaltung ärztlichem Einfluß. Ihre Anfertigung erfordert hohes handwerkliches Können und Verantwortungsbewußtsein. Der II. und III. Gruppe gehört die bei weitem größte Mehrzahl der Fußkranken an.

Zu IV. Stellen sich reaktive Veränderungen am Knochengerüst und den Gelenken und Sehnen ein, dann ist ein orthopädischer Apparat in Form der absoluten Einlage, gegebenenfalls mit orthopädischen Ergänzungen, erforderlich.

4. Den Bedürfnissen des Fußes entsprechend, ergeben sich *3 Einlagenformen:* I. die Handelseinlage (ausschließlich für das erste Stadium); II. die stützende Einlage als Beihilfe (für das zweite und dritte Stadium); III. die absolute Einlage (besonders für das vierte Stadium sowie für besondere Fälle).

5. Von der Einlage, insbesondere der „stützenden Einlage" muß gefordert werden:

I. Orthostatische Stützung oder Aufrichtung des Fußes.

II. Konstanz ihrer Eigenform bei größter Elastizität, so daß sie zur Stützung keine Anleihe am Schuhboden macht.

III. Änderungsfähigkeit und Anpaßbarkeit.

IV. Vermeidung unnatürlicher Formerzwingung für den Fuß.

V. Platzsparung, so daß die bis dahin getragene Schuhgröße beibehalten werden kann.

VI. Geringes Gewicht.

VII. Wohlfeilheit und Haltbarkeit.

6. Auf Grund dieser Anforderungen für die stützende Einlage ist zur Zeit der beste — aber immer noch kein idealer — Werkstoff das Duraluminium. Vielleicht gibt das Kunstharz den noch nicht gefundenen völlig idealen Werkstoff ab.

7. Auch für die Form der Einlage lassen sich gemeinsame Grundelemente aus den sieben Anforderungen ableiten.

8. Wenn die Ergebnisse auf einige neue Einlagenformen angewandt werden, so ist die fertige Handelseinlage, deren günstige Wirkung bei prämonitorischen Erscheinungen durchaus anzuerkennen ist, nicht Gegenstand ärztlicher Verordnung. Der Fußschwächling, der den Arzt aufsucht, ist fußkrank und bedarf deshalb individuell angefertigter Einlagen.

Die Holzeinlage *Schotte* wie die Wiesbrunnsche Fußstrebe werden den sieben Anforderungen nicht gerecht. Die Celluloid-Stahldrahteinlage nach Lange gehört den absoluten Einlagen an. Sie ist ein orthopädischer Apparat, wie er für Gruppe IV angebracht ist. Die auf der Funktionsform beruhende *Lettermann*-Einlage hat besonders für den Anfang beachtliche Vorteile, die indes für den Schwerarbeiter durchaus vorübergehend sind.

Die von kundiger Hand individuell gebaute Leichtmetall- oder Stahlblecheinlage ist zur Zeit die beste stützende Einlage.

Schrifttum.

Cramer: Der Plattfuß. Stuttgart: Ferd. Enke 1925. — Fischer, E.: Einlagenbehandlung des Plattfußes. Arch. orthop. Chir. **33**, 222 (1933). — Fölsch: Der Plattfuß und seine Bekämpfung im Heere. Mil.arzt **1939**, 354. — Hohmann: Fuß und Bein. 3. Aufl. München: J. F. Bergmann 1939 — Neue Gesichtspunkte zur Einlagengestaltung. Die Detorsionseinlage. Z. orthop. Chir. **65**, 361 (1936). — Lange, M.: Der Plattfuß als soziales Problem, seine Diagnose und Behandlung. Münch. med. Wschr. **1935**, 1875 u. 1912. — *Leitsätze* der Deutschen Orthopädischen Gesellschaft über die Behandlung der Fußerkrankungen. Dtsch. Ärztebl. **1930**, Nr 35. — PITZEN: Kritisches zur Behandlung der Fußsenkung mit Einlagen. Dtsch. med. Wschr. **1937**, 226. — *Richtlinien* der Deutschen Orthopädischen Gesellschaft für die ärztliche Versorgung der Fußsenkung aus öffentlichen Mitteln. — SCHEDE: Die Fußschwäche und ihre Bekämpfung. Verh. 32. Kongr. dtsch. orthop. Ges. Rostock **1937**, 126. — SCHIFF: Über die Entstehung und Behandlung des Plattfußes im jugendlichen Alter. Veröff. Mil.san.wes. **1904**, H. 25. — ZUR VERTH: Die mit Unrecht sogenannte Plattfußfrage. Arch. chir. skandin. **67**, 947 (1930) — Der Plattfuß in der Unfallheilkunde. Mschr. Unfallheilk. **1935**, 321 — Die zweckmäßige Einlage. Zbl. Chir. **1936**, 1117 — Kritisches zur Behandlung der Fußsenkung mit Einlagen. Dtsch. med. Wschr. **1937**, 227 — Die Technik der Schuheinlage. Verh. 32. Kongr. dtsch. orthop. Ges. Rostock **1937**, 297 — Der Stand der Einlagenfrage. Berufsgenossensch. **1940**, Nr 1. — ZILLMER: Welche Schäden des Fußgewölbes und der Fußstellung machen zum Truppendienst ungeeignet? Veröff. Heeresan.wes. **1935**, H. 98, 26.

E. Orthopädische Schuhe.

Von O.-Reg.-Med.-Rat Dr. O. ENGELKE, Berlin.

36. Gesetzliche Grundlagen[1].

„Ein orthopädischer Maßschuh ist ein handwerksmäßig hergestellter Schuh, der in der Art der Herstellung wie auch in der Gesamtform oder im Bau von Einzelteilen vom sog. Normalschuh abweicht. Die Besonderheiten ergeben sich dabei aus krankhaften Veränderungen an Weichteilen oder Knochen des Fußes oder auch des Beines, die sowohl die Form als auch die Funktion betreffen können. Der Zweck dieses besonders gearbeiteten ‚orthopädischen Maßschuhs' ist Besserung des Geh- und Stehvermögens sowie Behebung und Linderung bestehender Beschwerden."

Mit diesen Worten ist der orthopädische Maßschuh in der Verordnung über die Herstellung orthopädischer Maßschuhe vom 8. November 1938, die im Reichsgesetzblatt erschien, begrifflich bestimmt worden. Anfertigen darf ihn in Zukunft nur der Schuhmachermeister, der eine Zusatzprüfung bestanden hat und damit als Orthopädie-Schuhmachermeister anerkannt worden ist. Die Zusatzprüfung kann nur ablegen, wer einen mindestens sechsmonatigen Sonderlehrgang in einer staatlich anerkannten Schuhmacherfachschule besucht hat oder eine mindestens einjährige Tätigkeit bei einem Orthopädie-Schuhmachermeister nachweisen kann. Die Schuhmacher, die vor dem 9. September 1937 — an diesem Tag wurde das Gesetz zur Änderung der Gewerbeordnung für das Deutsche Reich erlassen — „orthopädische Maßschuhe für Versicherungsträger oder nachweislich in erheblichem Umfang angefertigt haben oder die in solchen Betrieben bislang als Betriebsleiter tätig gewesen sind", brauchen die Zusatzprüfung nicht abzulegen. Sie dürfen sich ohne weiteres als Orthopädie-Schuhmacher bezeichnen und Aufträge über orthopädische Maßschuhe entgegennehmen. Sie heißen Orthopädie-Schuhmachermeister, wenn sie die allgemeine Meisterprüfung abgelegt haben.

Daß es zu dieser gesetzlichen Regelung kam, ist das Verdienst des Reichsinnungsmeisters des Schuhmacherhandwerks, ARTHUR HESS, der bis vor kurzem die Reichsfachgruppe der Orthopädie-Schuhmachermeister selbst führte.

Das Anfertigen orthopädischer Maßschuhe ist jetzt auf einen Kreis besonders geschulter Handwerksmeister beschränkt. Damit ist dafür gesorgt worden, daß der Gehbehinderte, der auf Maßschuhe angewiesen ist, nur vom Fachmann beliefert wird.

Der Stiefbruder des orthopädischen Maßschuhes ist der fabrikmäßig hergestellte Senkfußschuh. Er ist gewissermaßen ein veredelter Ladenschuh, ausgezeichnet durch eine hochgewalkte Brandsohle, verlängerte Hinterkappe, Gelenkfeder und nötigenfalls eine Stütze

[1] Die allgemeinen gesetzlichen Grundlagen sind in Kapitel 2 besprochen.

für den Bogen der Mittelfußköpfchen. Er hat seine Daseinsberechtigung erwiesen. Er bietet dem nur wenig verbildeten Fuß mit Senkungsbeschwerden eine bessere Stütze als der übliche Ladenschuh. Viele einseitig-beinamputierte Kriegsbeschädigte tragen ihn; mehrere angesehene Schuhfabriken stellen ihn her. Auch für den Senkfußschuh hat sich die Bezeichnung „orthopädischer Schuh" eingebürgert. Trotz dieses wohlklingenden Namens ist und bleibt er aber ein serienmäßig angefertigter Fabrikschuh mit dessen Vorzügen und Nachteilen.

Landläufig gilt als orthopädischer Schuh der vom Handwerksmeister angefertigte, mit orthopädischen Hilfen ausgestattete Schuh nach Maß; und so soll auch im folgenden unter dem orthopädischen Schuh nur dieser Maßschuh verstanden werden.

37. Geschichtliches.

So interessant auch die geschichtliche Entwicklung unserer Fußbekleidung und ihrer Massenanfertigung ist, hier können nur wenige für den orthopädischen Schuh bedeutsame Dinge gebracht werden.

Den *Absatz* unter dem Fersenteil des Schuhs kennt man erst seit Beginn des 17. Jahrhunderts. Er ist eine Folge unserer Verstädterung. Der harte ebene Fußboden, der den Stadtbewohner, besonders den Großstädter, nur für Stunden freiläßt, verwehrt es dem Fuß, mit Ballen und Zehen in den Boden zu greifen, um beim Abstoßen des Fußes ein Widerlager zu finden. Dieses wird ersetzt durch die Reibung zwischen dem harten Boden und der Schuhsohle. Auf weichem Boden schafft sich bei jedem Schritt der unbekleidete Fuß eine nach vorne abfallende schiefe Ebene. Dadurch, daß die Ferse höher liegt als der Zehenballen, wird der Übertritt — die Fußabwicklung — erleichtert. Die alltägliche Erfahrung hat wohl bereits vor rund 300 Jahren gelehrt, daß auf hartem Boden diese schiefe Ebene, erzeugt durch den Absatz, das Gehen wesentlich erleichtert. Der Absatz, dessen durchschnittliche Höhe ebenfalls ein Ergebnis der Erfahrung ist, nimmt in der Tat einen Teil der Fußabwicklung vorweg. Er hat in den letzten Jahren zahlreichen Ärzten Stoff zu wissenschaftlichen Arbeiten gegeben (Glasewald, Hermann Meyer, Romisch, Storck, Timmer), ganz abgesehen davon, daß alle Veröffentlichungen über Fuß und Schuh sich mit der krankhaften Entartung des Absatzes, dem durch die Mode bedingten Stöckelabsatz am Frauenschuh, auseinanderzusetzen.

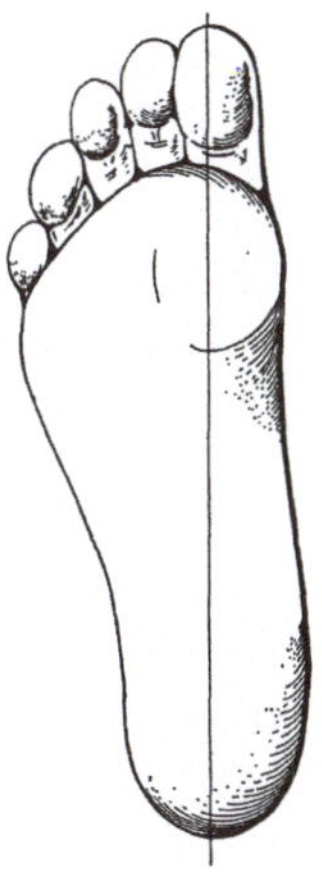

Abb. 218.

Bis zur Mitte des 19. Jahrhunderts wurden fast ausschließlich *zweibällige* Schuhe getragen. Die Schuhe waren so gearbeitet, daß jeder von ihnen abwechselnd rechts und links getragen werden konnte, was den unverkennbaren Vorteil hatte, daß die Schuhe nicht einseitig abgenützt wurden. Sie waren symmetrisch gebaut, Absatz und Sohlenmitte bildeten eine gerade Linie, der höchste Punkt des Schuhrückens lag in der Symmetrieebene, was keinesfalls der Fußform entspricht. Unter dem Einfluß des Züricher Anatomen v. Meyer wich man in der zweiten Hälfte des 19. Jahrhunderts allgemein von dem symmetrischen Bau der Schuhe ab und ging über zu den *einbälligen* Schuhen, die entweder für den rechten oder linken Fuß gearbeitet waren. v. Meyer ging davon aus, daß der Fuß beim Gehen und Laufen auf einer geraden Linie von der Fersenmitte über den Großzehenballen zur Großzehenkuppe abgewickelt wird (Abb. 218. Nach Starcke, Der naturgemäße Stiefel). Starcke, der ebenfalls für den einbälligen Schuh mit Wort und Schrift warb, hat dieser Linie den Namen Meyersche Linie gegeben. Nun lassen sich wohl beim kindlichen Fuß mit seinen fächerförmig gespreizten Zehen die drei Punkte durch eine Gerade verbinden, aber nicht beim Erwachsenen, dessen Füße die Spuren des anerzogenen Ganges mit betont auswärts gerichteten Fußspitzen, des harten Bodens und der einengenden Wirkung der Strümpfe und Schuhe tragen (Abb. 219. Nach H. Meier, Die Anfertigung naturgemäßer und orthopädischer Fußbekleidung). Als Arbeitshypothese war jedoch die Forderung v. Meyers, bei der Schuhform diese Linie zu berücksichtigen, äußerst wertvoll. Man gab den Schuhsohlen eine geschweifte Form (Abb. 220. Nach Braatz, Über die falsche gewöhnliche Schuhform und über die richtige Form der Fußbekleidung). Es hat sich jedoch bald herausgestellt, daß beim so gebauten Schuh des Erwachsenen das Oberleder der Zehengegend stark nach außen übergetreten wurde, während neben der Großzehe ein überflüssiger Hohlraum entstand, der das Oberleder an dieser Stelle Falten werfen ließ. v. MEYER hat später die Schuhform etwas umgestaltet. Als amerikanische Schuhmodelle ragten jedoch die übertrieben geschweiften Schuhe bis in unsere Zeit herein (Abb. 221. Nach BRAATZ, l. c.). Jedenfalls hatte sich zum erstenmal der ärztliche Einfluß auf die Form des *Schuhleistens* bemerkbar gemacht. BRAATZ verlegte die Abwicklungslinie mehr nach der Fußmitte zu: Die BRAATZsche Linie, die mehr für den Schuh als für den Fuß gilt, verläuft von der Fersenmitte durch die Kuppe der zweiten oder gar dritten Zehe. Die Schuhmacher bezeichnen diese Linie als Fußachse. Die Form des Leistens, die sich durchsetzte, gab BRAATZ recht (Abb. 219 und 222. Nach H. MEIER, l. c.).

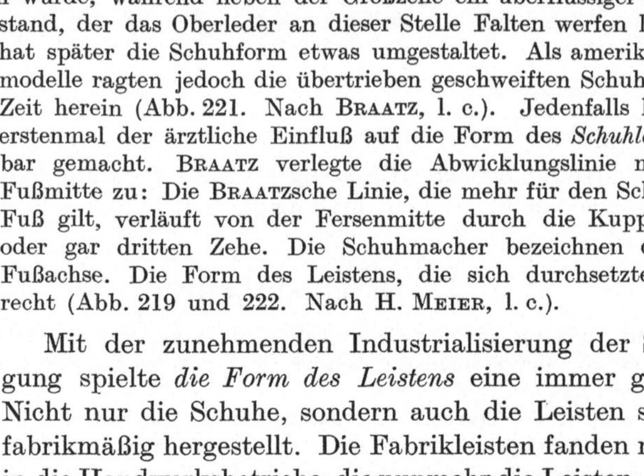

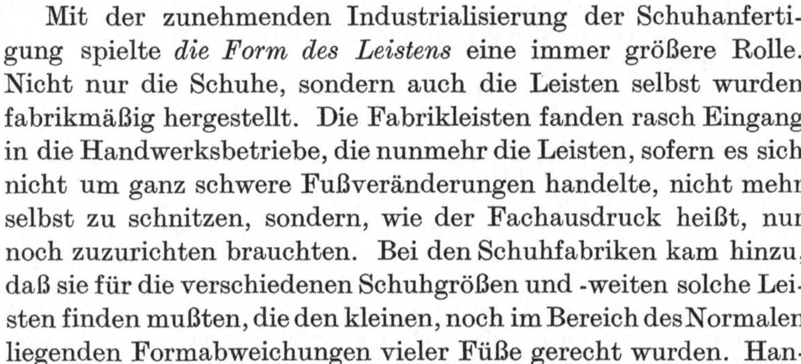

Abb. 219.

Mit der zunehmenden Industrialisierung der Schuhanfertigung spielte *die Form des Leistens* eine immer größere Rolle. Nicht nur die Schuhe, sondern auch die Leisten selbst wurden fabrikmäßig hergestellt. Die Fabrikleisten fanden rasch Eingang in die Handwerksbetriebe, die nunmehr die Leisten, sofern es sich nicht um ganz schwere Fußveränderungen handelte, nicht mehr selbst zu schnitzen, sondern, wie der Fachausdruck heißt, nur noch zuzurichten brauchten. Bei den Schuhfabriken kam hinzu, daß sie für die verschiedenen Schuhgrößen und -weiten solche Leisten finden mußten, die den kleinen, noch im Bereich des Normalen liegenden Formabweichungen vieler Füße gerecht wurden. Handelsüblich wurde ein Leisten, der die übliche Gehweise mit leicht auswärts gedrehten Fußspitzen berücksichtigte. WEINERT warf diesem Leisten vor, daß er der Fußsenkung Vorschub leiste. Der über diesen Leisten angefertigte Schuh zwinge

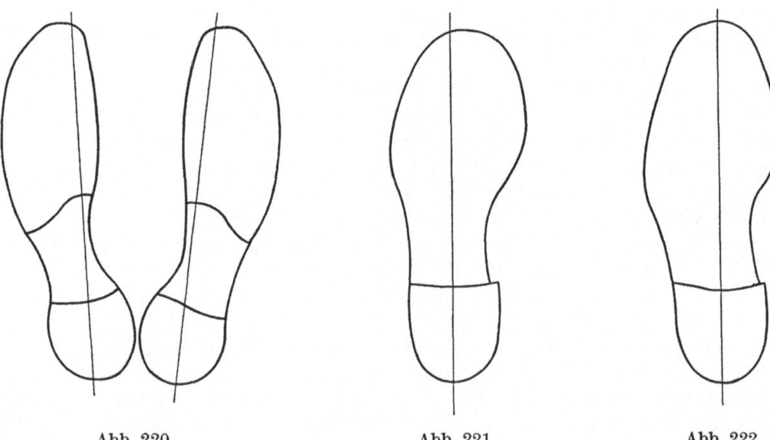

Abb. 220. Abb. 221. Abb. 222.

den Fuß, mit der Ferse eine Pronations-, mit dem Vorfuß eine Supinationsbewegung auszuführen. Es ist die gleiche Verwringung des Fußes, die wir beim Knickplattfuß beobachten. Angeregt zur Beschäftigung mit der Leistenfrage wurde WEINERT durch den Schuhmachermeister SIEBERT, Magdeburg, der beim Durchsägen eines Leistens in der Längsmittelebene fand, daß der größere Teil der Fußwurzel in der inneren Hälfte des Leistens liege (Abb. 223. Nach HOHMANN, Fuß und Bein). SIEBERT gab dem bisher üblichen Handelsleisten den Namen *Valgusleisten.* Er schuf zwei neue Leistenformen. Ihre Besonderheiten gehen am besten aus den Patentansprüchen hervor, die im Jahre 1914 als Deutsches Reichspatent Nr. 288914 der Öffentlichkeit übergeben wurden:

1. *Der gerade Leisten.* Der Patentanspruch auf ihn lautet: „Einbälliger Leisten für Schuhwerk, dadurch gekennzeichnet, daß die Fußwurzelmasse, besonders in ihrem unteren Teile, gleichmäßig zur Längsmittelebene des Leistens verteilt ist und daß gleichzeitig der vordere Teil des Leistens so gestaltet ist, daß die untere (Großzehen-) Ballenkante und die gegenüberliegende kleine Zehenkante gleichweit vom Boden abstehen" (Abb. 224).

2. *Der Varusleisten.* Der Patentanspruch hat folgenden Wortlaut: „Einbälliger Leisten für Schuhwerk Fußkranker, insbesondere Menschen mit Platt-, Knick- und operierten Klumpfüßen, nach Anspruch I, dadurch gekennzeichnet, daß die Masse der Fußwurzel und, falls erforderlich, auch des Mittelfußes so verteilt ist, daß die Längsmittelebene in diesem Teile nach derjenigen Richtung verwunden ist, welche den Knickbestrebungen entgegengesetzt gerichtet ist. Dabei wird der Hacken so ausgebildet, daß seine Auftrittsfläche senkrecht zur Mittelebene steht" (Abb. 225).

WEINERT warb nach dem Weltkrieg mit dem wissenschaftlichen Rüstzeug des Arztes für die neuen Leistenformen. Wenn er auch nicht den durchschlagenden

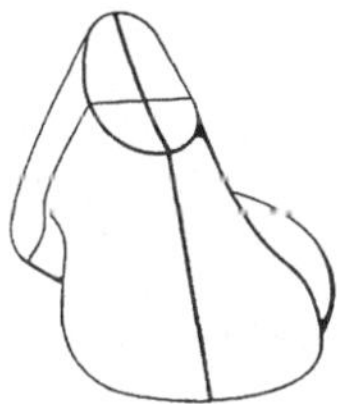
Abb. 223.

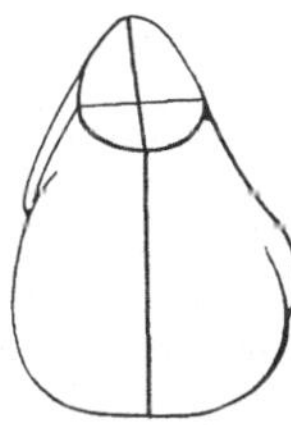
Abb. 224.

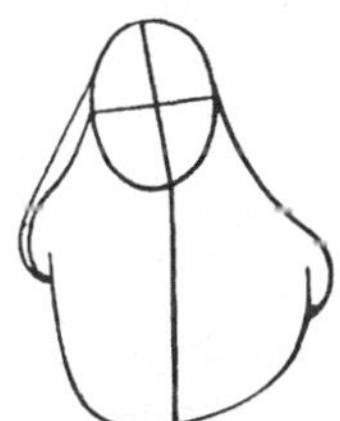
Abb. 225.

Erfolg erlebte, den er sich wohl erhofft hatte, so ist doch die Form des fabrikmäßig hergestellten Leistens durch seine unermüdliche Arbeit beeinflußt worden. Wir stehen noch mitten in der Entwicklung der zweckmäßigsten Form oder vielleicht Formen des Leistens.

Einen tiefen Einschnitt in die Geschichte der orthopädischen Schuhe brachte der Weltkrieg 1914/18. Die Ausstattung der verwundeten Soldaten mit Schuhen, die zur Behandlung oder zum Ausgleich der Verletzungsfolgen angefertigt werden mußten, stellte das Schuhmacherhandwerk vor ungeheure Aufgaben. Auf der anderen Seite mußten sich die militärischen Dienststellen und, als nach dem Krieg das Reichsversorgungsgesetz erlassen wurde, die Versorgungsbehörden mit der Frage auseinandersetzen, bei welchen Dienstbeschädigungsfolgen orthopädische Maßschuhe auf Reichskosten angefertigt werden, wie sie beschaffen sein und wie sie berechnet werden sollten. Die ärztlichen Erfahrungen fanden ihren Niederschlag in den Ergänzungsbestimmungen zur Verordnung vom 8. Mai 1929 zur Durchführung des Reichsversorgungsgesetzes § 7. Meines Wissens zum erstenmal ist hier der orthopädische Maßschuh gewissermaßen amtlich abgestempelt worden. Es heißt u. a.:

Ein „orthopädischer Schuh" ist gekennzeichnet durch

a) Verwendung eines besonders hergerichteten Leistens,
b) feste Einarbeitung einer Einlage aus Kork oder anderem Werkstoff,
c) feste Einarbeitung einer Stahlsohle,

d) Anfertigung erweiterter, verlängerter oder versteifter Schäfte,

e) Anbringung einer tiefer reichenden Schnürung,

f) feste Einarbeitung eines Schuhbügels, der seinerseits wieder mit einem notwendigen Schienen- oder Hülsenapparat in Verbindung steht und das Tragen dieses Hilfsmittels erst ermöglicht.

Als orthopädisches Schuhwerk werden nicht angesehen:

a) Schuhe mit erhöhten Sohlen und Absätzen bei Verkürzungen von 3 cm und darunter,

b) Kunstbeinschuhe (Prothesenschuhe),

c) gewöhnliche Schuhe, an denen Schienen u. dgl. durch Schrauben, Bolzen und ähnliche Mittel in einfacher Weise befestigt werden können,

d) gewöhnliche Schuhe mit losen Einlagen, z. B. Plattfußeinlagen, Einlagen mit Zehenersatz, Einlagen, die einen künstlichen Fußteil darstellen, mit Ausnahme von Schuhen für Pirogoff- und Chopart-Amputierte.

Die Ergänzungsbestimmungen befassen sich weiterhin mit den zu verarbeitenden Werkstoffen, den Tragezeiten und der Instandsetzung. Mit der Vereinigung der Orthopädie-Schuhmachermeister vereinbarten die Versorgungsbehörden in den verschiedenen Reichsteilen für die immer wiederkehrenden Arbeiten feste Preise, die in Preislisten niedergelegt sind.

Die *Orthopädischen Versorgungsstellen* dürfen das Recht für sich in Anspruch nehmen, im Verordnen orthopädischen Schuhwerks die größte Erfahrung zu besitzen. Rund 70000 Paar orthopädischer Schuhe werden jährlich von den Fachärzten der Orthopädischen Versorgungsstellen in Auftrag gegeben. Die Art der Schuhe wird dabei genau bestimmt, die fertigen Schuhe werden überprüft. Kenntnisse in der Werkstoffkunde und der Preisgestaltung ergeben sich von selbst. Die Möglichkeit, die Arbeiten mehrerer Meister ständig miteinander zu vergleichen, läßt die Fachärzte ein Urteil über den Wert der Einzelarbeiten gewinnen. An der Fortbildung und Weiterentwicklung eines leistungsfähigen Liefererkreises haben die Orthopädischen Versorgungsstellen stets regen Anteil genommen. Der Schlußstein dieser Entwicklung ist nunmehr durch die Gründung der Reichsfachgruppe der Orthopädie-Schuhmachermeister gesetzt.

38. Bestandteile und Merkmale.

Wie die Natur im allgemeinen keine scharfen Grenzen kennt, sind auch am Fuß die Übergänge vom Regelrechten zum Regelwidrigen fließend. Zwischen dem langen schmalen und dem kurzen breiten Fuß gibt es alle Spielarten, ebenso zwischen dem flachen und dem hochgesprengten Fuß. Erst wenn der flache Fuß Beschwerden macht, wird er zum Senkfuß umgetauft, der hochgesprengte entsprechend zum Hohlfuß. Im *Ladenschuh*, solange er neu ist, richtet sich der regelrecht geformte oder nur wenig verbildete Fuß nach dem Schuh, ohne daß es dem Träger immer zum Bewußtsein kommt. Der Fuß tritt sich im Ladenschuh, der über einem Durchschnittsleisten gefertigt worden ist, ein Lager zurecht, das der Trittspur entspricht. Allmählich geben auch die übrigen Teile des Schuhes, manchmal widerstrebend, nach, bis ein erträgliches Verhältnis zwischen Fuß und Schuh zustande gekommen ist. Im *Maßschuh* sind die Besonderheiten des regelrechten geformten oder nur wenig verbildeten Fußes dadurch berücksichtigt, daß der Meister einen handelsüblichen Leisten entsprechend zugerichtet hat. Druckempfindliche Stellen des Fußes sind schon ausgespart, der Fuß tritt sich das Lager leichter zurecht. Aber auch schon durch den Zuschnitt des Schaftes, durch die verschiedene Höhe des Absatzes wird ein kundiger Meister der Eigenart des Fußes Rechnung tragen. Als orthopädische Arbeiten lassen sich aber die Feinheiten, die den hochwertigen gewöhnlichen Maßschuh auszeichnen, nicht benennen. Auch das Abändern eines gewöhnlichen

Schuhes — Erhöhung von Sohle und Absatz, einfache Befestigung eines Bügels, Einlegen von Zehen- und Vorfußersatzstücken — macht diesen, wie bei den „Ergänzungsbestimmungen" erwähnt, nicht zum orthopädischen Schuh. Der *orthopädische Maßschuh* ist vielmehr durch zwei Dinge gekennzeichnet und damit scharf gegen den Ladenschuh und den gewöhnlichen Maßschuh abgegrenzt: einmal durch das *Herrichten eines Leistens,* wozu das Anfertigen eines Sonderleistens und das Zurichten eines Fabrikleistens rechnen, ferner durch das Einarbeiten der verschiedenen *orthopädischen Hilfen.*

Es kann hier nicht Aufgabe sein, das *Anfertigen* orthopädischen Schuhwerks zu schildern, zumal dies jemand, der das Schuhmacherhandwerk nicht erlernt hat, nur aus dem Bücherwissen könnte. Nur das unumgänglich Notwendige über die Anfertigung soll gebracht werden. Beschrieben werden sollen die *Bestandteile* der verschiedenartigen orthopädischen Schuhe und ihre Merkmale, sofern sie für den Arzt von Wichtigkeit sind.

a) Der Leisten.

Die Seele des orthopädischen Schuhes ist der Leisten. Er besteht aus gut abgelagertem, meist künstlich getrocknetem Buchenholz. Hart und zäh muß das Holz sein, damit der Leisten der starken mechanischen Beanspruchung durch Klopfen, Nageln usw., und zwar möglichst nicht nur beim ersten, sondern auch bei einer Reihe weiterer Schuhe standhält. Gut getrocknet muß das Holz sein, damit es nicht später durch Wasserverlust schrumpft und der Leisten kleiner wird und sich verzieht. Der erfahrene Meister arbeitet auf weite Sicht. Bei schwierigen Fällen stets, bei leichteren Fällen häufig bewahrt er die hergerichteten Leisten gebrauchsfertig für viele Jahre auf. Sie sind ein wesentlicher Bestandteil seines Betriebskapitals. Bei leichteren Fällen genügt es häufig, die Maße zu notieren und einen Fabrikleisten bei jeder Auftragserteilung zuzurichten.

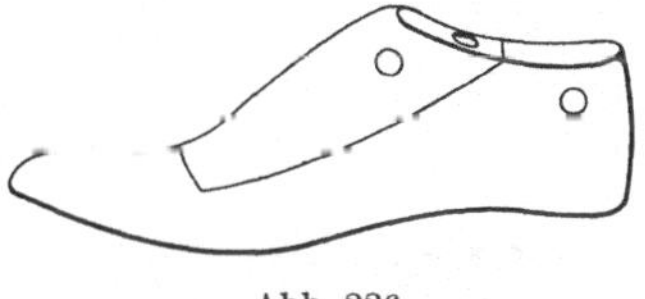

Abb. 226.

Der Leisten besteht aus zwei Teilen, dem Fußteil und dem Keilausschnitt (Abb. 226. Nach H. MEIER, l. c.). Beide sind durch eine kräftige Schraube miteinander verbunden. Eine Zweiteilung des Leistens ist notwendig, damit er leichter aus dem fertigen Schuh herausgezogen, „ausgeleistet" werden kann. Der Keilausschnitt kann verschiedene Form haben.

Der Leisten soll ein getreues Abbild des Fußes sein. Wie gewinnt der Meister die Maße und die sonstigen Anhaltspunkte für die Form des Leistens? Das richtet sich nach der Schwere des Leidens, der Berufserfahrung des Meisters und der Sorgfalt, die der Meister für die Anfertigung des Schuhes aufwenden will (in der Praxis häufig eine Frage des Preises). Es gehört dazu ein gewisses Maß von anatomischen Kenntnissen, besonders in der Mechanik der Gelenke. Die Art des Gehens, ja sogar der Beruf des Schuhträgers und das Gelände, in dem er sich hauptsächlich bewegt, wollen berücksichtigt werden.

Der Idealzustand wäre es natürlich, wenn der Meister in jedem Fall einen *Sonderleisten* anfertigte, und zwar aus einem rohen Buchenholzklotz mit Säge, Beil, Ziehmesser und Raspel. Das wird aber nur selten der Fall sein. Auch bei der Anfertigung der Leisten für stark verbildete Füße ist die Technik dem Handwerk zu Hilfe gekommen. Es gibt besondere Leistenschneidereien mit Maschinen, die der Orthopädie-Schuhmachermeister nicht besitzen kann. Bei schweren Fußverbildungen fertigt der Meister ein *Negativ* des Fußes aus Gips, vereinzelt auch aus Ton oder einer sonstigen plastischen Masse, wie sie von Bildhauern gebraucht wird, an. Der Fuß wird dabei in die Stellung gebracht, die er später im Schuh einnehmen soll. Dann gießt der Meister das Negativ mit Gips aus und gibt das *Positiv* in eine Leistenschneiderei, wo mit einer Kopiermaschine der Leisten aus einem rohen Holzzuschnitt genau nach dem Gipspositiv gefräst wird. Das weitere Zurichten durch Aufkleben und -nageln von Lederstücken, z. B. zum Aussparen von Druckschwielen, besorgt wiederum der Meister.

Zum Anfertigen eines Sonderleistens gehört aber nicht unbedingt das Abformen des Fußes. Nach einem planimetrischen Verfahren, das eine Wissenschaft für sich darstellt, können Muster für den Leisten entworfen, gezeichnet und ausgeschnitten werden. Die Grundlage bilden die Längen- und Umfangsmaße des Fußes und bestimmte, aus der Erfahrung gewonnene Regeln. Die wichtigste Rolle spielt das *Brandsohlenmuster* (Abb. 219), nach dem die Sohlenbahn des Leistens gearbeitet und später die Brandsohle geschnitten wird. Das *Leistenprofilmuster* (Abb. 227. Nach H. Meier, l. c.) gibt zusammen mit fertigen, immer wieder gebrauchten Schablonen für Fersenteil und Spitze des Leistens und mit den Umfangsmaßen des Fußes die Anhaltspunkte für die Form des Leistenoberbaues.

Schon das *Maßnehmen* an Fuß und Unterschenkel erfordert eine große Berufserfahrung. Heute nimmt man allgemein mit einem der üblichen Verfahren einen *Fußabdruck* mit Umrißzeichnung, der ein genaues Abbild der Trittspur gibt und die besonders belasteten Teile der Fußsohle mit allen Einzelheiten scharf abzeichnet. Damit ist auch sogleich die Länge des belasteten Fußes gewonnen. Der Fußabdruck erleichtert wesentlich das Anfertigen des Brandsohlenmusters. Ferner nimmt der Meister nach alten Zunftregeln eine Reihe von *Umfangsmaßen*. Hinzu kommen nötigenfalls das Messen der *Beinverkürzung* und das *seitliche Abzeichnen* des Fußes, z. B. wenn er in Spitzfußstellung versteift ist.

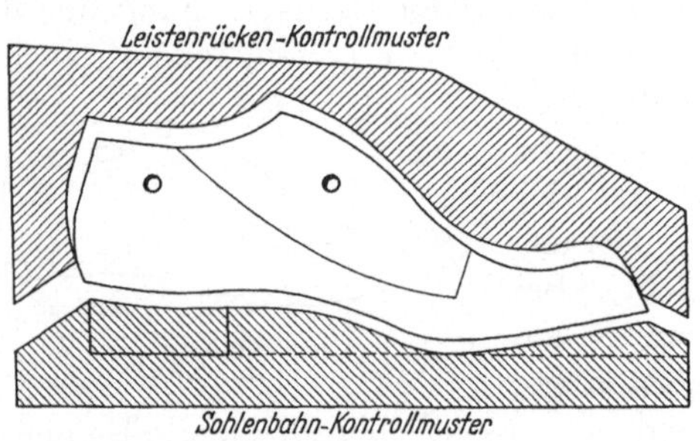

Abb. 227.

Glücklicherweise sind so hochgradige Fußverbildungen, daß Sonderleisten angefertigt werden müssen, verhältnismäßig selten. Meist lassen sich die *Fabrikleisten* verwenden. Wiederum bilden die verschiedenen Maße die Grundlage. Dann wird ein Fabrikleisten von entsprechender Länge und Form sorgfältig ausgewählt. Ein *Valgusleisten* empfiehlt sich beim versteiften Knickplattfuß und beim beweglichen Klumpfuß leichten Grades, dessen Stellung man im Schuh verbessern will, ein *Varusleisten* beim wenig beweglichen Klumpfuß leichten Grades und, was wohl am häufigsten vorkommt, beim beweglichen Knickplattfuß.

Bei der Auswahl des Fabrikleistens sind noch andere Gesichtspunkte zu berücksichtigen: Nach der *Höhe des Absatzes* am späteren Schuh richten sich die als Gelenksprengung bezeichnete Wölbung der Schuhsohle zwischen Ferse und Zehenballen und die Form des Fersenteils am Schuh. Der Leisten muß die entsprechende Form haben. Ferner muß er Rücksicht nehmen auf die Sprengung (Aufwärtsbiegung) der Schuhspitze. Diese ist außer der Absatzhöhe auch noch vom *Beruf* des Schuhträgers und vom *Gelände* abhängig. Bei derben Schuhen, die vorwiegend beim Arbeiten im Freien, bei der Jagd usw. getragen werden, muß die Spitzensprengung stärker sein; das gleiche gilt von Schuhen, die im Gebirge getragen werden. Dazu kommen noch die Einflüsse der *Mode* auf die Schuhform, denen der Leisten ebenfalls gerecht werden muß.

Zugerichtet wird der Fabrikleisten dadurch, daß entweder Holz durch Beraspeln abgetragen wird oder Lederstücke aufgeklebt und -genagelt werden. Jedenfalls gehört die ganze Sorgfalt des erfahrenen Meisters dazu, einen Leisten herzurichten. Jeder Irrtum rächt sich bitter. Wenn der Schuh fertiggestellt ist, läßt er sich nur mit großen Opfern eine wesentliche Umänderung gefallen. Dabei sind die Forderungen, die an einen orthopädischen Schuh gestellt werden, im allgemeinen sehr groß. Er soll dem Fuß einen festen Halt geben, aber nicht drücken, er soll häufig die Fußstellung verbessern, die Abwicklung des Fußes erleichtern und überdies soll er immer gut aussehen!

b) Der Boden.

Wie jeder Schuh ist auch der orthopädische Schuh, ungeachtet aller Sonderarbeiten, aus zwei Teilen, dem *Boden* und dem *Schaft*, zusammengesetzt. Der *Boden* besteht aus Brandsohle, Absatz, Gelenkstück, Ballenstücken und Laufsohle. Dazu kommen die orthopädischen und anderen Sonderarbeiten. Zur Bodenarbeit rechnet man, weil aus der gleichen Lederart bestehend, auch Hinter- und Vorderkappe, obwohl diese später einen Bestandteil des Schaftes darstellen. Für die Bodenteile werden lohgegerbte Rind- und Kuhhäute, unterschieden in Hartsohlleder und Halbsohlleder (Vacheleder), verarbeitet. Das Hartsohlleder wird aus schweren Rindhäuten gewonnen, das Halbsohlleder aus Kuhhäuten (la vache — die Kuh), leichteren Rindhäuten (Zahmvache) und zum Teil aus Wildhäuten (Wildvache). Laufsohle und Absatzoberflecke müssen aus dem wertvollsten Teil der Haut, dem Kern (Croupon) geschnitten sein (Abb. 228. Nach PRIESS, Werkstoffe in der Orthopädie, ihre Eigenschaften, Verwendung und Prüfung), weil dieser Teil der Haut infolge seines Faserreichtums am widerstandsfähigsten ist. Hals und Seiten der Haut werden zu Brandsohlen und Kappen verarbeitet, wobei es auf die Geschicklichkeit des Meisters ankommt, die an den Kern angrenzenden Lederstücke für die Teile zu verwenden, die besonders stark auf Druck und Zug beansprucht werden. Die Formbeständigkeit des Schuhes hängt wesentlich von der richtigen Wahl des Bodenleders ab.

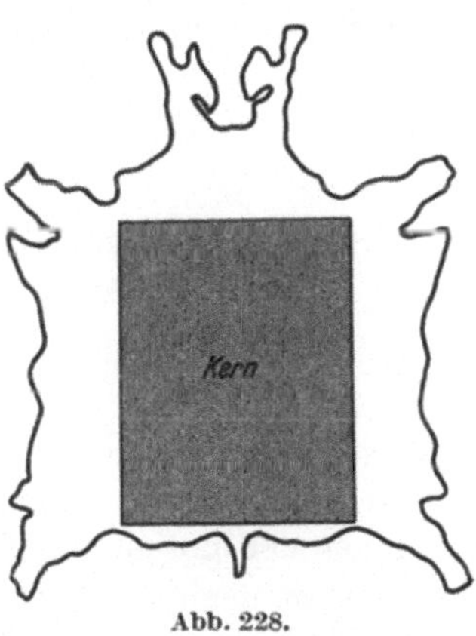

Abb. 228.

1. Die *Brandsohle* ist der Teil des Bodens, der beim gewöhnlichen Schuh die Auftrittsfläche für den Fuß bildet und der Schweißeinwirkung am meisten ausgesetzt ist. Daher wohl auch der Name Brandsohle. Beim orthopädischen Schuh steht allerdings die Brandsohle häufig nicht unmittelbar mit dem Strumpf in Berührung: Beim Schuh mit Verkürzungsausgleich oder über Fußersatzstück und Stützapparat schieben sich Teile aus anderen Werkstoffen dazwischen.

Im orthopädischen Schuh ohne diese Teile hat die Brandsohle die Aufgabe, den Fuß so zu unterstützen, daß das Körpergewicht gleichmäßig auf die Fußsohle verteilt und empfindliche Stellen entlastet werden. Ballenvertiefung und Fußgewölbe zeichnen sich deutlich auf der Brandsohle ab. Je hochgradiger die Fußveränderung, um so mehr ist das Relief der Brandsohle ausgeprägt. Aus der Verfassung der Brandsohle am getragenen Schuh läßt sich häufig ein Urteil über Passen oder Nichtpassen des Schuhes gewinnen. Der Fersenteil der Brandsohle soll der Ferse ein muldenförmiges Lager, dem abgerundeten Bindegewebe-Fettpolster unter dem Fersenbeinhöcker entsprechend, bieten. Der Körper des Fersenbeins, besonders die Gegend des Sustentaculum tali, soll kräftig abgestützt werden gemäß der besonders von HOHMANN geförderten Erkenntnis, daß die Stellung des Fersenbeins für die Gewölbeform des Fußes ausschlaggebend ist. Vor allem für den beweglichen Knickplattfuß ist diese Stütze erforderlich.

Den gleichen Zweck verfolgt das Hochziehen der Brandsohle an der *Innenseite* des Schuhes (Abb. 229. Nach G. MEIER, l. c.). Die „hochgewalkte Brandsohle" ist die häufigste Sonderarbeit am orthopädischen Schuh. Sie ist allerdings zu schwach, um beim beweglichen Knickplattfuß die Längswölbung auf die Dauer zu stützen. Nach kurzer Zeit ist sie heruntergetreten. Sie dient vielleicht weniger als Stütze, sondern mahnt beim beweglichen Knickplattfuß durch ihren Druck auf die druckungewohnte zarte Haut der Gewölbekuppe die gewölbetragenden Muskeln an ihre Pflicht. Obwohl der hochgewalkten Brandsohle immer wieder jeder Wert abgesprochen wird, hält sie sich hartnäckig im orthopädischen Schuh. Es muß also doch etwas an ihr sein. Auch in den Schuhen für Hohlfuß, Zehen- und Vorfußverlust finden wir sie.

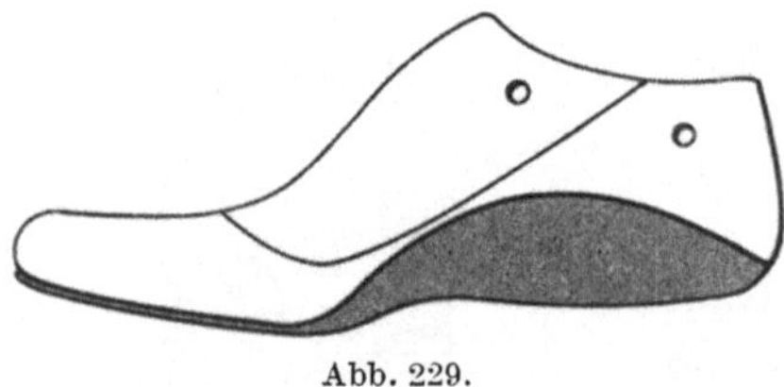

Abb. 229.

Beim Klumpfuß wird die *äußere* Hälfte der Brandsohle in der Regel verdoppelt oder verdreifacht und durch Hochwalken um den äußeren Leistenrand rinnenförmig gestaltet, so daß der äußere Fußrand ein richtiges Bett findet.

Zugeschnitten wird sie nach dem Brandsohlenmuster. Der Pionierarbeit v. MEYERS ist es zu verdanken, daß die Brandsohle am Innenrand gerade oder nur wenig gegen die Schuhspitze gebogen geschnitten wird. Dadurch erhalten die Zehen den nötigen Spielraum. Die Länge und Breite der Brandsohle bemißt der Meister nach alten Zunftregeln.

2. Die Brandsohle wird auf ihrer Unterseite mit dem Schaft vernäht. Um eine gleichmäßig dicke Laufsohle am Schuh befestigen zu können, müssen die Hohlräume, die durch die Schaftkante bedingt sind, unter der Brandsohle ausgefüllt werden. Dazu dienen entsprechend zugeschnittene Lederstücke, die *Ausballmasse,* auch als *Ballenstücke* bezeichnet. Beim orthopädischen Schuh hat die Ausballmasse die Unebenheiten, die durch das Relief der Brandsohle hervorgerufen werden, gleichzeitig auszufüllen und zu glätten. Bei leichten und mittleren Fußverbildungen werden als Ausballmasse auch kleine Korkstücke oder Korkmehl mit einem Klebstoff genommen.

Bei Zehenverlust und Absetzungen im Bereich des Vorfußes, wenn die Gefahr besteht, daß die Spitze des Schuhes sich allmählich aufbiegt, wird in die Ausballmasse eine von der Ferse bis zur Spitze durchgehende Stahlfeder oder eine Stahlsohle eingebaut.

3. Das *Gelenk* des Schuhes, der Sohlenteil zwischen Absatz und Laufsohle, besteht aus einem oder mehreren aufeinandergelegten Lederstücken, deren Wölbung von der Höhe des Absatzes abhängt. Am orthopädischen Schuh ist das Gelenk verschieden stark. Beim Plattfuß wird es durch eine oder auch zwei schmale Stahlfedern, die Gelenkfedern, verstärkt. Sie werden zwischen Brand-

sohle und Gelenkstück eingearbeitet. Auch der Schuh für den Hohlfuß erhält diese Gelenkfedern. Besonders widerstandsfähig wird das Gelenk, wenn eine durchgehende Sohle von der Schuhspitze bis zum Absatz hinzukommt. Bei Trägern von Beinstützapparaten mit Schuhbügeln wird der Bügel mit dem Gelenkstück vernietet. Es muß dabei besonders kräftig sein.

4. Die *Laufsohle*, aus dem besten Teil des Kerns geschnitten, kann auf zweierlei Weise am Schuh befestigt werden:

α) *Genagelte Arbeit.* Die Laufsohle ist durch Holzstifte mit Schaft und Brandsohle vereinigt. Ein breiter, nach innen scharfrandig auslaufender Lederstreifen, *Rand* oder *Rahmen* genannt, wird zum Ausfüllen des keilförmigen Raumes zwischen Schaft und Laufsohle eingefügt, jedoch nicht mit Schaft und Brandsohle vernäht (Abb. 230).

β) *Genähte Arbeit.* Brandsohle und Schaft sind wie an jedem Maßschuh mit „Pechdraht" vernäht. Diese Naht erfaßt gleichzeitig einen schmalen Rahmen (Rand). Mit diesem Rahmen wird nun die Laufsohle durch Nähte, die an der Lauffläche der Sohle versenkt sind, vereinigt (Abb. 231).

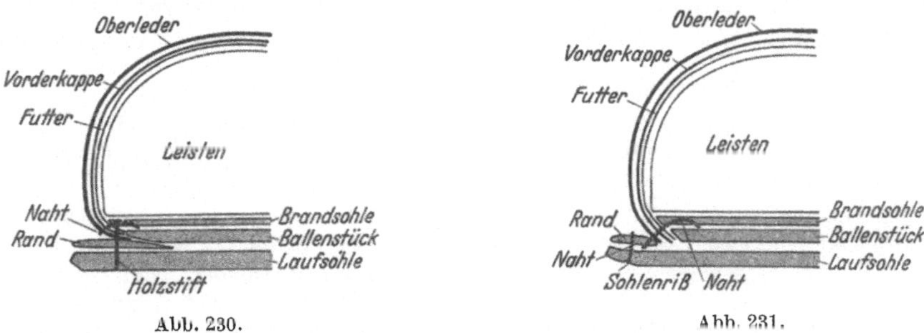

Abb. 230. Abb. 231.

Die genagelte Arbeit macht den Schuh derber und starrer, die genähte Arbeit elastischer und im Gewicht etwas leichter. Bei empfindlichen Füßen wird man also die genähte Arbeit bevorzugen. Bei starker Schweißabsonderung der Füße ist genagelte Arbeit vorzuziehen, weil die Naht gegen den Schweiß empfindlicher ist als die Holzstifte.

Die Laufsohle kann verstärkt werden durch eine *Zwischensohle*, eine dünne Lederschicht, die zwischen Ballenstücke und Laufsohle gelegt und bei genähter Arbeit mit durchgenäht wird oder durch eine *Doppelsohle*, die stets auf die Laufsohle aufgeklebt und -genagelt wird. In gebirgigem Gelände empfiehlt sich außerdem eine Benagelung der Sohlenlauffläche und des Absatzes.

Je nach der Art des Leidens erhält die Sohle eine besondere Form. So wird beim Klumpfuß die äußere Kante der Sohle nach außen schräg gebaut und häufig durch ein keilförmiges Lederstück verstärkt. Bei Versteifung des Großzehengrund- und -mittelgelenkes, besonders wenn die Zehe in Richtung zur Fußsohle verkrümmt ist, kann die Mitte der Laufsohle wiegenförmig verstärkt werden. Durch den „*vorderen Absatz*" oder die „*Rolle*", wie man diese Sohlenverstärkung nennt, wird die Abwicklung des Fußes erleichtert (Abb. 232). Kürzlich hat SCHEDE über gute Erfolge mit einer wiegenförmigen Sohle unter dem ganzen — absatzlosen — Schuh bei versteiftem hochgradigem Plattfuß berichtet.

Ferner kann es notwendig werden, eine Beinverkürzung durch *Sohlenerhöhung* auszugleichen. Es wird dann eine vorn abgerundete Schicht Kork oder Leichtholz unter der Sohle angebracht und unten mit einer Laufsohle versehen. Diese Art, eine Verkürzung auszugleichen, ist aber selten geworden. In der Regel wird der Verkürzungsausgleich in den Schaft eingearbeitet.

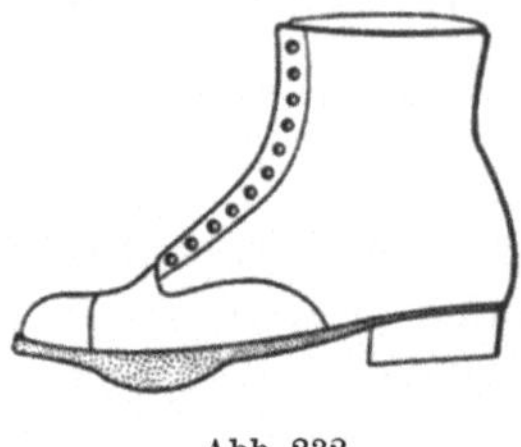

Abb. 232.

5. Der *Absatz* stützt den wichtigsten Teil des Fußes, das Fersenbein. Dementsprechend ist auch am Schuh der Absatz der bedeutungsvollste Teil. Er ist nicht nur maßgebend für die Form der Schuhferse und die Höhe der Gelenk- und Spitzensprengung, sondern beeinflußt durch das Stellen des Fußes auf eine schiefe Ebene auch Haltung und Bewegung von Bein und Rumpf. Die Fernwirkung des Absatzes auf Becken und Wirbelsäule, sein Einfluß auf die Art des Stehens und Gehens und die physikalischen Probleme, die durch das Befestigen eines Körpers von verschiedener Höhe, Breite und Länge unter der Ferse aufgeworfen werden, haben die Ärzte immer wieder angezogen. Ein umfangreiches Schrifttum über den Absatz ist in den letzten 50 Jahren entstanden.

Als wissenschaftlich gesicherte Tatsachen kann heute folgendes gelten:

α) Der Absatz macht den Fuß auf dem Boden kürzer (Abb. 233). Der virtuelle vordere Hebelarm *AB* wird kleiner. Der einzelne Schritt verkürzt sich dadurch, erfordert aber weniger Muskelarbeit.

β) Die Spannung der Achillessehne wird durch den Absatz verringert. Die Wadenmuskulatur braucht sich beim Abstoßen des Fußes vom Boden — neben der Erhaltung des Körpergleichgewichtes beim Stehen ihre Hauptaufgabe — nicht so stark zusammenziehen wie beim Gehen ohne Absatz. Ein Teil der Abwicklung ist durch den Absatz vorweggenommen.

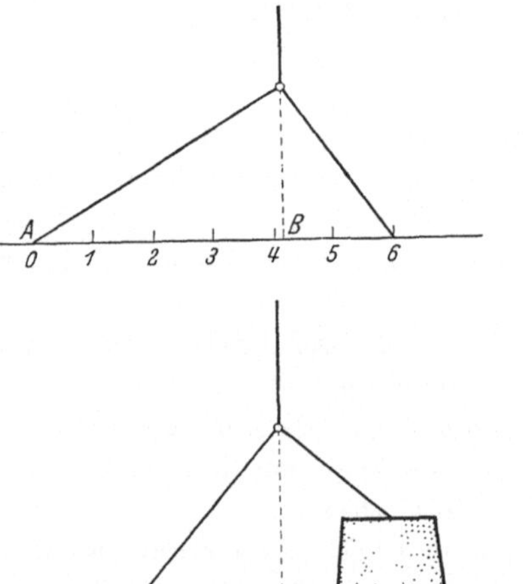

Abb. 233.

γ) Die Spannung der Bänder, Muskeln und Sehnen an der Fußsohle wird, wie Storck überzeugend nachgewiesen hat, durch den Absatz verringert, solange die Körperschwerlinie (Senkrechte aus dem Körperschwerpunkt) *vor* der Achse des oberen Sprunggelenkes liegt.

δ) Beim ungezwungenen Stehen mit geschlossenen Füßen rückt die Körperschwerlinie, die beim Stehen ohne Absätze 3—5 cm vor den Achsen der oberen Sprunggelenke liegt, durch das Unterschieben von etwa 5 cm hohen Absätzen um 1—2 cm dichter an diese Achsen heran. Dadurch wird wahrscheinlich der Wadenmuskulatur das Bewahren des Körpergleichgewichtes beim Stehen etwas erleichtert.

ε) Bei längerem *Stehen* mit geschlossenen Füßen wird, abgesehen vom militärischen Stillstehen, der Körper eine Haltung einnehmen, die den geringsten Aufwand an Muskelkraft erfordert und das Körpergewicht auf die beiden Unterstützungsflächen des Fußes, Zehenballen und Ferse, möglichst gleichmäßig verteilt, und zwar sowohl beim unbekleideten als auch bei absatzbewehrten Füßen. Die stärkere Belastung der Zehenballen durch das Unterschieben der Absätze wird durch das Rückwärtsneigen des Körpers um die Achse des oberen Sprunggelenkes und bei sehr hohen Absätzen durch gleichzeitiges Beugen der Kniegelenke wieder ausgeglichen, so daß der Bodendruck gegen Zehenballen und Ferse wieder gleich groß ist. Beim *Gehen* jedoch wird durch den Absatz der Bodendruck gegen den Zehenballen verstärkt, der gegen die Ferse verringert. Das Fersenbein wird also beim Gehen mit Absätzen auf Kosten der Mittelfußköpfchen weniger belastet.

Die Herabsetzung der Spannung in der Fußsohle und Achillessehne durch den Absatz, ebenso die Abmilderung des Bodendruckes gegen die Ferse erleichtern dem Fuß das Gehen und Stehen auf hartem ebenen Boden. Erkauft werden diese Vorteile durch eine stärkere Belastung der Zehenballen, das Verkümmern der Zehenmuskeln, besonders der Zehenbeuger und, wenn die schiefe Ebene der Brandsohle den Fuß im Schuh nach vorn rutschen läßt, durch das Einzwängen der Zehen in die Schuhspitze. Diese Gefahr läßt sich dadurch verringern, daß die Brandsohle in einer Wellenlinie verläuft (Abb. 234, nach Glasewald, „Der Absatz"). Ein möglichst horizontales Lager für die Ferse gibt dem Fersenbein, besonders seinem vorderen Fortsatz, einen guten Halt und verhindert das Abrutschen nach vorn.

Die *Höhe des Absatzes* ist bisher außer Betracht geblieben. Der regelrecht geformte leistungsfähige Fuß wird beim Gehen ohne Schuhe oder in Schuhen mit ganz niederen Absätzen, z. B. in Tennisschuhen, unter Ausnutzen seiner ganzen Länge und der vollen Kraft der Wadenmuskeln auf dem Boden abgewickelt. Der Schritt ist lang und fördernd, der Gang im ganzen aber etwas schwerfällig. Das Gegenstück ist der Gang mit übertrieben hohen Absätzen. Der Fuß wird nicht mit der Ferse, sondern zugleich mit dem Zehenballen aufgesetzt. Von dem Abwickeln bleibt nur noch das Abstoßen der Zehen vom Boden übrig. Der Schritt wird klein, der Gang trippelnd und wenig fördernd. Das Körpergewicht ruht überwiegend auf den Zehenballen, die Ferse und damit der Absatz selbst werden nur wenig belastet. Sonst könnte man kaum verstehen, wie man mit einem pyramidenförmig nach unten zugespitzten Stöckelabsatz überhaupt gehen kann. Die Spannung in der Fußsohle ist bei diesem Zehengang, den wir in reinster Form an der Ballettänzerin bewundern, sicher gering. Das Opfer bringt aber meist die Wadenmuskulatur. Sie verkürzt sich, schrumpft und macht eine ausreichende Fußspitzenhebung unmöglich. Es kommt vor, daß bei dauernder Gewöhnung an übermäßig hohe Absätze die Fersen im Stehen mit unbekleideten Füßen gar nicht mehr oder nur mit Überstrecken der Kniegelenke auf den Fußboden aufgesetzt werden können.

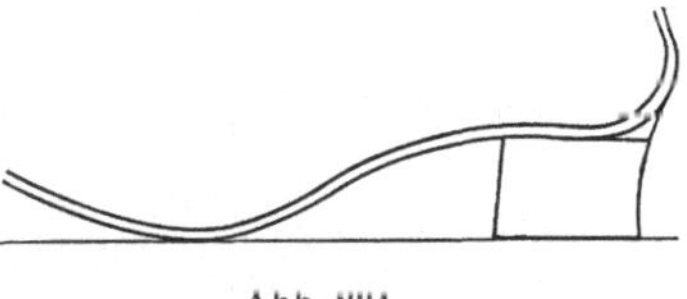

Abb. 234.

Es gilt also, sich über die *richtige Höhe des Absatzes* schlüssig zu werden. Romich ging davon aus, daß für das Gehen und Stehen die Mittelstellung zwischen äußerster Fußspitzenhebung und -senkung die günstigste sei. Durch viele Messungen ermittelte er eine durchschnittliche Absatzhöhe von 2,96—4,32 cm, die den Fuß in diese Mittelstellung bringt. In der Tat wird allgemein eine Absatzhöhe von 3—4 cm als die vorteilhafteste angesehen. Der regelrecht geformte beschwerdefreie Fuß hat auf hartem ebenen Boden bei dieser Absatzhöhe die besten Arbeitsbedingungen. An Männerschuhen wird die untere Grenze häufig unterschritten, noch mehr aber an Frauenschuhen die obere Grenze überschritten. Der flachgebaute Fuß mit seiner verminderten Fußspitzensenkung bevorzugt den niederen Absatz, der hochgesprengte Fuß mit seiner verminderten Fußspitzenhebung den höheren.

Für den Arzt, der orthopädische Schuhe zu verordnen hat, ist es wichtig zu wissen, daß er mit der Angabe einer bestimmten Absatzhöhe die Leistungsfähigkeit des Fußes steigern, mitunter heilend und schmerzlindernd wirken kann. Die Orthopädie-Schuhmachermeister wissen dies aus Überlieferung und Erfahrung heraus. Bei Platt-, Klump- und Hakenfuß wird der Absatz nieder-, beim Hohlfuß hochgebaut. Beim Spitzfuß ist die Absatzhöhe so zu wählen, daß die Spitze des absatzbewehrten Fußes noch um mindestens 15 Grad angehoben werden kann. Dieser Neigungswinkel ist zum Gehen erforderlich. Bei arthritischen Veränderungen des Großzehengrundgelenks und bei Empfindlichkeit der Mittelfußköpfchen ist der flache, bei Verkürzung der Wadenmuskeln der hohe Absatz zu bevorzugen. Ein Schema läßt sich nicht aufstellen, weil wohl stets mehrere Gesichtspunkte in Betracht kommen. Daß zum Ausgleich einer Beinverkürzung manchmal eine starke Erhöhung des Absatzes notwendig werden kann, sei der Vollständigkeit halber hier erwähnt.

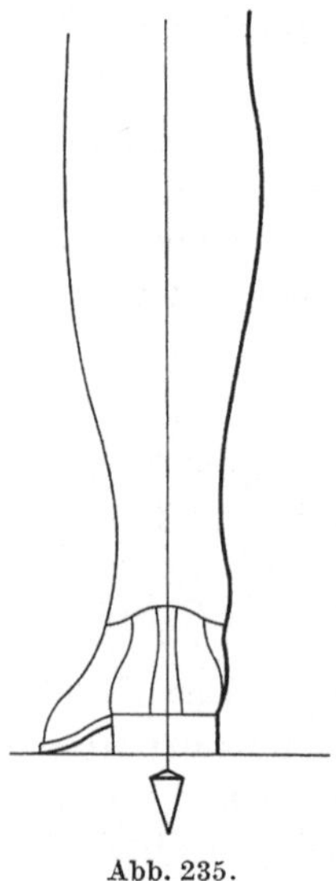
Abb. 235.

Der Absatz soll am schön geformten gesunden Bein so unter der Ferse stehen, daß die Pfeilebene durch die *Unterschenkellängsachse* beim Stehen mit geschlossenen Beinen und geradeaus gerichteten Füßen den Absatz der Länge nach halbiert (Abb. 235. Nach GÖRLACH, Fuß und Schuhwerk). Diese Ebene deckt sich dann mit der durch die *Achse der mechanischen Beanspruchung* des Beines gedachten Pfeilebene.

Diese Achse ist eine konstruktive Hilfsvorstellung. Sie verläuft — immer vorausgesetzt, daß es sich um ein schön geformtes gesundes Bein handelt — vom Mittelpunkt des Oberschenkelkopfes durch die Mitte des Kniegelenkes, die Längsachse des Unterschenkels und die Mitte der Sprungbeinrolle. Sie stimmt nicht mit der vom Mittelpunkt des Oberschenkelkopfes gefällten Schwerlinie, die für den lotgerechten Aufbau des Kunstbeines ausschlaggebend ist, überein. Jedoch liegen diese Schwerlinie und die Achse der mechanischen Beanspruchung im Idealfall beim Stehen mit geschlossenen Beinen und geradeaus gerichteten Füßen in der gleichen Pfeilebene. Diese geht durch die Mitte des Fersenbeinhöckers und die Mitte des Fersenpolsters.

Liegen Unterschenkellängsachse, Lot aus dem Oberschenkelkopf und Achse der mechanischen Beanspruchung in einer Ebene, sind die Regeln für den Bau des Absatzes einfach. Die Ebene soll den Absatz der Länge nach halbieren. Die obere Fläche des Absatzes, der „Oberfleck", hat ringsherum vom Erdboden den gleichen Abstand, Seiten-, Hinter- und Vorderwand des Absatzes stehen senkrecht zum Erdboden. Der Schaft baut sich senkrecht über dem Absatz auf. Senkrechte und Waagrechte sind also die Hilfen für den *orthostatischen Aufbau* des Schuhes.

Diesen Idealfall bekommt der Orthopädie-Schuhmachermeister jedoch nur selten in die Hände. Ihm ist gewöhnlich die Aufgabe gestellt, einen Schuh orthostatisch auch dann zu bauen, wenn Unterschenkellängsachse, Lot aus dem Oberschenkelkopf und Achse der mechanischen Beanspruchung *nicht* in einer Pfeilebene liegen. Der Meister richtet sich beim Aufbau des Absatzes nach dem *Lot aus dem Oberschenkelkopf*, wenn dieses in die Unterstützungsfläche des Fußes fällt. Steht die Ferse in Klumpfußstellung, baut er den ringsherum gleich hohen Absatz schräg nach außen auf (Abb. 236a), beim Knickfuß nach innen (Abb. 236b). Damit verhindert er das Umknicken des Fußes über den äußeren oder inneren Absatzrand. Die Gefahr des Umknickens läßt sich aber auch dadurch verringern,

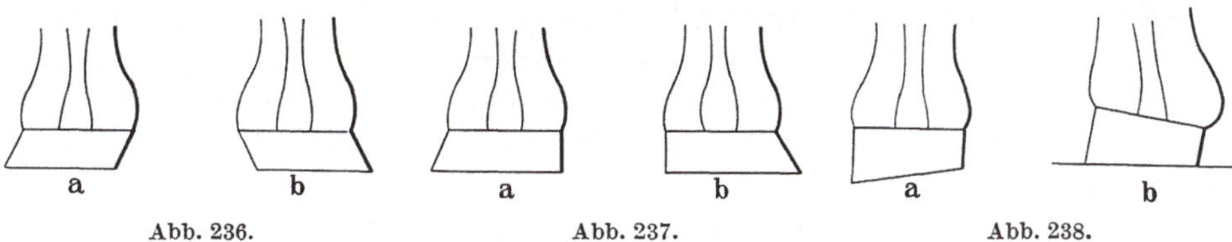

Abb. 236. Abb. 237. Abb. 238.

daß nur die äußere oder innere Absatzwand abgeschrägt wird (Abb. 237a und b). Eine primitive Art, die äußere Absatzwand schräg zu stellen, ist das Anbringen eines keilförmigen Lederstückes am Unterfleck (Abb. 238a und b). Das Oberleder wird dadurch stark in Mitleidenschaft gezogen. Es tritt sich leicht über den Oberfleck hinweg. Gleichwohl läßt sich das Abschrägen des Unterflecks manchmal nicht umgehen, und zwar dann, wenn das Lot aus dem Oberschenkelkopf nicht in die Auftrittsfläche des Fußes fällt, z. B. bei starkem X-Bein. Der Meister muß sich dann beim Aufbau des Absatzes nach der Achse der mechanischen Beanspruchung des Beines richten. Der Oberfleck steht senkrecht zu dieser Achse, die Neigung des Unterflecks richtet sich nach dem Grad des X-Beins.

Der Fersenbeinhöcker soll auf der *Mitte* des Absatzes ruhen. Der Absatz muß also genügend lang und breit sein. Nach einer alten Schuhmacherregel beträgt die Länge des Absatzes $^1/_4$ der Schuhlänge. Ist der Absatz zu kurz, tritt sich der Schuh in der Weise durch, daß der Absatz nach hinten ausweicht und die Schuhspitze sich aufbiegt; ist er zu lang, wird der Schuh unelastisch. Die innere oder äußere Spitze des Absatzes wird häufig verlängert. Der „Flügelabsatz innen" (Abb. 239) kommt in Betracht beim Knickplattfuß, der „Flügelabsatz außen" (Abb. 240) beim Klumpfuß. Dadurch wird das Schuhgelenk kräftig unterfangen. Braucht der Schuh im Gelenk nicht elastisch zu sein, kann die Mitte des Absatzes bis weit unter das Gelenk vorgezogen werden (Abb. 241). Daß der Absatz am orthopädischen Schuh genügend breit sein muß, um fest auf dem Boden zu stehen, ist selbstverständlich.

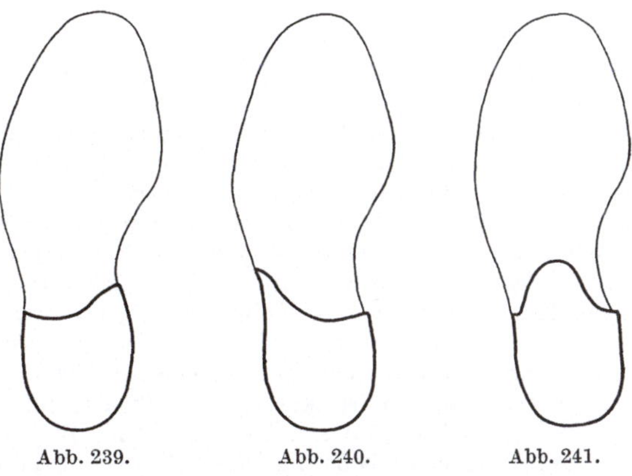
Abb. 239. Abb. 240. Abb. 241.

Gelegentlich wird man aus ärztlichen Gründen den Absatz mit einem Gummifleck versehen, um die Erschütterung des Beines zu dämpfen. Bei besonders schweren Fußverbildungen kann es in Ausnahmefällen notwendig werden, den

Unterfleck abzurunden, so daß der Absatz beim Gehen auf dem Boden abrollt. Im übrigen sollen aber Absatz und Sohle des nichtbelasteten Schuhes fest auf einer ebenen Platte aufstehen, ohne daß der Schuh schaukelt.

c) Der Schaft.

Der Schaft dient dazu, den Schuhboden am Fuß festzuhalten, den Fuß zu umhüllen und zu schützen und ihm einen Halt zu geben. Der Schaft muß gut anliegen, darf aber nicht beengen. Er wird aus einem besonders gegerbten und zugerichteten schmiegsamen Leder, dem *Oberleder*, gearbeitet. Die gebräuchlichsten Lederarten sind:

1. *Rindbox*. Chromgegerbtes und gefettetes abgespaltenes Leder aus den Häuten leichter Rinder und Kühe.
2. *Mastbox*. Chromgegerbtes und gefettetes Leder aus Häuten älterer Kälber oder junger Rinder.
3. *Boxcalf*. Chromgegerbtes und gefettetes Leder aus den Häuten noch saugender Kälber.

Daneben werden zu orthopädischen Schuhen verarbeitet: *Rindfahlleder*, wenn derbe Arbeitsschuhe angefertigt werden sollen, *Waterproof*, ein chromgegerbtes und stark gefettetes wasserdichtes Leder für besondere berufliche und sportliche Zwecke, und gelegentlich *Chevreau*, ein pflanzlich und chromgegerbtes und gefettetes sehr glattes und geschmeidiges Leder aus Ziegenfellen. Die Eigenfarbe dieser Leder ist graublau. In den Handel kommt es schwarz oder braun gefärbt. Lederart und -farbe richten sich in erster Linie nach dem Beruf, in zweiter Linie nach dem Fußleiden. Für empfindliche Füße ist Boxcalf wegen der größeren Weichheit geeigneter als Rind- und Mastbox; schwarzes Leder absorbiert die Wärmestrahlen stärker und wirkt mehr erhitzend auf den Fuß als braunes Leder.

Die Schäfte sind an unserem Schuhwerk ganz verschieden gestaltet. Sie geben den Schuhen die Namen. Beim gewöhnlichen *Schuh* reicht der Schaft bis dicht oberhalb der Knöchel. Am Maßschuh ohne orthopädische Sonderarbeit soll der Schaft 14 cm hoch sein, an der Hinterkante vom oberen Absatzrand (Anschlag) angemessen. Nach vorne steigt der obere Schaftrand gewöhnlich etwas an. Der *Halbschuh*, der immer weitere Verbreitung gefunden hat, wird mehr und mehr auch als orthopädischer Schuh gearbeitet. Es muß nur darauf geachtet werden, daß die Ferse genügend Halt hat, und daß er nicht als Spangen-, sondern als Schnürschuh gearbeitet wird. Die Bezeichnung *Stiefel* wird jetzt fast ausschließlich bei Langschäftern angewendet. Uniformträger, die orthopädisches Schuhwerk tragen müssen, verzichten ungern darauf, Stiefel mit hohen Schäften zu tragen. Orthopädische Sonderarbeiten an solchen Stiefeln sind besonders schwierig. Wenn die Beweglichkeit der Sprunggelenke eingeschränkt ist, kann ein Reißverschluß an Stelle der hinteren Schaftnaht das An- und Ausziehen häufig erst ermöglichen. Wegen der unausbleiblichen Verschmutzung des Reißverschlusses befriedigt diese Lösung nicht sehr. Nur bei einer bestimmten Art von kurzem Schuhwerk hat sich die Bezeichnung „Stiefel“ erhalten: beim rings geschlossenen, mit Gummieinsätzen versehenen *Zugstiefel*, der ebenfalls gelegentlich mit orthopädischen Hilfen ausgestattet wird.

In der Regel ist aber der orthopädische Schuh als *Schnürschuh* gearbeitet. Die Schnürung, zu der auch der Hakenverschluß rechnet, gibt dem Schuhträger die Möglichkeit, die Knöchelgegend verschieden stark zu umschließen, was besonders bei Anschwellung des Fußes und der Knöchelgegend als angenehm empfunden wird.

Am Schnürschuh unterscheidet man zwei *Arten der Schäfte:*

1. Der Schaft mit *Ringbesatz* (Abb. 242. Nach H. Meier, l. c.). Sein Kennzeichen ist ein breiter Lederstreifen, der den unteren Teil des Fußes zu beiden Seiten umschließt und den Vorfuß bedeckt. Der Ring ist hinten durch eine Naht geschlossen. Der Ringbesatz kann auch aus mehreren Lederstücken, die durch senkrecht verlaufende Nähte in der Mitte der Innen- und Außenseite des Schuhes vereinigt sind, bestehen. Die oberhalb des Besatzes liegenden Seitenwände des Schuhes, inneres und äußeres Quartier genannt, werden an ihrem unteren Rand von dem aufgesteppten oberen Rand des Ringbesatzes bedeckt. Diese Schaftart eignet sich wegen des guten Haltes, den der Fuß durch den Lederring bekommt, besonders gut für den Knickplattfuß.

2. Der Schaft mit *Blattschnitt* (Abb. 243. Nach H. Meier, l. c.). Vom Vorfuß verläuft das Oberleder zu beiden Seiten flügelförmig und sich allmählich verjüngend bis zum Schuhgelenk. Dieser Teil des Schaftes heißt *Blatt*. Das Quartier ist entweder unter- oder aufgesteppt. In der hinteren Hälfte des Schuhes gehen das innere und äußere Quartier entweder von oben bis unten zum Boden durch (Abb. 243. Nach H. Meier, l. c.) oder es verläuft von hinten nach vorne beiderseits bis zum Schuhgelenk ein hufeisenförmiger, nach vorne spitz auslaufender Lederstreifen, die *Galosche* (Abb. 244. Nach H. Meier l. c.).

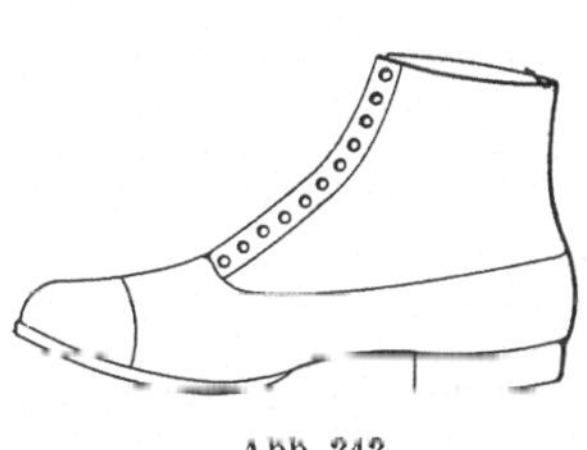
Abb. 242.

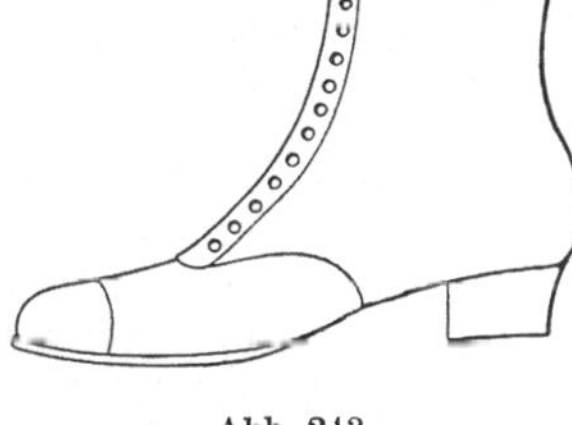
Abb. 243.

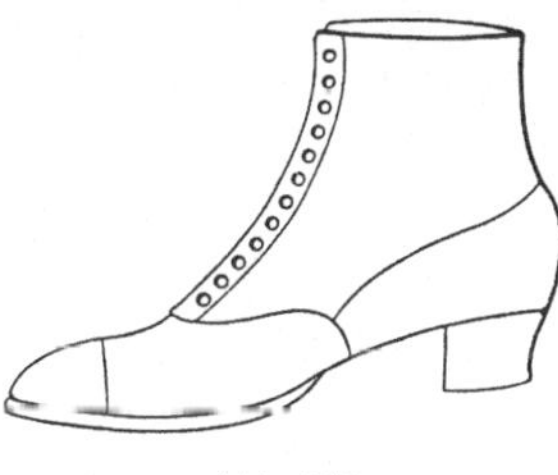
Abb. 244.

Eine besondere Art des Blattschnittes ist der *Derbyschnitt* (Abb. 245. Nach H. Meier, l. c.). Er wird mit und ohne Galosche gearbeitet und ist dadurch gekennzeichnet, daß inneres und äußeres Quartier aufgesteppt und die Schnürstreifen türflügelförmig angesetzt sind. Der Derbyschnitt ermöglicht ein bequemes An- und Ausziehen des Schuhes. Er ist also bei Versteifung der Sprunggelenke, beim Klump- und Hakenfuß, bei Fußwurzelstümpfen und bei Schuhen über Stützapparaten angezeigt.

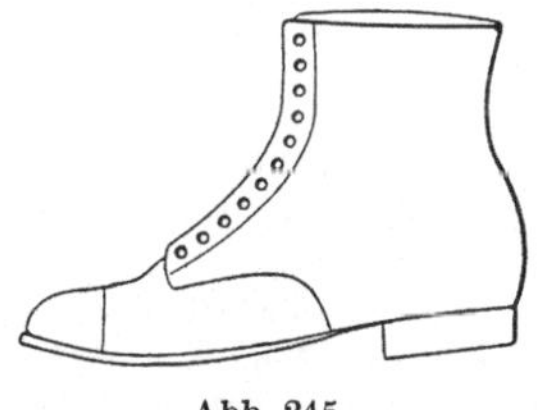
Abb. 245.

Die Art des Schaftschnittes ist also nicht nur durch die Mode, sondern auch durch die Besonderheiten des Fußes bedingt.

Außer Blatt, innerem und äußerem Quartier und Besatz gehören zum Schaft des Schnürschuhes Hinter- und Vorderkappe, Futter, Abschlußstreifen (Bordüre), Rutschriemen, Hinterriemen, Ösenstreifen, Lasche und Strippe. Eine Zierkappe, die am orthopädischen Schuh gelegentlich weggelassen wird, damit die Naht nicht auf die Zehen drückt, gibt der Schuhspitze ein gefälliges Äußeres.

Die *Höhe des Schaftes* schwankt beim orthopädischen Schnürschuh stark. Beim Einarbeiten eines Verkürzungsausgleiches wird der Schaft um die Höhe des Ausgleiches erhöht. Aber auch aus anderen Gründen, z. B. zum Schutz von Narben, kann der Schaft höher gearbeitet werden. Der Schaft soll im Fersenteil senkrecht über dem Absatz aufgebaut sein. Die hintere Naht des Schaftes, gedeckt durch den Hinterriemen, soll in der Beinlängsachse verlaufen. Nur bei ausgesprochenen Varusschuhen (Abb. 246), nach Weinert, Arch. orthop. Chir. **21**, H. 3) und Valgusschuhen wird von dieser Regel abgewichen.

Das weiche Oberleder allein würde dem Schaft nicht genügend Halt geben. Deshalb wird er am gewöhnlichen und orthopädischen Schuh verstärkt durch die *Kappen*, die zwar zur Bodenarbeit rechnen, aber Bestandteile des Schaftes bilden. Sie werden aus leichtem Bodenleder zugeschnitten und in den Schaft zwischen Oberleder und Futter eingeklebt. Sie sind gewissermaßen das Gerüst des Schaftes und verankern den Schaft in dem Schuhboden. Dementsprechend sind sie auch für den orthopädischen Schuh von ganz besonderer Bedeutung.

1. Die *Hinterkappe* umschließt zangenförmig die Ferse, gibt ihr einen seitlichen Halt und verhindert, daß das Oberleder über die Absatzkante nach außen oder innen übergetreten wird. Sie ist hinten am höchsten und verjüngt sich nach vorne. Ihre Länge innen und außen wird am gewöhnlichen Schuh so gewählt, daß sie etwa bis zur Grenze des hinteren und mittleren Drittels des Schuhes reicht. Die Gesamtlänge beträgt dabei $^5/_6$ der Leistenlänge. Am orthopädischen Schuh wird sie je nach Bedarf aus kräftigem Leder geschnitten, verdoppelt, erhöht und innen oder außen verlängert. Beim Einbau eines Verkürzungsausgleiches muß die Kappe um die Höhe des Ausgleichs *nach oben vergrößert* sein, damit die Ferse wie am gewöhnlichen Schuh durch die feste Kappe umschlossen wird. Bei der Lähmung der Fußmuskeln bewährt sich sehr gut eine große *hintere Steifkappe*, die bis zum oberen Rand des um etwa 15 cm erhöhten Schaftes reicht und den äußeren oder inneren, manchmal auch beide Knöchel einschließt. Diese Steifkappe verhindert das Heruntersinken der Fußspitze und des äußeren Fußrandes besser als eine L-förmige Stahlfeder, die zwischen Brandsohle und Absatz eingearbeitet und in den hinteren Schaftrand eingenäht wird. An der *Innenseite* wird die Hinterkappe *verlängert*, wenn das Fußlängsgewölbe einer Stütze bedarf. Gewöhnlich ist die hochgewalkte Brandsohle mit einer solchen Kappenverlängerung verbunden. An der *Außenseite* des Schuhes wird die Kappe *verlängert*, wenn der äußere Fußrand gestützt werden muß. Beim Klumpfuß wird sie in der Regel gleichzeitig bis weit in das äußere Quartier hinein erhöht.

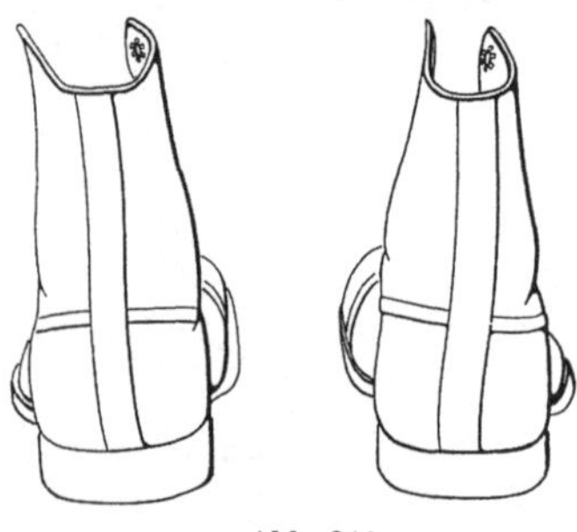

Abb. 246.

2. Die *Vorderkappe*, die am gewöhnlichen Schuh mit dem Rand der Zierkappe abschließt, dient dem Schutz der Zehen in zweierlei Richtung. Sie bewahrt die Zehen vor Stoß und Druck — deshalb auch Stoßkappe oder Vorstoß genannt — und gibt ihnen den notwendigen Spielraum für die Bewegungen beim Gehen, was das nachgiebige Oberleder allein nicht kann. Bei Hammerzehen wird die Zehenkuppe erhöht, bei Zehenverlust, um eine übermäßige Faltenbildung des Schuhes zu verhindern, flügelförmig innen oder außen oder auch auf beiden Seiten verlängert. Bei Absetzungen im Bereich des Vorfußes wird die Vorderkappe häufig im ganzen bis zum Rand des Blattes verlängert.

Auch die übrigen Bestandteile des Schaftes werden je nach der Art des Leidens besonders gearbeitet.

1. Das *Schuhfutter*, aus einer bestimmten Art von Baumwolldrell bestehend, hat die Aufgabe, den Schweiß aufzusaugen und wieder verdunsten zu lassen. Es kann sich aber auch darum handeln, das Oberleder gegen einen besonders zersetzenden Schweiß zu schützen. Dann wird ein dünnes Leder als Futter verwendet oder ein wasserundurchlässiges Gewebe (Billrothbatist, Schweinsblase) zwischen Oberleder und Futterstoff eingearbeitet. Bei Kreislaufstörungen kann es notwendig werden, den Schaft mit Wollfutter oder Pelz auszufüttern. Empfindliche Stellen des Fußes, besonders in der Knöchelgegend, werden durch Filzstücke oder -ringe, die zwischen Oberleder und Futter eingefügt werden, abgepolstert. Endlich wird das Futter selbst durch eingenähte Lederstreifen geschützt, wenn der Schuh über einem Stützapparat oder Kunstbein mit Knöchelgelenk getragen wird. Der Rutschriemen, der die Naht des Futters an der Hinterkante des Schuhes deckt, wird aus kräftigem Leder breit gearbeitet, wenn der Fuß versteift und das An- und Ausziehen des Schuhes dadurch erschwert ist.

2. Die *Schnürung* wird bei Versteifung der Fußgelenke, besonders beim Klumpfuß häufig bis weit in das Blatt, manchmal bis zur Vorderkappe vorgezogen. Gelegentlich wird sie auch wegen empfindlicher Narben auf die äußere Hälfte des Fußes verlegt. Bei Fußlähmung kann eine Schnürung in der Weise angebracht werden, daß ein kräftiger Gummizug, der in das Blatt eingenäht ist und in die obersten Ösen der Schnürung eingebunden wird, unter die Schnürstreifen zu liegen kommt und durch seine Spannung die Fußspitze anhebt. Dazu wird die Schnürung häufig verdoppelt. Es gibt noch andere Arten, Lähmungszüge mit der Schnürung zu verbinden. Die einfachste Art ist, einen oder zwei Gummizüge, die mit dem Blatt vernäht sind, durch die obersten Ösen eines erhöhten Schaftes oder durch dort angebrachte Schnallen zu ziehen. Wenn bei Hüft- und Knieversteifung das An- und Ausziehen des Schuhes Schwierigkeiten macht, wird statt des Schnürverschlusses ein Spangenverschluß gewählt.

3. Die *Schnürlasche* wird abgepolstert, wenn empfindliche Narben auf dem Fußrücken vor Druck bewahrt werden müssen. Gelegentlich wird die Lasche auch aus starkem steifen Leder gearbeitet, und zwar dann, wenn die Abwicklung des Fußes erleichtert werden soll. Neben der Schuhspitze bildet dann der Fußrücken eine Art Außengelenk. Bei Vorfußverlust wird davon gern Gebrauch gemacht. Schließlich kann, allerdings mehr aus beruflichen Gründen, die Schnürlasche als Wasser- oder Staublasche mit drei Seiten in den Schuh eingenäht werden.

4. Bei starker Verkantung des Fußes wird eine breite Lederlasche, die *Knöchellasche* zwischen Schaft und Boden mit einem breiten Ende eingenäht. Das andere Ende läuft in zwei Riemen mit einer Schnalle aus. Der Riemen wird um die Außen- oder Innenschiene des dabei notwendigen Stützapparates gelegt. Mit Hilfe der Knöchellasche läßt sich die Fußstellung verbessern. In Verbindung mit einem Stützapparat stehen auch *Lähmungszüge*, die in das Blatt oder in der vorderen Hälfte des Schuhes zwischen Schaft und Boden eingenäht sind und am Stützapparat durch Pelottenknöpfe beseitigt werden.

Wie aus dieser Übersicht hervorgeht, stellt das Anfertigen eines Schaftes an das Können des Meisters hohe Anforderungen. Die einzelnen Teile des Schaftes werden nach Papiermustern aus dem Oberleder ausgeschnitten. Die Muster können auf verschiedene Weise gewonnen werden. Nach einem planimetrischen Verfahren, dem sog. *Winkelsystem*, können sie unter Verwertung der Umfangs- und Längenmaße aufgezeichnet werden. Das einfachere und sicherere Verfahren ist aber das *Schaftmusterschneiden* nach dem Leisten, wobei ebenfalls eine Zeichnung mit genau festgelegten Winkeln und Verhältniszahlen zugrunde gelegt wird. Als drittes kommt das *Leistenkopieverfahren* in Betracht. Die Papiermuster werden unmittelbar auf dem Leisten zurechtgeschnitten.

Auch beim Anfertigen der Schäfte ist die Industrie dem Handwerk zu Hilfe gekommen. Es gibt besondere Schaftfabriken, die nach den eingesandten Mustern und gegebenenfalls Leisten die einzelnen Teile des Schaftes aus dem Oberleder ausschneiden und den Schaft mit allen Zubehörteilen fertigstellen. Diese Schaftfabriken sind mit besonderen Maschinen ausgestattet, die den Arbeitsgang wesentlich vereinfachen.

Ebenso wie die Leisten bewahrt der Meister auch die Muster der Schäfte auf Jahre hinaus auf. Es gibt heute wohl nur wenige Orthopädie-Schuhmachereien, die alle Schäfte selbst anfertigen. Bei besonders schwierigen Fällen werden in den größeren Werkstätten auch heute noch die Schäfte von Anfang bis zu Ende hergestellt.

d) Sonderarbeiten aus Kork, Holz und Filz.

Am orthopädischen Schuh dient der Schaft sehr häufig zur Aufnahme von Hilfsmitteln, die nicht oder nur zum Teil aus Leder gearbeitet sind und auch nur zum Teil vom Orthopädieschuhmachermeister angefertigt werden. Wenn es sich um Hilfsmittel aus *Kork* oder *Blockfilz* handelt, werden sie vom Orthopädie-Schuhmachermeister hergestellt. Verwendet wird Naturkork, der so geschnitten werden muß, daß seine Faserlängsrichtung mit der des Leistens übereinstimmt. Wegen der besseren Haltbarkeit werden die Korkteile mit Drell oder Wildleder bezogen und häufig oben mit einer Brandsohle versehen. Auch Hilfsmittel aus *Holz* (Pappel oder Linde) fertigt der Orthopädie-Schuhmachermeister allein an. Sie erhalten ebenfalls eine Decke aus Leder. Sie werden entweder so gearbeitet, daß sie aus dem Schuh herausgenommen und leicht ersetzt werden können, oder sie werden mit dem Futter durch Naht vereinigt, „eingestochen“. In die Oberfläche dieser Hilfsmittel läßt sich die Trittspur genau einarbeiten. Man kann auf ihnen nicht

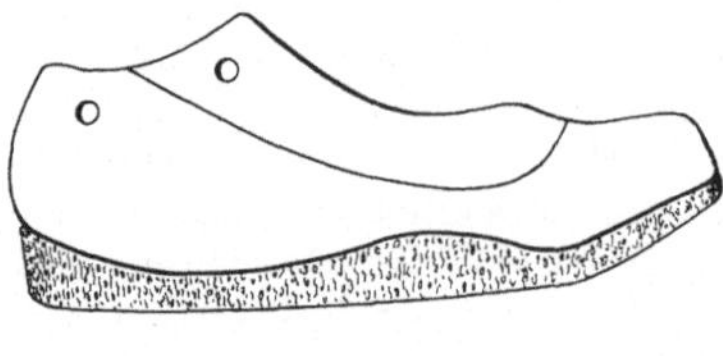

Abb. 247.

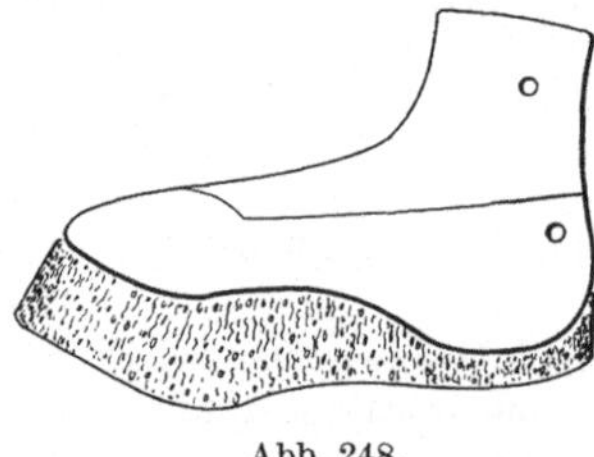

Abb. 248.

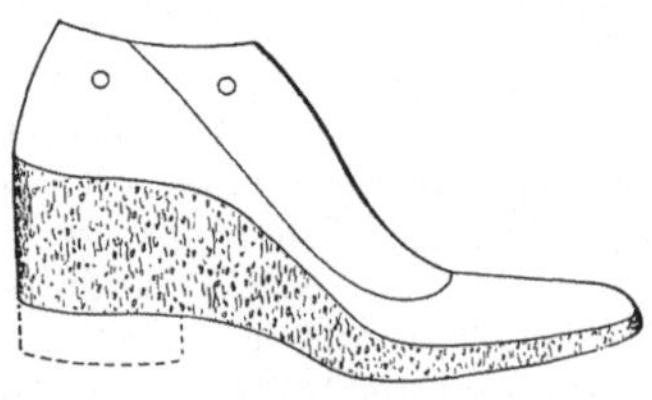

Abb. 249.

nur die Körperlast richtig verteilen, sondern auch die Stellung des Fußes verbessern und Gelenke entlasten.

1. Bei gleicher Länge beider Beine wird eine durchgehende Korkeinlage als *Fußbett* bezeichnet. Das Fußbett kommt in Betracht bei hochgradigem versteiften Plattfuß (Abb. 247. Nach H. Meier, l. c.), bei Hammerzehen mit stark vorspringenden Zehenballen und überhaupt bei allen Fußleiden, die eine Entlastung hochgradig empfindlicher Teile der Fußsohle nötig machen.

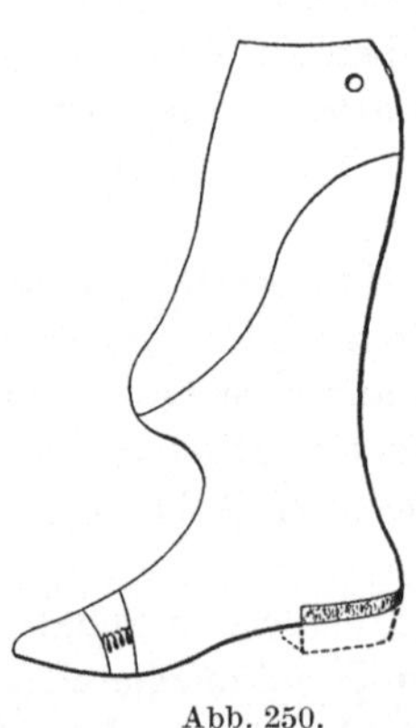

Abb. 250.

2. Beim Spitzfuß ohne Beinverkürzung wird eine *keilförmige Korkeinlage* eingearbeitet. Der Korkkeil reicht manchmal nur bis zum Schuhgelenk. Um das Hinken auf der gesunden Seite zu verhindern, muß in den anderen Schuh ebenfalls ein Ausgleich aus Kork eingebracht werden. Das Gegenstück zum Spitzfuß ist der Hackenfuß. Bei ihm verläuft der Kork keilförmig von vorn nach hinten (Abb. 248. Nach H. Meier, l. c.). Das kosmetische Ergebnis ist immer unbefriedigend. Glücklicherweise ist der Hackenfuß sehr selten.

3. Der *Verkürzungsausgleich* wird in der Regel aus Kork, in hochgradigen Fällen aus Holz gefertigt. Um den Schuh möglichst unauffällig zu gestalten, wird der Fuß, wenn das obere Sprunggelenk frei beweglich ist, in Spitzfußstellung gebracht (Abb. 249. Nach H. Meier, l. c.). Manchmal genügt es schon, nur unter die Ferse einen Korkkeil zu legen. Bei hochgradiger Beinverkürzung und stärkster Spitzfußstellung wird der vordere Teil des Schuhes durch einen Spitzenausgleich

aus Kork oder Holz ausgefüllt. Ja es kann sogar notwendig werden, einen Kunstfuß aus Holz mit Ballengelenk an den eigentlichen Verkürzungsausgleich anzuarbeiten (Abb. 250. Nach H. MEIER, l. c.).

4. Die *Ersatzstücke für Zehen-* oder *Vorfußverlust* werden vom Orthopädie-Schuhmachermeister gewöhnlich aus Kork, aber auch aus Filz und Holz hergestellt. Damit bei Lisfranc- und Chopart-Stümpfen die Absetzungsstelle vor Druck bewahrt wird, ist es zweckmäßig, am oberen Rand des Ersatzstückes eine Kappe aus steifem Leder, die den Bodendruck auch dem Fußrücken mitteilt, anzubringen. Wenn die Ersatzstücke vom Orthopädiemechaniker angefertigt werden, ist die Aufgabe für den Orthopädie-Schuhmachermeister wesentlich einfacher.

5. Über einen *Walkschuh am Stützapparat* läßt sich ein orthopädischer Schuh verhältnismäßig leicht anfertigen. Verkürzungsausgleiche sind meist in den Stützapparat eingebaut. Gelegentlich wird aber das Ausgleichen der Verkürzung auch dem Orthopädieschuhmachermeister überlassen.

6. Schließlich seien noch die *losen Einlagen* aus Kork, Filz oder Gummi erwahnt, die den Zweck haben, der Fußsohle ein weiches Auftrittspolster zu verschaffen.

39. Die Schuhtypen.

Bei der verwirrenden Fülle von Möglichkeiten, den orthopädischen Schuh zu gestalten, ist es gewiß nicht immer leicht, auf Anhieb das Richtige zu treffen. Manchmal gelingt dies erst beim zweiten oder dritten Schuhpaar, wenn man aus der Art, wie das erste Paar abgenutzt und vertreten wird, gelernt hat, die entsprechenden Gegenmaßnahmen zu ergreifen. Es hat sich aber im Lauf der Zeit eine Anzahl von *Typen* orthopädischer Schuhe herausgebildet, die für die Regelfälle ausreichen. Die Preislisten, die im Verkehr zwischen Behörden und Versicherungsträgern einerseits und den Orthopädie-Schuhmachermeistern andererseits gelten, enthalten diese Schuhtypen und daneben einzelne kleine Sonderarbeiten, Instandsetzungen und die Preise für gewöhnliche Maßschuhe.

Die Schuhtypen ordnen sich in fast allen Preislisten nach zwei verschiedenen Gesichtspunkten:

1. Nach den *Fußleiden*, die einen orthopädischen Schuh bestimmter Art notwendig machen.

2. Nach den *Sonderarbeiten*, die bei einer Reihe von Fußverbildungen gemeinsam vorkommen.

Da diese Einteilung sich als praktisch erwiesen hat, sei sie auch in der folgenden Aufzählung der Schuhtypen beibehalten.

A. Schuhtypen nach den Fußleiden.

1. *Schuhe für Plattfuß:*

a) *für leichten Plattfuß.* Hochgewalkte Brandsohle, verlängerte Hinterkappe;

b) *für mittleren Plattfuß.* Hochgewalkte Brandsohle, verlängerte Hinterkappe, Stahlgelenkfeder, Absatzverlängerung;

c) *für schweren Plattfuß.* Hochgewalkte Brandsohle, verlängerte und besonders verstärkte Hinterkappe, Stahlgelenkfeder, Bodenverstärkung, Absatzverlängerung.

2. *Schuhe für Klumpfuß:*

a) *für leichten Klumpfuß.* Verlängerte und verstärkte Hinterkappe, hochgewalkte Brandsohle;

b) *für mittleren Klumpfuß.* Verlängerte und verstärkte Hinterkappe, hochgewalkte Brandsohle. Niederer Korkausgleich, Schaft erhöht. Absatzverlängerung und -verbreiterung außen;

c) *für schweren Klumpfuß.* Verlängerte, verstärkte und erhöhte Hinterkappe, hochgewalkte Brandsohle. Hoher Korkausgleich, Schaft erhöht. Stark verbreiterter und verlängerter Absatz.

3. *Schuhe für Zehen- und Vorfußverlust:*

a) *für Zehenverlust.* Durchgehende Stahlfeder. Verlängerte und verstärkte Hinterkappe, hochgewalkte Brandsohle. Versteifte und verlängerte Vorderkappe, Zehenersatz aus Kork, Holz oder Filz;

b) *für Absetzung im Mittelfuß.* Kräftige durchgehende Stahlfeder. Verlängerte und verstärkte Hinterkappe, hochgewalkte Brandsohle. Vorfußersatz aus Kork oder Holz;

c) *für Fußwurzelstumpf.* Kräftige durchgehende Stahlfeder. Verlängerte und verstärkte Hinterkappe, hochgewalkte Brandsohle. Gepolsterte Lasche aus kräftigem Leder. Schaft und Lasche erhöht. Vorfußersatz aus Kork oder Holz.

B. Schuhtypen nach den Sonderarbeiten.

1. *Schuhe mit Kork- oder Holzausgleich:*

a) *Fußbett.* Durchgehende Korkeinlage mit genauer Trittspur. Hochgewalkte Brandsohle, Hinterkappe und Schaft erhöht;

b) *Kork- oder Holzausgleich für Spitzfuß.* Korkkeil bis zum Mittelfuß. Hochgewalkte Brandsohle, Hinterkappe und Schaft erhöht;

c) *Korkausgleich für Hackenfuß.* Durchgehende Korksohle. Hochgewalkte Brandsohle, Kappen und Schaft erhöht;

d) *Kork- oder Holzausgleich für Beinverkürzung bis etwa 15 cm.* Kork durchgehend. Hochgewalkte Brandsohle, Kappen und Schaft erhöht;

e) *Kork- oder Holzausgleich für hochgradige Beinverkürzung (über 15 cm).* Kork durchgehend. Kappen und Schaft erhöht. Spitzenausgleich aus Kork oder Holz. Nötigenfalls mit Kunstfuß;

f) *Korkausgleich unter dem Schuh.*

2. *Schuhe für Fußlähmung:*

a) *Schuh mit hinterer Steifkappe.* Hohe gewalkte Hinterkappe, Brandsohle innen und außen hochgewalkt, Schaft erhöht;

b) *Schuh mit hinterer Stahlfederverstärkung.* Winkelförmige Stahlfeder, mit und ohne Scharnier, im Boden und nötigenfalls im Schaft befestigt. Hochgewalkte Brandsohle;

c) *Schuh mit Lähmungszügen.* Gummizüge in Blatt eingenäht und entweder an der Schnürung oder am Stützapparat befestigt. Hochgewalkte Brandsohle. Schnürung gegebenenfalls verdoppelt.

3. *Schuhe über orthopädischen Behelfen:*

a) *Schuh über besonders großer Metalleinlage;*

b) *Schuh über Vorfußersatzstück* aus Metall und anderen Werkstoffen;

c) *Schuh über Walkschuh am Stützapparat*, mit und ohne Verkürzungsausgleich. Lederschutzstreifen im Futter. Schaft erhöht. Gegebenenfalls Korkausgleich im Schuh und Kappenerhöhung;

d) *Schuh über Schienenlederkunstbeinen* für Fußwurzel- und lange Unterschenkelstümpfe. Lederschutzstreifen im Futter. Schaft erweitert;

e) *Schuh über Holz- oder Leichtmetallkunstbein für Fußwurzelstumpf*. Schaft erweitert.

4. *Schuhe mit eingearbeiteten Teilen aus Stahl:*

a) *Schuh mit geschmiedeter Stahlsohle*. Boden verstärkt;

b) *Schuh mit ein- oder doppelseitigem Bügel*. Brandsohle und Gelenk verstärkt.

Als *kleine Sonderarbeiten* können hinzukommen: Absatz schräg nach innen oder außen bauen, Absatz innen oder außen verlängern (Flügelabsatz), Sohle innen oder außen erhöhen, Rolle unter der Laufsohle, Zwischen- oder Doppelsohle, Absatz und Sohle benageln, Absatz erhöhen, Lasche polstern, geschlossene Lasche, breiter Rutschriemen, Schaft mit Leder, Wollfilz oder Pelz füttern, Einlegesohle aus Filz, Kork oder Schwammgummi, soweit diese Arbeiten nicht in den Schuhtypen enthalten sind.

Diese Einteilung ist grob schematisch. In Wirklichkeit vermischen sich häufig die Schuhtypen, entsprechend der Mannigfaltigkeit der krankhaften Veränderungen an Fuß und Bein. Die Schuhtypen erleichtern aber die Verordnung orthopädischen Schuhwerks wesentlich. Auch die Orthopädie-Schuhmachermeister geben in Kostenanschlägen, die von Selbstzahlern gefordert werden, die Schuhtypen an.

Die Typisierung der orthopädischen Schuhe ist, wenn auch die Verständigung mit dem Meister dadurch erleichtert wird, in gewisser Beziehung gefährlich. Es droht die Gefahr, daß in der Schuhverordnung und auch Schuhanfertigung ein Schematismus um sich greift. Dieser Gefahr können weniger unterliegen die Fachärzte der Orthopädischen Versorgungsstellen, die sich ständig mit orthopädisch-technischen Fragen abgeben, als die Vertrauensärzte der Versicherungsträger und die frei praktizierenden Fachärzte für Orthopädie, bei denen die Schuhverordnung nur einen unbedeutenden Teil der ärztlichen Behandlung darstellt.

Wenn der Arzt in der Sprechstunde dem Kranken empfiehlt, sich ein Paar orthopädischer Maßschuhe anfertigen zu lassen, ohne auf die Art der Schuhe näher einzugehen, so ist es ähnlich, wie wenn er dem Kranken vorschreibt, Diät zu halten, ohne die Kost genau zu bestimmen. Gewiß, ein erfahrener Orthopädie-Schuhmachermeister kommt ohne ein ins einzelne gehende „Schuhrezept“ aus. Aber wenn der Arzt Wünsche geltend machen will, muß er auch über die Möglichkeiten, die der orthopädische Schuh bietet, Bescheid wissen. Und häufig genug will der Arzt einen orthopädischen Schuh nicht lediglich als Ausgleich einer fehlerhaften Fußform oder -stellung verordnen, sondern er verbindet damit bestimmte Heilabsichten, etwa eine Verbesserung der Fußstellung, um Reizzustände an Gelenken zu beeinflussen, oder um Knie- und Hüftgelenk in anderer Weise zu belasten, oder eine Entlastung bestimmter Fußteile.

Jeder Arzt, nicht bloß der Facharzt für Orthopädie, müßte aber schon aus dem Grund über das orthopädische Schuhwerk Bescheid wissen, weil er immer einmal in die Lage kommen kann, ein Urteil darüber abzugeben, ob orthopädische Schuhe *angezeigt* sind. Bei *schweren* Fußveränderungen ist die Anzeigestellung höchstens dann schwierig, wenn es sich um das meistverbreitete Fußleiden, den Plattfuß mit allen seinen Begleiterscheinungen, handelt. Eine gut gearbeitete Einlage wird meist ihren Zweck erfüllen, wenn — und darauf wird immer mehr Wert gelegt — ein gut gebauter und leistungsfähiger Ladenschuh die Wirkung der Einlage unterstützt. Bei *leichten* Fußveränderungen ist dagegen die Einlage grundsätzlich vorzuziehen (vgl. ZUR VERTH, D, Die Schuheinlage, S. 215).

40. Pflege und Instandsetzung.

Orthopädisches Schuhwerk ist erheblich teurer als das fabrikmäßig hergestellte. Der Wert der zum orthopädischen Schuh gebrauchten Werkstoffe beläuft sich auf rund 30%. Die restlichen 70% entfallen auf Arbeitslohn, Geschäftsunkosten und Verdienst. Schon wegen dieser Wertverteilung muß gefordert werden, daß einerseits nur die *besten Werkstoffe* verarbeitet werden, andererseits die orthopädischen Schuhe eine vorbildliche *Pflege* erhalten. Wie die Erfahrung lehrt, wird der orthopädische Schuh um so sorgfältiger gehütet, je empfindlicher der Fuß ist; das Einlaufen neuer Schuhe wird gescheut. Der Schmerz wirkt hier werkstoffsparend. Unwissenheit und Gleichgültigkeit lassen aber bei den orthopädischen Schuhen immer noch Werte zugrunde gehen. Das Reichsarbeitsministerium hat deshalb ein Merkblatt über die Behandlung orthopädischen Schuhwerks herausgegeben. Dieses Merkblatt erhalten die Versorgungsberechtigten, denen orthopädische Schuhe auf Reichskosten geliefert werden.

Die Pflege der Schuhe krankt gewöhnlich daran, daß der Schuhträger den orthopädischen Schuh nicht allabendlich auf den Leisten spannt. Bis jetzt hat es sich nicht eingebürgert, daß zu jedem Paar orthopädischer Schuhe ein Paar entsprechender Leisten beschafft wird, wie es beim Ladenschuh vielfach üblich ist.

Auch die *Instandsetzung* spielt bei orthopädischen Schuhen eine größere Rolle als bei Ladenschuhen. Einzelne Teile, z. B. die Korkausgleiche, können leicht erneuert werden. Anders ist es beim Schaft und Boden. Da bei vielen krankhaften Fußveränderungen die Schweißabsonderung vermehrt ist, wird das Oberleder bald brüchig. Ist der Boden noch gut, kann das Blatt durch „Vorschuhen" erneuert werden. Ein besonderes Kapitel ist das Besohlen der orthopädischen Schuhe. Sachgemäß kann es nur der Orthopädie-Schuhmachermeister, der die Schuhe angefertigt hat, weil er zum Besohlen den Schuh auf den zugehörigen Leisten spannt und die Form des Bodens berücksichtigt.

Hier kann und soll der erfahrene Arzt erzieherisch wirken. Er erfüllt damit, besonders in Zeiten mit schwieriger Rohstofflage, gleichzeitig eine volkswirtschaftliche Aufgabe.

Schrifttum.

BRAATZ, EGBERT: Über die falsche gewöhnliche Schuhform und über die richtige Form der Fußbekleidung. Königsberg i. Pr.: Thomas & Oppermann 1897. — FISCHER, K. W.: Med. Welt **1936**, H. 48. — GLASEWALD: „Der Absatz". Eine kulturhistorisch-medizinische Studie. Berlin: Richard Schoetz 1937. — GÖRLACH, R.: Fuß und Schuhwerk. Arb. u. Gesdh. **1930**, H. 16. — HOHMANN, GEORG: Fuß und Bein. München: Bergmann 1934. — VAN LANZ-WACHSMUTH: Praktische Anatomie, Bein und Statik. Berlin: Julius Springer 1938. — MEIER, HEINRICH: Die Anfertigung naturgemäßer und orthopädischer Fußbekleidung. 3 Bde. Gotha u. Berlin 1930 u. 1938. SEIDEL Bd. 1 u. 3, HOLZMANN Bd. 2. — MEYER,

HERMANN, Erg. Chir. **19**. — MÖHLER, E.: Das Widerstandsvermögen des Fußes. Berlin: Julius Springer 1939. — Die Bewegungstechnik von Fuß und Schuh. Heidelberg: Hüthig 1938. — PRIESS, H.: Werkstoffe in der Orthopädie, ihre Eigenschaften, Verwendung und Prüfung. Arb. u. Gesdh. **1938**, H. 31. — ROMICH: Z. Orthop. **1936**. — ROSENFELD: Orthopädisches Schuhwerk. Arb. u. Gesdh. **1927**, H. 4. — SCHANZ, A.: Kranke Füße — Gesunde Stiefel. Stuttgart: Ferd. Enke 1922. — SCHEDE, FRANZ: Hygiene des Fußes. Leipzig: Georg Thieme 1933. — SCHEDE: Verhandlungen der 34. Tagung der Deutschen Orthopädischen Gesellschaft. — SCHOTTE, MAX: Fußbeschwerden und ihre Behandlung. Wien: Wilhelm Maudrich 1935. — STARCKE: Der naturgemäße Stiefel. Berlin: Mittler u. Sohn 1881. — STORCK, HANS: Arch. orthop. Chir. **29**, H. 1. — STRACKER, O.: Schönheit und Pflege des Fußes und seine richtige Beschuhung. Stuttgart: Ferd. Enke 1929. — THOMSEN, W.: Kampf der Fußschwäche! München-Berlin: J. F. Lehmann 1940 — Geschichte der Schuhreform Hermann v. Meyers und ihre Beziehungen zur Gegenwart. Stuttgart: Ferd. Enke 1940. — TIMMER: Z. orthop. Chir. **63**, H. 3 (1935). — ZUR VERTH: Orthopädisches Schuhzeug in der Unfallversicherung. Arch. orthop. Chir. **23**, 257 (1924). — WEINERT, A.: Arch. orthop. Chir. **21**, H. 3.

F. Krankenfahrzeuge.

Von O.-Reg.-Med.-Rat Dr. O. ENGELKE, Berlin.

Das Krankenfahrzeug ist ein technisches und erst in zweiter Linie ein ärztliches Problem. Deshalb ist im ärztlichen Schrifttum nur wenig über Krankenfahrzeuge niedergelegt. Der Ingenieur war es, der den Anregungen und Wünschen der Inhaber von Krankenfahrzeugen folgend, die einzelnen Typen entwickelt hat; eine Reihe von Fabriken und Werkstätten ist in gesundem Wettbewerb bemüht, sie immer mehr zu vervollkommnen. Zahlreiche bebilderte Kataloge geben darüber Aufschluß. Im Gegensatz zu den übrigen orthopädischen Hilfsmitteln sind die Krankenfahrzeuge eine Serienware; nur selten ist individuellen Erfordernissen dabei nachzukommen.

Einem kleinen Kreis von Ärzten ist es vorbehalten, Krankenfahrzeuge zu verordnen und ihre Zweckmäßigkeit und Preiswürdigkeit zu prüfen. Es sind dies im wesentlichen die Fachärzte der Orthopädischen Versorgungsstellen, die Vertrauensärzte der Berufsgenossenschaften und Fürsorgeärzte. Kein Zufall ist es, daß da, wo der Körperbehinderte einen Rechtsanspruch auf Ersatzglieder, orthopädische und andere Hilfsmittel hat, auch die Krankenfahrzeuge einen breiten Raum einnehmen: in der Reichsversorgung und der Reichsunfallversicherung.

Führend ist dabei das *Reichsversorgungsgesetz* (RVG.)[1]. In ihm ist festgelegt, wann der Beschädigte Anspruch auf ein Krankenfahrzeug hat, welche Art von Fahrzeugen zu verordnen ist und wie der Beschädigte das Fahrzeug, das Reichseigentum bleibt, zu pflegen hat. Im RVG. sind vier verschiedene Arten aufgeführt:

1. der Selbstfahrer,
2. der Krankenfahrstuhl,
3. der Zimmerfahrstuhl (mit und ohne Klosetteinrichtung),
4. das motorisierte Krankenfahrzeug.

Die meistverordneten Fahrzeuge sind der *Selbstfahrer*, ein dreirädriger Krankenwagen mit Handantrieb, und der *Krankenfahrstuhl*, ein dreirädriger Krankenwagen, der von einer zweiten Person geschoben wird, weshalb man ihn gewöhnlich als Krankenschiebewagen bezeichnet. Der *Anspruch* auf diese Krankenfahrzeuge ist in der am 8. Mai 1929 in Kraft getretenen Verordnung zur Durchführung des § 7 des RVG. negativ ausgedrückt:

„Auf Selbstfahrer und Krankenfahrstühle hat der Beschädigte keinen Anspruch, wenn mit Hilfe von Körperersatzstücken, orthopädischen und anderen Hilfsmitteln eine seinen Bedürfnissen entsprechende Gehfähigkeit erzielt werden kann. Die Gewährung von Selbstfahrern setzt die Gebrauchsfähigkeit mindestens eines Armes voraus."

---

[1] Über die gesetzlichen Grundlagen im allgemeinen s. Kap. 2 in Teil A.

Die Ergänzungsbestimmungen zu dieser Verordnung umschreiben den Personenkreis, der mit Krankenfahrzeugen auszustatten ist, genauer:

„Für die Belieferung mit Selbstfahrern kommen im allgemeinen Doppeltbeinamputierte, Beschädigte mit Lähmungen der unteren Körperhälfte und ähnlichen Krankheitsdauerzuständen in Betracht.“

„Von der Belieferung mit Selbstfahrern sind auszuschließen Beschädigte mit geistigen und seelischen Störungen, Krampfanfällen und sonstigen Leiden, wenn sie durch den Gebrauch des Fahrzeuges entweder selbst gefährdet werden oder die Umgebung in Gefahr bringen oder sich eine Verschlimmerung ihres Leidens zuziehen können.“

„Für die Gewährung eines *Krankenfahrstuhles* ist Voraussetzung, daß der Beschädigte außerstande ist, einen Selbstfahrer zu bedienen, z. B. bei Gebrauchsunfähigkeit der Arme oder bei so schlechtem Allgemeinzustand, daß jede größere körperliche Anforderung sich verbietet (schweres inneres Leiden, Siechtum).“

Andere Abschnitte der Ergänzungsbestimmungen befassen sich mit dem einarmigen Betrieb, dem Freilauf, der Bereifung und der Mehrgangsvorrichtung der Selbstfahrer.

Die *Zimmerfahrstühle* sind eingehend erwähnt:

„Die Beschaffung eines Selbstfahrers und eines Krankenfahrstuhles nebeneinander ist nicht zulässig. In begründeten Fällen kann aber neben einem für den Gebrauch im Freien verordneten Krankenfahrzeug ein Zimmerfahrstuhl gewährt werden. Schwerbeschädigte und Sieche, die nicht dauernd ans Bett gefesselt sind, ihre Wohnung aber im allgemeinen nicht verlassen können, kommen für die Gewährung von Zimmerfahrstühlen in erster Linie in Betracht. Doppeltbeinamputierte mit gesunden oberen Gliedmaßen rechnen in der Regel nicht hierzu. Im übrigen entscheidet der Facharzt, in welchen Fällen Zimmerfahrstühle zu verordnen sind. Im allgemeinen werden hierbei neben dem Grade der Hilflosigkeit auch die Wohnungsverhältnisse des Beschädigten ausschlaggebend sein (z. B. sehr enge oder sehr hochgelegene Standwohnung, welche die Benutzung eines Selbstfahrers oder Krankenfahrstuhles in der Wohnung unmöglich macht).

Die Zimmerfahrstühle sind in einfacher, zweckentsprechender Ausführung zu beschaffen. In der Regel wird ein Zimmerfahrstuhl auf vier Rollen zum Schieben oder ein vierrädriger Zimmerfahrstuhl mit großen Vorderrädern, den der Kranke bei noch hinreichender Kraft durch Ergreifen der Speichen selbst fortbewegen kann, ausreichend sein. Sitz, Rückenlehne und Seitenlehnen können im Bedarfsfall gepolstert werden. In besonders begründeten und vom Facharzt anerkannten Fällen können Zimmerfahrstühle mit zweckmäßigen und notwendigen Vorrichtungen (Zimmerklosett, herunterklappbare Seitenlehnen u. a.) gewährt werden.“

Fahrzeuge mit Motorbetrieb werden auf Reichskosten nicht geliefert. Dagegen kann den Beschädigten, die ein gewöhnliches Krankenfahrzeug nicht benutzen *können*, unter gewissen Voraussetzungen eine Beihilfe zur Beschaffung eines motorbetriebenen Fahrzeuges gewährt werden: der Beschädigte muß erwerbstätig sein und einen weiten und beschwerlichen Weg zu seiner Arbeitsstätte zurückzulegen haben. Er muß ferner einen gesetzlichen Anspruch auf einen Selbstfahrer haben und nach seiner körperlichen und geistigen Beschaffenheit fähig sein, ohne Gefährdung der eigenen oder fremden Personen ein motorbetriebenes Fahrzeug zu bedienen. Der Personenkreis, der diese Beihilfe erhalten hat, ist dementsprechend bisher klein geblieben. Für die Beihilfe kommen nur Fahrzeuge in Betracht, die einem gewöhnlichen Selbstfahrer ähnlich sind (Einsitzer) und bei denen der Motor von Anfang an eingebaut ist. Ausgeschlossen von den Beihilfen sind Kraftwagen und Kleinautos, auch wenn sie für die Bedürfnisse des Beschädigten umgebaut sind, Krafträder mit Soziussitz und Beiwagen. Auch das Einbauen eines Motors in den vom Reich gelieferten Selbstfahrer ist nicht statthaft.

Geregelt ist in den Ergänzungsbestimmungen noch die Gewährung der Zubehörteile zu den Krankenfahrzeugen (Schutzdecke, Beleuchtungsvorrichtung, Rückstrahler, Werkzeugtasche) und die Frage der Unterbringung. Ein ausführliches Merkblatt unterrichtet den Beschädigten über die Pflege der Fahrzeuge.

Auch nach der *Reichsversicherungsordnung* (RVO.) gehören die Selbstfahrer und Krankenfahrstühle zu den Hilfsmitteln, die den Unfallverletzten erforderlichenfalls zu gewähren sind, „um den Erfolg der Heilbehandlung zu sichern oder die Folgen der Verletzung zu erleichtern". In der seit 14. November 1928 geltenden Verordnung (des Reichsarbeitsministers) über Krankenbehandlung und Berufsfürsorge in der Unfallversicherung heißt es in § 6:

„Anspruch auf Selbstfahrer oder Krankenfahrstühle haben Verletzte nur, wenn auf andere Weise infolge ihrer Verletzung — auch nach orthopädischem Ausgleich — auf die Dauer eine genügende Gehfähigkeit nicht erreicht werden kann. Die Gewährung von Selbstfahrern setzt neben einer für deren Bedienung ausreichenden allgemeinen körperlichen und geistigen Leistungsfähigkeit die Gebrauchsfähigkeit mindestens einer Hand voraus. Selbstfahrer oder Krankenfahrstühle werden in einfacher, aber gediegener Ausführung mit erforderlichem Zubehör (Lederdecke, Luftpumpe, Klingel, Laterne, Schloß) geliefert. Notwendige Aufwendungen, die dem Verletzten durch die Unterbringung des Hilfsmittels erwachsen, sind ihm von dem Versicherungsträger zu ersetzen."

Die „Berufsgenossenschaftlichen Richtlinien für die Gewährung von Hilfsmitteln" bringen dazu noch Einzelheiten. Auch in der Reichsunfallversicherung dürfen Selbstfahrer und Fahrstuhl nicht nebeneinander gewährt werden. Die Vorschriften über Selbstfahrer mit einarmigem Betrieb, Freilauf, Mehrgangvorrichtung und Bereifung stimmen mit denen des RVG. nahezu überein. Fahrzeuge mit Motor- oder Akkumulatorbetrieb werden nicht bewilligt, ebenso nicht — was auch im RVG. erwähnt ist — Ziehhunde für die Krankenfahrzeuge. Das Einbauen von Motoren in die Fahrzeuge, die Eigentum des Versicherungsträgers bleiben, ist ebenfalls nicht gestattet. Schwerverletzte und Sieche können, wenn sie einen Selbstfahrer oder Krankenfahrstuhl in der Wohnung zu benutzen außerstande sind, einen vierrädrigen Zimmerfahrstuhl erhalten.

Im RVG. und in der RVO. stimmen demnach die Grundsätze für die Beschaffung der Krankenfahrzeuge fast überein. Sie werden kostenlos geliefert[1]. Auch für die Instandsetzung, soweit sie nicht durch Fahrlässigkeit oder mutwillige Beschädigung notwendig wird, entstehen den Benützern der Krankenfahrzeuge keine Kosten. Die Neubeschaffung und Instandsetzung veranlassen für den Personenkreis, auf den das RVG. angewendet wird, die Orthopädischen Versorgungsstellen, für die Unfallverletzten die Berufsgenossenschaften, die ihrerseits vielfach die Hilfe der Orthopädischen Versorgungsstellen und der bei ihnen tätigen Fachärzte in Anspruch nehmen.

Wie bei den Kunstgliedern, Stützapparaten und orthopädischen Maßschuhen haben die Orthopädischen Versorgungsstellen auch bei den Krankenfahrzeugen ärztliche und technische Erfahrungen in großem Umfang sammeln können. Seit ihrem Bestehen, seit rund 20 Jahren, haben sie Gelegenheit, die verschiedenen Typen, und wenn es sich um gleiche Typen handelt, die Erzeugnisse verschiedener Fabriken und Werkstätten miteinander zu vergleichen.

Besonders vielgestaltig ist das Bild bei den *Selbstfahrern*. Von den zwei großen Gruppen — Kurbelantrieb und Hebelantrieb — hat in Deutschland von jeher der Hebelantrieb den Vorzug gehabt, und zwar der Antrieb mit zwei seit-

[1] Im freien Handel kostet ein Selbstfahrer 280—375 RM., ein Krankenschiebewagen etwa 165 RM.

lichen Hebeln. (Der Antrieb mit *einem* in der Mitte des Selbstfahrers angebrachten und mit einem Lenkrad versehenen Hebel ist z. B. in Frankreich üblich.) Auch die Steuerung weist bei den verschiedenen Typen erhebliche Unterschiede auf. Ein Teil der Selbstfahrer ist mit verstellbaren Fußkästen, der andere mit feststehenden Fußbrettern gebaut. Der Rahmenbau ist wechselnd stark, je nachdem, ob der Selbstfahrer in der Stadt oder auf dem Lande gebraucht wird. Wenn auch die verschiedenen Fabriken und Werkstätten sich mit ihren Konstruktionen an die Fahrradindustrie anlehnten, so machte es sich doch sehr störend bemerkbar, daß die Einzelteile (Gelenklager, Räder, Felgen usw.) verschiedene Maße hatten. Zu größeren Instandsetzungen mußten die Selbstfahrer in die Herstellerwerkstätten gesandt oder es mußten die Einzelteile aus diesen bezogen werden. Auch bei den *Krankenfahrstühlen* machte sich dies unangenehm bemerkbar, wenn auch nicht in dem Grade wie bei den Selbstfahrern.

Die Erfahrungen mit diesen beiden Fahrzeugen drängten zu einer Vereinheitlichung und Vereinfachung. Vor rund 10 Jahren nahm deshalb auf Anregung der ärztlichen Abteilung des Reichsarbeitsministeriums ein Ausschuß von ärztlichen und technischen Sachverständigen die *Normung* der beiden Krankenfahrzeuge in Angriff. Im August 1932 erschien das Normblatt des Fachnormenausschusses Krankenhaus (FANOK) über den „Selbstfahrer mit Vorderradsteuerung und Hebelantrieb" (DIN FANOK 28), im September 1935 das Normblatt über den „Krankenschiebewagen mit lenkbarem Hinterrad" (DIN FANOK 29)[1]. Genormt wurden die *Einzelteile* der beiden Fahrzeuge. Bei Gelenklagern, Freilauf, Speichen, Felgen und Reifen griff man auf bereits vorhandene Normen zurück, so daß jede Fahrradwerkstatt die Krankenfahrzeuge instandsetzen kann. Es war nicht beabsichtigt, Einheitsfahrzeuge zu schaffen, weil die Art der Körperbehinderung gelegentlich besondere Ausführungen verlangt. Jedoch wurde für jedes der beiden Fahrzeuge eine *Grundform* festgelegt. Leichter Gang, Dauerhaftigkeit, Verkehrssicherheit, geringes Gewicht und gefälliges Aussehen waren die Leitgedanken für die Grundformen. Für Länge, Breite und Höhe sind mit Rücksicht auf Unterbringung und Türbreite Höchstzahlen festgesetzt worden.

Der *Selbstfahrer* DIN FANOK 28 ist ein dreirädriges Krankenfahrzeug mit Hebelantrieb der beiden Seitenräder, und zwar werden *beide* Seitenräder getrennt angetrieben[2]. Die Hebel sind innerhalb der beiden Räder angebracht. Die Maße der Hebel sind so gewählt, daß der Beschädigte sie in bequem angelehnter Haltung betätigen kann. Gesteuert wird das Fahrzeug durch Drehen der Handgriffe an den Enden der Antriebshebel. Das Vorderrad kann durch eine Hebelübersetzung von jedem der beiden Handgriffe gelenkt werden. Eines der beiden Seitenräder kann mit Freilauf versehen werden; am anderen Seitenrad wirkt eine Innenbackenbremse. Der Rahmen besteht aus nahtlosem Präzisionsstahlrohr von bestimmten Maßen. Die Sitzfläche besteht aus einem Sprungfederpolstersitz, die gepolsterte Rückenlehne ist durch zwei an den Seitenlehnen geführten Zahnbogen verstellbar. Der Fußkasten, durch Seitenbretter gegen Zugluft geschützt, kann, um ein bequemes Ein- und Aussteigen zu ermöglichen, gegen den Sitz durch

[1] Beide Normblätter können durch den Beuth-Verlag G. m. b. H., Berlin SW 19, bezogen werden.

[2] Die Abbildungen sind den Normblättern entnommen.

ein Scharniergelenk bewegt werden. Die Seitenräder sind in der Regel mit Drahtbereifung, das Vorderrad mit Draht- oder Wulstbereifung versehen.

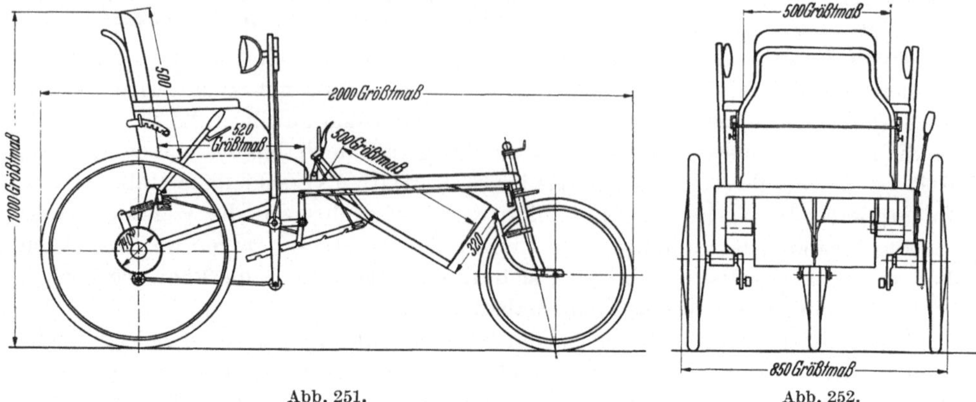

Abb. 251. Abb. 252.

Abb. 251 u. 252. Genormter Selbstfahrer. Aus dem Normblatt DIN FANOK 28.

Dieser Selbstfahrer hat sich gut bewährt. Er wird für die Versorgungsberechtigten nach dem RVG. und verwandten Gesetzen durch das Prüfamt für Heilbedarf im Versorgungswesen beschafft. Für die Instandsetzungsarbeiten hat diese Dienststelle eine Preisliste ausgearbeitet, die im ganzen Reichsgebiet gilt.

Der *Krankenschiebewagen* DIN FANOK 29 ist ein dreirädriges Krankenfahrzeug mit leicht lenkbarem kleinem Hinterrad, das mit einem Vollgummireifen versehen ist. Der Sitz ist lehnstuhlartig, die gepolsterte Rückenlehne ist verstellbar. Für gute Federung ist durch einen Sprungfederpolstersitz, Blattfedern

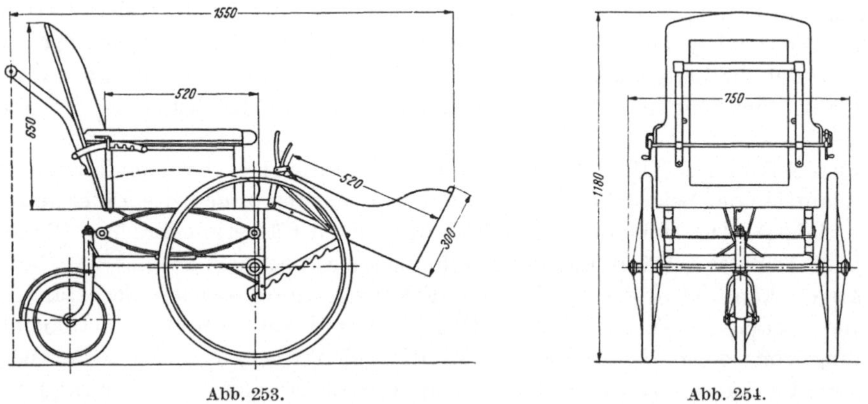

Abb. 253. Abb. 254.

Abb. 253 u. 254. Genormter Krankenschiebewagen. Aus dem Normblatt DIN FANOK 29.

zwischen Sitz und Rahmen und Luftreifen an den Seitenrädern gesorgt. Der Fußkasten kann zum Ein- und Aussteigen heruntergeklappt werden. Gegen Zugluft ist der Beschädigte am Sitz durch Seitenbleche, die gepolsterte Armleisten tragen, am Fußkasten durch Seitenbretter geschützt. Auch der Krankenschiebewagen wird in der Reichsversorgung zentral durch das Prüfamt für Heilbedarf beschafft. Die Instandsetzungen spielen bei ihm eine untergeordnete Rolle.

Nach der Straßenverkehrsordnung vom 24. April 1940 (RGBl. 1940, Nr. 7, S. 75) müssen Selbstfahrer und andere Krankenfahrzeuge bei Dunkelheit oder starkem Nebel rote Schlußlichter führen. Wenn elektrische Schlußlichter verwendet werden, müssen diese nach dem Verlöschen die Anforderungen an rote Rückstrahler voll erfüllen.

Bei den *Zimmerfahrstühlen* wurde von der Normung abgesehen. Sie sind gewöhnlich gepolsterte Stühle mit vier kleinen Rädern oder vierrädrige Stühle mit großen Vorderrädern, die der Beschädigte mit Hilfe von Greifspeichen selbst fortbewegen kann. In allerjüngster Zeit ist ein vierrädriger Zimmerfahrstuhl aufgekommen, der sich durch eine einfache, aber sinnreiche Vorrichtung in einen bequemen Liegestuhl verwandeln läßt.

Bei den Selbstfahrern und Krankenfahrstühlen und wohl auch bei den Zimmerfahrstühlen ist dank der Arbeit der Versorgungsdienststellen, von denen dem Prüfamt für Heilbedarf im Versorgungswesen besonderes Verdienst gebührt, die Entwicklung bis zu einem gewissen Grade abgeschlossen, so daß wohl noch Verbesserungen, aber keine grundsätzlichen Neuerungen mehr zu erwarten sind. Dagegen sind die *motorisierten Krankenfahrzeuge* noch Neuland. Durchgesetzt hat sich das dreirädrige Fahrzeug mit Vorderrad. Der Benzinmotor scheint vor dem Akkumulator den Vorzug zu verdienen. Die einzelnen Typen sind jedoch nach Antriebsart (Vorder- oder Hinterradantrieb), Motorstärke und Dauerhaftigkeit erheblich verschieden. Hier sind der Zukunft noch Aufgaben gestellt.

Das motorisierte Krankenfahrzeug steht in engem Wettbewerb mit dem *Kraftwagen*, der durch besondere Vorrichtungen für Arm- und Beinbeschädigte, ja sogar für Arm- und Beinamputierte betriebsfähig gemacht wird. Er ist im allgemeinen bei den Beschädigten mehr beliebt als das motorisierte Krankenfahrzeug.

Bei aller Anerkennung der Vorteile, die der Motor dem Körperbehinderten bringt, muß darauf hingewiesen werden, daß das mit Muskelkraft bewegte Krankenfahrzeug dem Arzt als das wertvollste erscheint. Die ausgiebigen rhythmischen Bewegungen der Arm- und Rumpfmuskeln bringen den Ausgleich für die ganz oder teilweise fehlende Muskelbetätigung beim Gehen. Viele Gehbehinderte haben sich nur durch ihren Selbstfahrer frisch und elastisch erhalten. Insofern ist der Selbstfahrer nach wie vor als das beste Krankenfahrzeug anzusehen.

Schrifttum.

Göcke: Krankenfahrzeuge, Arbeit und Gesundheit. H. 3. — Engelke, Genormte Krankenfahrzeuge, Zbl. f. Chir. 63. Jg. Nr. 7. 1936.

Sachverzeichnis.